Semiologia Médica

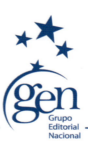

O GEN | Grupo Editorial Nacional – maior plataforma editorial brasileira no segmento científico, técnico e profissional – publica conteúdos nas áreas de ciências da saúde, exatas, humanas, jurídicas e sociais aplicadas, além de prover serviços direcionados à educação continuada e à preparação para concursos.

As editoras que integram o GEN, das mais respeitadas no mercado editorial, construíram catálogos inigualáveis, com obras decisivas para a formação acadêmica e o aperfeiçoamento de várias gerações de profissionais e estudantes, tendo se tornado sinônimo de qualidade e seriedade.

A missão do GEN e dos núcleos de conteúdo que o compõem é prover a melhor informação científica e distribuí-la de maneira flexível e conveniente, a preços justos, gerando benefícios e servindo a autores, docentes, livreiros, funcionários, colaboradores e acionistas.

Nosso comportamento ético incondicional e nossa responsabilidade social e ambiental são reforçados pela natureza educacional de nossa atividade e dão sustentabilidade ao crescimento contínuo e à rentabilidade do grupo.

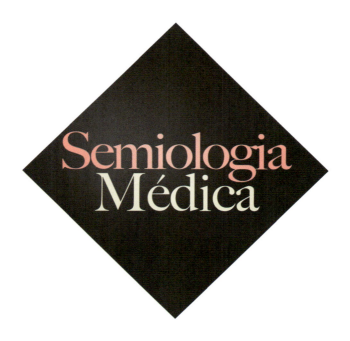

Semiologia Médica

José Rodolfo Rocco

Professor Associado de Clínica Médica Propedêutica da Faculdade
de Medicina da Universidade Federal do Rio de Janeiro (UFRJ).
Médico do Serviço de Clínica Médica do Hospital Universitário
Clementino Fraga Filho da UFRJ.
Mestrado e Doutorado em Clínica Médica pela Faculdade de
Medicina da UFRJ.
Especialista em Terapia Intensiva pela Associação de Medicina
Intensiva Brasileira (AMIB).
Diploma de Acreditação da Federación Panamericana e
Ibérica de Sociedades de Medicina
Crítica y Terapia Intensiva.
Titular-Colaborador do Colégio Brasileiro de Cirurgiões.

Segunda edição

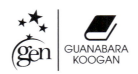

- O autor deste livro e a editora empenharam seus melhores esforços para assegurar que as informações e os procedimentos apresentados no texto estejam em acordo com os padrões aceitos à época da publicação, *e todos os dados foram atualizados pelo autor até a data do fechamento do livro*. Entretanto, tendo em conta a evolução das ciências, as atualizações legislativas, as mudanças regulamentares governamentais e o constante fluxo de novas informações sobre os temas que constam do livro, recomendamos enfaticamente que os leitores consultem sempre outras fontes fidedignas, de modo a se certificarem de que as informações contidas no texto estão corretas e de que não houve alterações nas recomendações ou na legislação regulamentadora.
- Data do fechamento do livro: 24/01/2022
- O autor e a editora se empenharam para citar adequadamente e dar o devido crédito a todos os detentores de direitos autorais de qualquer material utilizado neste livro, dispondo-se a possíveis acertos posteriores caso, inadvertida e involuntariamente, a identificação de algum deles tenha sido omitida.
- **Atendimento ao cliente: (11) 5080-0751 | faleconosco@grupogen.com.br**
- Direitos exclusivos para a língua portuguesa
  Copyright © 2022 by
  GEN | Grupo Editorial Nacional S.A.
  Publicado pelo selo Editora Guanabara Koogan Ltda.
  Travessa do Ouvidor, 11
  Rio de Janeiro – RJ – CEP 20040-040
  www.grupogen.com.br
- Reservados todos os direitos. É proibida a duplicação ou reprodução deste volume, no todo ou em parte, em quaisquer formas ou por quaisquer meios (eletrônico, mecânico, gravação, fotocópia, distribuição pela Internet ou outros), sem permissão, por escrito, do GEN | Grupo Editorial Nacional Participações S/A.
- Capa: Bruno Sales
- Imagem da capa: iStock - Viktoria Ovcharenko (ID: 1090963938)
- Editoração eletrônica: Anthares
- Ficha catalográfica

CIP-BRASIL. CATALOGAÇÃO NA PUBLICAÇÃO
SINDICATO NACIONAL DOS EDITORES DE LIVROS, RJ

R569s
2. ed.

Rocco, José Rodolfo, 1959-
Semiologia médica / José Rodolfo Rocco. - 2. ed. - Rio de Janeiro : GEN | Grupo Editorial Nacional S.A. Publicado pelo selo Editora Guanabara Koogan Ltda., 2022.
  il. ; 28 cm.

  Inclui índice
  ISBN 978-85-9515-886-3

1. Semiologia (Medicina). 2. Clínica médica. 3. Medicina - Prática. 4. Anamnese. 5. Diagnóstico físico. I. Título.

21-73908
CDD: 616.047
CDU: 616-07

Camila Donis Hartmann - Bibliotecária - CRB-7/6472

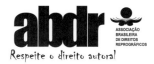

*[...] e de que serve um livro – pensou Alice –
sem figuras nem diálogos?*

(Carroll, Lewis. *Aventuras de Alice.*
Trad. e org. de Sebastião Uchoa Leite.
São Paulo: Summus, 1980, p. 41)

Dedico este livro a meus amores de toda a vida:
meus pais, Rodolpho (*in memoriam*) e
Myrna (*in memoriam*);
minha mulher, Patricia;
e minhas filhas, Patricia e Marcella.

Colaboradores

Ana Beatriz Vargas dos Santos
Doutorado pelo Programa de Pós-Graduação em Ciências Médicas da Universidade do Estado do Rio de Janeiro (UERJ).

Celso Sodré
Professor Auxiliar de Dermatologia e Supervisor do Ambulatório de Alopecia do Hospital Universitário Clementino Fraga Filho da Universidade Federal do Rio de Janeiro (HUCFF/UFRJ).
Professor de Dermatologia da Faculdade de Medicina Souza Marques e do Instituto de Pós-Graduação em Dermatologia e Supervisor do Ambulatório de Alopecias da Santa Casa de Misericórdia do Rio de Janeiro.

Fernanda Nogueira Torres
Médica Dermatologista graduada pela Universidade Federal do Rio de Janeiro (UFRJ).
Residência de Dermatologia pelo Hospital Universitário Clementino Fraga Filho da Universidade Federal do Rio de Janeiro (HUCFF/UFRJ).
Especialista em Dermatologia pela Sociedade Brasileira de Dermatologia (SBD).
Membro da SBD.

Geraldo da Rocha Castelar Pinheiro
Professor Titular da Disciplina de Reumatologia da Universidade do Estado do Rio de Janeiro (UERJ).

Juliana Sá de Araújo
Médica graduada pela Universidade Federal do Rio de Janeiro (UFRJ).
Residência em Ginecologia e Obstetrícia da UFRJ.
Especialista em Ginecologia e Obstetrícia.

Luiz Felipe Pinto
Neurologista do Centro de Estudos em Paramiloidoses Antônio Rodrigues de Mello do Hospital Universitário Clementino Fraga Filho da Universidade Federal do Rio de Janeiro (HUCFF/UFRJ) e da Clínica Luiz Carlos Pinto.
Graduação em Medicina pela UFRJ.
Residência Médica em Neurologia pela Universidade do Estado do Rio de Janeiro (UERJ).

Marcus Vinicius Pinto
Professor Assistente de Neurologia na Mayo Clinic College of Medicine and Science.
Clinical Fellowship em Doenças Neuromusculares pela Mayo Clinic College of Medicine and Science.
Graduação em Medicina, Residência Médica em Neurologia e Mestrado pela Universidade Federal do Rio de Janeiro (UFRJ).

Maria Isabel Dutra Souto
Professora Adjunta da Faculdade de Medicina da Universidade Federal do Rio de Janeiro (UFRJ).

Rafael Guimarães Barrozo
Médico graduado pela Universidade Federal do Rio de Janeiro (UFRJ).
Especialista em Ginecologia e Obstetrícia.

Rodrigo Serafim
Professor Adjunto de Clínica Médica e Geriatria da Faculdade de Medicina da Universidade Federal do Rio de Janeiro (UFRJ).
Mestrado e Doutorado em Clínica Médica pela UFRJ.
Coordenador de Graduação do PCI de Medicina Interna II da UFRJ.

Homenagem Especial

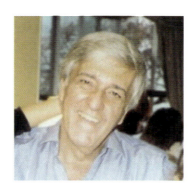

Este livro é uma homenagem ao Prof. Rodolpho Paulo Rocco, meu pai. O Prof. Rodolpho foi Titular de Clínica Médica e, posteriormente, Titular de Propedêutica Médica da Universidade Federal do Rio de Janeiro (UFRJ). Médico formado pela UFRJ, começou sua carreira acadêmica como assistente do Prof. Lopes Pontes no Hospital São Francisco de Assis, no Rio de Janeiro na década de 1960. Já nesta época, destacava-se como médico com grande formação humanística, sendo muito querido por seus alunos, colegas e pacientes. Foi homenageado diversas vezes, sendo paraninfo de várias turmas da Faculdade de Medicina da UFRJ (inclusive da minha, em 1982). Foi presidente do Sindicato dos Médicos/RJ, eleito presidente do Conselho Regional de Medicina/RJ, diretor da Faculdade de Medicina da UFRJ e presidente da Fundação José Bonifácio, entre outros tantos cargos que ocupou. Após sua morte, meu pai foi eternizado por seus colegas, que, em sua homenagem, batizaram com seu nome: o maior anfiteatro do Centro de Ciências da Saúde/UFRJ (o antigo Quinhentão), localizado na rua do Hospital Universitário Clementino Fraga Filho (cujo atual endereço é rua Prof. Rodolpho Paulo Rocco, 255); e o posto de assistência médica (PAM) situado no bairro carioca de Del Castilho, denominado PAM-Rodolpho Rocco.

Prof. José Rodolfo Rocco

Prefácio à Segunda Edição

Semiologia Médica destina-se a alunos de medicina e aos profissionais de saúde interessados em semiologia. Nossa meta é que esta obra seja uma fonte de consulta rápida e objetiva, possibilitando uma leitura agradável e de fácil compreensão.

A primeira edição deste livro foi redigida por monitores e internos de clínica médica da Universidade Federal do Rio de Janeiro (UFRJ). Para a segunda, foram convidados renomados médicos e professores para redigir os capítulos. Logo, após mais de 1 década, esta edição apresenta capítulos atualizados com novas fotos, leitura recomendada, um capítulo inédito, que aborda semiologia geriátrica, e mais de 150 questões de múltipla escolha (com suas respectivas respostas).

Além disso, como é sabido, o advento da pandemia da COVID-19 acarretou importantes modificações no ensino médico. Esta edição, que conta com imagens e vídeos acerca do exame físico, é, então, de extrema importância quando se pensa no ensino remoto da semiologia.

Agradeço os colaboradores e profissionais do grupo GEN, pelo trabalho impecável na revisão e diagramação do texto.

Prof. José Rodolfo Rocco

Prefácio à Primeira Edição

A semiologia médica é a base do conhecimento para a prática médica, independentemente da especialidade que o jovem estudante irá seguir. A anamnese e o exame físico fornecem os elementos fundamentais para a elaboração dos vários níveis de diagnóstico (sindrômico, anatômico, topográfico, etiológico e diferencial). Em nossa experiência de ensino notamos que quando o aluno aprende durante o curso ele não mais esquece os ensinamentos e os utiliza sempre. Por outro lado, quando ele não consegue aprender, existe grande lacuna no raciocínio médico, sendo o desempenho do aluno e do futuro profissional prejudicado.

O presente volume partiu de uma iniciativa dos monitores de clínica médica do Departamento de Clínica Médica da Faculdade de Medicina da Universidade Federal do Rio de Janeiro. Depois de 2 semestres ensinando semiologia para os alunos do 5º período do curso médico, dois grupos de alunos se reuniram separadamente e, simultaneamente, fizeram dois resumos sobre exame físico que obtiveram grande sucesso junto ao corpo discente. Reunindo os dois grupos, percebemos que poderíamos fazer um único volume com excelente qualidade. Logo, a presente obra foi elaborada a partir do entusiasmo de alunos e professores.

Este livro apresenta várias inovações, dentre elas o uso de diversas fotos de manobras semióticas. Entendemos que quando o aluno aprende adequadamente a executar a manobra semiológica, se houver alguma alteração, ele perceberá. Assim, quando o aluno souber examinar adequadamente a tireoide, ele será capaz de descrever a existência de um bócio, nódulo ou sopro. Além das fotos, este livro conta com um material complementar composto de vídeos *online* que detalham o exame físico.

Não pretendemos ser completos (será que algum livro o é?). Vários exames semiológicos não são abordados nesta obra: oftalmológico, otorrinolaringológico, urológico etc., porém os mesmos serão ensinados quando o aluno da Faculdade de Medicina da UFRJ cursar as respectivas disciplinas. Ao fim da obra, acrescentamos dois capítulos sobre semiologia ginecológica e obstétrica.

Existem diversos livros em semiologia, entretanto, vários deles apresentam limitações: (i) descrição de manobras não mais utilizadas; (ii) excesso de epônimos, cujo conhecimento é de utilidade duvidosa; e (iii) ensino da semiologia diferente daquela ministrada em nosso país. Logo, este livro objetiva ensinar a semiotécnica tal como é feita na prática clínica diária, sem manobras inúteis e nomes desnecessários.

Semiologia Médica destina-se a alunos de medicina e aos médicos interessados em semiologia. Nossa meta é que esta obra seja uma fonte de consulta rápida e objetiva possibilitando uma leitura agradável e de fácil compreensão.

Prof. José Rodolfo Rocco

Material Suplementar

Este livro conta com o seguinte material suplementar:

- Vídeo 1: Sinais vitais – Capítulo 3
- Vídeo 2: Exame da cabeça e do pescoço – Capítulo 4
- Vídeo 3: Exame do olho – Capítulo 4
- Vídeo 4: Exame do nariz – Capítulo 4
- Vídeo 5: Exame da boca – Capítulo 4.

O acesso ao material suplementar é gratuito. Basta que o leitor se cadastre e faça seu *login* em nosso *site* (www.grupogen.com.br), clicando em GEN-IO, no *menu* superior do lado direito.

O acesso ao material suplementar online fica disponível até seis meses após a edição do livro ser retirada do mercado.

Caso haja alguma mudança no sistema ou dificuldade de acesso, entre em contato conosco (gendigital@grupogen.com.br).

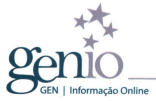

GEN-IO (GEN | Informação Online) é o ambiente virtual de aprendizagem do GEN | Grupo Editorial Nacional

Sumário

1 Introdução, 1
José Rodolfo Rocco

2 História Médica Geral: Anamnese, 5
José Rodolfo Rocco

3 Ectoscopia/Somatoscopia e Sinais Vitais, 17
José Rodolfo Rocco

4 Exame da Cabeça e do Pescoço, 37
José Rodolfo Rocco

5 Semiologia Dermatológica, 77
Fernanda Nogueira Torres ▪ *Celso Sodré*

6 Exame do Aparelho Respiratório, 95
José Rodolfo Rocco

7 Exame do Aparelho Cardiovascular, 119
José Rodolfo Rocco

8 Semiologia do Sistema Vascular, 153
José Rodolfo Rocco

9 Exame do Abdome, 179
José Rodolfo Rocco

10 Exame Neurológico, 223
Luiz Felipe Pinto ▪ *Marcus Vinicius Pinto*

11 Exame Osteomioarticular, 285
Ana Beatriz Vargas dos Santos ▪ *Geraldo da Rocha Castelar Pinheiro* ▪ *Maria Isabel Dutra Souto*

12 Semiologia do Paciente Geriátrico, 323
Rodrigo Serafim

13 Exame Ginecológico, 337

Rafael Guimarães Barrozo ▪ *Juliana Sá de Araújo*

14 Exame Obstétrico, 361

Rafael Guimarães Barrozo ▪ *Juliana Sá de Araújo*

Questões e Respostas, 371

Leitura Recomendada, 397

Índice Alfabético, 401

1

Introdução

José Rodolfo Rocco

DIVISOR DE ÁGUAS

O aprendizado da semiologia médica é um marco na vida do estudante de medicina. Não apenas no sentido de ser uma das diversas matérias que compõem o longo currículo médico, mas por ser também a matéria pela qual o aluno entra em contato direto com o paciente e inicia seu treinamento para ser médico. Tal treinamento é essencialmente prático, realizado à beira do leito (pacientes internados) ou da mesa do ambulatório/consultório (pacientes externos). Em outros cenários (serviço de emergência, CTI etc.), não é possível o ensino adequado da semiologia. Nesse período, o aluno tem contato com o sofrimento humano do enfermo e sua família. Aprende o contexto social e a importância da doença nas vidas dos pacientes. É um divisor de águas. O aluno nunca mais será como antes; ele atingirá uma maturidade emocional em um grau que ele mesmo não sabia ser possível. Entretanto, em geral, os alunos não são preparados, do ponto de vista psicológico, para esse novo contexto.

SOMATIZAÇÃO

Diversas alterações podem ser apresentadas conforme o impacto e as experiências prévias do aluno. Alguns passam a apresentar os sintomas das doenças estudadas (p. ex., a presença de uma linfadenomegalia qualquer já suscita a hipótese de linfoma ou leucemia); outros escolhem especialidades médicas em que haja pouco contato com os pacientes (p. ex., laboratório de exames clínicos, patologia etc.); há, ainda, aqueles que podem apresentar sintomas psíquicos (p. ex., ansiedade, depressão etc.). Um pequeno número pode até desistir do curso! Assim, idealmente, o ensino da semiologia deve ser tutorial. O instrutor não deve apenas ensinar medicina, mas também estar atento à demanda do discente quanto a suas dificuldades. Muitos alunos apresentam dificuldade em lidar com a morte dos pacientes, o que pode ter a ver com a onipotência relacionada ao "ser médico" – motivo, para muitos, da escolha pela profissão. Alguns a escolhem por causa do prestígio social da profissão, outros para ajudar ao próximo, seus familiares e combater a morte (a própria, de familiares e dos outros). O aluno normalmente terá dezenas de professores/instrutores durante seu curso médico. Muitos passam, mas o professor nunca esquecido é aquele que lhe ensinou semiologia.

EXAMES COMPLEMENTARES E IMPORTÂNCIA DA ANAMNESE

Nas últimas duas décadas, uma formidável evolução tecnológica vem modificando as relações humanas (telefonia celular, microinformática, internet, redes sociais etc.) e, é claro, com repercussões na medicina. Métodos complementares computadorizados (tomografias, ressonâncias, PET *scan*), cirurgias robóticas, dosagens do laboratório de patologia clínica, sorologias, estudos genéticos, entre outros, vêm transformando a prática médica, complementando e melhorando os diagnósticos e tornando-os mais precisos. Por outro lado, a evolução da terapêutica também melhorou a qualidade e a quantidade de vida das populações. Assim, não seria melhor atribuir ao computador a complexa tarefa do diagnóstico?

Em estudos realizados comparando o desempenho de um algoritmo computadorizado com a atuação de um médico experiente, o resultado foi um empate. Contudo, há uma variável não computada que é o fato de o médico avaliar o contexto socioeconômico em que vive o paciente e poder transmitir a informação em uma linguagem adequada. Assim, o médico atual utiliza a microinformática no binômio diagnóstico/terapêutica melhorando a assistência aos pacientes. No entanto, que exames deverão ser utilizados? A resposta depende do raciocínio médico, com base nos dados da anamnese e no exame físico realizado. Com esse expediente, o médico formula as hipóteses diagnósticas e solicita os exames complementares (ao raciocínio médico) para confirmar ou afastar diagnósticos, chegando finalmente ao diagnóstico etiológico, ou seja, à causa da doença que acomete o paciente. Feito o diagnóstico, em geral (mas nem sempre), é possível identificar o melhor tratamento para o caso. Diversos estudos comprovaram que, em cerca de 70% dos casos, a anamnese fornece diagnóstico de modo parcial ou total. O exame físico acrescenta 20%, e os exames complementares, 10%. Em alguns poucos casos, o diagnóstico é feito com o seguimento do paciente.

SEM DAR NADA EM TROCA

Ao realizar suas primeiras anamneses, o aluno pode se sentir usufruindo o paciente (pois está realizando um treinamento) sem dar nada em troca. Por outro lado, os pacientes internados em hospitais universitários geralmente não se incomodam em contar sua história ou ser examinados. Eles se sentem úteis, contribuindo com a formação profissional dos alunos. Os pacientes sabem que estão internados em um hospital-escola e que terão contato com estudantes de diversas faculdades que utilizam o hospital para treinamento (medicina, enfermagem, fisioterapia, nutrição etc.). Eventualmente, um ou outro paciente pode não querer ser examinado em determinado dia (por motivos variados – de dor, incômodo, psicológico etc.), e isso deve ser respeitado. Assim, se o aluno for respeitoso e educado, a maioria dos pacientes aceitará de bom grado ser submetido à anamnese e ao exame físico por estudantes.

O QUE FAZER PRIMEIRO

O que se deve fazer primeiro ao examinar o paciente é muito simples: *lavar as mãos!* Antes de lavá-las, é necessário retirar anéis, pulseiras e relógio. Pode-se usar sabão comum, antisséptico com clorexidina ou até mesmo álcool em gel (Figura 1.1). Apesar de sua importância, muitos médicos e estudantes se "esquecem" de lavar as mãos antes de examinar os pacientes.

Assim, com as mãos lavadas, tomamos a iniciativa (e a coragem) e, munidos de caneta e ficha ou folha para anotar os dados coletados, é hora de fazer a anamnese e examinar o paciente. O que você está esperando?

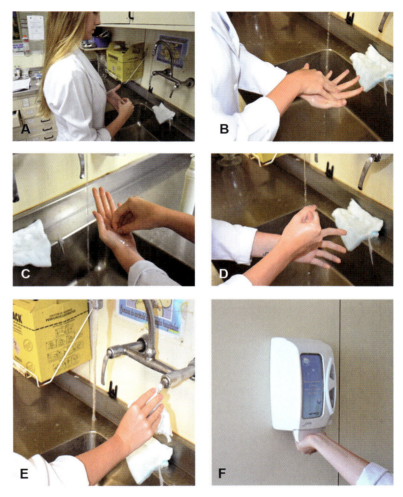

Figura 1.1 Lavagem das mãos. **A**. Retire anéis e relógio antes de molhar as mãos. **B**. Coloque sabão líquido e esfregue entre os dedos, entrelaçando os dedos de uma das mãos nos da outra. **C**. Lave as unhas, esfregando-as na palma da outra mão. **D**. Não se esqueça de lavar o polegar de ambas as mãos. Em média, esses procedimentos duram de 30 a 45 segundos. **E**. Feche a torneira com a toalha de papel usada para secagem das mãos. **F**. A utilização do álcool em gel, por sua vez, é tão eficaz quanto a lavagem das mãos com sabão, repetindo-se as mesmas etapas descritas anteriormente.

2

História Médica Geral: Anamnese

José Rodolfo Rocco

DEFINIÇÃO

A história médica é a história da doença, da incapacidade ou do desvio da normalidade, como definido pelo paciente. Anamnese significa recordar. Seu papel como entrevistador médico é guiar o paciente através dos detalhes da saúde e da doença sem subverter os "fatos", registrando-os como o paciente os apresenta. Com isso, o entrevistador (o médico) passa a ter um juízo de valor a respeito do paciente, e é durante a anamnese que se estabelece a relação médico-paciente. A anamnese é coletada do responsável no caso de crianças, deficientes mentais ou pacientes incapazes de falar.

No que se refere a processo, uma entrevista médica efetiva é facilitada por:

- Local adequado, confortável e calmo para a entrevista
- Uso de comportamento verbal e não verbal efetivos:
  - Comportamento não verbal:
    - Fazer uso adequado da linguagem do corpo, incluindo manter distância apropriada e posicionamento adequado e evitar hábitos que levem à distração
    - Manter o contato ocular, fitar os olhos do paciente
    - Proceder ao auxílio positivo, que deve incluir: demonstrar interesse, encorajamento, contato físico quando apropriado e empatia
  - Comportamento verbal:
    - Fazer uso cuidadoso de questões abertas e fechadas
    - Evitar jargões
    - Evitar questões duplicadas desnecessárias
    - Fazer uso efetivo do silêncio
    - Manter ritmo adequado para a situação
- Habilidade em ser atencioso com o paciente, sem perder de vista os objetivos médicos da entrevista (Quadro 2.1).

Por convenção, a história médica formal apresenta oito segmentos: identificação, queixa(s) principal(is), história da doença atual, anamnese dirigida (também denominada revisão de órgãos e sistemas), história patológica pregressa, história familiar, história familial e história da pessoa (Quadro 2.2).

Quadro 2.1 Guia para uma entrevista médica com sucesso.

Incentivo constante ao desenvolvimento da narrativa:
- Balanço equilibrado entre questões abertas e fechadas
- Acesso adequado à cronologia dos fatos

Sumarização:
- Para precisão
- Para adquirir novas informações

Balanço transitório:
Tipos de questões relacionadas com a área do conteúdo:
- HDA: de abertas para fechadas
- AD: fechadas
- HPP: fechadas e diretas
- HF e HFam: fechadas
- HFis: fechadas
- HP: de abertas para fechadas

Fechamento efetivo da entrevista:
- Questões?
- Outras considerações?
- Adições ou correções?
- Explicação do próximo passo ou finalização da interação

HDA: história da doença atual; AD: anamnese dirigida; HPP: história patológica pregressa; HF e HFam: histórias familiar e familial; HFis: história fisiológica; HP: história da pessoa.

Quadro 2.2 Conteúdo dos componentes da história médica.

Identificação (I)
Queixa principal (QP)
História da doença atual (HDA):
- Início
- Sequência temporal ou cronologia
- Qualidade do(s) sintoma(s)
- Quantificação do(s) sintoma(s)
- Fatores agravantes
- Fatores atenuantes
- Sintomas associados
- Problemas médicos associados

Anamnese dirigida (AD)
História patológica pregressa (HPP)
- Procedimentos cirúrgicos
- Outras hospitalizações
- Traumas graves
- Medicações
- Alergias
- Doenças da infância
- Imunizações
- Transfusões
- Doenças prévias significativas
- História da gravidez e parto

História familiar (HF)
História familial (HFam)
História fisiológica (HFis)
História da pessoa (HP)
Nível educacional
- História ocupacional
- Situação de vida atual
- Estrutura familiar e seguros
- Hábitos de saúde
- Dieta e nutrição
- Exercícios
- Tabagismo, consumo de bebidas alcoólicas e uso de drogas ilícitas
- Lazer e interesses especiais
- Atividade sexual e cuidados
- Rotina diária
- Expectativas e aspirações

IDENTIFICAÇÃO

Em alguns locais, os dados para identificação do paciente são coletados por um recepcionista, ou então é preenchida uma ficha de identificação pelo próprio paciente. Por outro lado, é valioso o próprio médico preencher os dados, como será apresentado a seguir. Constam da **identificação** os itens a seguir.

▶ **Nome.** É fundamental tratar o paciente por seu nome, evitando outros adjetivos como vovó, tia etc. Pior ainda seria se dirigir de maneira impessoal, por exemplo, "o paciente do leito 3" ou "o paciente do baço grande".

▶ **Idade.** Algumas doenças acometem pessoas em determinadas faixas etárias. A febre reumática é mais comum entre 5 e 15 anos de idade; o infarto agudo do miocárdio é mais comum após os 40 anos de idade. Além disso, é importante observar se a idade cronológica é compatível com a biológica.

▶ **Sexo.** Algumas doenças acometem mais pessoas de determinado sexo (p. ex., lúpus eritematoso sistêmico acomete mais o sexo feminino, e a gota é mais comum no sexo masculino). Outro exemplo é a hemofilia, que apesar de poder ser transmitida pelas mulheres, somente se manifesta nos homens.

▶ **Cor de pele.** Algumas doenças são particularmente mais graves em grupos raciais (p. ex., hipertensão arterial sistêmica pode ser mais grave em pacientes afrodescendentes, assim como anemia falciforme.). Entretanto, não assinalamos a etnia do paciente, apenas a cor da pele – branca, preta, parda, vermelha e amarela. Alguns autores recomendam não mais assinalar a cor da pele, e sim a etnia do paciente. Assim, anotaríamos se o paciente é branco, afrodescendente, asiático ou indígena. Por vezes, é difícil estabelecer (dada a grande miscigenação) a cor da pele de determinado paciente. Recentemente, alguns estudos publicados na literatura médica questionam a utilidade da anotação da cor da pele para o diagnóstico de doenças.

▶ **Estado civil.** Deve-se assinalar o estado civil – solteiro, casado, viúvo, separado, divorciado. Se o paciente for legalmente solteiro e conviver com um cônjuge, assinale a informação solteiro e, na história da pessoa, coloque essa informação.

▶ **Nacionalidade.** Incidência de determinadas doenças em certos países (p. ex., doença de Chagas é quase exclusiva no Brasil e em alguns outros países da América do Sul e Central; talassemia é mais comum nos habitantes dos países banhados pelo mar Mediterrâneo ou em seus descendentes).

▶ **Naturalidade.** O paciente pode ter nascido em local endêmico e/ou morar em local sujeito a endemias. No Brasil, temos distribuição regional de diversas doenças como esquistossomose, filariose, malária, calazar, doença de Chagas, hanseníase, entre outras.

▶ **Residência e procedência.** Local e tipo de residência e sua relação com moléstias infectocontagiosas, infestações, doenças carenciais e outras; frequência com que viaja para regiões endêmicas. Procurar informações sobre residências anteriores.

▶ **Profissão e ocupação.** Algumas profissões predispõem a doenças ocupacionais (p. ex., pneumoconioses). Em alguns casos, o paciente trabalha em ocupação diversa à sua profissão.

QUEIXA PRINCIPAL

A queixa principal (QP) é o problema que precipitou a visita do paciente. Deve ser anotada com as palavras do paciente. Podem ser admitidas até três queixas principais e, opcionalmente, pode-se assinalar há quanto tempo o paciente apresenta aquele determinado sintoma.

HISTÓRIA DA DOENÇA ATUAL

A história da doença atual (HDA) consiste na narrativa do(s) problema(s) corrente(s). É a parte mais importante da anamnese. Deve ser sucinta e empregar termos técnicos para as anotações. Para clarificar as dimensões ou os parâmetros da doença apresentada pelo paciente, devem ser seguidas algumas linhas de questionamento, como apresentado a seguir.

▶ **Início.** Quando o paciente notou o sintoma pela primeira vez? O que ele estava fazendo naquela ocasião?

▶ **Sequência temporal.** O que tem acontecido com o sintoma desde que foi notado pela primeira vez? Vem melhorando, piorando ou se mantém estável? Tem se tornado mais ou menos frequente? Como é hoje comparado com ontem ou semana passada ou quando ele começou? Algo semelhante já ocorreu no passado?

▶ **Qualidade do sintoma.** O que é? Em que parte do corpo se localiza? Move-se ou irradia? Como se sente?

▶ **Quantificação do sintoma.** Quão mau ou extenso é o sintoma? Que palavras o paciente usaria para descrever a quantidade? Em uma escala de 1 (mínima) a 10 (máxima ou agonizante), como o paciente classificaria? Para alguns pacientes, a apresentação de uma escala numérica ou visual pode auxiliar na quantificação do sintoma, particularmente a dor.

▶ **Fatores agravantes.** O que, se houver, tem sido observado que desencadeia o sintoma ou o torna pior?

▶ **Fatores atenuantes.** O que, se houver, tem diminuído o sintoma ou feito desaparecer? O que falhou em fazê-lo? Cuidados médicos profissionais foram empregados para esse problema? O que foi feito? Ajudou? Foram tentados outros remédios ou tratamentos, tais como drogas ilícitas ou terapias não tradicionais?

▶ **Sintomas associados.** Notou-se algo diferente pelo paciente ou seus familiares? (Esta questão é a chave para confirmar sintomas complexos ou doenças concomitantes. Quando a atenção do paciente é dirigida para um único sintoma, existe comumente falha em mencionar outros sem perguntas específicas). Se o paciente apresenta outros sintomas, então as ligações entre eles são exploradas após cada um ser caracterizado individualmente.

É necessário cuidado para não anotar apenas dados cronológicos relacionados com hospitais e clínicas que o paciente procurou antes da internação atual ou um rol de exames complementares que o paciente pode querer mostrar. Deve-se prestar maior atenção aos sintomas e à evolução destes. No Quadro 2.3, estão reunidos os tipos de perguntas da anamnese.

Quadro 2.3 Tipos de perguntas a serem empregadas durante a anamnese.

Abertas: são perguntas facilitadoras, propiciando que o paciente relate livremente sua história:
- O que o trouxe ao hospital?
- O que aconteceu depois?

Fechadas: são perguntas utilizadas para esclarecimentos:
- Quando começou a tosse?
- Quanto tempo durou a dor?

Diretas: podem ser abertas ou fechadas, mas sempre terminam em um questionamento.

Indiretas: utilizam dados de outros profissionais ou outras pessoas:
- Quer dizer que o médico disse que deveria tomar remédios a cada 4 horas?

Neutras abertas: são perguntas com caráter facilitador que visam esclarecer fatos:
- O que aconteceu depois?
- Conte-me mais sobre a tosse.

Neutras fechadas: são perguntas que visam esclarecer fatos oferecendo-se opções para a escolha do paciente:
- O senhor disse que foi uma colher das de sobremesa, de sopa ou meio copo?

A coleta da HDA é a parte mais difícil da anamnese. Requer experiência e conhecimento dos sinais e sintomas das doenças. Como habitualmente o estudante de medicina ainda não tem esse conhecimento, recomenda-se fazer pequenas anotações durante a conversa com o paciente, a qual deve ser redigida após o término da anamnese.

Outro ponto a ser enfatizado na coleta da anamnese é a maneira como são formuladas as perguntas. Por vezes, a ênfase dada à pergunta pode induzir ao erro, pois existe tendência de o paciente concordar com o médico, o que é conhecido como "induzir a anamnese". Por exemplo, se o médico pergunta: *A dor que a senhora sentia era muito forte?,* a tendência da paciente seria concordar com a afirmação do médico e dizer que a dor era muito forte, mesmo que tenha sido de caráter moderado ou mesmo fraco. O certo seria perguntar: *Como era a dor que a senhora sentia?*

ANAMNESE DIRIGIDA

A anamnese dirigida (AD) é uma lista reservada para o fim da HDA, planejada para a busca final de assuntos que foram omitidos. Alguns autores preferem o termo revisão de sistemas e o colocam ao fim da anamnese. Essa checagem final pode levar à descoberta de problemas novos e importantes. A lista é uma longa série de perguntas fechadas. Existem muitas variações no conteúdo da AD disponíveis. Veja a seguir um exemplo.

▶ **Geral.** Peso atual e qualquer mudança recente para mais ou para menos; fadiga; insônia; febre; nível de energia.

▶ **Sistema endócrino.** História de doença tireoidiana, história de hiperglicemia, intolerância recente ao calor ou ao frio; sede, fome ou volume urinário excessivos.

▶ **Aspectos hematológicos.** História de anemia, equimoses fáceis de ocorrer ou dificuldade em controlar sangramentos; história de transfusões sanguíneas, incluindo datas e reações a produtos sanguíneos; história de coágulos sanguíneos ou anticoagulação.

▶ **Aspectos psiquiátricos.** História de tratamento para problemas emocionais ou psiquiátricos; nervosismo; ansiedade; tristeza excessiva; distúrbios do sono; e pensamentos suicidas.

▶ **Pele.** Mudanças recentes na textura ou aparência do cabelo, pele ou unhas; novas erupções, tumorações, úlceras, história de tratamento dermatológico.

▶ **Olhos.** Mudanças recentes da acuidade visual; borramento visual; visão dupla; olhos vermelhos ou dolorosos; história de glaucoma ou catarata; exame oftalmológico mais recente e resultado desse exame.

▶ **Nariz e seios da face (paranasais).** Aumento na frequência de resfriados ou coriza, epistaxe, constipação nasal, história de sinusite.

▶ **Boca, garganta e dentes.** Úlceras na língua ou boca, problemas dentais e história de cuidados com os dentes, sangramento gengival, rouquidão ou mudança da voz.

▶ **Pescoço.** Contraturas ou lesões, novas tumorações ou edemas.

▶ **Mamas.** Dolorimento; tumorações; descarga papilar; história de autoexame; último exame médico e/ou mamografia; biopsia ou aspirações por agulha prévias.

▶ **Sistema cardiorrespiratório.** História de asma, bronquite, pneumonia, pleurisia, tuberculose, tosse nova, expectoração, hemoptoicos, chiado ou falta de ar. História de hipertensão; doença cardíaca; sopro cardíaco; palpitações; dor torácica; dispneia aos esforços ou ao caminhar; edema perimaleolar; história de eletrocardiograma, radiografia de tórax, ecocardiograma ou outros testes diagnósticos.

▶ **Vasos sanguíneos.** Dor nas pernas enquanto caminha (quantificar); sensibilidade ou mudanças de coloração dos dedos do pé e da mão com temperaturas baixas; veias varicosas, edema ou história de flebite.

▶ **Sistema gastrintestinal.** Dificuldade em deglutir, mudanças no apetite; náuseas, vômitos, diarreia, dor abdominal, hematêmese ou sangue nas fezes; constipação intestinal ou mudanças recentes no hábito intestinal ou na aparência das fezes; história de icterícia, problemas hepáticos ou na vesícula biliar; má digestão ou intolerância alimentar recente.

▶ **Aparelho urinário.** Mudanças na frequência miccional, volume de urina, ou natureza do jato; sensação de queimação ao urinar (disúria); sangramento urinário; dificuldade (estrangúria); urgência; incontinência; história de infecções urinárias ou cálculos; nictúria (também conhecida como noctúria).

▶ **Aparelho genital masculino.** História de hérnia; doenças venéreas; úlceras penianas; dor testicular; frequência de autoexame do testículo; preferências sexuais, função, satisfação ou outras considerações ainda não perguntadas durante a entrevista.

▶ **Aparelho genital feminino.** História menstrual, incluindo a idade da menarca, extensão do ciclo, dismenorreia, mudanças em sua duração, quantidade e frequência das menstruações (pode ser omitido na mulher após a menopausa). Para a mulher mais idosa, história de alguma dificuldade com a menopausa, tais como calores, sangramento irregular, história de hormonioterapia, sangramento vaginal pós-menopausa. Para todas as mulheres após a menarca, história de doenças venéreas, leucorreia, relação sexual dolorosa, prurido vulvar ou sangramento vaginal inesperado. Preferências sexuais, atividade, satisfação e outros assuntos correlatos que ainda não foram discutidos em outros itens da história. Se ainda não obtido, história da gravidez e do parto, método(s) de controle da natalidade e outros assuntos relacionados sobre saúde e reprodução podem ser perguntados neste ponto.

▶ **Sistema musculoesquelético.** Fraqueza muscular, dor, flacidez ou rigidez, dor e edema articular, história de artrite, gota ou dor lombar.

▶ **Sistema neurológico.** História de cefaleia; convulsões; ausências; paralisias; parestesias ou dormências; tremores ou fraquezas; dificuldade na fala; perda de memória ou dificuldade de concentração.

HISTÓRIA PATOLÓGICA PREGRESSA

A história patológica pregressa (HPP) é um catálogo de problemas de saúde significativos passados. Significante representa um julgamento de valor, então o valor do que constitui um problema significativo variará de situação para situação e de médico para médico. Algumas doenças são frequentes e muitas vezes representam problemas de saúde que, por vezes, não são reconhecidos pelos pacientes. Assim, se soubermos que o paciente é portador de doenças crônicas e incuráveis, como hipertensão arterial ou diabetes melito, esse dado deverá ser assinalado na HDA, assim como desde quando sabe ser portador da doença e seu respectivo tratamento. Problemas que você, como entrevistador, deve sempre perguntar incluem os itens a seguir.

▶ **Doenças médicas passadas remotas.** Doenças que melhoraram com tratamento ou por si próprias, mas que têm potencial para recorrência ou sequelas tardias. Tuberculose, certas malignidades (linfoma ou leucemia linfocítica aguda), hepatite B, alcoolismo e depressão grave são exemplos citados nesta categoria.

▶ **Procedimentos cirúrgicos.** Qualquer operação que tenha havido, incluindo data da operação, sintomas que levaram ao procedimento, natureza do procedimento, diagnóstico final, quaisquer reação adversa à anestesia (especialmente se outra cirurgia é planejada) e sequela do procedimento.

▶ **Outras hospitalizações.** Datas, razões e resultados das hospitalizações.

▶ **Traumas graves não mencionados previamente.** Natureza do trauma, tratamento empregado e qualquer sequela resultante.

▶ **Medicações.** Todos os fármacos que estão atualmente sendo tomados ou que têm sido empregados com alguma regularidade no passado, incluindo medicamentos adquiridas sem receita, tais como laxativos, ácido acetilsalicílico, anti-histamínicos e vitaminas, que, muitas vezes, os pacientes consideram como formulações sem necessidade de prescrição e não relatam espontaneamente seu uso. Por vezes, é importante a colocação das medicações habituais na HDA, pois podem ter relação com a melhora (ou piora) dos sintomas relatados.

▶ **Alergias.** Alergias sazonais, relacionadas ao ambiente ou alimentos junto com suas manifestações e tratamentos são documentadas. Entretanto, o mais crítico é a história de qualquer alergia medicamentosa. Se a história de reação alérgica a qualquer droga ou agente utilizado no diagnóstico ou tratamento for obtida, os detalhes da reação, assim como o nome da substância envolvida, devem ser determinados. É importante diferenciar entre reações alérgicas verdadeiras (p. ex., exantema cutâneo, reações histamínicas, tais como edema facial ou oral; nefrite intersticial alérgica ou choque anafilático) e efeitos colaterais não alérgicos (p. ex., náuseas e diarreia). Devido à ubiquidade dos derivados da penicilina e à frequência de alergias significativas a ela, é razoável arguir especificamente sobre reações à penicilina. Um meio econômico de cobrir esse tema é perguntar: *Você já apresentou reação alérgica à penicilina ou a qualquer outro medicamento?*

▶ **Doenças comuns da infância.** Esta informação é mais importante na história de uma pessoa jovem do que de uma pessoa mais velha. Quando houver indicação de história, os elementos a serem incluídos são infecções virais comuns – caxumba, sarampo, rubéola, varicela e febre reumática. A existência de vacinas para as denominadas doenças comuns da infância as tornou raras.

▶ **Imunizações.** Dados essenciais mudam com a idade do paciente. Todas as crianças e adultos jovens devem ter anotadas as imunizações no prontuário, incluindo imunizações para sarampo, caxumba e rubéola (MMR), hepatite B, pólio, difteria, coqueluche, tétano (tríplice, em crianças), varicela e *Haemophilus influenzae* tipo B (HIB). Adultos mais velhos e pacientes cronicamente enfermos de todas as idades necessitam de vacinas anuais para *influenza* e imunização para pneumococo uma vez cada 5 anos. A data da última injeção antitetânica deve ser anotada.

▶ **História de gravidez e parto.** Determinação do número de vezes que engravidou, nascidos vivos e abortos espontâneos ou induzidos, assim como a documentação do tipo de parto (vaginal ou cesariana) e qualquer complicação da gravidez ou parto.

HISTÓRIA FAMILIAR

A história familiar (HF) médica é um inquérito sobre a saúde dos parentes do paciente e deve incluir três gerações de parentes, irmãos e filhos para o paciente adulto; e avós, pais e irmãos para a criança. Para o idoso, perguntas sobre os netos fornecem mais informações que perguntas sobre seus ancestrais. A idade e o estado de saúde atual, incluindo qualquer doença significativa ou idade do óbito e causa da morte, devem ser verificados para cada membro da família pertinente. Uma revisão secundária é, então, realizada visando a qualquer outra história de problema familiar potencial de saúde, tais como diabetes melito de início na idade adulta, doença cardíaca coronariana prematura (menos de 55 anos de idade, nos homens; menos de 65 anos de idade, nas mulheres) ou morte súbita inesperada, câncer, hipertensão arterial e doença de Alzheimer.

HISTÓRIA FAMILIAL

A história familial (HFam) faz referência às pessoas que coabitam a mesma casa que o paciente, podendo ser parentes ou não. Isso é importante quanto ao aspecto de doenças infectoparasitárias que podem ocorrer em pessoas com contato íntimo diário. São descritas microepidemias de viroses respiratórias, diarreia, tuberculose etc. em famílias.

HISTÓRIA FISIOLÓGICA

A história fisiológica (HFis) refere-se às condições do nascimento (parto normal ou cesariana, uso de fórceps), desenvolvimento (início da marcha, fala, dentição, aproveitamento escolar), puberdade, menarca (data da primeira menstruação), catamênios, gestações, partos, abortos, menopausa (data da última menstruação) e climatério. As condições de nascimento e desenvolvimento são mais importantes em pacientes pediátricos.

HISTÓRIA DA PESSOA

A história da pessoa (HP) é um inventário de estilos de vida medicamente relevantes. O objetivo é oferecer ao entrevistador o senso de que o paciente é um membro da sociedade e da família, e de que é uma pessoa que vive, trabalha e se diverte. A HP inclui, no mínimo:

- **Nível educacional:** o máximo alcançado
- **História de empregos:** atuais e passados, com detalhes de possível exposição a materiais perigosos, se relevantes
- **Situação de vida atual:** incluindo onde e com quem reside
- **Estrutura familiar e sistemas de seguro social**
- **Crença e religião:** se tem alguma religião e se a pratica
- **Hábitos de saúde**, incluindo:
  - ○ Dieta: número, conteúdo e regularidade das refeições diárias; comidas da moda ou dietas especiais, tais como vegetarianas ou dietas não usuais para controle do peso
  - ○ Exercício: tipo e frequência de exercícios regulares
  - ○ Tabagismo: a intensidade do tabagismo é geralmente quantificada em relação ao número de maços de cigarro fumados diariamente, multiplicado pelo número de anos que o paciente fumou, expresso como carga tabagista em maços-ano. Se o paciente parou de fumar, a mesma informação é anotada e a data em que parou é documentada. Uso de cachimbo e de charuto requer anotação em separado, assim como mascar tabaco
  - ○ Bebidas alcoólicas: tipo, quantidade, duração e complicações
  - ○ Uso de drogas ilícitas, como cocaína, maconha ou heroína, incluindo tipo, frequência, via de administração, duração e complicações
- **Lazer e interesses especiais:** modos de relaxamento, assim como pistas sobre perigos físicos e riscos
- **Atividade sexual e/ou relacionamentos:** a extensão e os métodos dependem da situação. Uma boa questão aberta pode ser: *Atualmente, você é sexualmente ativo?* Se a resposta do paciente for negativa, pergunte: *Isso é um problema para você?* Se a resposta for positiva, uma pergunta válida seria: *Você tem algum questionamento ou relacionamento que gostaria de discutir?* Se o paciente apresentar relacionamentos e forem necessários mais detalhes, ou se a prática sexual for importante para a HDA, outras questões e técnicas de inquérito devem ser empregadas
- **Expectativas e aspirações:** consistem no que o paciente espera da consulta ou da internação atuais e seu projeto de vida. Referem-se ao que o paciente pretende fazer após a alta hospitalar e como a doença pode (ou não) influenciar suas expectativas. Anotar que o paciente espera *ficar bom e ir logo para casa* é inútil e insuficiente.

A seguir, como modelo para treinamento dos nossos alunos, é apresentado o formulário do Hospital Universitário Clementino Fraga Filho da Universidade Federal do Rio de Janeiro (UFRJ), que é empregado para a coleta inicial da anamnese do paciente (Figura 2.1).

Universidade Federal do Rio de Janeiro

HOSPITAL UNIVERSITÁRIO

OBSERVAÇÃO CLÍNICA	
Queixa(s) principal(ais)	

HISTÓRIA DA DOENÇA ATUAL:

(Circular as respostas positivas. Descrevê-las na coluna em branco. Cortar [/] as respostas negativas. Referir outras eventualmente presentes e não listadas. Registrar frequências e/ou datas.)

ANAMNESE DIRIGIDA

A) *Geral*: emagrecimento – edema – fadiga – insônia

B) *Pele, fâneros e mucosas*: alterações da cor – prurido – lesões

C) *Cabeça*: cefaleia – tonturas – vertigens

D) *Olhos*: visão – diplopia – dor – último exame

E) *Ouvidos*: audição – zumbido

F) *Nariz e seios paranasais*: epistaxes – dor – obstrução

G) *Boca e garganta*: dentes – gengivas – língua – dor – rouquidão – hálito

H) *Pescoço*: dor – tumorações

I) *Mamas*: nódulos – dor – secreção

Figura 2.1 Formulário de anamnese do Hospital Universitário Clementino Fraga Filho da Universidade Federal do Rio de Janeiro. (*continua*)

J) *Ap. respiratório*: tosse – expectoração – dor torácica – chiado – dispneia

L) *Ap. cardiovascular*: dor – palpitação – claudicação

M) *Ap. digestivo*: disfagia – pirose – sintomas pépticos – vômitos – intolerância alimentar – dor abdominal – funcionamento intestinal – hemorroidas – sangramento – uso de laxativos

N) *Ap. urinário*: alterações da cor da urina – volume – frequência – disúria – nictúria

O) *Ap. genital masculino*: secreção – impotência

P) *Ap. genital feminino*: dismenorreia – amenorreia – sangramento anormal – leucorreia – último exame

Q) *Ap. locomotor*: dor – impotência funcional

R) *Sistema nervoso*: paresias – parestesias – tremores – ausências – convulsões

S) *Psiquismo*: ansiedade – depressão – alucinações

HISTÓRIA PATOLÓGICA PREGRESSA

T) *Doenças infecciosas e parasitárias*: doenças comuns da infância – doenças venéreas – febre de causa indeterminada – amigdalite – febre reumática – pneumonia – tuberculose – hepatite – infecção urinária – imunizações

U) *Manifestações alérgicas*: asma – rinite – urticária – eczema – intolerância medicamentosa e alimentar

V) *Outras doenças*: diabetes – hipertensão – cardiopatias – nefropatias – úlcera péptica – neoplasia – epilepsia – neurose – glaucoma – gota

X) *Cirurgias*: traumas – transfusões – uso prolongado de medicamentos

HISTÓRIA FISIOLÓGICA: nascimento – desenvolvimento – puberdade – menarca – catamênios – gestação – climatério

HISTÓRIA FAMILIAR: diabetes – hipertensão – cardiopatias – úlcera péptica – neoplasias – tuberculose – sífilis – alergias – psicopatias

História da pessoa: (Estimular o doente a relatar livremente sua história.)

Circunstâncias da vida ao se iniciar a doença: ambiente familiar, escolar, profissional, conjugal – crença – hábitos (fumo, álcool, tóxicos, anticoncepcionais, lazer, exercícios, sono) – alimentação – moradia – expectativas – aspirações.

DATA

ASSINATURA

Figura 2.1 (*continuação*) Formulário de anamnese do Hospital Universitário Clementino Fraga Filho da Universidade Federal do Rio de Janeiro.

3

Ectoscopia/Somatoscopia e Sinais Vitais

José Rodolfo Rocco

DEFINIÇÃO

A análise geral do paciente é denominada ectoscopia/somatoscopia. O médico geralmente utiliza apenas a visão para detectar as anormalidades. Os sinais vitais, por sua vez, costumam ser o início do exame físico.

ESTADO GERAL

Trata-se de uma avaliação subjetiva que o profissional faz com base em sua experiência clínica, classificando o paciente em três estados: bom, regular ou mau estado geral. Engloba o estado de nutrição e higiênico, a aparência de doença aguda ou crônica e o modo que se apresenta para o exame (deambulando, em cadeira de rodas, acamado, consciente ou inconsciente etc.).

ESTADO MENTAL OU DE CONSCIÊNCIA

Diz respeito à percepção do mundo exterior e de si mesmo. Em termos de graus de consciência, o paciente pode estar lúcido (acordado), sonolento (facilmente despertável), torporoso (o despertar é difícil e logo volta a dormir) ou comatoso (impossível o despertar). No que se refere à qualidade da consciência, devemos avaliar as orientações temporal e espacial do paciente. A avaliação da orientação temporal consiste em indagar o paciente a respeito de dia do mês, da semana, mês, estação do ano e ano vigente; já a orientação espacial é avaliada ao perguntar sobre o local em que o paciente está, o bairro, a cidade, o estado e o país. A avaliação do estado de consciência é muito mais complexa; em geral, utilizamos o miniexame do estado mental (minimental), descrito no Capítulo 10, *Exame Neurológico*.

Os diversos graus de coma podem ser quantificados por meio de tabelas, quadros e classificações. A escala mais utilizada é a de coma de Glasgow e tem como base três características: abertura dos olhos, melhor resposta verbal e melhor resposta motora. O máximo é de 15 pontos, e o mínimo, 3 pontos (Quadro 3.1).

Quadro 3.1 Escala de coma de Glasgow.

A. Abertura ocular	
Espontânea	4
Ao chamado	3
À dor	2
Nenhuma	1
B. Melhor resposta verbal	
Orientado e conversa	5
Desorientado e conversa	4
Palavras inapropriadas	3
Sons incompreensíveis	2
Nenhuma	1
C. Melhor resposta motora	
Obedece a comandos	6
Localiza a dor	5
Flexão-retirada	4
Decorticação	3
Descerebração	2
Nenhuma	1

ESTADO NUTRICIONAL

O paciente pode estar com magreza (deficiência de peso) ou obesidade (excesso de peso). É importante quantificar alterações recentes do peso. Um emagrecimento importante é aquele em que o paciente perde involuntariamente (ou seja, sem fazer nenhuma dieta ou regime alimentar) mais de 10% do peso corporal em 6 meses. A relação entre peso e altura é utilizada para quantificar se o paciente está magro ou obeso. O índice de massa corpórea (IMC) é a fórmula da relação peso/altura = peso (kg)/altura^2 (m). Deve-se pesar o paciente sem as vestes e fazer a medição da altura sem calçados. A classificação é apresentada a seguir.

- Abaixo de 18 kg – abaixo do peso
- De 18 a 25 kg – saudável
- De 25 a 30 kg – sobrepeso
- De 30 a 35 kg – obesidade grau I
- De 35 a 40 kg – obesidade grau II
- Maior que 40 kg – obesidade grau III (ou obesidade mórbida).

BIOTIPO

O biotipo também é denominado tipo constitucional. Pode ser classificado como brevilíneo, normolíneo e longilíneo. Os brevilíneos (tipo curto, pícnico, hiperestênico) apresentam membros curtos, tórax alargado, abdome globoso, pescoço curto e grosso, panículo adiposo desenvolvido e *ângulo de Charpy* maior que 90°. Os normolíneos (tipo intermediário, estênico) apresentam equilíbrio entre membros e tronco, desenvolvimento harmônico da musculatura e panículo adiposo e *ângulo de Charpy* igual a 90°. Os longilíneos (tipo longo, hipoestênicos, leptossômico) apresentam predomínio dos membros sobre o tórax, tórax afilado e chato, pescoço longo e delgado, musculatura e panículo adiposo escassos e *ângulo de Charpy* menor que 90°.

O *ângulo de Charpy* é formado pelas duas porções do gradil costal junto ao apêndice xifoide (Figura 3.1). Anteriormente, relacionava-se o biotipo com determinadas doenças; nos dias atuais, a análise biotipológica somente apresenta importância no exame do aparelho circulatório e na interpretação do coração na radiografia de tórax e no eletrocardiograma. Nos brevilíneos, o *ictus cordis* encontra-se no 4º espaço intercostal esquerdo (EIE) para fora da linha hemiclavicular (LHC); nos normolíneos, no 5º EIE na LHC; nos longilíneos, no 6º EIE para dentro da LHC.

MARCHA

Deve-se solicitar que o paciente caminhe (de preferência descalço ou com calçado que lhe cubra o calcanhar [evitar sandálias de dedo]), sem auxílio, por um curto trajeto em linha reta, nos dois sentidos. Pode-se pedir que o paciente caminhe apoiado pelos calcanhares, nas pontas dos pés ou, ainda, pé ante pé. É importante verificar como o paciente faz a volta para retornar do trajeto da marcha. A marcha pode ser normal (atípica) ou apresentar características típicas. Os tipos de marcha típica são descritos no Capítulo 10, *Exame Neurológico*.

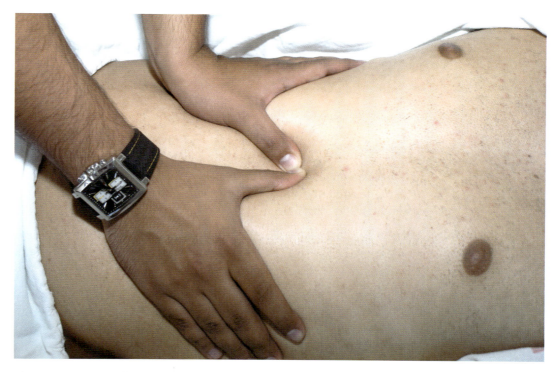

Figura 3.1 Pesquisa do *ângulo de Charpy*. Para se obter o *ângulo de Charpy* deve-se colocar os polegares abaixo do gradil costal bilateralmente e observar o ângulo formado por eles. Se aproximadamente 90°, o paciente é normolíneo; se maior que 90°, é brevilíneo; se menor que 90°, é longilíneo.

FÁCIES

É a expressão facial do indivíduo e que, por suas características peculiares, pode lembrar ao médico determinadas doenças. Embora não sejam comuns, como são bastante características, descreveremos algumas das fácies mais importantes. Quando não lembra nenhuma doença, é dita atípica. As diversas fácies típicas são descritas no Capítulo 4, *Exame da Cabeça e do Pescoço*.

ATITUDE E POSIÇÃO

Trata-se da posição adotada pelo paciente do ponto de vista estático, também denominada postura. Esta pode ser atípica ou indiferente. Dentre as posições típicas, destacamos:

▶ **Atitude ortopneica.** Também denominada ortopneia. Pode aparecer em qualquer doença que cause dispneia, sendo mais comum em pacientes com insuficiência cardíaca, asma brônquica, enfisema pulmonar, atelectasia pulmonar, ascites volumosas, acidentes vasculares etc.

▶ **Atitude pseudo-ortopneica.** Não é utilizada para alívio da dispneia, e sim para alívio de determinados sintomas respiratórios. Como exemplo, temos os pacientes com abscessos pulmonares, formas escavadas da tuberculose, bronquiectasias, nas quais o decúbito dorsal pode favorecer a drenagem das secreções existentes no aparelho respiratório, provocando tosse, razão pela qual o paciente prefere aquela posição para alívio da tosse.

▶ **Atitude genupeitoral.** Também conhecida como atitude em prece maometana. As causas comuns são os derrames pericárdicos e alguns casos de abdome agudo ou pancreatite aguda.

▶ **Atitude em cócoras (*squatting*).** Mais comumente vista em crianças, tem como causa mais frequente as cardiopatias congênitas cianóticas (*tetralogia de Fallot* em particular).

▶ **Atitude antálgica.** As variações são diversas. Mais comumente o paciente coloca a mão no local da dor (p. ex., cefaleia – mão na fronte; angina do peito – mão na região precordial; cólicas biliares – mão no hipocôndrio direito etc.). Em casos de dor abdominal, o paciente pode assumir o decúbito dorsal fletindo a perna e a coxa sobre o abdome do mesmo lado da dor. Em casos de lombalgias, o paciente pode apresentar escoliose antálgica (*sinal de Vanzeti*) e colocar a mão no local dolorido. Em casos de obstrução arterial, o paciente tende a manter o membro acometido em posição mais baixa para aumentar (por gravidade) a perfusão.

▶ **Atitude de Blechmann.** Também denominada sinal do travesseiro. É encontrada em pacientes com pericardite e derrame pericárdico; os pacientes sentam na cama, abraçam um travesseiro e se inclinam para a frente.

▶ **Atitude meningítica.** Apresenta contratura da musculatura de nuca e dorso, resultando em cabeça voltada para trás e tronco ligeiramente arqueado; os membros inferiores também em contratura entram em flexão com os joelhos fletidos e aproximados em adução. Quando em decúbito lateral ou sentados, tais pacientes lembram a forma do cão-martelo das antigas armas de fogo.

As atitudes a seguir são encontradas em pacientes com tétano, meningite, envenenamento por estricnina e em casos de histeria.

▶ **Atitude em opistótono.** O paciente se apoia apenas nos calcanhares e região occipital com o dorso encurvado.

▶ **Atitude em pleurotótono.** Contratura de um só lado do corpo causando encurvamento lateral.

▶ **Atitude em emprostótono.** Os pacientes se encurvam para a frente. É determinada pela contratura generalizada dos músculos flexores do tronco. O paciente se apoia apenas na região frontal e na ponta dos pés.

▶ **Atitude em ortótono.** Contratura generalizada fazendo com que o paciente fique rijo.

▶ **Atitude do esquiador.** Típica do paciente portador de espondilite anquilosante.

▶ **Atitude miopática.** Observa-se acentuada lordose lombar, gibosidade cifótica, afastamento dos pés e escápulas aladas. Os pacientes apresentam grande dificuldade para se colocar em pé e "escalam" o próprio corpo.

MOVIMENTOS INVOLUNTÁRIOS

Podem ser observados sob a forma de crises ou paroxismos ou se apresentam permanentes. Os diversos movimentos involuntários são descritos no Capítulo 10, *Exame Neurológico*.

PELE

O paciente pode ser leucodermo (pele de coloração branca) ou melanodermo (pele de coloração escura). Deve-se avaliar as características da pele de preferência sob a luz natural:

- Coloração: pode-se notar a presença de palidez, vermelhidão ou eritrose, cianose, icterícia, hipercarotenemia, bronzeamento, *fenômeno de Raynaud*
- Umidade: deve-se passar as mãos – pode ser seca, normal ou apresentar umidade aumentada
- Textura: passar a ponta dos dedos – pode ser normal, áspera, enrugada ou fina
- Espessura: pinçar a pele do esterno, antebraço ou abdome – pode ser normal, atrófica, hipotrófica ou hipertrófica
- Temperatura: deve ser pesquisada com o dorso da mão, comparando simetricamente cada segmento analisado
- Elasticidade: pinçar a pele – pode ser normal, aumentada ou diminuída. Avaliar a mobilidade
- Turgor: soltar a pele pinçada e avaliar o retorno; analisar a hidratação da pele. Pesquisar também nos globos oculares (resistência)
- Edema: avaliar localização, limitação, consistência, cacifo, intensidade e sensibilidade. Quantificar em cruzes na dependência da profundidade do cacifo e seu tempo de retorno.

MUCOSAS

As mucosas normalmente observáveis a olho nu são: conjuntiva (olhos), labiobucal, lingual e gengival. Em casos particulares, é possível observar as mucosas nasal, retal e vaginal. É necessário avaliar coloração e umidade.

A palidez é encontrada nas anemias e normalmente é quantificada em cruzes (de uma até quatro). Pacientes com vasoconstrição periférica intensa (p. ex., quadros de choque) também podem apresentar palidez sem necessariamente estarem anêmicos. Por outro lado, pode-se notar hipercoloração em pacientes policitêmicos. Quando normal, diz-se que o paciente se encontra normocorado.

A coloração arroxeada é denominada cianose, podendo ser observada em lábios, língua, ponta do nariz e lóbulo da orelha. Quando encontradas nesses locais, diz-se que a cianose é de origem central, tendo como principais causas as doenças cardíacas e pulmonares. Quando a cianose é notada apenas em membros, denomina-se periférica; também se quantifica em cruzes (de uma a quatro).

A coloração amarelada da conjuntiva é denominada icterícia. Pode ser notada no freio da língua, pele e conjuntiva. Também se quantifica em cruzes (uma a quatro). Quando se nota apenas nas palmas das mãos, mas não nas conjuntivas, pode se tratar de hipercarotenemia, ou seja, impregnação da pele por betacaroteno em pacientes que consomem em excesso cenoura, abóbora, mamão etc.

Alguns autores descrevem que o tradicional método de quantificar em cruzes (uma a quatro cruzes) deveria ser abandonado, pois é muito impreciso e difícil de ser ensinado, visto que é bastante subjetivo. Em vez disso, assinalaríamos apenas que o paciente se encontra com alteração. Por exemplo, em vez de assinalar que o paciente se apresenta hipocorado ++/4+, assinalaríamos apenas que ele está hipocorado.

As mucosas normais são úmidas, especialmente a bucal e a lingual. O local ideal para se julgar a hidratação do paciente é a mucosa jugal, na junção com a gengiva. Deve-se tomar cuidado em pacientes com respiração bucal, pois eles podem se apresentar com mucosas ressecadas. Pode-se solicitar ao paciente fazer bolinhas de saliva e mostrar ao examinador. Nos pacientes desidratados, podemos observar com alguma frequência uma descamação pardacenta do epitélio das mucosas da língua e lábios, dando aspecto de sujeira.

As lesões elementares da pele serão abordadas posteriormente.

SINAIS VITAIS

Por serem sinais tão importantes, são denominados vitais. Compreendem o exame do pulso, frequência cardíaca, pressão arterial sistêmica, frequência respiratória e temperatura (axilar, retal e oral). Atualmente, há grupos que utilizam a quantificação da dor como um quinto sinal vital.

Pulso

É possível palpar diversos pulsos arteriais: artérias temporal superficial, carótida, radial, ulnar, braquial, femoral, poplítea, tibial posterior e dorsal do pé.

Dentre as características do pulso, devemos:

1. Anotar a parede arterial: pode ser endurecida, como traqueia de passarinho, em pacientes com aterosclerose que acomete a camada média.

2. Registrar a frequência: de 60 a 100 bpm – se menor que 60, é dito bradicárdico; se maior que 100, taquicárdico; deve-se contar em 1 minuto. A prática corrente de se contar em 15 segundos e multiplicar por 4 não deve ser empregada, pois origina erros.
3. Observar o ritmo: pode ser regular ou irregular. Alguns pacientes podem apresentar ritmo regularmente irregular (p. ex., bigeminismo, trigeminismo); em outros, ritmo irregularmente irregular (p. ex., fibrilação atrial); enquanto outros ainda apresentam arritmias fugazes (p. ex., extrassístoles ocasionais).
4. Avaliar a amplitude ou magnitude: pode ser de baixa amplitude, pulso *parvus* (p. ex., pacientes com estenose aórtica, choque ou outros estados de baixo débito) ou de amplitude aumentada, pulso célere (p. ex., insuficiência aórtica).
5. Verificar tensão ou dureza: pode ser duro.
6. Compará-lo, sempre que possível, com a artéria homóloga: observar desigualdades em tempo e amplitude.

Os pacientes podem apresentar tipos especiais de pulso:

- Em martelo d'água (*pulso de Corrigan*): a ascensão e a descida são rápidas; surgem em pacientes com insuficiência aórtica, persistência do canal arterial, fístulas arteriovenosas, hipertireoidismo etc.
- Alternante: caracterizado pela alternância de pulsação de pequena amplitude com a pulsação de grande amplitude quando o ritmo é normal. Ocorre na insuficiência coronariana e hipertensão arterial com insuficiência ventricular esquerda
- Bigeminal: resulta de uma pulsação normal seguida de uma extrassístole, cuja amplitude de pulsação é menor que a da pulsação normal
- Paradoxal (*pulso de Kussmaul*): caracterizado pela diminuição exagerada (> 10 mmHg) na amplitude da pulsação durante a inspiração, aumentando a amplitude durante a expiração. Surge nos pacientes com pericardite constritiva ou tamponamento cardíaco
- *Bisferiens*: mais bem detectado na artéria carótida, sendo a pulsação caracterizada por dois picos – o primeiro é denominado onda de percussão, e o segundo, onda vital. O mecanismo não é claro, mas acredita-se que o primeiro pico é secundário à pressão de pulso, e o segundo, à reverberação da periferia. Ocorre na hipertensão arterial e na dupla lesão aórtica.

Pressão arterial sistêmica

A medida da pressão arterial foi incluída na prática médica há cerca de 100 anos. Pode-se mensurá-la: (i) de forma direta, por meio da cateterização de uma artéria, ou indireta, usando esfigmomanômetro; (ii) por método palpatório (*Riva-Gouche*); (iii) auscultatório (sons de Korotkoff); ou (iv) oscilométrico (aparelhos automáticos).

As etapas para a correta mensuração da pressão arterial sistêmica pelo método auscultatório consistem em:

1. Manter o paciente confortável, em repouso por pelo menos 5 minutos, sem fumar há pelo menos 30 minutos (o tabagismo causa vasoconstrição).
2. Localizar o pulso da artéria braquial.
3. Colocar o manguito justo, nem apertado, nem frouxo, sob a artéria braquial.
4. Palpar o pulso da artéria radial.
5. Insuflar de 10 em 10 mmHg até o pulso desaparecer.
6. Desinsuflar o manguito na velocidade de 2 a 4 mmHg/s até voltar a sentir o pulso radial – esta é a pressão arterial sistólica mensurada pela palpação.

7. Aguardar de 15 a 30 segundos.
8. Insuflar o manguito de 20 a 30 mmHg acima da pressão verificada à palpação e colocar o estetoscópio sobre a artéria braquial (abaixo do manguito, e nunca embaixo dele) e auscultar os sons de Korotkoff, desinsuflando o manguito de 2 a 4 mmHg/s.
9. Considerar o primeiro som audível como a pressão sistólica. O último som será a pressão diastólica. Deve-se auscultar até o zero.

Os sons de Korotkoff incluem cinco fases (Figura 3.2). Na segunda fase, em pacientes com hipertensão arterial, idosos ou com estenose aórtica, o sopro característico pode desaparecer, dando origem ao hiato ou buraco auscultatório. Para evitar erros na mensuração da pressão arterial, *sempre* é necessário palpar o pulso radial enquanto insuflar o manguito. Assim teremos certeza de que a insuflação do manguito foi acima da pressão arterial sistólica (Figuras 3.3 e 3.4).

Por outro lado, a verdadeira pressão arterial sistólica situa-se na transição entre a 3ª e a 4ª fase, na qual ocorre abafamento dos sons (nem sempre perceptível), denominada 1ª diastólica, e o desaparecimento dos sons (transição entre a 4ª e a 5ª fases), denominada 2ª diastólica. Se for possível perceber essa transição, deve-se anotar as duas pressões diastólica (p. ex., 120/90/80 mmHg). Entretanto, para fazer diagnósticos e acompanhamento de pacientes hipertensos, foi convencionado que a pressão diastólica é anotada quando os sons de Korotkoff desaparecem.

Em alguns pacientes, pode ser difícil auscultar os sons de Korotkoff. Nesses casos, pode-se empregar a tríplice manobra para melhorar a ausculta:

1. Eleva-se o membro onde se encontra o aparelho de pressão no intuito de aumentar o retorno venoso.
2. Insufla-se rapidamente o manguito acima da pressão arterial sistólica (já verificada anteriormente).
3. Coloca-se o braço na posição normal e pede-se ao paciente para abrir e fechar a mão com força cinco vezes. Depois, a mão fica aberta e relaxada e ausculta-se normalmente.

Com essa tríplice manobra, é possível aumentar o volume dos sons de Korotkoff sem alterar os valores da pressão arterial medida.

É muito importante anotar exatamente o valor da pressão arterial conforme os sons audíveis e não arredondar os valores. Assim, se auscultado 112/68 mmHg, é este valor que deve ser inscrito, e não 110/70 mmHg. É interessante notar que, nos esfigmomanômetros, não existem os valores ímpares assinalados. Assim, não é possível valores como 125/85 mmHg, a menos que tenha havido arredondamento e falta de

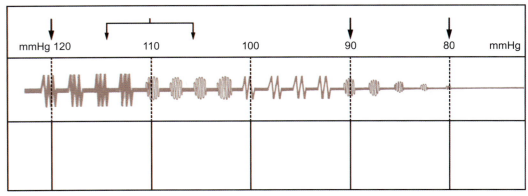

Figura 3.2 Representação esquemática das cinco fases dos sons de Korotkoff.

Capítulo 3 ▪ Ectoscopia/Somatoscopia e Sinais Vitais 25

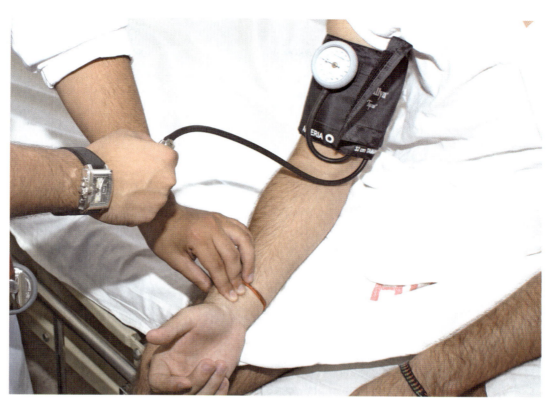

Figura 3.3 Mensuração da pressão arterial no membro superior direito. Para evitar o hiato auscultatório, recomenda-se a determinação da pressão arterial sistólica pela palpação.

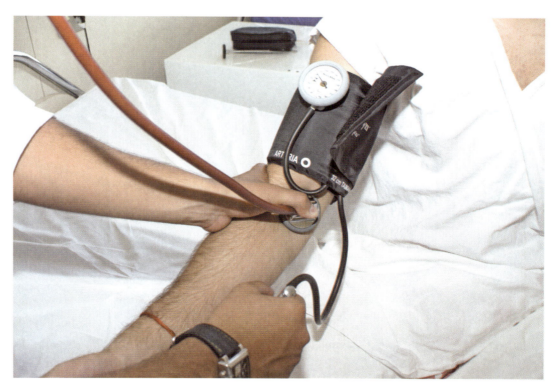

Figura 3.4 Mensuração da pressão arterial no membro superior direito. Ausculta dos sons de Korotkoff durante a desinsuflação do manguito.

precisão. Tais valores apenas podem ser possíveis quando utilizamos aparelhos eletrônicos ou cateterização e medida da pressão intra-arterial. Em pacientes muito obesos, somente é possível avaliar a pressão arterial colocando-se o manguito no antebraço (Figura 3.5).

Não existe um valor fixo para a pressão arterial de um determinado indivíduo. A pressão varia conforme a posição do paciente, estado emocional, horário do dia (ciclo circadiano), presença do médico (a própria indumentária do médico pode elevar a pressão em alguns indivíduos – denominada hipertensão do jaleco branco) etc. Durante a realização de exercícios, observamos elevação da pressão arterial, que retorna aos valores de base tão logo cesse o mesmo. Entretanto, valores acima de 140/90 mmHg, persistentemente, podem indicar hipertensão arterial. Por vezes, é necessária a mensuração repetida da pressão arterial fora do ambiente hospitalar ou do consultório médico. O monitoramento ambulatorial da pressão arterial (MAPA) pode ser utilizado para esse fim. Com a popularização dos aparelhos eletrônicos automáticos, pode ser realizado o monitoramento domiciliar da pressão arterial pelo próprio paciente. Deve-se notar que, em casa, os valores não devem ultrapassar 135/85 mmHg.

Em uma primeira visita, deve-se mensurar a pressão arterial nas posições sentada, deitada e em pé, no lado direito e esquerdo. Pode haver variação pequena (< 10 mmHg) entre um lado e outro. Grandes variações podem ser vistas em pacientes com aneurisma aórtico dissecante da porção inicial da aorta. Variações grandes da pressão arterial com hipertensão nos membros superiores e pressão arterial normal ou baixa nos membros inferiores podem ser encontradas na coarctação aórtica, uma das causas de hipertensão arterial secundária (Figuras 3.6 e 3.7). Já alguns pacientes podem apresentar hipotensão postural ou ortostática (queda da pressão arterial sistólica > 20 mmHg ou queda da pressão diastólica > 10 mmHg), especialmente se for portador de diabetes melito, disautonomia, insuficiência venosa crônica ou fizer uso de medicação anti-hipertensiva. Se for possível mensurar apenas uma única vez a pressão arterial, deve-se dar preferência à medida no braço direito, na posição sentada.

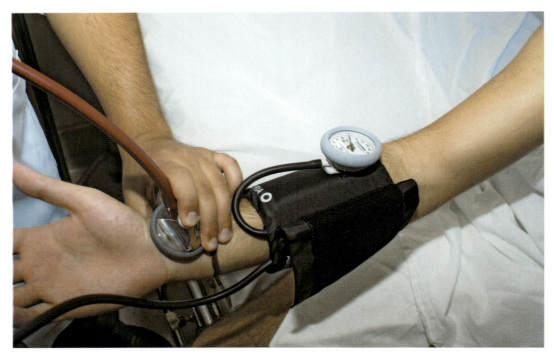

Figura 3.5 Mensuração da pressão arterial no antebraço direito e ausculta na artéria radial.

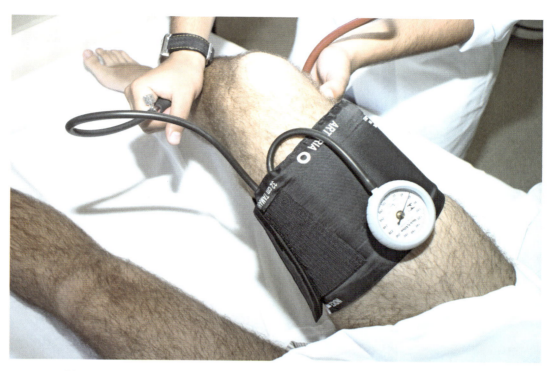

Figura 3.6 Mensuração da pressão na coxa direita e ausculta na artéria poplítea.

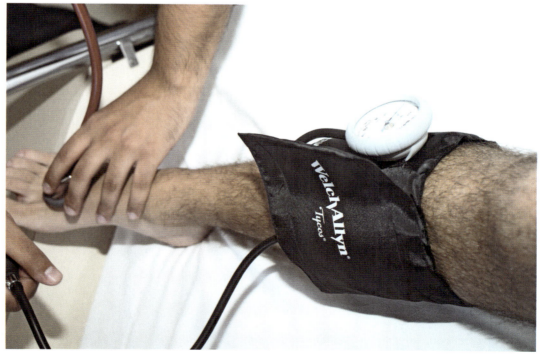

Figura 3.7 Mensuração da pressão na perna direita e ausculta na artéria dorsal do pé.

Um aspecto negligenciado por muitos é a proporção entre a largura do manguito e a circunferência do braço do paciente. Idealmente, o profissional deveria dispor de manguitos de diferentes tamanhos. Como isso não é habitual, pode-se recorrer aos valores de correção (Quadro 3.2). Sem a correção, pessoas obesas apresentarão pressões (falsamente) mais elevadas, enquanto as magras apresentarão pressões (falsamente) mais baixas.

Causas de erro na mensuração da pressão arterial

Diversos fatores podem interferir na medida da pressão arterial e devem ser evitados para que a medição seja a mais precisa possível. Podem estar relacionados ao ambiente, ao aparelho, ao paciente ou ao observador:

- Ambiente: ambiente ruidoso, que causa excitação do paciente, com temperaturas desconfortáveis
- Esfigmomanômetro: aparelho descalibrado, com vazamento; tamanho do manguito incorreto para o tamanho do braço do paciente
- Paciente: não deve ingerir café, substâncias vasopressoras (principalmente vasoconstritores nasais), fumar nos últimos 30 minutos ou apresentar ansiedade excessiva (causando a denominada hipertensão do jaleco branco). Na posição sentada, o braço deverá estar apoiado, na altura do coração
- Observador: deflação muito rápida e exagerada insuflação do manguito, causando desconforto ao paciente; má visualização do aneroide em relação aos olhos do observador, deficiência auditiva do observador, arredondamento da leitura dos números (há tendência de arredondamento para os números 0 e 5)
- Deve-se ter em conta que, ao mensurarmos a pressão arterial em local mais distante do coração (principalmente nos membros inferiores), a pressão sistólica pode ser mais elevada e a pressão diastólica, mais baixa. No caso da pressão sistólica, a onda de pulso é diferente, pois as artérias distais têm menor complacência que as proximais (menos fibras elásticas e mais fibras musculares). Já no caso da pressão diastólica, a maior secção transversa em razão da divisão vascular diminui a resistência vascular periférica.

Quadro 3.2 Relação entre a largura do manguito do esfigmomanômetro, a circunferência do braço e os valores que deverão ser acrescentados ou retirados das medidas das pressões arteriais sistólica e diastólica.

Largura do manguito		12		15		18	
Circunferência do braço (cm)		PS	PD	PS	PD	PS	PD
26		+5	+3	+7	+5	+9	+5
28		+3	+2	+5	+4	+8	+5
30		0	0	+4	+3	+7	+4
32		−2	−1	+3	+2	+6	+4
34		−4	−3	+2	+1	+5	+3
36		−6	−4	0	+1	+5	+3
38		−8	−6	−1	0	+4	+2
40		−10	−7	−2	−1	+3	+1
42		−12	−9	−4	−2	+2	+1
44		−14	−10	−5	−3	+1	0
46		−16	−11	−6	−3	0	0
48		−18	−13	−7	−4	−1	−1
50		−21	−14	−9	−5	−1	−1

PS: pressão arterial sistólica; PD: pressão arterial diastólica.

Frequência respiratória

Em estado normal, observamos dois tipos respiratórios: toracoabdominal e costal superior. O primeiro é próprio do sexo masculino, enquanto o outro é mais visto em mulheres. A explicação para tal diferença seria o fato de a mulher poder engravidar. Nos pacientes adultos, a frequência respiratória normal situa-se entre 12 e 20 incursões respiratórias por minuto (irpm). É fundamental que o paciente não perceba que você está mensurando a frequência respiratória. Para isso, deve-se medi-la enquanto estamos tomando o pulso do paciente. Assim, ele não percebe que, em vez do pulso, você está mensurando a respiração. Quando a frequência é menor que 12 irpm, denomina-se bradipneia; quando acima de 20 irpm, taquipneia. Os termos que definem as alterações respiratórias e os tipos especiais de respiração são enunciados no Capítulo 6, *Exame do Aparelho Respiratório*.

Temperatura

A temperatura é mensurada com o termômetro clínico com bulbo de mercúrio ou o termômetro digital. É possível medir a temperatura na axila, na boca ou no reto. A temperatura normal oscila entre 35,8°C e 37°C na axila, até 37,4°C na boca e até 37,8°C no reto. Assim, a temperatura tomada na boca (debaixo da língua) é cerca de 3 a 4 décimos acima da axilar. A aferição da temperatura da membrana timpânica com termômetro digital infravermelho é mais frequentemente realizada em recém-natos e lactentes.

O termômetro deve ficar pelo menos 3 minutos, e não mais que 5 minutos, para a adequada mensuração da temperatura. Em geral, as temperaturas aferidas na segunda metade da noite e pela manhã são mais baixas que durante a tarde e a primeira metade da noite. O *sinal de Lenander* (dissociação axilorretal) é a diferença entre as temperaturas axilar e retal acima de 1°C, significando inflamação pélvica/intra-abdominal.

A termometria clínica, já muito valorizada, atualmente tem pouco valor devido ao uso indiscriminado de antitérmicos. São descritos os seguintes padrões:

- Febre contínua: hipertermia com variação de até 1°C, sem, no entanto, voltar a níveis normais
- Febre remitente: hipertermia com variações de mais de 1°C, sem, no entanto, apresentar períodos de apirexia
- Febre intermitente: hipertermia com variações de mais de 1°C com períodos de apirexia
- Febre de Paul-Ebstein: hipertermia periódica na qual o paciente apresenta períodos (dias) febris seguidos de períodos sem febre. É própria da doença de Hodgkin.

É importante não confundir hipertermia com febre. Um atleta de maratona pode apresentar hipertermia durante a corrida e não apresentar febre. Hipertermia é apenas o aumento da temperatura, enquanto febre é uma síndrome caracterizada, além da hipertermia, por taquicardia, taquipneia, sudorese, piloereção, calafrios, mal-estar, mialgia etc. Na escala febril, a hipertermia é classificada como: (1) ligeira – temperatura axilar (Tax) = 37 a 38°C; (2) moderada – Tax = 38 a 39°C; (3) intensa – Tax > 39°C. As temperaturas > 41°C são denominadas hiperpiréticas.

A hipotermia (temperatura > 35°C) somente é encontrada em casos graves, seja por exposição prolongada ao frio, seja por quadros de choque circulatório.

MATERIAL UTILIZADO PARA O EXAME FÍSICO

A seguir são apresentados diversos materiais utilizados durante o exame físico. Não temos a intenção de sermos completos nem demonstrar todas as marcas. Além disso, é claro, também são necessários relógio de pulso com ponteiro de segundos, caneta e papel.

▶ **Estetoscópio.** Talvez o aparelho que mais caracterize o médico é um estetoscópio pendurado no pescoço ou no bolso do jaleco. Os modelos simples são ótimos para iniciantes, desde que sejam de boas marcas. Devem conter diafragma (sons agudos) e campânula (sons graves). Os modelos mais sofisticados, incluindo os eletrônicos, são excelentes, porém mais caros (Figuras 3.8 e 3.9).

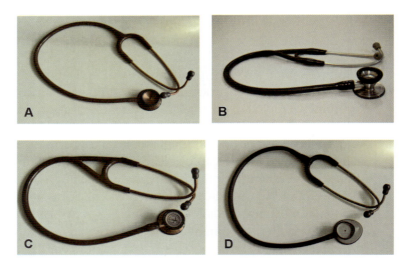

Figura 3.8 Estetoscópios simples. Em **A**, **B** e **D**, os estetoscópios contam com diafragma e campânula. Em **C**, o estetoscópio conta com dois diafragmas, sendo o menor adequado para pacientes pediátricos. Este pode ser substituído por uma campânula.

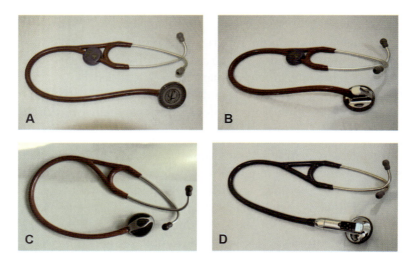

Figura 3.9 Em **A** e **C**, os estetoscópios apresentam diafragma mais flexível que, quando apoiado levemente na pele do paciente, funciona como uma campânula, melhorando a percepção dos sons graves. Quando comprimido, a pele se estica e ele funciona como o diafragma (sons agudos). Em **B**, a imagem apenas mostra o outro lado do estetoscópio do painel A. Em **D**, o estetoscópio é eletrônico, amplificando os sons em até 24 vezes. A troca de diafragma para campânula também é feita eletronicamente.

▶ **Esfigmomanômetro.** O modelo com aneroide é o mais comum, por ser portátil. Também recomendamos boas marcas para maior acurácia; devem ser calibrados a cada 6 meses. Os modelos eletrônicos estão cada vez mais comuns, sendo muito empregados para o monitoramento domiciliar da pressão arterial, visto que a operação é muito simples e não requer habilidade do operador (Figura 3.10).

▶ **Termômetro clínico.** Pode ser de coluna de mercúrio ou digital (Figura 3.11).

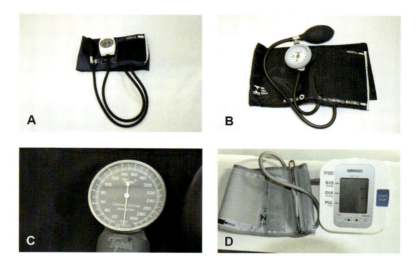

Figura 3.10 Esfigmomanômetros. Em **A**, **B** e **C**, temos os modelos aneroides, e em **D**, temos um modelo eletrônico. Observamos em **C** que o aneroide conta com divisões de 2 em 2 mmHg. Assim, é praticamente impossível termos medidas ímpares do valor da pressão arterial.

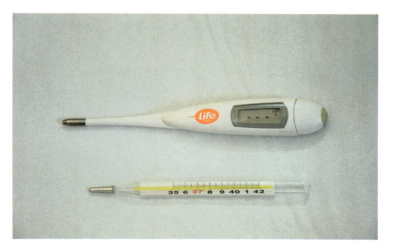

Figura 3.11 Termômetro clínico. Na parte superior, o modelo digital, e na parte inferior, o modelo analógico de coluna de mercúrio.

- **Lanterna.** É fundamental para o exame da boca e reflexos pupilares. Pode ser de lâmpada comum ou, mais recentemente, de LED (Figura 3.12).
- **Abaixador de língua descartável.** Pode ser de madeira ou plástico (Figura 3.13).
- **Martelo de reflexos.** Existem diversos modelos cuja eficácia é semelhante (Figura 3.14). Nos modelos que contam com agulha (p. ex., martelo de Buck), esta nunca deverá ser utilizada.

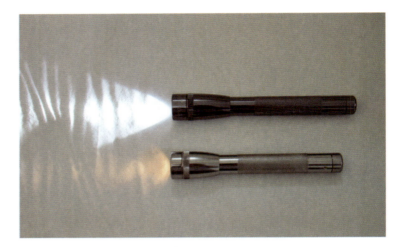

Figura 3.12 Lanternas. Na parte superior, temos uma lanterna de LED que, comparada com a lâmpada comum, produz um facho de luz mais potente.

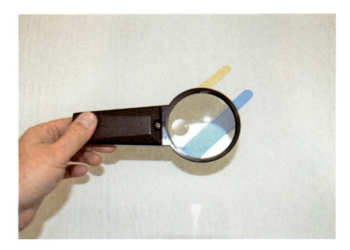

Figura 3.13 Os abaixadores de língua podem ser de plástico ou madeira. É importante colocá-los à frente do V lingual e nas porções laterais da língua para diminuir a possibilidade de desencadear o reflexo de vômito.

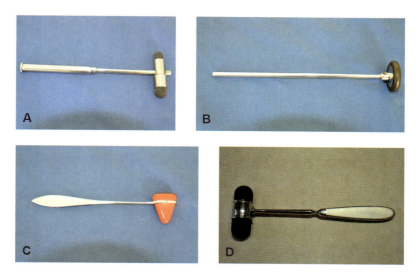

Figura 3.14 Martelos de reflexos. **A.** Martelo de Buck. **B.** Martelo de Babinski. **C.** Martelo de Taylor. **D.** Martelo de Dejerine.

▶ **Diapasão.** Para pesquisa de sensibilidade vibratória e testes audiométricos. É possível utilizar os diapasões de 128 ciclos (Figura 3.15A) ou os de 256 ciclos (Figura 3.15B). Devemos golpear as extremidades com o peso para produzirmos a vibração e segurá-lo pela forquilha, de modo que a vibração produzida seja transmitida para a extremidade inferior e entre em contato com alguma eminência óssea (teste da sensibilidade vibratória) ou próximo ao ouvido.

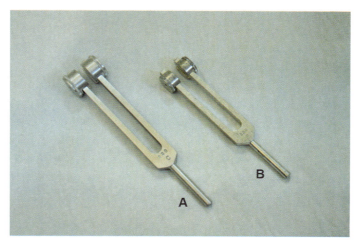

Figura 3.15 Diapasões de 128 ciclos (**A**) e de 256 ciclos (**B**).

▶ **Oftalmoscópio/otoscópio.** Um dos itens mais caros a serem adquiridos. O oftalmoscópio é indispensável para o aprendizado do exame do fundo de olho, oportunidade única que o médico tem de observar o tecido do sistema nervoso (a retina) e a microcirculação (artérias e veias da retina) *in vivo*. Já o otoscópio é fundamental para a visualização de afecções do ouvido externo e médio (Figura 3.16).

▶ **Fórceps nasal.** Para visualização da porção anterior das narinas (Figura 3.17).

▶ **Fita métrica.** A medida exata é fundamental para diagnóstico e acompanhamento do paciente. Também é possível utilizar pequenas trenas (Figura 3.18).

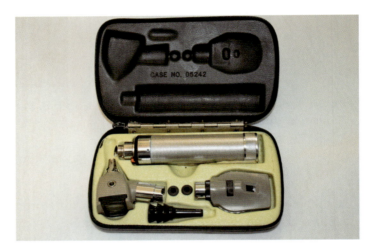

Figura 3.16 Conjunto oftalmoscópio/otoscópio.

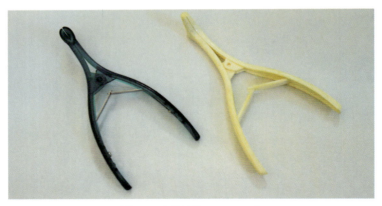

Figura 3.17 Fórceps nasal.

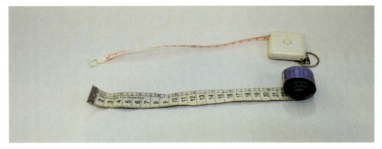

Figura 3.18 Trena (na parte superior) e fita métrica (na parte inferior).

▶ **Lente de aumento.** Para facilitar a visualização de pequenas afecções da pele ou um reflexo fotomotor (Figura 3.19).

▶ **Oxímetro de pulso.** Muito útil para diagnóstico e acompanhamento de pacientes com doenças que podem potencialmente alterar o oxigênio arterial (Figura 3.20). Fornece a saturação de oxigênio e a frequência de pulso. Recentemente, a diminuição de preços tornou seu uso mais frequente entre os profissionais de saúde.

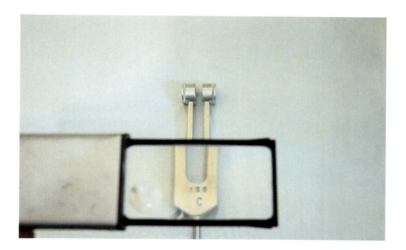

Figura 3.19 Lente de aumento.

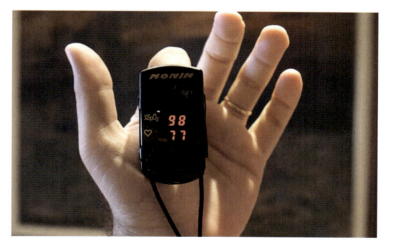

Figura 3.20 Oxímetro de pulso portátil.

▶ **Escala de Snellen.** Para medida aproximada da acuidade visual (Figura 3.21). Deverá ser colocada a aproximadamente 1,8 m. Existem diversas outras escalas que podem ser empregadas para um exame de triagem; estas não substituem o exame oftalmológico.

▶ **Balança clínica.** Para aferição do peso (em kg) e da altura (em cm) do paciente (Figura 3.22).

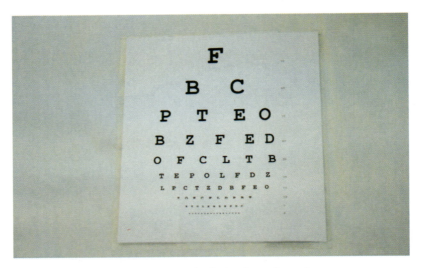

Figura 3.21 Escala de Snellen adaptada.

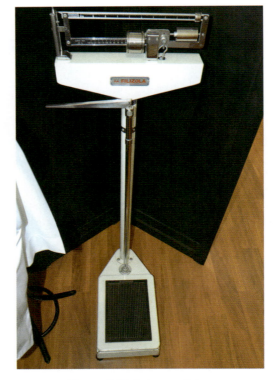

Figura 3.22 Balança clínica.

4

Exame da Cabeça e do Pescoço

José Rodolfo Rocco

INTRODUÇÃO

Na medicina clínica, pelo menos seis especialidades examinam a cabeça e o pescoço: neurologia, neurocirurgia, oftalmologia, otorrinolaringologia, cirurgia plástica e dentística. Ao examinar o paciente, podemos utilizar parte do método e do instrumental dessas especialidades para demonstrar os sinais de doenças sistêmicas ou a presença de lesões que necessitam dos cuidados de um especialista. Assim, ao examinar a cabeça e o pescoço, utilizamos necessariamente elementos dessas especialidades – na face, por exemplo, sempre utilizamos o exame de pares cranianos.

Didaticamente, separamos a abordagem em: exame geral da cabeça, exame geral do pescoço, exame das glândulas salivares, exame dos gânglios linfáticos (linfonodos), exame da tireoide e, por fim, exame dos vasos do pescoço.

EXAME GERAL DA CABEÇA

No exame da cabeça, deve-se notar o formato, o volume e a conformação; a superfície do crânio e do couro cabeludo; os cabelos; fazer inspeção da face, e dos olhos, do aparelho auditivo, da boca, da orofaringe e dos linfonodos.

Crânio

Na inspeção do crânio, devem ser observados abaulamentos, deformidades, formato, volume e conformação. Avaliam-se as principais anomalias de configuração do crânio associadas a doenças congênitas, doença genéticas, deficiências nutricionais ou ao próprio fenótipo. As principais dismorfias cranianas são:

- Aumento do crânio: macrocefalia (principalmente na hidrocefalia e também na acromegalia, doença de Paget óssea, raquitismo e cretinismo (Figura 4.1)
- Diminuição do crânio: microcefalia (infecções congênitas [toxoplasmose congênita, encefalite viral e, mais recentemente, Zika vírus] ou apenas constitucionais) (Figura 4.2)
- Crânio em formato de torre: turricefalia/hipsocefalia ou acrocefalia (presente na beta-talassemia *major*)
- Crânio oval em que o diâmetro longitudinal ou anteroposterior se apresenta exagerado: dolicocefalia

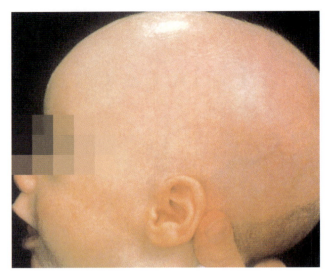

Figura 4.1 Hidrocefalia em lactente. Macrocefalia.

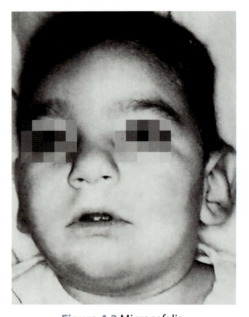

Figura 4.2 Microcefalia.

- Crânio grande, alongado, com fronte proeminente, achatado na parte superior: crânio raquítico
- Escafocefalia: crânio em formato de navio invertido, apresentando levantamento da parte mediana
- Crânio curto: braquicefalia; corresponde ao aumento do diâmetro transverso
- Crânio assimétrico: plagiocefalia; pode estar relacionado à posição ao deitar e dormir.

Superfície do crânio e do couro cabeludo

Deve-se sempre repartir o cabelo. A inspeção e a palpação possibilitam verificar a presença de reentrâncias (p. ex., craniectomia [Figura 4.3]), protuberâncias ou abaulamentos, cicatrizes de traumatismos e cirurgias, hematomas (p. ex., hematoma subgaleal pós-trauma), cistos sebáceos, nódulos (reumatoides ou metastáticos) e lesões dolorosas.

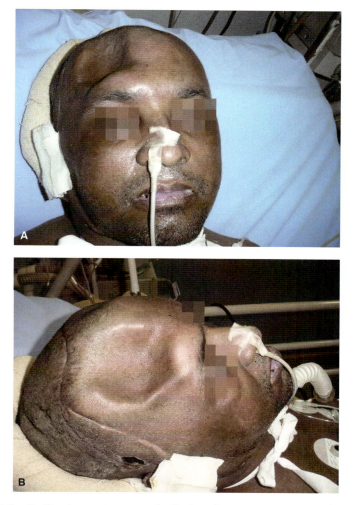

Figura 4.3 A e B. Craniectomia com retirada de volumoso meningioma frontoparietal.

No caso de lesões dermatológicas, procurar por descamação, nevos e lesões elementares, destacando localização, tamanho, cor, formato e contornos. Procurar também por dermatoses (dermatite seborreica, psoríase), pediculose, abscessos e lesões de varicela (vesículas e crostas).

Em lactentes, avalia-se o fechamento de fontanelas conforme a idade. A fontanela posterior já pode estar fechada ao nascer ou fechar nos primeiros meses de vida, enquanto a fontanela anterior deve estar fechada a partir dos 18 meses. Causas de aumento da fontanela ou fechamento tardio são: síndrome de Down, hipotireoidismo e displasias ósseas. Caso seja encontrada fontanela hipertensa e saliente, isso indica hipertensão intracraniana (p. ex., meningite, hidrocefalia); se hipotensa e deprimida, pode indicar desidratação.

Cabelo

Verifica-se cor, quantidade, distribuição, implantação, textura e padrão de perda, se houver. Quanto aos padrões de perda capilar, podem ser divididos em: (a) alopecia areata (pelada), (b) alopecia androgenética (sem perda em regiões posteriores e laterais do couro cabeludo) ou (c) alopecia difusa (quimioterapia, lúpus). Deve-se observar também a qualidade do cabelo, que pode estar alterada (seco, quebradiço, sem brilho) nos casos de hipotireoidismo, insuficiência renal ou desnutrição, ou sedoso (fino e brilhante) no hipertireoidismo. A altura de implantação deve ser avaliada quando se suspeita de síndromes genéticas. Pesquisar também dermatoses (dermatite seborreica, psoríase), pediculose, abscessos e lesões de varicela (vesículas e crostas).

Face

Na face, deve-se observar o aspecto geral (fácies), pele, olhos e região orbitária, nariz, boca, região periorbicular e implantação das orelhas, avaliando alterações como assimetrias, movimentos involuntários, lesões de pele, edema, massas e deformidades específicas.

Aspecto geral

O aspecto geral da face é representado pela sua primeira impressão sobre esta, o que denominamos fácies. Esta expressão fisionômica tem perdido importância semiológica na propedêutica moderna devido ao conjunto de meios mais específicos de diagnóstico e também à terapêutica mais eficiente, instituída precocemente, impedindo que a doença se exteriorize de modo tão exuberante a ponto de modificar a expressão fisionômica. No entanto, essa modificação, quando presente, é primordial em conduzir o diagnóstico. Abordaremos a seguir alguns exemplos de fácies distintas.

- **Atípicas.** Sem distúrbio.

- **Hipocrática.** Ocorre em quadros extremamente graves e pré-agônicos. Nota-se palidez, boca entreaberta, lábios adelgaçados, nariz afilado, olhos parados e fundos, olhar fixo, vago e sem expressão, extremidades frias, suor frio e viscoso na face.

- **Pseudobulbar.** Fisionomia abobalhada; mastigação e deglutição feitas com dificuldade. Pelos lábios entreabertos, flui constantemente saliva. A mímica é pobre. Em geral, o paciente apresenta mais de 60 anos.

- **Adenoidiana.** Típica dos indivíduos que não respiram pelo nariz em consequência de vegetações adenoides. São características dessa fácies: nariz geralmente pequeno, lábio inferior grosso e pendente e boca constantemente aberta.

- **Acromegálica.** Apófises orbitárias desenvolvidas, com protrusão frontal e das maçãs do rosto (arcos zigomáticos). O maxilar inferior é bastante prognata, e nariz, lábios e orelhas são grandes. As pálpebras são espessadas e a língua, avantajada (macroglossia). Sobrancelhas grossas e hirsutas juntam-se na base do nariz (sinofridia). Aspecto grosseiro. Sugere adenoma hipofisário ou pode ser constitucional (Figura 4.4).

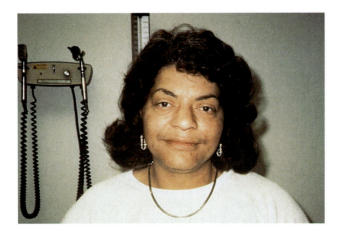

Figura 4.4 Fácies acromegálica. Face grosseira e extremidades longas.

▶ **Mixedematosa.** Rosto largo, infiltrado, arredondado, nariz carnoso, lábios grossos, epiderme pálida, seca e amarelada. Olhos pequenos, escondidos por pálpebras infiltradas (edema periorbitário), boca larga, supercílios escassos, queda do terço externo das sobrancelhas (madarose), cabelos ressecados, ralos e grosseiros. É típica do hipotireoidismo (Figura 4.5).

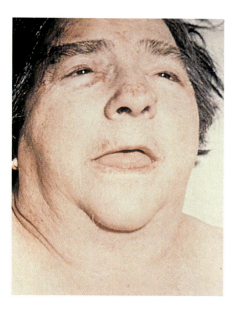

Figura 4.5 Fácies mixedematosa.

▶ **Basedowiana.** Observa-se na doença de Basedow-Graves (hipertireoidismo). Caracteriza-se por pescoço engrossado pelo bócio, olhos brilhantes, muito abertos e salientes (exoftalmo), dando impressão de espanto; o nariz é fino, o rosto é magro e a pele, úmida (Figura 4.6). Na Figura 4.7, observamos uma paciente com exoftalmo antes e após o tratamento da doença de Graves. Antes do tratamento, é possível observar a esclera acima da íris (seta).

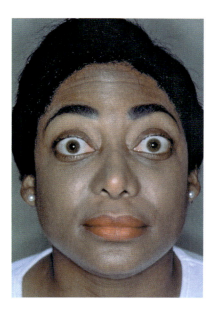

Figura 4.6 Fácies basedowiana. Paciente com doença de Graves apresentando bócio difuso e exoftalmia.

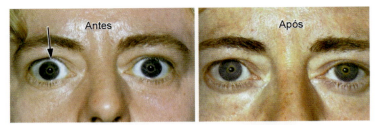

Figura 4.7 Exoftalmia em paciente com doença de Graves (**à esquerda** – antes), ressaltando a presença de esclera visível acima da íris (**seta**). Regressão da exoftalmia da mesma paciente após o tratamento (**à direita** – após).

▶ **Renal.** Rosto pálido e edemaciado, predominantemente na região peripalpebral. Pode surgir em pacientes com outras doenças que cursam com hipoproteinemia ou anemia intensa e no hipotireoidismo.

▶ **Cushingoide.** Rosto redondo (fácies de lua cheia – *moon face*) de aparência pletórica e congestiva. Há obesidade no rosto e no pescoço e presença de gibosidade. As conjuntivas geralmente estão congestas e pode ser observado aumento da pilificação (hipertricose e hirsutismo). Decorre de hiperplasia do córtex da suprarrenal primária, secundária a tumor hipofisário produtor de hormônio adrenocorticotrófico (ACTH) ou iatrogênica (uso de glicocorticoide) (Figura 4.8).

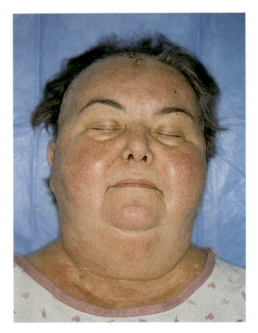

Figura 4.8 Fácies cushingoide. Face em lua cheia e pletórica.

▶ **Leonina.** Em certas formas de hanseníase, os tubérculos leprosos que se localizam na face lhe imprimem um aspecto particular. Os lepromas se distribuem sem simetria, alguns separados e outros confluentes. Na fronte, são numerosos, desaparecem os supercílios e os lábios são proeminentes, grossos e endurecidos.

▶ **Tetânica.** A contratura dos músculos da face repuxa os lábios no sentido horizontal. Tem-se a impressão de que o paciente esboça um riso de mofa, o riso sardônico. A contratura dos masseteres não permite abrir a boca.

▶ **Parkinsoniana.** Cabeça inclinada para a frente, imóvel, fixada pelos músculos do pescoço; fisionomia impassível e dura, olhar fixo, sem a mobilidade normal das pálpebras, supercílios elevados, fronte às vezes enrugada, fisionomia inexpressiva (Figura 4.9).

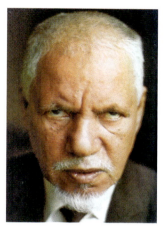

Figura 4.9 Fácies parkinsoniana.

▶ **Heredoluética.** Surge nos pacientes com sífilis hereditária tardia. Fronte olímpica, muito desenvolvida, com bossas frontais exageradas. O nariz é deformado e se apresenta em forma de sela, muito deprimido na base.

▶ **Mongoloide.** Recebeu este nome porque o paciente aparenta ser natural da Mongólia, mas é um termo quase em desuso. É própria da síndrome de Down. Os olhos são oblíquos e, na parte interna, apresentam uma prega cutânea (epicanto) que cobre a carúncula lacrimal. Em regra, o crânio é pequeno, braquicefálico e nariz pequeno. Completam a fácies a boca entreaberta, sendo possível ver a língua grossa (Figura 4.10).

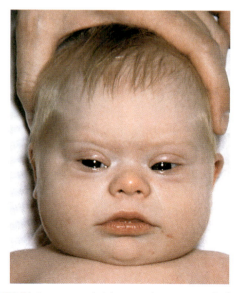

Figura 4.10 Fácies mongoloide em criança com síndrome de Down.

▶ **Esclerodérmica.** Pele dura, pouca abertura da cavidade bucal, por vezes máculas hipocrômicas, pouca expressão, apagamento dos sulcos nasogenianos (Figura 4.11).

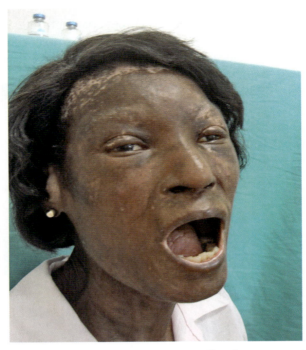

Figura 4.11 Fácies esclerodérmica. Pele difusamente infiltrada com manchas hipocrômicas.

▶ **Fácies mitral.** Eritema malar bilateral, encontrado nos pacientes com estenose mitral. Algumas fácies podem ser observadas em doenças congênitas. Podemos citar pacientes com síndrome de Down, de Hurler, de Treacher-Collins, de Alpert, de Crouzon, entre outras.

Dismorfias e assimetrias da face

Quando se encontra proeminência exagerada de um ou ambos os maxilares, há prognatismo, comum na acromegalia. O contrário do prognatismo é o retrognatismo, observável em certos casos de nanismo hipofisário e em casos de hipopituitarismo anterior. Tumorações podem causar assimetrias faciais (Figura 4.12).

Já a assimetria facial pode ser decorrente de: paralisia facial unilateral, hemiatrofia facial, hemispasmo facial e hemi-hipertrofia facial. A causa mais comum é a paralisia facial unilateral, na qual os músculos do lado sadio determinam o desvio do rosto para este lado. A face é assimétrica com apagamento do sulco nasogeniano no lado paralítico. A assimetria é mais acentuada quando o paciente sorri, fecha os olhos ou tenta enrugar a testa. Pode ser do tipo periférica ou central (Figura 4.13). Esta acomete apenas o quadrante inferior, sendo contralateral à lesão, enquanto a outra acomete toda a hemiface, sendo ipsilateral à lesão. As causas mais comuns de paralisia periférica e central são, respectivamente, paralisia de Bell (etiologia herpética – reativação do herpes-vírus simples no gânglio geniculado do nervo facial e o frio seco [a "*frigore*"]) e acidente vascular encefálico. Este assunto será revisto com mais detalhes no Capítulo 10, *Exame Neurológico*.

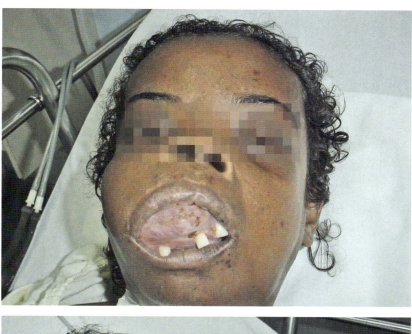

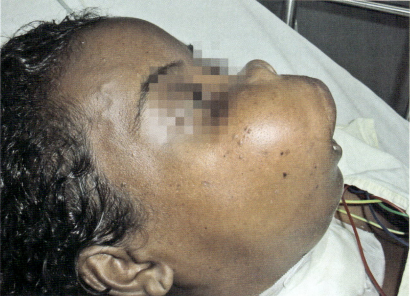

Figura 4.12 Paciente com insuficiência renal crônica em programa de hemodiálise apresentando assimetria de face com tumoração de maxilar secundária a hiperparatireoidismo.

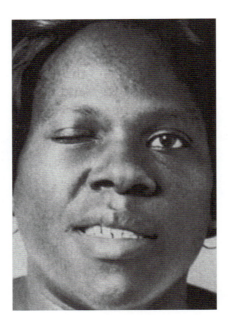

Figura 4.13 Paralisia facial periférica à direita. A paralisia fica evidente quando se solicita à paciente que sorria e feche os olhos com força.

Pele

Os aspectos fundamentais a serem observados são: textura, espessura, distribuição de pelos, cor e pigmentação (p. ex., hiperpigmentação na hemocromatose e na cirrose biliar). Quando houver excesso de pelos, é importante a diferenciação entre hirsutismo e hipertricose. No hirsutismo, ocorre crescimento excessivo de pelos terminais em áreas tipicamente masculinas, como face, queixo, tórax, coxas e triângulo pélvico superior (Figura 4.14). Pode ser constitucional, idiopático e androgênico. A hipertricose é caracterizada por aumento generalizado dos pelos, e está geralmente associada a determinadas etnias, doença sistêmica ou uso de medicamentos. Pode ser sistêmica ou localizada, congênita ou adquirida. Nesses casos, não há um padrão definido de distribuição dos pelos, estando presentes difusamente em todo o corpo, sendo também mais finos e macios.

Deve-se também discernir entre as lesões elementares de pele encontradas em face como pápulas, pústulas, máculas, crostas, lesões vesiculares, bolhas e lesões eritematodescamativas, bem como determinar localização, tamanho, cor e formato da lesão.

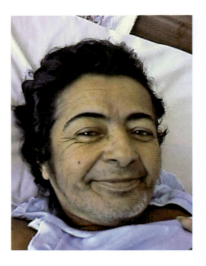

Figura 4.14 Hirsutismo intenso em paciente feminina em que se observa distribuição masculina dos pelos da barba e bigode.

A descrição adequada é de suma importância para a suspeição e distinção entre uma série de doenças, como colagenoses (lúpus eritematoso sistêmico [Figura 4.15], dermatomiosite), doenças infecciosas (varicela, herpes-zóster, impetigo), farmacodermias e dermatoses específicas (psoríase, acne, dermatite atópica).

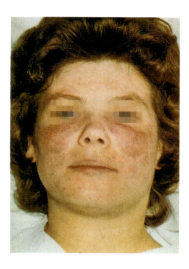

Figura 4.15 Fácies lúpica: característico eritema em vespertílio (asa de borboleta) nas regiões malares e no dorso do nariz.

Região orbitária e olhos

Compete-nos, na avaliação ocular, identificar as alterações oculopalpebrais acessíveis à inspeção simples, tendo como intuito principal uma visão panorâmica dos olhos e suas adjacências, por meio de iluminação adequada. Além disso, realiza-se inspeção dinâmica, avaliando motilidade ocular extrínseca, acuidade visual e campimetria visual de confrontação, que serão mais detalhadamente abordadas no Capítulo 10, *Exame Neurológico*.

Região orbitária

Inicia-se o exame observando os supercílios ou sobrancelhas. Quando houver fusão entre ambas, esta pode ser fisiológica ou patológica, a última representada por sinofris, comum na síndrome de Cornelia de Lange, em que há hiperplasia da porção medial dos supercílios. Também é possível observar a presença de madarose, que é a rarefação do terço distal dos supercílios, manifestação comum em hipotireoidismo, hanseníase, esclerodermia, sífilis, quimioterapia, senilidade e desnutrição grave.

A seguir, avaliamos as pálpebras que, pela forma e simetria que apresentam, constituem elemento expressivo na fisionomia, sendo bastante acessível à inspeção. Basicamente, devemos avaliar a presença de edema palpebral (unilateral ou bilateral), coloração das pálpebras, lesões e presença de equimoses, adequação do fechamento palpebral e formato das fendas palpebrais.

O edema palpebral pode ser uni ou bilateral e, em ambos os casos, consequentes a processo inflamatório local (blefarite, hordéolo, calázio, traumatismo), infestação parasitária, manifestação local de doenças sistêmicas (nefropatias e endocrinopatias) e angioedema (edema de Quincke). O que diferencia o edema inflamatório do não inflamatório é a presença de dor, calor e rubor no primeiro e ausência no último.

Como processo inflamatório local mais frequente, avalia-se a presença de hordéolo (Figura 4.16), que é uma infecção estafilocócica dolorosa, sensível e avermelhada em uma glândula da margem palpebral que se assemelha a uma pústula ou "espinha" na borda palpebral. Já o calázio (Figura 4.17) é uma nodulação indolor subaguda, que compromete a glândula meibomiana. Às vezes, apresenta inflamação aguda, mas, ao

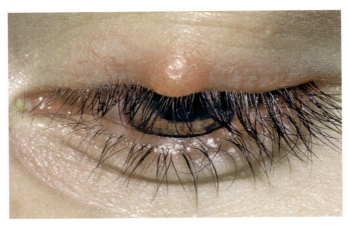

Figura 4.16 Hordéolo.

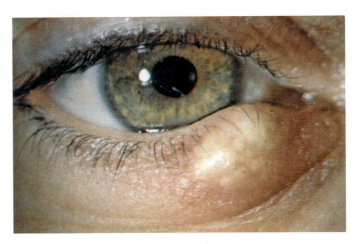

Figura 4.17 Calázio.

contrário do hordéolo que tem uma ponta, localiza-se na face interna da pálpebra, e não na borda palpebral.

Na fase aguda da doença de Chagas, aparece um edema inflamatório bipalpebral unilateral chamado sinal de Romaña, associado a conjuntivite, dacriadenite (inflamação da glândula lacrimal), aumento ganglionar pré-auricular e hepatoesplenomegalia. Em geral, o edema de doenças sistêmicas e angioedema é bilateral.

Faz-se necessário também reconhecer os xantelasmas (Figura 4.18), que são formações cutâneas amareladas, bem circunscritas, discretamente elevadas, nas porções nasais de uma ou ambas as pálpebras, que sugerem dislipidemias.

A posição correta das pálpebras é muito importante. Podem estar invertidas com agressão corneana pelos cílios (entrópio palpebral) ou estar evertidas (ectrópio palpebral). Em ambas as condições, a pálpebra inferior é mais acometida (exceto no tracoma, em que o entrópio palpebral superior é mais frequente), sendo achados mais comuns em idosos (Figuras 4.19 e 4.20).

Avaliar a adequação de abertura e fechamento palpebrais é fundamental, de modo a facilitar ou sugerir o diagnóstico de comprometimento neurológico. A queda da pálpebra superior, chamada ptose, pode ter como causas miastenia *gravis*, lesão do nervo oculomotor (III nervo craniano), lesão da inervação simpática cervical (síndrome de Horner), ptose senil, ptose congênita. Na síndrome de Horner, a ptose é acompanhada

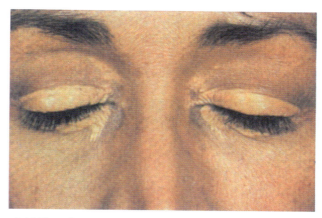

Figura 4.18 Xantelasmas em paciente portador de hipercolesterolemia.

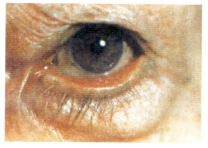

Figura 4.19 Ectrópio.

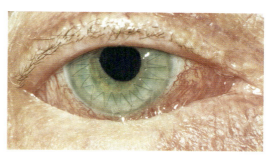

Figura 4.20 Entrópio.

de miose, ausência de sudorese na testa ipsilateral (anidrose) e enoftalmia, tendo como causa clássica o tumor de Pancoast (localizado no extremo ápice do pulmão). Já a incapacidade de fechar as pálpebras completamente (lagoftalmia), reforçada pelo sinal de Bell (o globo ocular levanta-se na tentativa de fechar a pálpebra), indica lesão de nervo facial (VII nervo craniano [Figura 4.21]).

Alterações da forma das fendas palpebrais constituem sinais de cromossomopatia e malformações congênitas. Na síndrome de Down, as fendas palpebrais são inclinadas

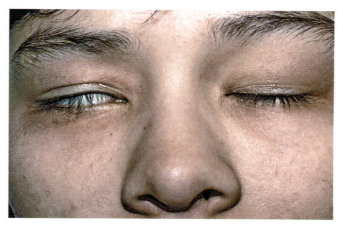

Figura 4.21 Sinal de Bell. O globo ocular levanta-se durante a tentativa de fechar a pálpebra do lado acometido em paciente com paralisia facial.

para cima e para fora, com presença de prega epicantal, uma prega vertical de pele situada sobre o canto medial, enquanto, na síndrome de Treacher-Collins, fendas palpebrais são inclinadas para baixo e para fora. Outras malformações observadas são: aumento da distância entre os cantos internos dos olhos (telecanto); ausência de pálpebras com a pele recobrindo o globo ocular (criptoftalmia); perda do contorno arredondado das pálpebras, sendo estas irregulares (coloboma de pálpebras).

Olhos

No globo ocular, é necessário observar tamanho, posição, movimentos anormais, desvios do olhar (ver Capítulo 10, *Exame Neurológico*), simetrias dos olhos nas órbitas, atentando para cada estrutura que compreende o segmento anterior do olho: esclera, córnea, íris, pupila, cristalino, conjuntiva. Já o segmento posterior só pode ser avaliado por exame de fundo de olho. Por fim, palpa-se o globo ocular, avaliando tensão (aumentada no caso de glaucoma) e dor.

Ao examinar a posição dos olhos, pode haver deslocamento anterior (exoftalmia) ou posterior (enoftalmia) dos olhos. Quando a exoftalmia é bilateral, aventamos a hipótese de doença de Basedow-Graves; quando unilateral, pode ser doença de Basedow-Graves, tumor ou infiltração da órbita. Já enoftalmia unilateral, como já visto, aventa a possibilidade de síndrome de Claude-Bernard-Horner.

Dessa forma, é preciso comparar também o tamanho dos olhos entre si ou em relação a olhos normais; isso é importante para reconhecer microftalmia (microcórneas) ou buftalmia (olhos grandes de glaucoma congênito) e megalocórneas (córneas grandes com diâmetro ocular normal).

De coloração esbranquiçada, quando íntegra, a superfície da esclera pode ser facilmente examinada, pois a conjuntiva que a reveste é transparente. Vemos, assim, não só a esclerótica, como também os vasos (arteriais e venosos) dispostos sobre ela, no tecido conjuntivo episcleral. O exame é realizado pedindo ao paciente para olhar para cima enquanto comprime-se as duas pálpebras inferiores com os polegares, expondo a esclera. Nela, observamos icterícia ou coloração azulada decorrente de osteogênese imperfeita, doenças do colágeno e anemia ferropriva.

Na córnea – membrana transparente que reflete parcialmente a luz que incide sobre ela e deixa o restante dos feixes luminosos passarem –, é possível visualizar as seguintes alterações: opacificação das córneas nas mucopolissacaridoses; halo senil, que é um halo espessado em torno da córnea comum em idosos; anel de Kayser-Fleischer compatível com alterações pigmentares ligadas à doença de Wilson, localizadas na membrana de Descemet, podendo ser vistas a olho nu, porém com melhor visualização por meio do exame com lâmpada de fenda e biomicroscopia. Já a íris pode apresentar disfunções como hipoplasia de íris (associada a tumor de Wilms) e hipopigmentação (mancha de Brushfield) observada na síndrome de Down.

Na conjuntiva, observamos palidez, hiperemia, edema (quemose), hemorragia subconjuntival ou secreção mucopurulenta. Aqui, é de grande importância a diferença entre pinguécula e pterígio. A pinguécula (Figura 4.22) é um nódulo amarelado situado na conjuntiva bulbar, em qualquer lugar da íris (comum no envelhecimento), enquanto o pterígio (Figura 4.23) é o espessamento da conjuntiva bulbar, que cresce sobre a superfície externa da córnea, geralmente a partir do lado nasal. Essa distinção é fundamental, visto que o último tem tratamento cirúrgico, enquanto o primeiro tem tratamento conservador, por não prejudicar a visão.

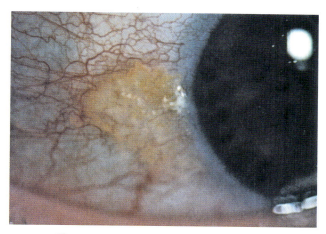

Figura 4.22 Pinguécula. Poupa a córnea.

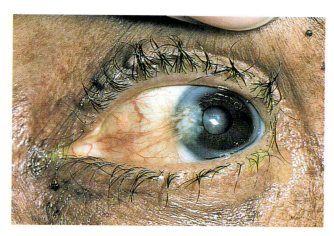

Figura 4.23 Pterígio. Sobrepõe-se à córnea.

Ao examinar as pupilas, deve-se observar a presença de miose (< 3 mm) ou midríase (> 5 mm) e assimetria (anisocoria). Com auxílio de uma lanterna, cabe observar se as pupilas são fotorreagentes, por meio dos reflexos fotomotores direto e indireto. Deve-se incidir o facho da lanterna pela lateral do olho, e não diretamente pela frente, para facilitar a visualização do reflexo. No reflexo fotomotor direto (Figura 4.24), ao incidir um feixe de luz sobre uma pupila, espera-se uma contração pupilar ipsilateral; no reflexo fotomotor indireto ou consensual (Figura 4.25), espera-se uma contração pupilar contralateral. Esses reflexos avaliam a aferência do estímulo gerado pelo feixe de luz no nervo óptico (II nervo craniano) e a eferência realizada pelo nervo oculomotor (III nervo craniano). Pesquisa-se também o reflexo de acomodação-convergência (Figura 4.26), em que observamos o foco e a convergência das pupilas, respectivamente, com a aproximação de um objeto, avaliando a função dos nervos óptico, oculomotor e troclear (II, III e IV nervos cranianos, respectivamente). Na pesquisa do reflexo fotomotor direto, deve-se aproveitar a presença do sinal do menisco. Se a câmara anterior for rasa, quando se incide a fonte luminosa, observa-se sombra em forma de meia-lua (menisco) no lado medial (nasal) da íris (Figura 4.27). A importância deste achado decorre do fato de que uma possível dilatação pupilar para realização de fundoscopia pode desencadear glaucoma agudo. Na neurossífilis, ocorre miose permanente, perda da

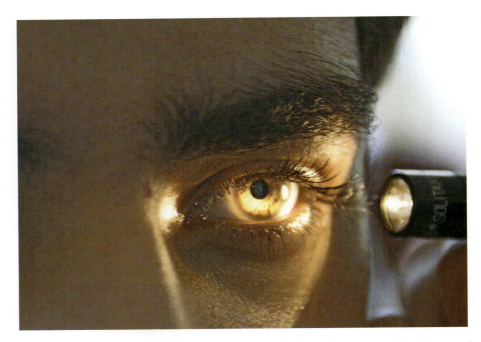

Figura 4.24 Reflexo fotomotor direto. Incide-se um feixe de luz sobre uma pupila, observando se há resposta pupilar ipsilateral (constrição pupilar).

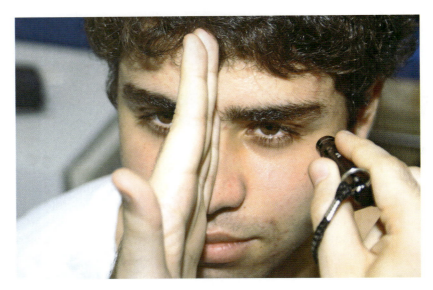

Figura 4.25 Reflexo fotomotor indireto. Incide-se um feixe de luz sobre uma pupila, observando se há resposta pupilar contralateral. Coloca-se a mão no centro do rosto do paciente para não haver luminosidade no olho que não recebe o estímulo luminoso.

reação fotomotora e conservação da reação de acomodação-convergência, constituindo o sinal de Argyll-Robertson.

Avalia-se, também, a integridade da musculatura ocular extrínseca e de seus respectivos nervos cranianos-III par craniano (oculomotor): inerva os músculos reto medial, oblíquo inferior, retos superior e inferior; IV par craniano (troclear): inerva o músculo oblíquo superior; VI par craniano (abducente): inerva o músculo reto lateral.

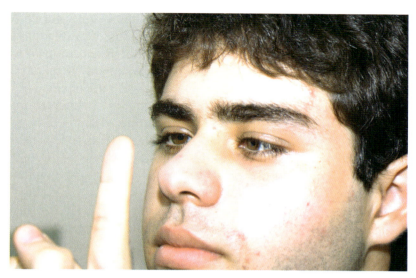

Figura 4.26 Reflexo de acomodação-convergência. Pede-se ao paciente para focar o olhar no centro de um objeto. Aproxima-se o objeto (pode-se usar o próprio dedo, caneta ou lanterna) em direção ao paciente de modo a observar convergência e contração pupilar, respectivamente.

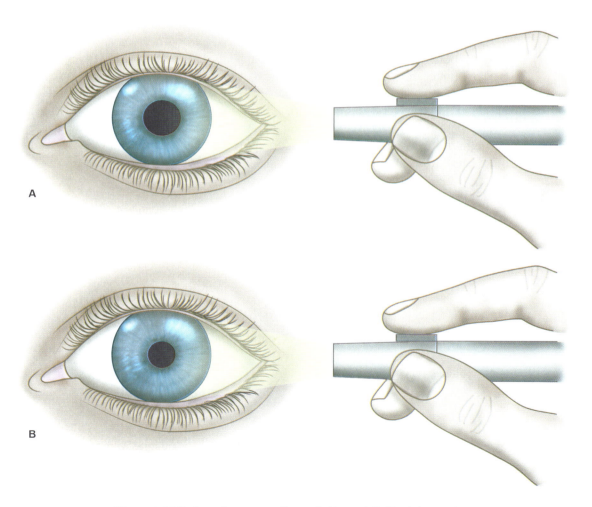

Figura 4.27 Reflexo fotomotor direto. **A.** Normal. **B.** Sinal do menisco.

O exame é iniciado pedindo ao paciente para acompanhar com o olhar a ponta do dedo indicador do médico, mantendo imóvel a cabeça. Movimenta-se o indicador fundamentalmente em seis direções, que correspondem ao campo de ação principal de cada músculo. Pode-se movimentar o dedo para cima, para baixo, para a esquerda e para a direita, formando uma cruz. Após, movimenta-se o dedo para a oblíqua superior e para a oblíqua inferior, de um lado e do outro, formando finalmente um asterisco. Opcionalmente, podemos movimentar os dedos formando a letra H. É importante assinalar que qualquer que seja o método empregado, deve-se sempre retornar à linha média antes de cada movimento (Figura 4.28). Quando o olho não se deslocar na direção correspondente ao campo de ação de um músculo, significa que há paresia ou paralisia deste músculo, seja por lesão dele ou por lesão neurológica.

Para testar acuidade visual central, utiliza-se um cartão de Snellen, com boa iluminação, testando em diferentes distâncias a capacidade de enxergar de perto ou de longe. Caso não se disponha de cartões especiais, deve-se pesquisar a acuidade visual com qualquer material impresso. Se o paciente não conseguir ler nem mesmo as letras maiores, teste sua capacidade para contar os dedos levantados da mão e distinguir luz de escuridão.

Para avaliar campimetria por confrontação, examinador e paciente se posicionam um de frente para o outro, com os olhos fixos e na mesma altura. Cada um oclui, com uma de suas mãos, o olho que está de frente para o outro. No lado do olho não ocluído, em uma média distância entre paciente e médico, este movimenta seu dedo indicador da extrema periferia do campo visual em direção ao centro, até que o próprio médico, pressuposto normal, perceba a ponta de seu dedo; o paciente deve percebê-lo mais ou menos simultaneamente com o examinador. A pesquisa se faz nas quatro direções cardeais. A movimentação do dedo facilita sua visualização. Terminada a pesquisa de um olho, repete-se o processo no outro olho (Figura 4.29).

Nas patologias quiasmáticas e retroquiasmáticas, essa pesquisa pode ser reveladora de hemianopsias (perda de metade do campo visual) e quadrantopsias (perda de um quadrante do campo visual).

Seios da face

A simples compressão dolorosa dos seios frontais e maxilares permite suspeitar da presença de sinusite aguda, um diagnóstico essencialmente clínico. Para pesquisar

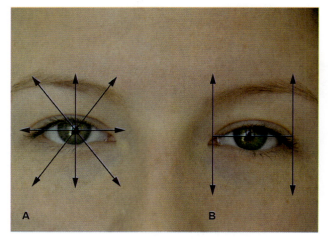

Figura 4.28 Movimentação ocular. Em **A**, usamos o método do asterisco, e em **B**, o método do H. Qualquer que seja a forma de avaliar a movimentação, devemos sempre retornar a linha média.

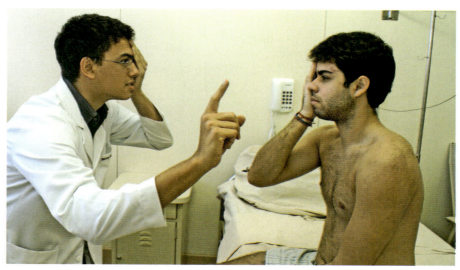

Figura 4.29 Campimetria por confrontação: tanto o examinador quanto o paciente devem tapar os olhos correspondentes (olho direito do paciente e esquerdo do examinador) e utiliza-se o dedo (ou objeto) a meio caminho dos dois. Assim, supõe-se que, se o examinador pode observar o dedo, o paciente também deverá vê-lo.

hipersensibilidade dos seios paranasais na suspeita deste diagnóstico, aperte a parte óssea das sobrancelhas de cima para baixo, para palpar os seios frontais. Em seguida, aperte os seios maxilares, de baixo para cima, e as células etmoidais na junção do canto interno dos olhos com o nariz (Figuras 4.30 a 4.32). Nos primeiros, normalmente utilizamos o dedo indicador e, nas células etmoidais, o dedo mínimo. No entanto, em alguns casos, uma propedêutica armada faz-se necessária para melhor avaliação, por exemplo, utilizando transiluminação de seios paranasais.

Nariz

Deve-se avaliar tamanho, formato e alterações de suas diversas partes (raiz, dorso ou ponte nasal, ponta, aleta, narinas e septo), procurando observar conformação de eminência nasal, deformidades (tais como na leishmaniose, hanseníase, sífilis congênita [nariz em sela], granulomatose com poliangiite, neoplasias), perfuração, desvio de

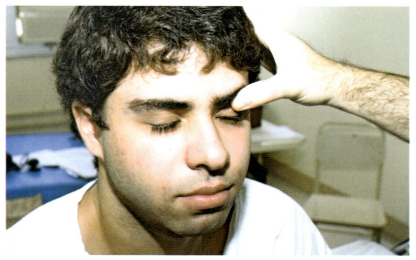

Figura 4.30 Palpação do seio frontal.

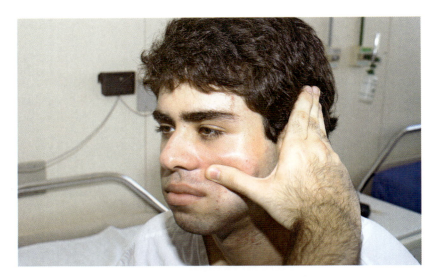

Figura 4.31 Palpação do seio maxilar.

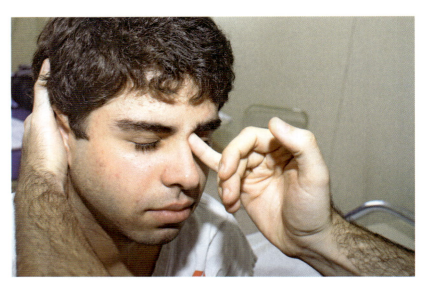

Figura 4.32 Palpação das células etmoidais.

septo, ulceração ou telangiectasias (síndrome de Rendu-Osler-Weber), além das narinas (simetria, inflamação e epistaxe). Deve-se palpar a ponte e os tecidos moles do nariz observando desvios ou dor. A rubidez (nariz vermelho) pode ser observada nos casos de alcoolismo, rinofima, acne rosácea e lúpus eritematoso. Pode-se levantar a ponta do nariz e, com o auxílio de uma lanterna ou fonte luminosa, observar a narina. Caso o paciente apresente corrimento nasal, descreva-o. Também é possível o auxílio de espéculo nasal para melhor visualização de estruturas, tomando cuidado de não comprimir o septo nasal, pois pode ser doloroso (Figuras 4.33 e 4.34). O olfato pode ser testado com diversos odores comuns (p. ex., café, fumo, orégano). Fecha-se uma narina e, na outra, oferece-se (geralmente em um pequeno tubo de ensaio) uma substância com odor característico e solicita-se que o paciente a reconheça de olhos fechados. A hiposmia ou anosmia são sinais precoces de doença de Parkinson, doença de Alzheimer e também da COVID-19.

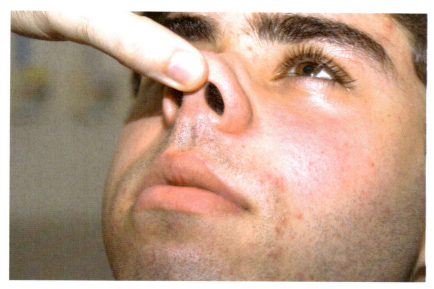

Figura 4.33 Inspeção simples do nariz, elevando-se a ponta do mesmo, expondo as narinas.

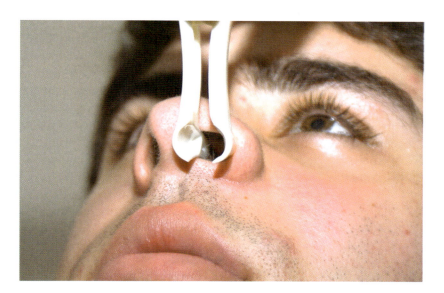

Figura 4.34 Exame do nariz com auxílio de espéculo nasal.

Orelhas

É necessário avaliar região pré-auricular, meato auditivo externo, tamanho, formato, posição e rotação dos mesmos, cor da pele e presença de cianose em lobo. Deve-se observar também hélice, anti-hélice, trágus e lobo. Uso de lanterna é útil para melhor inspeção (Figura 4.35), e o uso de otoscópio amplia e facilita a visualização do conduto auditivo externo e da membrana timpânica.

As lesões mais comumente visualizadas no pavilhão auricular são: tofo gotoso (na hélice e anti-hélice), tumor basocelular, lesão discoide de lúpus eritematoso sistêmico, condrite (policondrite recidivante) e nódulos reumatoides. Tanto a presença de otorragia como equimose retroauricular (sinal de Batlle) podem sugerir fratura de base do crânio e sinais de gravidade de um traumatismo cranioencefálico.

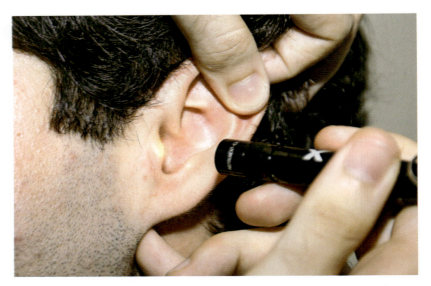

Figura 4.35 Exame do pavilhão auricular com auxílio de lanterna. Traciona-se o pavilhão auricular para cima e para trás no intuito de corrigir o conduto auditivo interno.

Avalia-se ainda o nível de implantação das orelhas, que é definido por um plano que passa pelo canto interno dos olhos. A implantação da orelha é baixa quando se situa abaixo deste plano, ocorrendo em cromossomopatias como síndromes de Down e de Turner.

A dor no trágus pode estar presente na otite externa, enquanto a dor atrás do pavilhão auricular pode estar presente na otite média. Neste caso, buscando esclarecimento, deve-se avaliar ainda o tímpano quanto à presença de abaulamento ou perfuração, se há eliminação de secreção pelo conduto auditivo externo, além de corpos estranhos, vermelhidão de pele e edema. Para isso, utiliza-se um otoscópio com o maior espéculo auricular que o canal puder acomodar. Posicione a cabeça do paciente de modo a conseguir uma visualização confortável com o instrumento. Para retificar o canal auditivo, segure firme e delicadamente o pavilhão auricular, tracione-o para cima e para trás, afastando-o um pouco da cabeça (Figura 4.36).

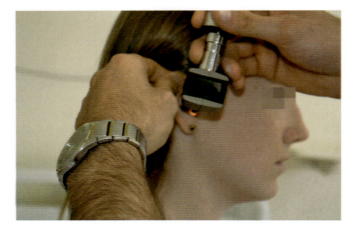

Figura 4.36 Otoscopia: ao introduzir o otoscópio, tracione o pavilhão auricular para trás e para cima, a fim de centralizar o canal auditivo e facilitar sua visualização.

Boca e faringe

Durante uma atenta inspeção geral da cavidade bucal, examinamos lábios; parte interna das paredes laterais da boca; assoalho da boca; língua; dentes; abóbada palatina; glândulas salivares e secreção da saliva; hálito e, depois, faringe, com os pilares, o véu palatino e as tonsilas palatinas. São indispensáveis ao exame uma lanterna e um abaixador de língua. Em alguns casos, deve-se calçar luvas para o exame, principalmente a palpação.

Lábios

Observa-se a presença de alteração na espessura e no volume, havendo aumento em angioedema de Quincke (Figura 4.37), trauma, infecção e acromegalia; alteração na cor apresentando palidez quando o paciente estiver anêmico, cianose quando em insuficiência respiratória, vermelhidão na queilite, amarelado nas icterícias, escuro na doença de Addison e com manchas hipercrômicas na síndrome de Peutz-Jeghers (Figura 4.38). A presença de queilite angular (processo inflamatório localizado no ângulo da boca) pode estar associada à deficiência de ferro e B12, herpes labial ou monília (Figura 4.39). Ulcerações devem levar à suspeita de cancro sifilítico, carcinoma ou epitelioma.

Deformações podem ser congênitas, resultando em lábio leporino e outras fendas labiais. Desvio de comissuras labiais é visto nas paralisias faciais, já descritas anteriormente.

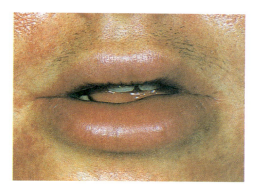

Figura 4.37 Angioedema de Quincke nos lábios.

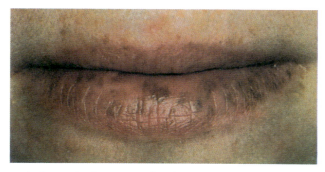

Figura 4.38 Síndrome de Peutz-Jeghers. Manchas hipercrômicas nos lábios associadas à polipose gastrintestinal.

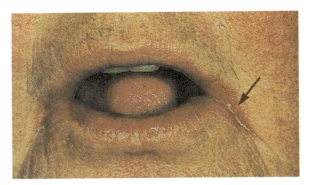

Figura 4.39 Queilite angular em anemia ferropriva.

Cavidade oral

Deve-se observar a coloração da mucosa oral, avaliando inflamação (estomatite na primoinfecção por herpes); presença de aftas ou úlceras (lúpus eritematoso sistêmico, doença de Behçet e doença de Crohn), mucosite pós-quimioterapia, radioterapia e agranulocitose; placas esbranquiçadas (candidíase) ou manchas (mancha de Koplik, patognomônica do sarampo).

Deve ser feito o exame do vestíbulo – porção que se encontra entre os lábios e a gengiva, das bordas das gengivas e palato duro –, verificando a presença de edema, gengivite (doença periodôntica), ulceração, infiltração (doenças mieloproliferativas – leucemias e linfomas) ou hiperplasia (secundária ao uso de difenil-hidantoína). É importante também avaliar o estado de conservação dos dentes, verificando se há alguma peça dentária faltando, manchada, com formato alterado ou em posição anormal, com presença de cáries, abscessos ou próteses.

Língua

Inicialmente, observamos a língua em repouso dentro da boca. Posteriormente, pedimos ao paciente para colocar a língua para fora e, com auxílio de lanterna e abaixador de língua (Figura 4.40), avaliam-se volume, aspecto geral, cor, brilho, textura, umidade, movimentos, estado das papilas (atrofia centralizada ou generalizada). Quando for necessário, deve-se colocar o abaixador nas porções laterais da língua e sempre antes

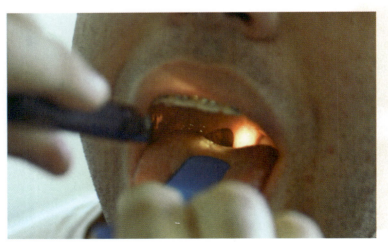

Figura 4.40 Exame da orofaringe com auxílio de lanterna e espátula.

do V lingual, a fim de evitar reflexo nauseoso. Procura-se pelas seguintes alterações: língua lisa e despapilada em anemias carenciais, carcinoma de células escamosas, leucoplasia (Figura 4.41), candidíase (Figura 4.42), língua saburrosa, língua geográfica (Figura 4.43), ulcerações e desvio de língua (lesão do XII nervo craniano – hipoglosso). A palpação da língua (com a mão enluvada) permite identificar presença de neoplasias. Finalmente, pede-se ao paciente para colocar a língua no palato para observarmos as glândulas sublinguais e o freio da língua.

Orofaringe

Examinam-se palato mole, pilares anteriores e posteriores, úvula, tonsilas palatinas e faringe posterior. Observam-se coloração e simetria, existência de exsudatos (tonsilite, mononucleose), presença de abscessos, pseudomembrana (difteria), edema, ulceração, hipertrofia tonsilar e desvio de úvula para o lado saudável (paralisia do IX nervo craniano). Para adequada visualização, solicita-se que o paciente abra a boca e, sem movimentar a língua, emita longos sons das letras A ou E. Quando necessário, utiliza-se a espátula (abaixador de língua) para melhorar a visualização.

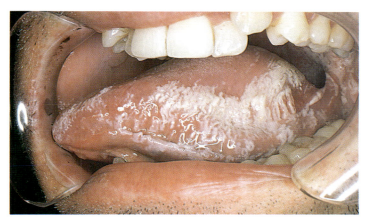

Figura 4.41 Leucoplasia.

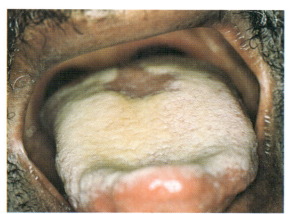

Figura 4.42 Candidíase.

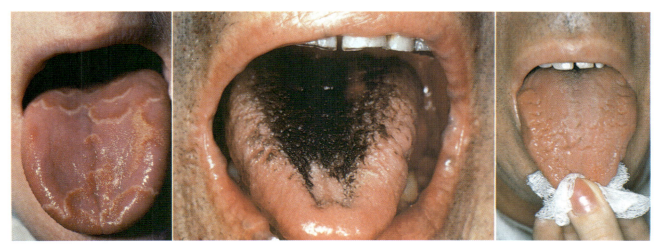

Figura 4.43 Exemplos de língua geográfica.

Palpação da cabeça

É de suma importância a palpação da cabeça para concluir o exame físico deste segmento, incluindo palpação de linfonodos (abordada junto ao exame do pescoço), glândulas salivares (abordada separadamente adiante), artérias temporais que estão localizadas à frente do pavilhão auricular (endurecidas e dolorosas na arterite temporal ou de células gigantes), palpação de massas e tumorações mensurando tamanho e avaliando superfície e consistência.

EXAME GERAL DO PESCOÇO

Um exame benfeito do pescoço deverá atender aos seguintes itens: forma, posição e mobilidade; estado da pele e tecido celular subcutâneo; avaliação de tumorações; presença ou ausência de linfonodomegalias; tireoide e sinais arteriais e venosos.

Forma, posição e mobilidade

As deformações cervicais podem ser decorrentes de posições viciosas ou da presença de edema e tumores. É bem conhecido o torcicolo produzido por espasmo da musculatura do pescoço limitado a um só lado. Na maioria dos casos, os músculos comprometidos são o músculo esternocleidoccipitomastóideo (ECOM) e o trapézio. Trata-se de um espasmo tônico e doloroso. As causas mais comuns são posição viciosa durante o sono, frio, processos inflamatórios, traumáticos ou degenerativos da coluna cervical, osteítes mastóideas, abscessos cervicais agudos, torcicolo congênito por tumoração fibrosa do ECOM.

Outra posição bem conhecida é a rigidez de nuca presente na meningite e na hemorragia subaracnóidea, sendo o sinal mais precoce de irritação meníngea. A pessoa não consegue encostar o queixo no esterno. Quando muito intensa, a rigidez de nuca pode estar associada à rigidez de musculatura dorsal, configurando o opistótono presente no tétano.

Deformações do pescoço são comuns também em caso de tumores ganglionares, extraganglionares e grandes bócios.

Estado da pele e tecido celular subcutâneo

Neste quesito, é importante avaliar a presença de edema decorrente de inflamações originadas em boca, garganta, glândulas salivares e outras estruturas regionais. Em casos de ocupação mediastínica por adenopatias, tumores, aneurisma de aorta etc., que tenham determinado compressão de veia cava superior, a estase venosa consecutiva pode produzir um pescoço edemaciado, cianótico, com veias jugulares externas ingurgitadas, sendo chamado pescoço de Stokes.

A presença de abscessos também pode ser observada, sendo agudos ou crônicos. Os agudos provêm de supurações de gânglios por infecções originadas na boca, garganta ou qualquer outra estrutura adjacente. Os crônicos são habitualmente associados a trajetos fistulosos, sendo próprios da tuberculose ganglionar (escrófula), actinomicose, coccidioidomicose e outras infecções granulomatosas.

Por fim, deve-se chamar atenção para a palpação de enfisema subcutâneo no pescoço secundário a pneumomediastino (por trauma, pneumotórax espontâneo, iatrogenia etc.) que confere crepitação dita como uma sensação de palpar "um saco de pipoca".

Formas de tumorações do pescoço

Estas podem apresentar alterações de origem congênita, inflamatória ou neoplásica, sendo os principais representantes de cada grupo listados a seguir.

Tumorações congênitas

Caracterizam-se por:

- Persistência do canal tireoglosso: tumoração cística localizada na parte média do pescoço, próxima ao osso hioide, com a presença de cordão fibroso por baixo da tumoração que se encaminha em direção à parte média do osso hioide. O cisto sobe com o movimento da língua (Figura 4.44)
- Cistos dermoides (sequestração de epitélio durante fusão de 1º e 2º arcos branquiais na linha média): localização alta no pescoço, em linha média, geralmente submentoniana, podendo se expandir para cima em direção ao assoalho da boca
- Cistos branquiais (sequestração de restos ectodérmicos durante a fusão dos arcos branquiais): tumorações de consistência variável, localizadas logo abaixo do ângulo da mandíbula. Se aspirados, dão origem a um líquido leitoso rico em colesterol e células da parede do cisto
- Higromas (resquícios de estruturas embrionárias): notados logo ao nascimento, localizados nas porções posterolaterais do pescoço (ou raramente submandibulares), caracterizados por grandes volumes e consistência amolecida, semelhante a uma "bola de borracha furada".

Tumorações de origem inflamatória

São provocadas:

- Por germes comuns (especialmente *Staphylococcus* spp.); abscessos apresentando sinais e sintomas de inflamação aguda (tumor, calor, rubor e dor), com ou sem flutuação. Causas: infecções dentárias, tonsilites ou indeterminada

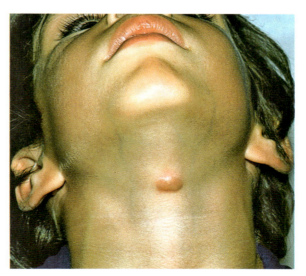

Figura 4.44 Persistência do canal tireoglosso: cisto móvel que se eleva ao pedir para paciente expor a língua.

- Pelo bacilo de Koch: "abscessos frios", sem calor ou rubor, originados pela supuração de um linfonodo cervical satélite infectado. Se ocorrer ruptura espontânea, forma-se uma fístula. Se houver formação de múltiplas fístulas e cicatrizes, passa a se denominar escrófula.

Tumorações de origem neoplásica

Os tumores malignos tendem a apresentar características clínicas de maior agressividade, como crescimento rápido, consistência endurecida, infiltração dos tecidos circunvizinhos, pouca motilidade, ulceração.

Alguns exemplos de tumores de pescoço malignos:

- Lipossarcomas
- Neurossarcomas
- Fibrossarcomas
- Rabdomiossarcomas
- Hemangioendoteliossarcoma
- Linfangiossarcoma
- Carcinoma epidermoide
- Melanoma.

Como exemplos de tumores de pescoço benignos, citam-se:

- Lipoma
- Schwannoma
- Hemangioma
- Linfangioma.

Exame das glândulas salivares

As glândulas salivares são divididas em dois grupos: glândulas salivares principais (parótidas, submandibulares e sublinguais) glândulas salivares menores, distribuídas pela submucosa das vias respiratórias e digestivas superiores. Podem-se desenvolver tumores e cistos a partir das glândulas salivares menores. Quando se localizam no assoalho da boca, denominam-se rânulas. O ducto excretor da glândula submandibular pode ser obstruído por cálculos, gerando cólica salivar (tumefação dolorosa na região submandibular que aparece durante a alimentação ou visão do alimento, e desaparece espontaneamente). Os cálculos muitas vezes podem ser palpados pela manobra bidigital, na qual é feita a palpação do assoalho da boca entre os dedos de uma das mãos e os da outra, que deslocam essa região para cima.

Dentre essas glândulas, a principal sede de tumores benignos e malignos é a parótida. Esses tumores provocam elevação característica do lobo da orelha. Na presença de tumores de parótida ou submandibulares, deve-se pesquisar sinais de malignidade como paralisia facial, infiltração e ulceração da pele e linfonodos cervicais infartados.

As sialadenoses são tumefações moles, indolores, bilaterais das parótidas (envolvendo ou não glândulas submandibulares), que representam afecções metabólicas das glândulas salivares, podendo ser provocadas por uma série de doenças: diabetes, alcoolismo crônico, doenças carenciais, cirrose hepática, lúpus eritematoso, entre outras.

Após acidente ou agressão, pode ser visualizada na face uma fístula salivar traumática, pela qual flui uma secreção clara (saliva), devido à secção do ducto parotídeo.

A parótida pode estar com seu volume aumentado durante a caxumba, caracterizada por apagamento do ângulo da mandíbula. Esse apagamento faz diagnóstico diferencial com linfadenomegalia, que não apaga tal ângulo.

Exame dos gânglios linfáticos

Hipertrofias ganglionares são frequentes na cabeça e no pescoço. Importante verificar se as adenopatias são somente aí localizadas ou generalizadas. Depois, é necessário localizá-las nas regiões de cabeça e pescoço em que se encontram. Isso se faz pela inspeção e, principalmente, pela palpação com duas polpas digitais sem demasiada pressão. Nas linfonodomegalias de cadeias profundas, o exame físico é pouco esclarecedor, de modo que, para a sua avaliação, necessitam-se sempre de exames complementares de imagem.

A simples verificação de uma adenopatia, sem conhecimento de sua condição etiológica, não satisfaz à clínica. Torna-se necessário descobrir a causa. Deve-se, então, pesquisar os sinais que têm importância na diferenciação entre linfonodos sem alterações, inflamatórios e neoplásicos. Por vezes, para esclarecer diagnóstico etiológico, faz-se necessária uma punção ganglionar para exame histopatológico. Para a palpação dos gânglios linfáticos (Figura 4.45), é necessário utilizar as pontas dos dedos indicador e médio, deslocando a pele sob os tecidos subjacentes em cada região. Use movimentos rotatórios suaves. O paciente deve estar relaxado, com o pescoço discretamente fletido para a frente e, se necessário, um pouco inclinado para o lado examinado (de forma que a musculatura do lado examinado esteja relaxada). Em geral, é possível examinar os dois simultaneamente. No caso dos gânglios submentonianos, palpa-se com uma das mãos enquanto a outra segura a parte superior da cabeça do paciente para evitar que se incline para trás.

Caracterizamos os gânglios quanto a localização, tamanho, formato, delimitação (isolados ou fundidos), mobilidade, temperatura, consistência (pétrea ou elástica), hipersensibilidade, flutuação e fistulização. Em situações normais, os gânglios costumam ser pequenos, móveis, isolados, indolores e de consistência fibroelástica. Gânglios aumentados e dolorosos sugerem inflamação; gânglios duros ou fixos (aderentes a planos profundos) podem indicar malignidades (Quadro 4.1).

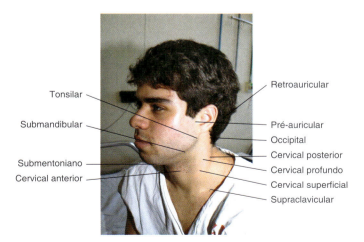

Figura 4.45 Localização das principais cadeias linfonodais da cabeça e do pescoço.

Quadro 4.1 Sinais que podem auxiliar na diferenciação entre linfonodos sede de neoplasia metastática ou processo inflamatório.

Linfonodos inflamatórios	Linfonodos neoplásicos
Evolução rápida	Evolução progressiva
Doloroso	Indolor
Pele local hiperemiada	Pele inicialmente sem alterações de cor
Hipertermia local	Normotermia local
Frequentemente múltiplos desde o início do processo inflamatório	Frequentemente únicos no início do processo neoplásico metastático
Superfície regular, lisa	Superfície irregular
Nódulos em geral menores que 2 cm	Nódulos em geral maiores que 2 cm
Flutuação com poucos dias de evolução	Flutuação ausente, exceto em casos avançados
Presença de celulite nos tecidos vizinhos	Ausência de celulite nos tecidos vizinhos
Presença de sinais e sintomas sistêmicos que revelam presença de infecção	Ausência de sinais e sintomas sistêmicos que revelam presença de infecção
Fixação do linfonodo aos tecidos vizinhos logo no início do processo	Fixação do linfonodo aos tecidos vizinhos em fase mais tardia do processo

Localização

Recomenda-se a palpação dos gânglios na seguinte sequência (Figura 4.46):

1. Pré-auriculares: à frente da orelha.
2. Retroauriculares: superficiais, sobre o processo mastoide. Esta é uma das cadeias preferencialmente acometidas na rubéola, assim como as occipitais e cervicais posteriores.
3. Occipitais: na base do crânio, posteriormente, abaixo da protuberância occipital externa.
4. Tonsilares: no ângulo da mandíbula.
5. Submandibulares: situados a meio caminho entre o ângulo e a ponta da mandíbula.
6. Submentonianos: na linha média, alguns centímetros atrás da ponta da mandíbula.
7. Cervicais anteriores: superficiais e anteriores ao esternocleidomastóideo.
8. Cervicais posteriores: ao longo da borda anterior do trapézio e posterior ao esternocleidomastóideo.
9. Cervicais superficiais e profundos: respectivamente, anteriores e posteriores ao esternocleidomastóideo.
10. Supraclaviculares, retroclaviculares e infraclaviculares: profundos, no ângulo formado entre a clavícula e o esternomastóideo (Figura 4.47).

Ao encontrar gânglios aumentados ou dolorosos, deve-se tentar localizar a causa por meio do exame de certas regiões como boca, faringe e laringe. A laringe e certas regiões da faringe, tais como rinofaringe e hipofaringe, não podem ser observadas diretamente, sendo necessário um laringoscópio ou rinoscópio posterior. Complementa-se o exame palpando ainda os gânglios axilares, epitrocleares e inguinais para diferenciar se o processo é local ou generalizado. Como exemplo da importância da localização da adenopatia, temos o gânglio de Virchow ou sinal de Troiser, um gânglio solitário localizado na região supraclavicular esquerda correspondente a uma lesão metastásica proveniente de doença maligna, torácica ou abdominal, especialmente de estômago e pâncreas. Para diferenciar um gânglio linfático de um feixe muscular ou uma artéria, basta saber que apenas os gânglios linfáticos permitem deslocamento em duas direções: para cima e para baixo, e de um lado para outro.

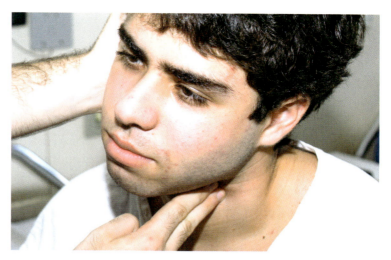

Figura 4.46 Palpação dos linfonodos cervicais. Pede-se ao paciente para manter leve inclinação do pescoço para o lado examinado.

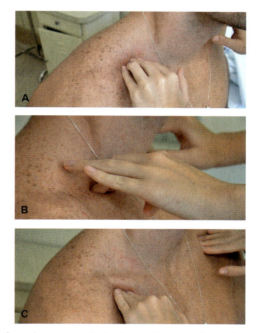

Figura 4.47 Exame dos linfonodos: supraclaviculares (**A**); retroclaviculares (**B**) (é solicitado que o paciente encolha os ombros); e infraclaviculares (**C**).

Tamanho

Devemos estabelecer as dimensões em centímetros e, sempre que possível, nas três dimensões. Se sua forma for muito irregular, ou uma de suas dimensões não for possível de ser delimitada por impossibilidade de se palpá-la, pelo menos seus dois maiores diâmetros devem ser anotados.

Número

O número de linfonodos acometidos tem valor prognóstico especial nos casos de metástases de carcinoma, visto que, quanto maior esse número, pior o prognóstico. Nos casos de linfoadenomegalia generalizada, será um sinal indicativo de linfoma ou doença de Hodgkin avançada, de quadro de imunossupressão grave ou uma manifestação de doença sistêmica, como AIDS.

Consistência

Os linfonodos, quando sem alterações, são elásticos, ou seja, ligeiramente compressíveis, voltando à forma inicial uma vez cessada a compressão. Nos processos malignos, a elasticidade é perdida progressivamente, podendo alcançar a consistência lenhosa, não sendo compressíveis. Na fase inicial, os processos inflamatórios são elásticos, tornando-se moles na fase de abscedação, ou seja, compressíveis, mas sem elasticidade. Note-se que esses sinais não são patognomônicos. Em alguns tumores malignos, em especial a doença de Hodgkin e os linfomas, a consistência pode ser semelhante àquela determinada por processos inflamatórios iniciais. Em outros, havendo necrose ou infecção secundária, tornam-se amolecidos.

Superfície

O tipo de superfície, se lisa ou irregular, nodular ou com pontos mais proeminentes, é importante característica a ser pesquisada na palpação. Ela refletirá a infiltração do linfonodo por metástases de neoplasia maligna ou por um processo inflamatório. A neoplasia, muitas vezes, determina aumento irregular de seu volume e, na infiltração inflamatória, em geral, o aumento de volume se faz igualmente em todas as direções. Note-se que uma metástase ou neoplasia primária de linfonodos (linfoma) pode determinar um crescimento uniforme do linfonodo no início de sua evolução. Entretanto, na presença de ondulações grosseiras na superfície palpada, reflete com frequência um processo de coalescência de um grupo de linfonodos, na maioria das vezes, malignos.

Aderência a planos profundos

Nas metástases de neoplasias malignas, este sinal corresponde à infiltração neoplásica de outros tecidos adjacentes, significando a impossibilidade de ressecção cirúrgica do tumor. Também é comum em processos inflamatórios bacterianos. Eles, em geral, são de evolução rápida, ultrapassando a cápsula do linfonodo determinando um processo de celulite local que o fixa aos tecidos vizinhos.

Sensibilidade à palpação

A presença de dor determina muitas vezes a diferença clínica de um processo inflamatório ou neoplásico. Entretanto, deve-se considerar um linfonodo sede de metástase que apresente uma infecção secundária concomitante. Na presença de dor, deve-se palpar primeiro as áreas menos dolorosas para, em seguida, tocar-se a área mais sensível. Se for feito o contrário, o exame pode ser prejudicado por contraturas musculares de defesa, até mesmo o nível de cooperação do paciente, principalmente criança.

Temperatura local

Em geral, um processo inflamatório superficial determina o aparecimento de hipertermia local, podendo a área ser tocada com a região palmar ou dorsal dos dedos, que tem a mesma sensibilidade térmica.

Flutuação e fistulização

A flutuação ocorre com frequência em infecções inespecíficas, ou em estágio avançado de infecções específicas (bacterianas). Demonstra a formação de uma área liquefeita com coleção purulenta em seu interior. À palpação, as zonas de infiltração periféricas são duras, circunscrevendo uma área central que contém porção liquefeita, facilmente compressível, que recebe o nome de área de flutuação. Esta pode aparecer em metástase, se houver necrobiose, um processo de necrose central do tumor consequente à hipoxia e anoxia. Já a fistulização ocorre no estágio final de infecções específicas como tuberculose e paracoccidioidomicose (escrófulo ou goma), em que, após a caseificação ganglionar, forma-se um trajeto com abertura na pele do pescoço, havendo exteriorização de pus (Figura 4.48). Também podem existir linfonodomegalias que coalescem e infectam, como no exemplo da Figura 4.49.

Exame de traqueia e tireoide

Dois lobos laterais unidos por um istmo formam a tireoide (Figura 4.50). Sua vascularização é riquíssima, e a inervação é feita pelo simpático cervical e o ramo laríngeo do vago. A posição superficial da tireoide, colocada adiante do conduto laringotraqueal, permite que essa glândula seja facilmente acessível à inspeção e à palpação. Assim, alterações de volume, forma, consistência e mobilidade da tireoide devem ser sempre pesquisadas e registradas.

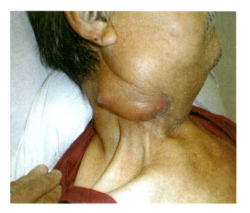

Figura 4.48 Fistulização de linfonodo com flutuação decorrente de tuberculose ganglionar. A coalescência dos linfonodos denomina-se escrófulo.

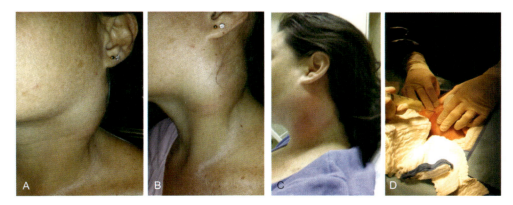

Figura 4.49 Massa ganglionar cervical direita (**A** e **B**) que infectou (**C**), notando-se sinais flogísticos. A paciente foi submetida a drenagem cirúrgica, com saída de grande quantidade de pus que deu crescimento a *Streptococcus pyogenes* do grupo A (**D**).

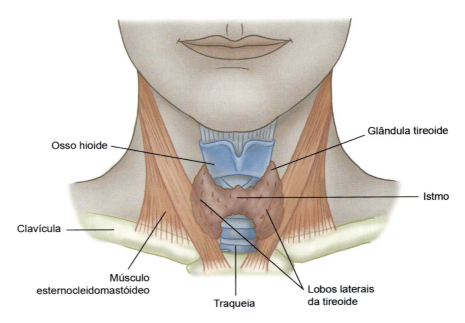

Figura 4.50 Anatomia da tireoide. Situa-se na base do pescoço, o istmo abaixo da cartilagem cricoide e os lobos de cada lado da traqueia, estendendo-se proximalmente até a cartilagem tireoide.

Primeiramente, é necessária a orientação no pescoço, por meio da identificação das cartilagens tireoide e cricoide e da traqueia abaixo delas. Uma vez orientado, o exame será sistematizado da seguinte forma:

- Inspeção da traqueia: avaliar presença de desvios em relação à linha média. Isso pode ser auxiliado pela palpação do espaço entre a traqueia e o esternocleidomastóideo. Os espaços em ambos os lados devem ser simétricos. O desvio da traqueia pode indicar massas cervicais, massa mediastínica, atelectasia ou pneumotórax
- Inspeção da tireoide: inclinar a cabeça do paciente para trás e inspecionar a região abaixo da cartilagem cricoide, visualizando a glândula tireoide. Isso é facilitado com a utilização de uma luz tangencial dirigida para baixo. Ao pedir para o paciente engolir (colocar um pouco de água na boca), é possível observar o movimento da tireoide para cima e, assim, avaliar o seu contorno e simetria (tanto a tireoide quanto as cartilagens tireoide e cricoide se movimentam para cima durante a deglutição). Deve-se realizar a inspeção observando pela frente e pela lateral do pescoço. Para a pesquisa de bócio mergulhante no mediastino superior, deve-se realizar a manobra de Pemberton (Figura 4.51). Solicita-se ao paciente que eleve os braços paralelamente à cabeça, com o pescoço estendido; esta manobra pode fazer a calota (ou polo cefálico) do bócio aflorar à fúrcula esternal, além de provocar a congestão venosa superficial da face, por dificultar, na presença do bócio mergulhante, a drenagem das veias jugulares.

Palpação de tireoide

Pode-se palpar pela frente ou por trás. Pela frente, há duas técnicas: utilizando o polegar ou os 2º e 3º dedos. Pode-se empurrar a traqueia com o polegar ou os 2º e 3º dedos de uma das mãos, enquanto o polegar ou os 2º e 3º dedos da outra mão palpam o lobo da tireoide **do outro lado**. Alternativamente, pode-se empregar o polegar ou os 2º e 3º

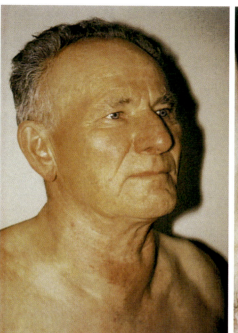 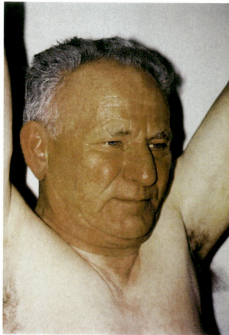

Figura 4.51 Manobra de Pemberton. Ao pedir para o paciente elevar os membros superiores paralelamente à cabeça, na presença de bócio mergulhante, poderá ocorrer rubor facial.

dedos de uma mão para afastar o esternocleidomastóideo e palpar o lobo da tireoide **do mesmo lado** com o polegar ou com os 2º e 3º dedos.

Na palpação por trás, o paciente deverá estar sentado em cadeira ou maca e o examinador poderá utilizar a mesma técnica descrita para a palpação pela frente, sendo que os polegares ficam fixos na nuca. Qualquer que seja a opção do examinador, é importante solicitar ao paciente que faça flexão do pescoço para a frente e, por vezes, para o lado em que você estará palpando o lobo da tireoide. Com esse expediente, relaxamos a musculatura e facilitamos a palpação. Sempre deve-se solicitar ao paciente para engolir (saliva ou um gole d'água), para observar e sentir a mobilidade da tireoide (istmo e lobos), que se eleva durante a deglutição (Figuras 4.52 e 4.53).

Durante a palpação, avalia-se se a tireoide é tópica, sua mobilidade, seu tamanho, consistência, seus bordos, presença de nódulos, frêmito vascular, temperatura e sensibilidade. As seguintes alterações podem ser observadas:

- Mobilidade: a tireoide é, normalmente, uma glândula móvel em bloco com as estruturas anatômicas profundas; quando se detecta diminuição da mobilidade, pode-se inferir que está em curso um processo que ultrapassou os limites da glândula; este é basicamente de natureza inflamatória ou neoplásica
- Tamanho: é medido por fita métrica ou régua, polpas digitais ou comparando com o tamanho normal da glândula. Os aumentos volumétricos da tireoide (bócios) podem ser difusos (quando há aumento de toda a glândula) e nodulares (uni ou multi, quando se percebe aumento localizado da glândula)
- Consistência: comparável à carne crua, glândulas de dureza pétrea sugerem presença de carcinoma (especialmente anaplásico) ou a tireoidite lenhosa de Reidel. A consistência diminuída e difusamente dolorosa é encontrada frequentemente no curso de tireoidites agudas e subagudas. Por sua vez, a consistência aumentada, comparada à

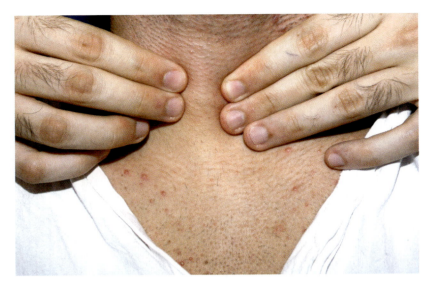

Figura 4.52 Palpação da tireoide por via posterior.

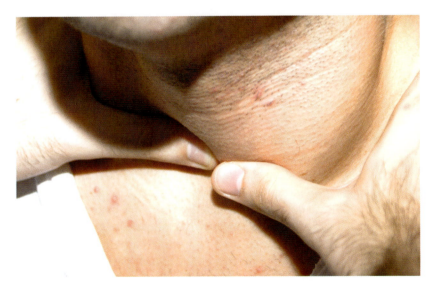

Figura 4.53 Palpação da tireoide por via anterior.

borracha escolar, sem alterações da sensibilidade dolorosa, é encontrada na tireoidite autoimune de Hashimoto, enquanto, no bócio difuso tóxico (Figura 4.54), a consistência tem sido descrita como "fibroelástica"
- Bordos: bem ou mal delimitados. Quando a tireoide é palpável, porém não é possível delimitar o bordo inferior dos lobos, deve-se estar atento para um possível bócio mergulhante ou bócio retroesternal (a glândula aumentada estendendo-se para baixo da cintura escapular)
- Nódulos: nódulos sólidos têm consistência mais firme que o restante da glândula, enquanto os nódulos císticos ou contendo coloide são mais macios e depressíveis à palpação (Figura 4.55)
- Sensibilidade: dolorosa ou indolor à palpação. Nas tireoidites aguda e subaguda, há dor intensa espontânea e à palpação sobre a parte da glândula acometida pelo processo inflamatório

- Temperatura: aumento da temperatura pode ser percebido na presença de inflamação aguda ou subaguda da tireoide, assim como também na presença de bócio difuso tóxico e da periviscerite neoplásica
- Frêmito vascular: perceptível no bócio difuso com hiperatividade secretória
- Ausculta da tireoide: deve-se auscultar com o estetoscópio os lobos laterais da tireoide, tomando-se cuidado de colocar o diafragma do estetoscópio cuidadosamente sobre a tireoide e não sobre as carótidas. A detecção de um sopro sistólico ou contínuo pode ser auscultado no hipertireoidismo (doença de Graves), pelo aumento da vascularização da glândula presente neste. Uma forma de diferenciar o sopro da respiração do paciente é pedindo para ele interrompê-la por alguns segundos (Figura 4.56).

Exame dos vasos do pescoço

Os sinais arteriais e venosos presentes na cabeça e no pescoço serão estudados detalhadamente no Capítulo 8, *Semiologia do Sistema Vascular*. Adiantando, neste quesito, é importante que haja inspeção, palpação e ausculta. A inspeção e a palpação diferenciam entre pulsos venosos e arteriais, revelando que estes são mais palpáveis, menos visíveis, apresentando pulsação única, que não se alteram com mudança de posição ou manobra respiratória, enquanto os outros são mais visíveis, vistos em forma de dupla onda, pouco palpáveis, alterando-se com mudança de posição ou manobras respiratórias. A ausculta é importante para pesquisa de sopros provenientes de doenças valvares, placas de ateroma e vasculites.

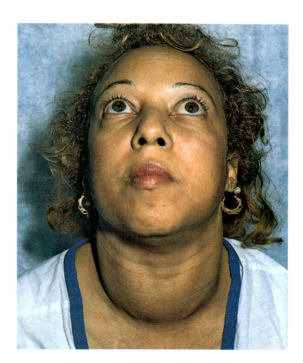

Figura 4.54 Bócio multinodular.

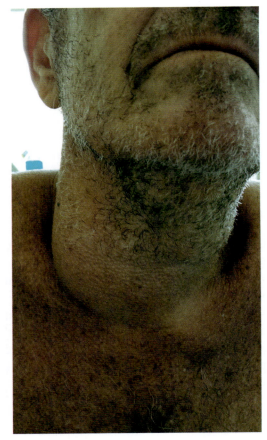

Figura 4.55 Bócio unilateral em resquício do lobo direito da tireoide. O paciente apresentava hipertireoidismo laboratorial. A cirurgia revelou volumoso cisto.

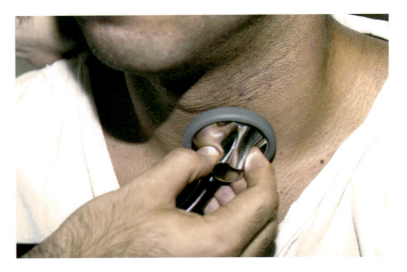

Figura 4.56 Ausculta da tireoide.

Alguns sinais importantes:

- Distensão bilateral pulsátil das veias jugulares indica hipertensão venosa na insuficiência cardíaca
- Distensão bilateral não pulsátil das veias jugulares sugere obstrução da veia cava superior
- Distensão pulsátil unilateral da veia jugular direita indica compressão do tronco braquicefálico por tumor ganglionar ou aneurisma da crossa aórtica (sinal de Boinet)
- Distensão pulsátil unilateral da veia jugular esquerda com empastamento da fossa supraclavicular indicam compressão venosa e linfática (sinal de Dorendorf)
- Sinal de Hirtz: palpação da aorta na fúrcula esternal por dilatação ou aneurisma de aorta
- Sinal de Oliver-Cardarelli: percepção de pulsação para baixo, após elevação manual da cartilagem cricoide
- Sopros: podem ser sopros irradiados das lesões valvares aórticas, sopros localizados das estenoses carotídeas e sopros tireoidianos do hipertireoidismo:
  - Sinal de Musset: pulsação extensora da cabeça causada por insuficiência valvar aórtica
  - Sinal de Feletti: pulsação flexora da cabeça, frequente no aneurisma da aorta ascendente.

Semiologia Dermatológica

Fernanda Nogueira Torres ■ *Celso Sodré*

INTRODUÇÃO

A dermatologia é uma arte visual. Por meio da pele, que representa a interface entre o homem e o ambiente, é possível identificar sinais e sintomas de doenças sistêmicas, fornecendo base para importantes diagnósticos. Identificar os padrões das lesões elementares é fundamental para o raciocínio dermatológico básico.

A pele é um órgão muito importante e, dentre suas funções, destacam-se: estética e função protetora, antimicrobiana, termorreguladora, metabólica e imunológica.

É composta por três camadas – epiderme, derme e hipoderme – que variam de espessura conforme a região do corpo, sendo mais espessas nas regiões palmoplantares e mais finas na região da face.

A epiderme é composta por camada basal (na qual estão as células multipotentes que dão origem às células epidérmicas – ou queratinócitos – e os melanócitos, que produzem melanina), camada espinhosa ou *estrato de Malpighi* (em que se encontram a maioria dos queratinócitos), camada granulosa e camada córnea (composta de corneócitos anucleados, queratina e lipídios). A epiderme encontra-se em processo constante de renovação, e um ciclo médio completo de um queratinócito é de cerca de 30 dias (desde seu surgimento na camada basal até sua descamação para o meio externo).

Na derme, encontram-se os anexos (folículos pilosos, glândulas sebáceas e sudoríparas), colágeno, fibras elásticas e plexos vasculonervosos superficiais e profundos. Algumas células inflamatórias "povoam" naturalmente a derme, como linfócitos e mastócitos.

Na hipoderme, encontram-se os adipócitos, separados em lóbulos por septos fibrosos.

Na epiderme e na derme também encontram-se células de defesa apresentadoras de antígenos, as *células de Langerhans* suprabasais e os dendrócitos dérmicos.

SEMIOTÉCNICA E DESCRIÇÃO DO EXAME FÍSICO

O exame dermatológico consiste na análise de pele, mucosas, unhas e cabelos, inclusive do couro cabeludo.

Para um exame completo, deve-se inspecionar todo o corpo do paciente, que deve estar despido, visto que, muitas vezes, é possível que determinadas lesões aparentemente "inocentes" sejam, na verdade, suspeitas quando avaliadas pelo médico.

Todas as lesões de pele devem ser palpadas, lembrando-se do uso de luvas para avaliação de lesões úmidas ou em mucosas.

Para uma análise dermatológica, o primeiro passo é o reconhecimento das lesões elementares, que devem ser descritas conforme seu formato, a maneira como se arranjam, sua distribuição corporal e sua evolução.

É muito importante anotar a presença de sintomas locais (prurido, tipo de dor, hipo/anestesia) e gerais (febre, emagrecimento, astenia etc.), além de comorbidades e uso de medicamentos tópicos ou sistêmicos que possam ter provocado ou modificado as lesões.

Os dois sinais clínicos comuns na dermatologia são abordados a seguir.

▶ **Sinal de Nikolsky.** É positivo quando exercemos uma delicada tração da pele sã perilesional em algumas buloses, e temos como resultado o destacamento da epiderme, com formação de uma bolha. Não é um sinal diagnóstico, mas determina atividade de doença quando presente. Pode ocorrer nos pênfigos, penfigoides e em alguns casos de eritema multiforme.

▶ **Sinal de Auspitz.** É presente nas lesões psoriásicas e ocorre quando surgem pontos de sangramentos (decorrentes da lesão dos capilares da derme papilar) ao se proceder a curetagem das escamas da lesão (*curetagem metódica de Brocq*) (Figura 5.1).

CLASSIFICAÇÕES PARA DIVISÃO DOS PADRÕES DAS LESÕES

Há muitas classificações para divisão dos padrões elementares, mas seguiremos uma bastante simples, de acordo com *Fitzpatrick*, que as divide em lesões planas, elevadas ou deprimidas. *Observação*: sempre deverão ser avaliadas as características dos limites das lesões. Bordas bem ou mal delimitadas (se o limite entre lesão e pele sã é nítido ou não), e se são regulares ou irregulares (limites contínuos ou com reentrâncias e projeções).

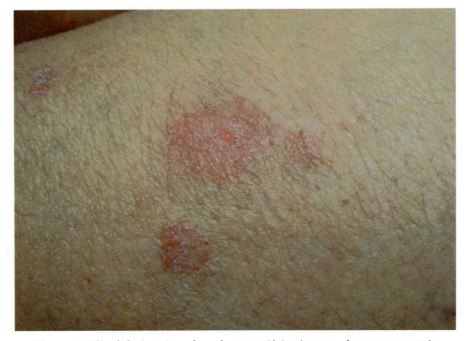

Figura 5.1 Sinal de Auspitz sobre placa psoriásica (pontos de sangramento).

Lesões planas

Envolvem aquelas que se encontram no mesmo nível da superfície normal da pele e constituem-se por modificações da cor, lesões vasculares e púrpuras.

▶ **Mácula.** "Mancha" plana, de qualquer tamanho ou formato. Pode ser eritematosa (por vasodilatação, que desaparece com a digitopressão), hipocrômica (como na pitiríase versicolor), acrômica (como no vitiligo) ou hipercrômica (como nas lesões residuais pós-inflamatórias, tatuagens ou nevos). Enantema é o eritema das mucosas (Figura 5.2).

▶ **Telangiectasias.** São lesões vasculares permanentes que se manifestam como máculas eritematosas lineares ou em formato de "aranha", desaparecendo quando comprimidas. Podem ser sinal de insuficiência hepática, ocorrer por dano solar ou na síndrome CREST. Quando ocorrem em localização periungueal, podem ser sinais de colagenoses, como lúpus eritematoso sistêmico ou dermatomiosite (Figura 5.3).

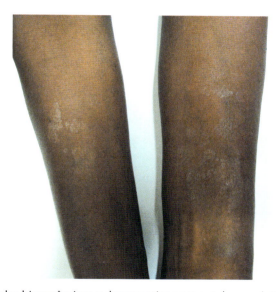

Figura 5.2 Máculas hipocrômicas e descamativas em antebraços (pitiríase versicolor).

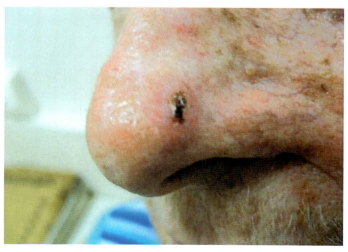

Figura 5.3 Lesão nodular ulcerada, com crosta central, borda perolada, apresentando telangiectasias na superfície (carcinoma basocelular).

▶ **Angioma.** Proliferação anormal de vasos cutâneos, como a mancha vinho-do-porto. Estas lesões também podem ser elevadas, como o angioma rubi (Figura 5.4).

▶ **Cianose.** Lesão vascular transitória, que ocorre com o aumento nas concentrações da hemoglobina reduzida, resultando em coloração azulada da pele, mais proeminente nas extremidades digitais, leito ungueal, pavilhões auriculares e conjuntivas (Figura 5.5).

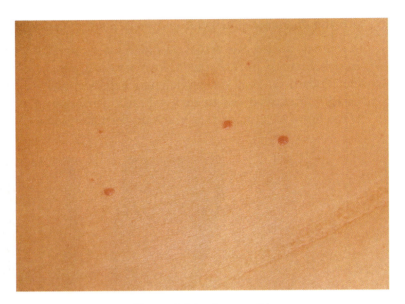

Figura 5.4 Angiomas rubi.

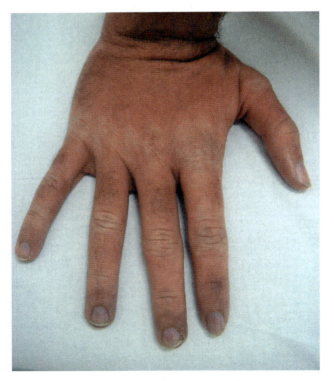

Figura 5.5 Cianose em quirodáctilos. (Cortesia de Dra. Joana Castro.)

▶ **Púrpuras.** São lesões eritematovinhosas que não desaparecem com a compressão local, uma vez que representam o extravasamento de hemácias do interior dos vasos para o tecido (Figura 5.6), e não um processo de vasodilatação, como nas máculas eritematosas. Podem se manifestar como petéquias (puntiformes, arredondadas, pequenas), víbice (linear), equimose (de maior dimensão) e hematoma (coleção de sangue, podendo também ser abaulado).

Lesões elevadas

São aquelas elevadas em relação à superfície da pele. Podem ter conteúdo sólido ou líquido, o que pode ser observado ao se furar delicadamente a lesão com uma agulha fina, se necessário.

Conteúdo sólido

Existe uma grande dúvida na descrição das lesões elevadas no que diz respeito à diferenciação exata, principalmente pelo tamanho das pápulas, placas, nódulos e tumores.

Mais do que decorar se é maior ou menor que 1 cm, devemos saber que as classificações variam de uma fonte para outra, e que o importante é descrever com detalhes o que estamos vendo, mesmo que com palavras mais simples, para que seja possível uma comunicação clara. Por exemplo, podemos escrever simplesmente "lesão elevada de tantos centímetros, cor [...], superfície [...]" em vez de nos ater apenas em decorar os termos. Para bom entendimento, basta uma linguagem simples e clara.

▶ **Pápula.** Lesão elevada, sólida, pequena (menor que 1 cm). Pode ter a ponta arredondada, achatada ou pontiaguda. Em relação à cor, pode ser eritematosa, cor de pele, violácea, azulada, acastanhada ou enegrecida (Figuras 5.7 e 5.8).

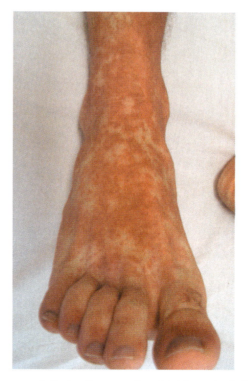

Figura 5.6 Púrpura em pé direito (farmacodermia). (Cortesia de Dra. Joana Castro.)

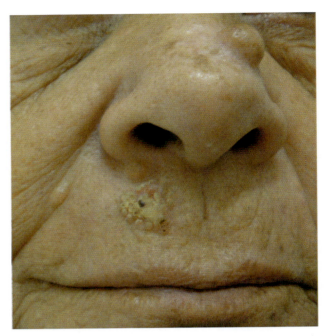

Figura 5.7 Pápulas perinasais e nódulo em dorso nasal (nevos intradérmicos) e lesão em placa, ceratósica sobre lábio superior (queratose actínica hipertrófica).

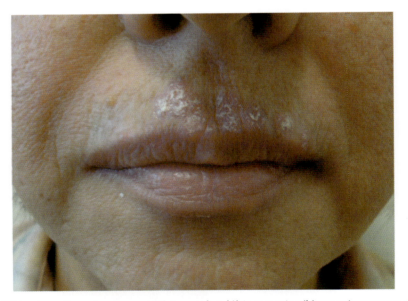

Figura 5.8 Pápulas eritematosas e ceratósicas sobre lábio superior (lúpus eritematoso discoide).

Quando as pápulas são purpúricas, chamamos de "púrpura palpável" (característico das vasculites). Alguns exemplos de pápulas são picada de inseto (seropápula), molusco contagioso, nevos e neurofibromas (pápulas pedunculadas).

▶ **Placas.** Lesões elevadas com maior extensão horizontal do que em altura, geralmente formadas por confluência de pápulas. A psoríase é a mais clássica doença descrita em placas, que, neste caso, são descamativas (Figuras 5.9 a 5.11).

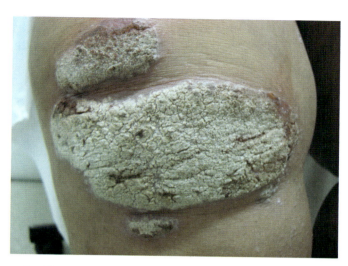

Figura 5.9 Placa eritematosa e descamativa em joelho (psoríase vulgar).

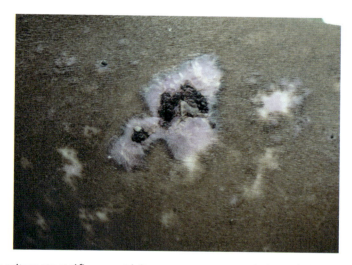

Figura 5.10 Placa eritematoatrófica, ceratósica, com crosta central, circundada por halo hipercrômico. Inúmeras lesões atróficas, eritematosas, residuais (lúpus eritematoso discoide).

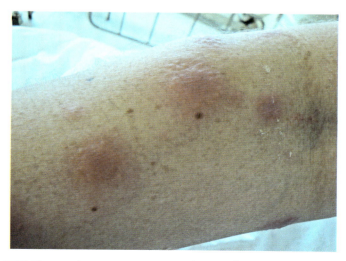

Figura 5.11 Placas eritematosas com pseudovesiculações (síndrome de Sweet).

As placas da urticária são clássicas e se apresentam com bordas esmaecidas, são rosa ou vermelho-pálido, às vezes com centro pálido, muito pruriginosas e efêmeras, desaparecendo, em geral, em menos de 24 horas, sem deixar marcas no local. Quando deixam hipercromia ou são dolorosas, devemos suspeitar de urticária-vasculite.

O angioedema se manifesta quase sempre associado aos quadros de urticária, como placas produzidas por edema intenso, principalmente em lábios, periocular, genitália, mãos e pés, podendo levar a quadros desfigurantes.

▶ **Liquenificação.** Placa com acentuação das linhas normais da pele, decorrente da coçadura crônica. É característica marcante nos eczemas crônicos e no líquen simples crônico.

▶ **Nódulos.** Lesões elevadas maiores que 1 cm, globulares. Podem ser superficiais (ceratoacantoma, carcinoma basocelular, nevos) ou profundos (paniculites, eritema nodoso, lipomas profundos) (ver Figuras 5.3 e 5.7). Para sua descrição, deve-se anotar seu tamanho, consistência, mobilidade e se é ou não doloroso. Sua superfície também deve ser detalhada, se é ceratósica, ulcerada ou amolecida.

▶ **Tumor.** Massa benigna ou maligna, maior que o nódulo, geralmente exofítica (que se projeta para fora da superfície) (Figura 5.12).

▶ **Vegetação.** Lesão exofítica, que se projeta para fora da superfície da pele, podendo ter várias reentrâncias e projeções, assemelhando-se à superfície de uma couve-flor (Figura 5.13). Quando apresenta superfície seca, é denominada vegetação verrucosa e, quando úmida, condilomatosa. Representa a hiperplasia de elementos celulares dérmicos e/ou epidérmicos, como em verruga viral, condiloma plano e alguns casos de carcinoma espinocelular.

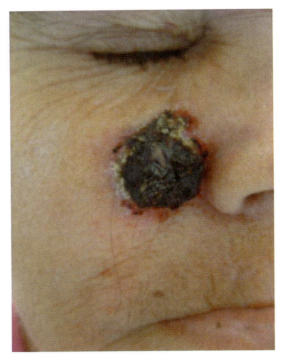

Figura 5.12 Lesão tumoral recoberta por crostas enegrecidas em região malar direita (carcinoma basocelular).

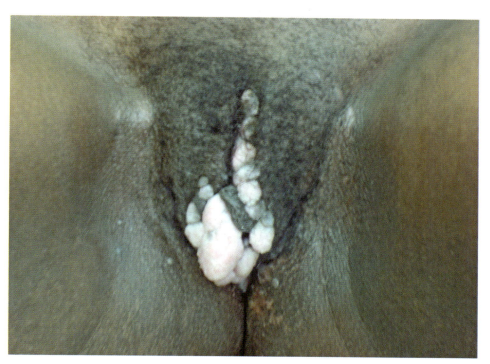

Figura 5.13 Lesão tumoral vegetante em genitália (HPV).

▶ **Tubérculo.** Sinônimo de nódulo, porém sendo usado em lesões menores, podendo estar presente na hanseníase virchowiana.
Observações:

- Nos livros norte-americanos, é muito comum a utilização do termo *patch* na descrição das lesões representando lesões maculosas de tamanho maior ou igual à palma da mão. Quando a lesão deste tamanho tem relevo (placa), a língua inglesa utiliza o termo *plaque*
- Na tentativa de ter uma correspondência clínico-histológica, os autores têm sugerido que:
  ○ Pápulas são lesões cujo aumento de conteúdo da pele que provoca a lesão ocorre na epiderme e/ou derme papilar (superficial). Em geral, o leigo a denomina "bolinha"
  ○ No tubérculo, o aumento circunscrito de conteúdo está em toda a extensão da derme (superficial e profunda) e, em geral, representa doença granulomatosa
  ○ No nódulo, a alteração circunscrita ocorre na derme profunda e de modo subcutâneo, sendo, por isso, muitas vezes, mais palpável que visível, pois o subcutâneo oferece pouca resistência ao aumento de conteúdo. O leigo geralmente o denomina "caroço".

Conteúdo líquido

▶ **Vesículas.** Elevadas, arredondadas, translúcidas (pela delicada e fina parede), com conteúdo seroso, linfático ou hemorrágico. Ocorrem classicamente agrupadas com base eritematosa nas lesões de herpes simples ou seguindo trajeto de um dermátomo no herpes-zóster (Figura 5.14). Podem ocorrer no impetigo, eczema agudo, escabiose, dentre outros.

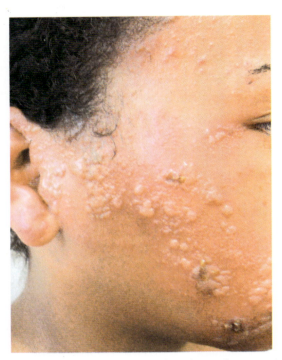

Figura 5.14 Vesicobolhas em hemiface direita (herpes-zóster).

▶ **Bolha.** Lesão de conteúdo líquido maior que 0,5 cm (Figura 5.15; ver Figura 5.14). Pode ocorrer em locais de trauma, queimadura, nas buloses, como nos pênfigos e penfigoides, dentre outras dermatoses.

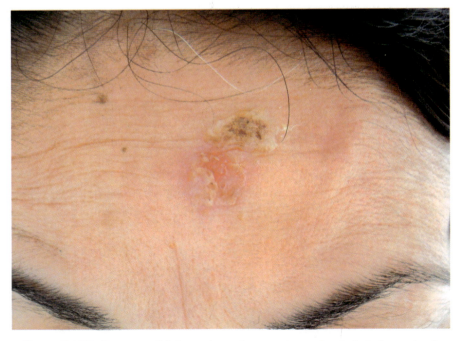

Figura 5.15 Bolhas superficiais, exulceração e crosta em fronte (pênfigo vulgar).

▶ **Pústula.** Lesão circunscrita contendo exsudato purulento, podendo ser esbranquiçada, amarelada ou esverdeada. O pus, formado por leucócitos com ou sem debris celulares, pode ser estéril (como na psoríase pustulosa) (Figura 5.16) ou associado a infecções bacterianas, como nas piodermites (p. ex., foliculite). É uma lesão clássica da acne inflamatória. Podem ser foliculares (com pelo no centro) ou interfoliculares.

A foliculite pode evoluir para uma forma necrosante, com a formação do furúnculo, que é um nódulo eritematoso com necrose central correspondendo ao folículo destruído. Vários furúnculos agrupados formam um antraz ou carbúnculo (que possui vários orifícios de drenagem) (Figura 5.17). A furunculose é a presença simultânea ou recorrente de vários furúnculos no mesmo indivíduo.

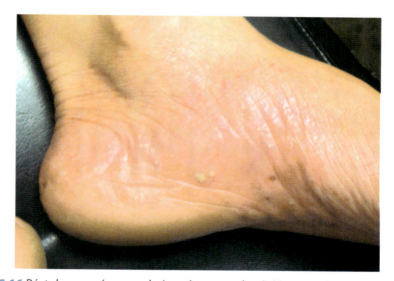

Figura 5.16 Pústulas em pé esquerdo (psoríase pustulosa). (Cortesia de Dra. Joana Castro.)

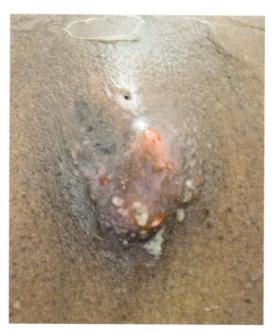

Figura 5.17 Carbúnculo. (Cortesia de Dra. Joana Castro.)

▶ **Abscesso.** Nódulo (lesão profunda) que supura (percebido como um amolecimento central na palpação). Geralmente manifesta-se como uma tumoração eritematosa, quente e muito dolorosa.

▶ **Cistos.** Lesões encapsuladas que podem ter conteúdo líquido (hidrocistomas) ou sólido, como os cistos epidérmicos (que contêm queratina). São nodulações que geralmente apresentam um orifício central de drenagem (Figura 5.18); são sítios frequentes de infecções bacterianas secundárias.

▶ **Crostas.** Assim como as escamas e a escara, são conhecidas como lesões "caducas" por sua tendência à eliminação espontânea. Podem ser finas e friáveis, ou grossas e aderentes. São resultado da desidratação de um exsudato (plasma, sangue ou pus) na superfície da pele, podendo ser melicéricas (cor de mel – exsudato purulento), ou hemáticas (após sangramentos) (ver Figuras 5.3, 5.10 e 5.12). Podem estar presentes em eczemas, feridas e no impetigo. Quando a crosta é muito grossa e aderente, ocupando toda a espessura da epiderme, sugere o diagnóstico de ectima.

▶ **Cicatrizes.** Podem ser elevadas, como nos casos dos queloides (ultrapassam os limites da ferida inicial e ocorrem mais comumente em área pré-esternal de indivíduos negros), ou hipertróficas (respeitam os limites da ferida inicial) (ver Figura 5.10). Também podem ser atróficas, hipo/hipercrômicas ou acrômicas.

▶ **Escamas (ou descamação).** Podem ser pitiriásicas, furfuráceas ou farináceas (como farinha, muito finas e delicadas), como na dermatite seborreica; largas, espessas e prateadas, como na psoríase, ou como "escamas de peixes", nas ictioses (Figuras 5.19 e 5.20; ver Figuras 5.2 e 5.9).

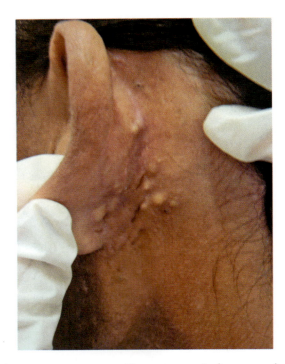

Figura 5.18 Múltiplos cistos pequenos em região posteroauricular esquerda. (Cortesia de Dra. Joana Castro.)

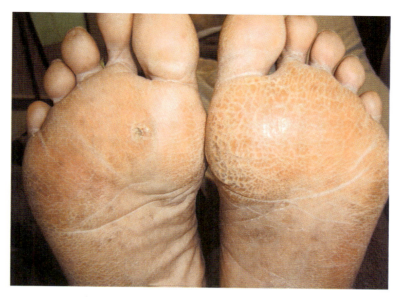

Figura 5.19 Descamação plantar ictiosiforme.

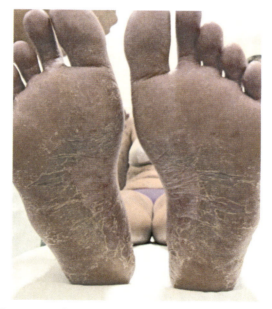

Figura 5.20 Descamação plantar e fissuras (psoríase).

A descamação natural das células da pele, em seu processo de renovação, se dá de forma "invisível". Quando ocorre alteração nesse ciclo de queratinização, os queratinócitos permanecem agrupados até o momento de sua eliminação da camada córnea, formando a escama.

Lesões deprimidas

▶ **Atrofia.** Área deprimida por diminuição da espessura de um dos componentes da pele (epiderme, derme ou hipoderme). Na atrofia epidérmica, pelo envelhecimento cutâneo ou uso crônico de corticosteroides tópicos, formam-se rugas, os vasos ficam mais proeminentes e visíveis e o pregueamento é mais fácil. Na atrofia dérmica, há diminuição dos feixes de fibras colágenas. Processos que cursam com proeminente atrofia são lúpus eritematoso discoide, esclerodermia, dermatomiosite, carcinoma basocelular morfeiforme e paniculites (Figuras 5.21 a 5.23; ver Figura 5.10). As **estrias** são cicatrizes atróficas lineares.

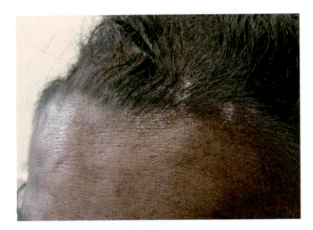

Figura 5.21 Atrofia em fronte e áreas de alopecia (lúpus profundo).

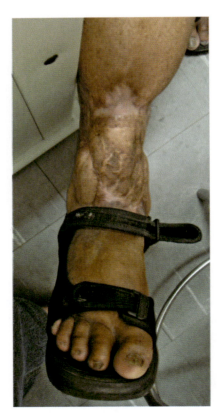

Figura 5.22 Atrofia e esclerose do terço inferior do membro inferior direito (lipodermatoesclerose). (Cortesia de Dra. Joana Castro.)

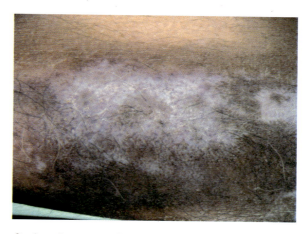

Figura 5.23 Atrofia da pele por uso de corticosteroides. (Cortesia de Dra. Joana Castro.)

▶ **Esclerose.** Endurecimento circunscrito ou difuso da pele, mais perceptível por palpação (ver Figura 5.22). Pode estar presente na esclerodermia em placas ou sistêmica, paniculites, porfiria cutânea tarda, carcinoma basocelular, dermatite de estase e linfedema crônicos.

▶ **Úlcera.** Perda de tecido cutâneo atingindo até a derme reticular, formando um "buraco" na pele. Sua descrição deve envolver borda, fundo e exsudação. É resultado da destruição tecidual.

Úlceras venosas tendem a ocorrer na face medial dos maléolos, apresentam fundo "sujo", são indolores (exceto quando há infecção bacteriana secundária) e geralmente se associam a edema e dermatite de estase adjacentes (Figuras 5.24 e 5.25). As arteriais tendem a ocorrer lateralmente nos membros inferiores, são "limpas" e dolorosas, melhorando com a pendência dos membros. Podem também estar presentes em doenças autoprovocadas, infecciosas (leishmaniose), neoplasias, vasculites e pioderma gangrenoso, dentre outras.

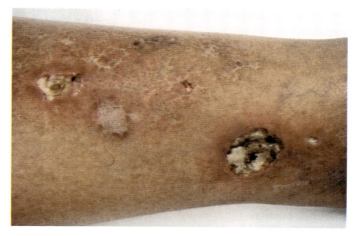

Figura 5.24 Ulcerações em membro inferior esquerdo com cicatrizes estreladas brancacentas (vasculite livedoide).

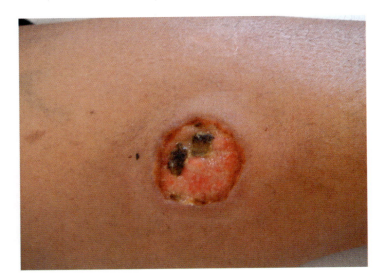

Figura 5.25 Ulceração de leishmaniose inicial em coxa. (Cortesia de Dra. Joana Castro.)

▶ **Exulceração.** A perda de substância atinge até a derme papilar. Cancro duro (sífilis), eczemas, pênfigos e herpes são alguns exemplos de condições que podem apresentar exulcerações (ver Figura 5.15).

▶ **Erosão.** Perda de substância que atinge apenas uma porção da epiderme.

▶ **Escoriação.** Erosão provocada por trauma, geralmente pela própria coçadura.

▶ **Cicatrizes.** Como dito anteriormente, podem também ser deprimidas ou atróficas.

▶ **Escara.** Processo necrosante, decorrente de obstrução arterial, resultando em área azulada-enegrecida, bem delimitada, de determinado segmento da pele.

▶ **Fissuras.** Perda de substância linear, são clivagens ou "quebras" da superfície cutânea, quase sempre dolorosas. São comuns na psoríase palmoplantar (ver Figura 5.20) e no eczema crônico palmoplantar. Quando ocorrem nas comissuras labiais, por candidíase, disvitaminoses ou doenças dentárias, chamamos de *perlèche*.

▶ **Fístulas.** São trajetos, "caminhos" ou comunicações entre cavidades supuradas e a superfície cutânea ou comunicando cistos ou abscessos. Estão presentes, por exemplo, em casos de hidradenite supurativa, acne conglobata, doenças inflamatórias intestinais e escrofuloderma.

ARRANJO DAS LESÕES

Após identificarmos os tipos de lesões elementares, devemos observar seu arranjo, que pode ser linear, anular, arciforme, policíclico, agrupado e reticular, conforme a seguir.

▶ **Lineares.** Quase sempre sugerem causa exógena. Por exemplo: uma estria eritematosa nos membros pode lembrar linfangite. Nódulos neste arranjo podem lembrar tromboflebite ou arterite temporal. Micoses profundas, como a esporotricose, podem se apresentar com gomas e linfangite em trajetos lineares. Nevos epidérmicos verrucosos geralmente são lineares.

O *fenômeno isomórfico de Köebner* também se apresenta de forma linear e ocorre em determinadas doenças como psoríase, líquen plano, vitiligo, dentre outras, em que, ao se provocar um trauma sobre a pele normal, geralmente pela coçadura, há reprodução das lesões da dermatose no formato do trauma.

▶ **Anulares.** Lesão que cresce perifericamente, permanecendo a borda mais ativa e o centro predominantemente poupado. Por exemplo: eritema multiforme, eritemas figurados, farmacodermias, sífilis secundária, lúpus eritematoso sistêmico (LES). Se houver descamação: pitiríase rósea, psoríase, dermatite seborreica.

▶ **Circinada.** Semelhante ao círculo; o perímetro da lesão é bem evidente e fino, enquanto o centro da lesão tende à normalidade. Parece com o formato anular, mas o perímetro (bordo) da lesão é mais fino.

▶ **Arciformes.** Em arcos de círculos. Por exemplo: lúpus vulgar (forma de tuberculose cutânea), sarcoidose, sífilis terciária (nestas, os anéis não se fecham), granuloma anular, micose fungoide.

▶ **Numulares.** Como uma moeda, as lesões são arredondadas, com toda a sua superfície comprometida na mesma intensidade. Por exemplo: eczema numular.

▶ **Discoides.** Como um disco. Por exemplo: lúpus eritematoso discoide.

▶ **Serpiginosas.** Em forma de serpente. Por exemplo: *larva migrans*, lúpus vulgar, sífilis (Figura 5.26).

▶ **Agrupadas.** Têm significado quando seguem um padrão, como nas lesões herpetiformes (vesículas/bolhas agrupadas) ou zosteriformes (seguem dermátomo, geralmente respeitam a linha média) (ver Figura 5.14).

▶ **Reticulares.** Em formato de rede. Por exemplo: livedo reticular, cútis marmorata, eritema *ab igne*.

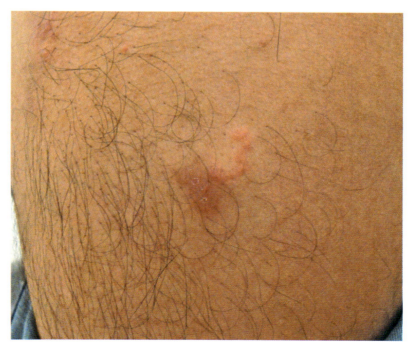

Figura 5.26 Lesão tunelizada em membro inferior esquerdo (*larva migrans*).

DISTRIBUIÇÃO CORPORAL

Com relação à distribuição das lesões, devemos classificá-las em localizadas (isoladas) ou generalizadas (disseminadas).

Erupções simétricas bilaterais quase sempre significam doenças sistêmicas ou fatores endógenos, que tiveram disseminação hematogênica do estímulo patológico, como nas reações de hipersensibilidade, farmacodermias, vasculites alérgicas e exantemas virais.

Algumas localizações especiais devem nos lembrar imediatamente de determinadas doenças:

- Couro cabeludo: dermatite seborreica (também no T da face, pré-esternal, interescapular), psoríase, tínea, lúpus eritematoso sistêmico
- Face: na área malar – rosácea, lúpus eritematoso sistêmico, sarcoidose
- Barba, nádegas: foliculite
- Axilas, inguinal, mamilos: hidradenite
- Em dobras: candidíase, tínea, eczema seborreico
- Dermátomo: herpes-zóster
- Áreas de trauma (mãos, pés): vitiligo, psoríase, epidermólise bolhosa, porfiria cutânea tarda
- Áreas fotoexpostas (face, decote, face dorsal, membros superiores): fotoeczemas, lúpus eritematoso sistêmico.

EVOLUÇÃO

É importante identificar qual o padrão evolutivo das lesões individuais e da erupção, se surgem simultaneamente ou em surtos, se desaparecem espontaneamente ou não, se deixam cicatriz, se há intervalo entre os surtos e se há sintomas associados ou pródromos. Alguns exemplos:

- Varicela: toda a erupção surge junto, há crostas, vesículas, pápulas simultaneamente
- Gonococcemia disseminada: pápulas eritematosas dolorosas acrais, que evoluem para pústulas purpúricas
- Rubéola: *rash* surge na fronte e atrás dos pavilhões auriculares e leva 3 dias para generalizar
- Dengue: ao terceiro dia da febre, geralmente surge o *rash* generalizado.

RESUMO

Os problemas dermatológicos são queixas prevalentes no dia a dia do médico. Saber reconhecer padrões básicos das lesões e as doenças mais comuns é fundamental no manejo do paciente. Neste sentido, o treinamento dos olhos é fundamental. E lembre-se sempre: *"O que para você é 'atípico' pode ser o 'muito típico' para os olhos de quem já viu."*

6

Exame do Aparelho Respiratório

José Rodolfo Rocco

INTRODUÇÃO

O exame físico do aparelho respiratório é de fácil realização, bastando um estetoscópio e um examinador atento. Os médicos antigos preferiam auscultar diretamente, encostando o ouvido no tórax (por vezes com a ajuda de uma pequena toalha). Essa lembrança é importante pois, em condições inesperadas, podemos recorrer a esse expediente (p. ex., atendimento em um voo transatlântico em que podemos não dispor de um estetoscópio).

Sua importância pode ser exemplificada no caso de um pneumotórax hipertensivo no qual a conduta e, consequentemente, a vida do paciente dependem quase exclusivamente do exame bem-feito do tórax. Por vezes, nesses casos, não dispomos de tempo para a realização de exames complementares para confirmar a suspeita diagnóstica. Assim, com base apenas nos achados do exame físico, tomamos atitudes terapêuticas (drenagem torácica) que, além de melhorar a dispneia, evita a evolução para o choque e eventual parada cardiorrespiratória.

Além disso, o exame do aparelho respiratório pode ser repetido quando necessário para o adequado acompanhamento do paciente.

Assim como em outros sistemas, faz-se necessária uma rotina de exame. Neste caso, é necessário seguir a clássica sequência: inspeção, palpação, percussão e ausculta. É importante assinalar que estamos examinando o tórax e não os pulmões, apesar de podermos, com certa segurança, extrapolarmos graças à anatomia topográfica da região do pulmão que foi afetada.

POSICIONAMENTO DO PACIENTE

O paciente deverá estar sentado de costas para o examinador, com as mãos nos joelhos e tórax desnudo. Em mulheres, deve-se evitar a exposição das mamas, cobrindo-as com um lençol na parte da frente, que deverá ficar preso pelas axilas da paciente. Desse modo, o dorso fica livre para o exame, assim como as paredes laterais e a porção superior da parte anterior do tórax. **Não é aceitável examinar o paciente sobre as vestes**. Isso vale para todo exame físico, particularmente na ausculta, em que o estetoscópio sempre deverá estar em contato com a pele do paciente. Em pacientes impossibilitados de sentar, examinaremos o paciente deitado. Nesses casos, a parede posterior será examinada colocando o paciente de lado, por vezes com a ajuda de um auxiliar. Evidentemente, o exame do paciente deitado impõe diversas restrições.

É importante instruir o paciente durante o exame, especialmente durante a ausculta respiratória.

TOPOGRAFIA TORÁCICA

Para a realização de um exame físico adequado do aparelho respiratório, devemos lembrar de alguns marcos anatômicos que nos auxiliarão na localização das estruturas intratorácicas.

Como referência, existem algumas linhas que devemos conhecer (Figuras 6.1 a 6.3), sendo estas as mais utilizadas:

- Linha medioesternal: da fossa supraclavicular ao apêndice xifoide, dividindo o tórax em duas metades
- Linha paraesternal: inicia-se na articulação esternoclavicular, percorrendo toda a borda esternal
- Linha hemiclavicular: linha vertical que passa pelo ponto médio entre as articulações esternoclavicular e acromioclavicular
- Linha axilar anterior: desce pela borda do músculo peitoral maior
- Linha axilar média: desce a partir do vértice da axila
- Linha axilar posterior: segue a borda inferior do músculo latíssimo do dorso
- Linha vertebral: percorre as apófises espinhosas
- Linha interescapular: passa medialmente à borda interna da escápula em posição anatômica
- Linha paravertebral ou paraespondileia: paralela e equidistante das linhas vertebral e escapular.

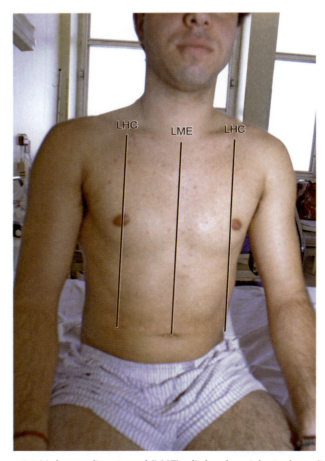

Figura 6.1 Linha medioesternal (LME) e linhas hemiclaviculares (LHC).

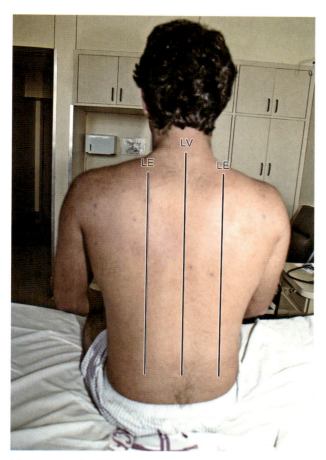

Figura 6.2 Linha vertebral (LV) e linhas interescapulares (LE).

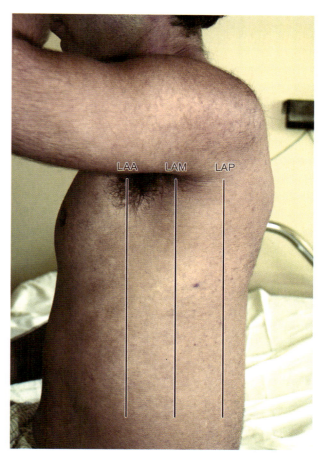

Figura 6.3 Linha axilar anterior (LAA), linha axilar média (LAM) e linha axilar posterior (LAP).

Valendo-se dessas linhas, podemos delimitar os pulmões, assim como o espaço pleural. Os limites inferiores do pulmão variam de acordo com a linha que tomamos por referência: sexto arco costal na linha hemiclavicular, oitavo arco na linha axilar média e décimo na linha paravertebral. Já a pleura tem seus limites no oitavo, décimo e décimo segundo arcos costais nas linhas hemiclavicular, axilar média e paravertebral, respectivamente. As bases pulmonares situam-se 5 a 7 cm abaixo do ângulo inferior da escápula. Os vértices pulmonares se estendem por cerca de 2 cm acima do bordo superior da clavícula.

No entanto, antes de iniciarmos a inspeção, é necessário ter noção de limites topográficos do tórax para podermos descrever possíveis alterações de forma precisa (Figuras 6.4 a 6.7).

Inspeção

É dividida em estática e dinâmica.

Inspeção estática

O paciente deve estar sentado, e o examinador deve observar as paredes anterior, lateral e posterior do tórax para poder avaliar e descrever as características a seguir.

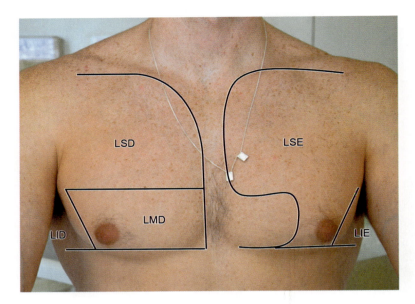

Figura 6.4 Anatomia topográfica do tórax com a projeção dos lobos pulmonares e fissuras pela região anterior. LSD: lobo superior direito; LMD: lobo médio direito; LID: lobo inferior direito; LSE: lobo superior esquerdo; LIE: lobo inferior esquerdo.

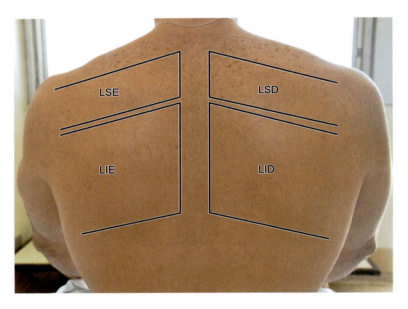

Figura 6.5 Anatomia topográfica do tórax com a projeção dos lobos pulmonares e fissuras pela região posterior. LSD: lobo superior direito; LID: lobo inferior direito; LSE: lobo superior esquerdo; LIE: lobo inferior esquerdo.

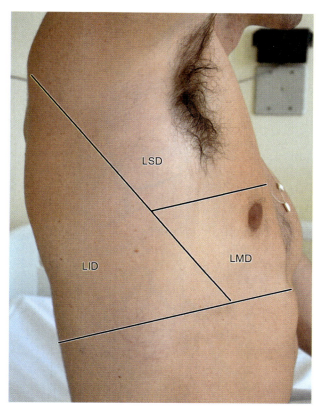

Figura 6.6 Anatomia topográfica do tórax com a projeção dos lobos pulmonares e fissuras pela lateral direita. LSD: lobo superior direito; LMD: lobo médio direito; LID: lobo inferior direito.

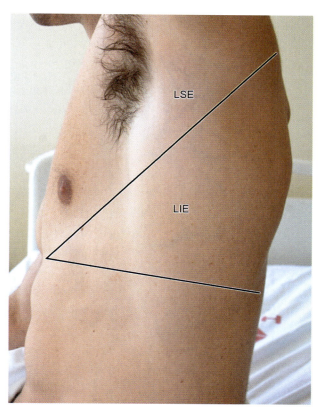

Figura 6.7 Anatomia topográfica do tórax com a projeção dos lobos pulmonares e fissuras pela lateral esquerda. LSE: lobo superior esquerdo; LIE: lobo inferior esquerdo.

▶ **Forma do tórax.** Tonel, barril ou enfisematoso (Figura 6.8); quilha ou quereniforme (*pectus carinatum*); chato; de sapateiro ou infundibuliforme; em formato de sino ou cone (em pacientes com ascite crônica ou nas grandes hepatoesplenomegalias); piriforme; cifoescoliótico; lordótico.

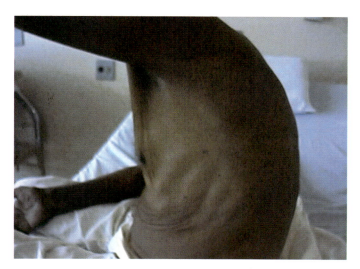

Figura 6.8 Tórax em tonel em paciente portador de doença pulmonar obstrutiva crônica.

▶ **Cicatrizes cirúrgicas.** Esternotomia mediana, toracotomia posterolateral, drenos, escrófulas (Figura 6.9).

▶ **Abaulamentos.** Pulsáteis: aneurisma; não pulsáteis: tumores, cistos.

▶ **Erupções cutâneas.** Herpes-zóster: placas eritematosas em região intercostal; em seguida, formam-se vesículas, pústulas e crostas.

▶ **Gânglios hipertrofiados:**

- Sinal de Troisier: linfonodomegalia supraclavicular e isolada; é denominado *gânglio de Virchow* – nos cânceres torácicos e abdominais, principalmente estômago e pâncreas
- Axilares: encontrados nas pneumopatias infecciosas ou metástases ganglionares de neoplasias mamárias.

▶ **Ginecomastia.** Encontrada em cirróticos e pacientes com tuberculose pulmonar com intensa desnutrição, sendo não dolorosa; em contraste, nos pacientes em uso de hidroclorotiazida, digital ou espironolactona, é dolorosa (Figura 6.10).

▶ **Unhas em vidro de relógio.** Também podemos notar as unhas em vidro de relógio, encontradas em pacientes com doença pulmonar obstrutiva crônica (DPOC) (Figura 6.11)

▶ **Circulação colateral tipo cava superior ou braquiocefálico (também denominada circulação em esclavina ou pelerine).** É uma rede venosa muito desenvolvida na parede torácica anterossuperior do tórax, encontrada em pacientes com *tumor de Pancoast* (tumor do sulco superior do pulmão) e aneurisma da aorta torácica.

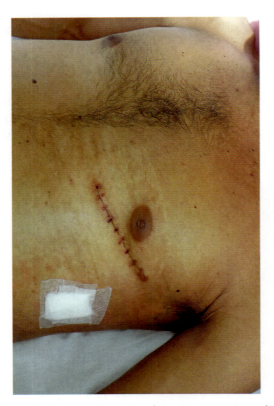

Figura 6.9 Cicatriz de pericardiotomia em região submamária esquerda. Observe curativo onde se situou o dreno torácico.

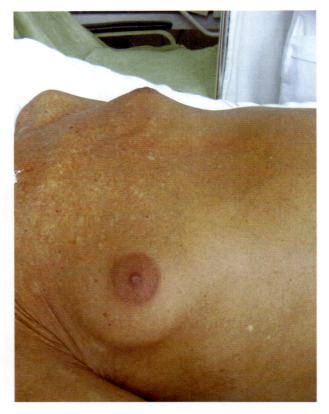

Figura 6.10 Ginecomastia em paciente portador de cirrose hepática.

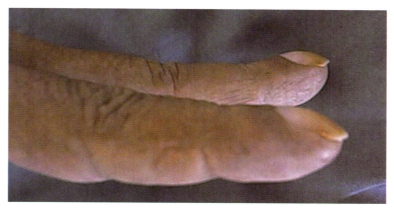
Figura 6.11 Unhas em vidro de relógio.

Inspeção dinâmica

Como visto anteriormente no Capítulo 3, *Ectoscopia/Somatoscopia e Sinais Vitais*, não devemos mostrar ao paciente que estamos observando sua respiração, tampouco contando-a. Após estabelecer a frequência respiratória, pede-se para o paciente inspirar profundamente. Nos movimentos respiratórios, os aspectos reunidos no Quadro 6.1 devem ser notados (Figura 6.12).

Quadro 6.1 Características dos movimentos respiratórios.

Frequência respiratória:
No adulto = 12 a 20 incursões respiratórias por minuto (irpm)
- Dispneia: respiração difícil, trabalhosa ou curta
- Ortopneia: dispneia em decúbito dorsal que melhora em posição ereta
- Taquipneia: respiração rápida, frequentemente pouco profunda
- Bradipneia: respiração lenta
- Trepopneia: dispneia em decúbito lateral (surge em pacientes com derrame pleural que se deitam sobre o lado sadio, ou seja, sem derrame)
- Platipneia: dispneia na posição ortostática (hipovolemia, síndrome hepatopulmonar, mixoma atrial)
- Dispneia paroxística noturna: dispneia que surge após o paciente se deitar (geralmente à noite) e que o acorda. Assim como a ortopneia, melhora na posição ereta, sendo encontrada em pacientes com insuficiência ventricular esquerda
- Apneia: ausência de respiração

Ritmos respiratórios:
- Cheyne-Stokes: pausas de apneia, seguidas de movimentos respiratórios que se elevam gradativamente para depois diminuírem pouco a pouco (p. ex., patológicos: insuficiência cardíaca, tumores cerebrais, intoxicação por morfina; fisiológicos: crianças e idosos)
- Biot: caracteriza-se por ser irregular, com pausas de apneia completamente aleatórias (p. ex., meningites, lesões bulbares)
- Kussmaul: são inspirações profundas e ruidosas, seguidas de pausas, depois das quais vêm expirações rápidas e breves. Também é denominada "fome de ar". Pode ser encontrada em qualquer paciente com acidose metabólica. Entretanto, o nome *Kussmaul* deve ser empregado apenas em pacientes com cetoacidose diabética, em que foi descrita pela primeira vez

Simetria:
- O padrão normal respiratório deve ser simétrico. Assimetrias nas incursões inspiratórias (mais bem visualizadas na expansão do tórax, durante a inspiração profunda) podem ocorrer por diversas etiologias, dentre elas: pneumectomia, derrames pleurais de grande volume e neoplasias

Abdominal ou torácico ou toracoabdominal:
- O tipo respiratório predominante em homens e crianças é o abdominal. Já em mulheres, predomina o torácico (por conta da gravidez). No entanto, existe o tipo toracoabdominal. É válido lembrar o tipo respiratório inverso abdominal ou o *tipo respiratório de Duchenne*, no qual, durante a expiração, o tórax se retrai e o abdome se dilata. Este se manifesta em pericardites

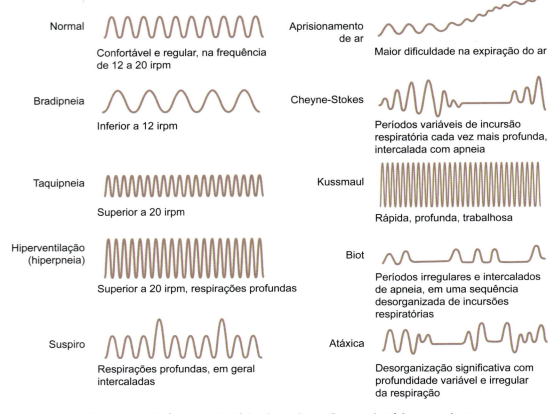

Figura 6.12 Padrões respiratórios. Irpm: incursões respiratórias por minuto.

Palpação

Nesta etapa, novamente, devemos seguir uma sequência de exame criterioso. Nesse sentido, uma boa sugestão consiste em obedecer a ordem: elasticidade, expansibilidade, pesquisa do frêmito toracovocal, procura de gânglios e sensibilidade da caixa torácica.

Elasticidade

A técnica para avaliar a elasticidade do tórax consiste em posicionar as mãos do examinador em pontos diametralmente opostos (anteroposterior ou laterolateral) (Figuras 6.13 e 6.14) e efetuar pressão simétrica e simultaneamente. A elasticidade é inversamente proporcional à resistência oferecida pela parede torácica. A utilidade dessa pesquisa é limitada, sendo pouco empregada.

Nesse sentido, é possível listar certas situações nas quais este parâmetro pode ser alterado (Quadro 6.2).

Expansibilidade

Nesta etapa, é necessário verificar as mobilidades dos ápices, dorso e bases pulmonares. O exame normal consiste em movimentações simétricas ou aproximadamente iguais. Verificar a mobilidade pela parede anterior do tórax de nada acrescenta ao exame.

▶ **Ápices pulmonares.** O paciente deve estar sentado enquanto o médico, atrás dele, deve posicionar as mãos sobre os trapézios, com os dedos em direção às clavículas e

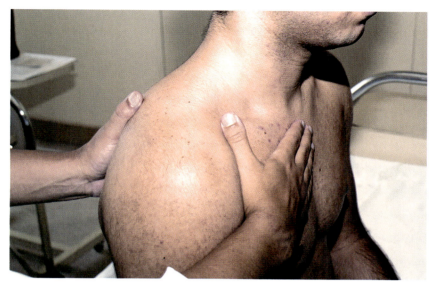

Figura 6.13 Avaliação da elasticidade torácica anteroposterior.

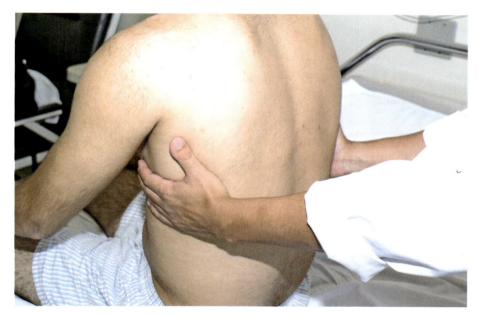

Figura 6.14 Avaliação da elasticidade torácica laterolateral.

Quadro 6.2 Situações em que a elasticidade pode ser alterada.

Fisiológicas: aumentada em crianças e diminuída em idosos

Patológicas:
- Diminuição bilateral: enfisema pulmonar; tuberculose crônica
- Diminuição unilateral: síndromes de derrame pleural; massas extensas pulmonares
- Aumento bilateral: osteomalácia (raquitismo em atividade)
- Aumento unilateral: pneumotórax não hipertensivo

os polegares na parede posterior sobre a apófise transversa da 7ª vértebra cervical, formando um ângulo de 90° (*manobra de Ruault* [Figura 6.15]). Pede-se ao paciente para inspirar profundamente e observa-se a abertura gradual e simétrica dos polegares. É importante ressaltar que a assimetria de amplitude observada nos ápices constitui o *sinal de Ruault*.

▶ **Dorso.** Deve ser examinado no sentido craniocaudal, observando a simetria da prega cutânea (formada pelos polegares) sendo formada na expiração e desfeita na inspiração. Notar que os demais dedos deverão ser postados em cada espaço intercostal (Figura 6.16). Novamente observamos a simetria.

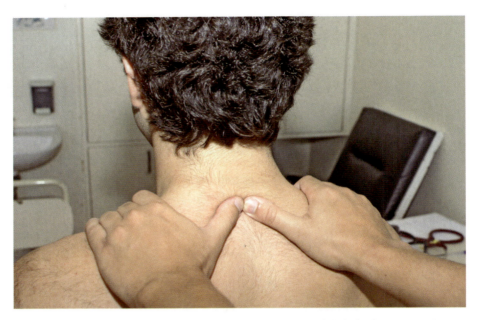

Figura 6.15 Manobra de Ruault para avaliação da expansibilidade do ápice torácico.

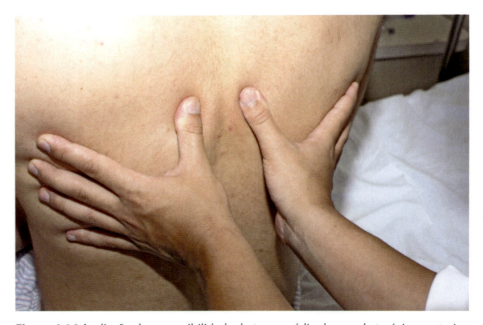

Figura 6.16 Avaliação da expansibilidade do terço médio da parede torácica posterior.

▶ **Bases pulmonares.** Mantém-se a mesma técnica de exame utilizada no dorso para verificar a amplitude das incursões nas bases e denomina-se *manobra de Lásegue* (Figura 6.17) (existem outras manobras com esse mesmo nome). Notar que os polegares não ficam paralelos como na manobra de expansibilidade do dorso, e sim *vis-à-vis*, isto é, um de frente para o outro. Sempre observamos a presença de simetria.

A pesquisa da expansibilidade na parede anterior do tórax – seja nos ápices, terço médio ou bases pulmonares – deve ser abandonada, pois não acrescenta informações às manobras descritas na parede posterior.

Pesquisa do frêmito toracovocal

Sem dúvida, a observação do frêmito toracovocal (FTV) tem suma importância no direcionamento das hipóteses diagnósticas e, muitas vezes, é capaz de diferenciar uma síndrome de derrame pleural de uma hepatização pulmonar. Define-se como a sensação tátil da voz do paciente através da face palmar dos dedos do examinador colocada sobre diversos pontos do tórax.

Ao contrário da elasticidade e da expansibilidade, a palpação do frêmito não é simultânea, mas sempre comparativa contralateralmente. Deve seguir a chamada "barra grega", ilustrada na Figura 6.18. Tal ordem deve ser seguida tanto antero quanto posteriormente.

A técnica correta inclui a utilização sempre da mesma mão e a solicitação ao paciente para que fale "trinta e três". Alternativamente, pode-se pedir ao paciente para falar a palavra "Brasília", que apresenta boa ressonância vocal. Em pacientes de fala hispânica, também utilizamos o "trinta e três". Já nos pacientes que falam inglês, solicitamos que falem "*ninety-nine*". Os que falam francês dizem "*quarante-quatre*". Utilizamos a ponta dos dedos (na pesquisa do FTV na região supraclavicular – correspondente aos ápices pulmonares) ou a face palmar dos dedos, e é importante lembrar que o limite inferior dos pulmões pode ser determinado pela face ulnar (Figuras 6.19 a 6.22). Ao comparar os hemitórax, faz-se muito relevante que o examinador tenha conhecimento que o FTV do lado direito pode ser discretamente mais intenso (justifica-se pelo maior diâmetro do

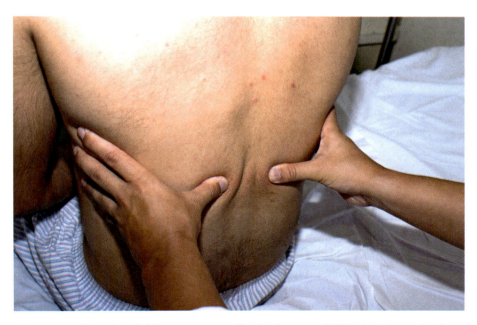

Figura 6.17 Manobra de Lásegue para avaliação da expansibilidade da base do tórax.

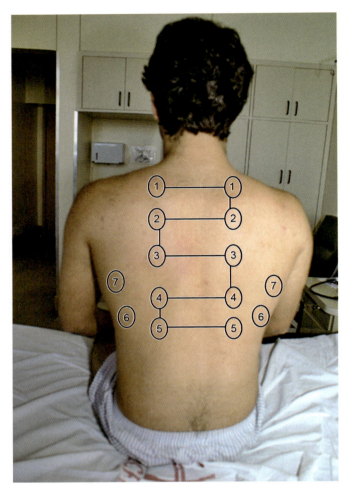

Figura 6.18 Pontos de palpação do frêmito toracovocal, a barra grega.

brônquio fonte direito e pela maior proximidade à traqueia). Cabe frisar que a palpação deve incluir região anterossuperior do tórax, visto que os lobos superiores são anteriorizados. Para expor as regiões laterais do tórax, pode-se pedir para o paciente colocar uma das mãos na cabeça ou as duas mãos na cintura ou, ainda, abraçar o próprio tórax, colocando a mão direita na região clavicular esquerda e vice-versa (Figura 6.23). Na região anterior do tórax, deve-se pesquisar dos 2º ao 4º espaços intercostais à direita e apenas o 2º espaço intercostal esquerdo, em virtude da presença do fígado à direita e do coração à esquerda.

Basicamente, o FTV pode estar aumentado ou diminuído. Um método bom para se orientar quanto às etiologias nessas alterações consiste na frase de médicos antigos que diziam: "as pneumopatias são simpáticas ao frêmito, enquanto as pleuropatias são antipáticas". Exemplificando: aumento do FTV – causas de condensação pulmonar, tuberculose, pneumonias, hemorragia ou neoplasias infiltrativas. Diminuição e abolição do FTV – derrames pleurais, pneumotórax, tumores pleurais. Em alguns pacientes, ao encostar a mão no tórax, é possível perceber vibrações durante o ciclo respiratório mesmo sem o paciente falar nada. Essas vibrações são denominadas frêmito brônquico e estão relacionadas com a presença de secreções nas vias respiratórias.

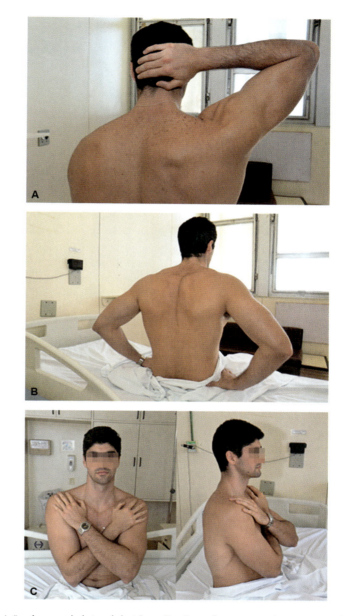

Figura 6.19 Exposição da parede lateral do tórax. Em **A**, pede-se ao paciente para colocar a mão na nuca e examina-se a parede lateral do mesmo lado. Posteriormente, pede-se ao paciente para trocar a mão. Não é necessário colocar ambas as mãos na nuca. Em **B**, pede-se ao paciente para colocar as mãos na cintura. Por fim, em **C**, pede-se ao paciente para cruzar os braços pelo tórax e colocar as mãos nos ombros.

Gânglios

A palpação e as cadeias a serem examinadas são mais bem detalhadas no módulo de vascularização linfática. No entanto, alguns linfonodos de importância clínica devem ser citados.

▶ **Linfonodo de Irish.** Linfonodo axilar esquerdo aumentado, característico do adenocarcinoma gástrico.

▶ **Linfonodo de Virchow/sinal de Troisier.** Linfonodo supraclavicular esquerdo aumentado em neoplasias abdominais, tipicamente, estômago, pâncreas e fígado.

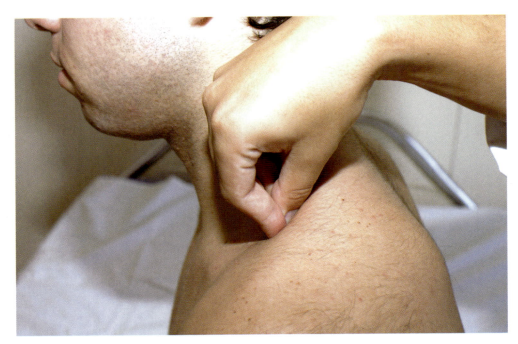

Figura 6.20 Palpação do frêmito toracovocal em ápice pulmonar, utilizando a ponta dos dedos em vez da face palmar dos dedos.

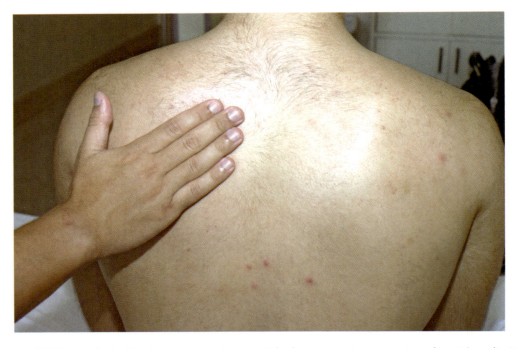

Figura 6.21 Palpação do frêmito toracovocal em sentido dos espaços intercostais em hemitórax direito.

Capítulo 6 ■ Exame do Aparelho Respiratório 109

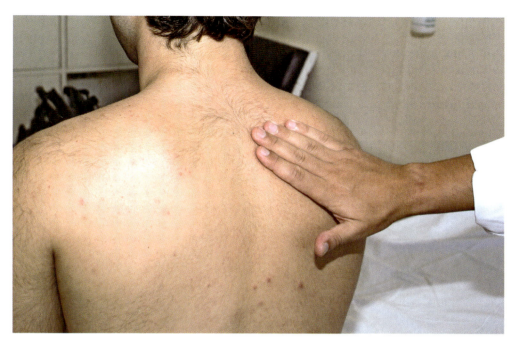

Figura 6.22 Palpação do frêmito toracovocal em sentido dos espaços intercostais em hemitórax esquerdo com a mesma mão.

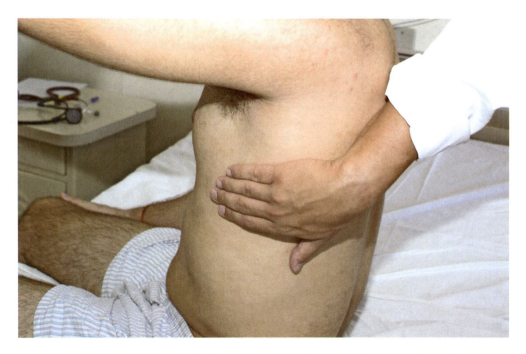

Figura 6.23 Palpação do frêmito toracovocal em parede torácica lateral.

▶ **Linfonodos axilares.** Podem surgir nas infecções pulmonares (características inflamatórias) e nas neoplasias mamárias (características neoplásicas) (Figura 6.24).

▶ **Linfonodos epitrocleares.** Podem ser palpados em doenças linfoproliferativas sistêmicas (Figura 6.25).

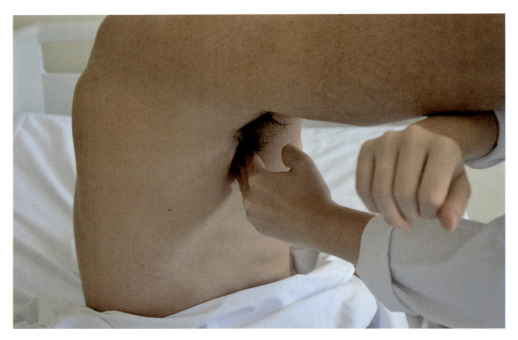

Figura 6.24 Palpação dos linfonodos axilares. É solicitado que o paciente apoie seu braço sobre o braço do examinador para evitar a contração muscular.

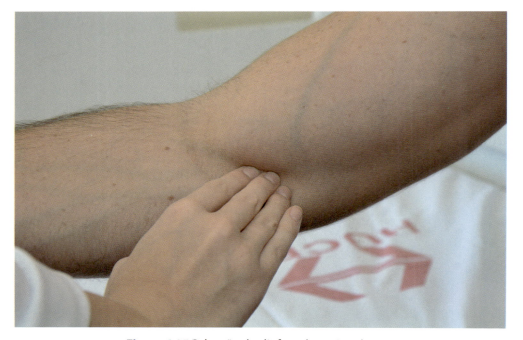

Figura 6.25 Palpação dos linfonodos epitrocleares.

Sensibilidade

Muitas vezes negligenciada, esta etapa do exame do tórax deve ser lembrada independentemente da cronologia do seu exame. Essencialmente, o examinador deve procurar pontos dolorosos à pressão que podem estar relacionados a órgãos intratorácicos ou à própria parede.

Percussão

Primeiramente, para que a percussão produza um sinal fidedigno, faz-se necessária uma técnica precisa e correta. Nesse sentido, divide-se em dois subtipos:

- Percussão direta: consiste em percutir diretamente a superfície do corpo com os dedos. Na prática, só tem uma utilidade, que é percussão das clavículas na avaliação dos ápices pulmonares. Eventualmente, pode-se percutir o esterno em busca de dor (*sinal de Craven*), que aparece em doenças infiltrativas da medula óssea (p. ex., leucoses)
- Percussão indireta: o examinador deve posicionar o seu dedo médio na região a ser examinada e percuti-lo com um dedo da outra mão (digitodigital). A batida deve ser preferencialmente sobre a interfalangiana distal do dedo apoiado; os outros dedos da mão a ser percutida não podem estar em contato com o corpo (para não abafar o som), o antebraço da mão que percute deve permanecer o máximo imóvel, movimentando apenas o punho. Devem ser feitas duas percussões por vez.

A percussão do tórax deve seguir a mesma sequência topográfica da palpação do FTV, descendo em barra grega, expondo as regiões laterais e não esquecendo de examinar os ápices e a região anterior. No ápice, excepcionalmente (por suas relações anatômicas), deve-se apoiar a ponta do dedo médio na região supraclavicular e flexioná-lo de maneira a formar um ângulo de 90° com sua falange proximal; com o dedo da outra mão, percutir a interfalangiana proximal deste (*ortopercussão de Von Plesch*, Figura 6.26).

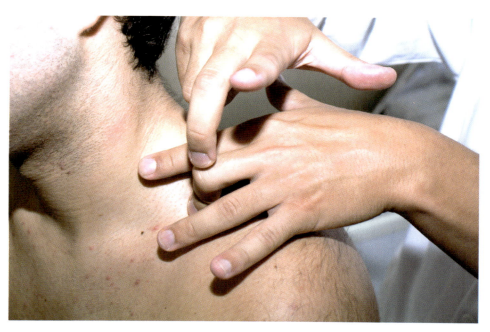

Figura 6.26 Ortopercussão de Von Plesch.

Os sons produzidos poderão ser, de forma simplificada, de cinco tipos: atimpânico, maciço, timpânico, submaciço e hiper-ressonante:

- Som atimpânico: constitui o som normal do pulmão e pode ser chamado de som claro pulmonar. Nesse sentido, o oco axilar, por ser uma área torácica com uma camada muscular fina, apresenta à percussão o chamado "som puro" em pulmões sem patologias
- Som maciço: reflete a ausência de ar e algo denso no local percutido. É o som gerado na percussão de órgãos maciços como o fígado ou o coração. Patologicamente, é encontrado em casos de pneumonia em processo de hepatização do parênquima pulmonar e atelectasia
- Som timpânico: reflete a presença de ar, como o produzido na percussão do fundo gástrico. Consiste no som normal das alças intestinais e apresenta importância extrema no diagnóstico de um pneumotórax hipertensivo
- Som submaciço: som alcançado na percussão da transição entre o pulmão e o fígado, uma "mistura" dos sons atimpânico (do pulmão) e maciço (do fígado). Pode ser mais bem evidenciado nos portadores de DPOC
- Som hiper-ressonante: encontrado nos pacientes com enfisema pulmonar, definido como um som de transição entre o atimpânico e o timpânico.

É interessante lembrar que, mesmo que a percussão seja realizada com a técnica correta, o som reflete apenas 6 cm de profundidade em relação à pele, ou seja, apenas 4 cm de parênquima pulmonar podem ser avaliados com segurança.

Ausculta

A parte da semiologia do tórax mais empregada na prática médica é, algumas vezes, mal utilizada. Primeiramente, vale salientar que esta deve ser feita após as já citadas, de modo a não causar impressões precipitadas ou erros de conduta. Basicamente, o examinador deve estar atento para variações do sopro glótico na região interescapulovertebral (*de Beau*), murmúrio vesicular (som normal da respiração no tórax) e também para possíveis ruídos adventícios do aparelho respiratório (Figuras 6.27 e 6.28).

A ausculta torácica segue os mesmos rituais dos exames anteriormente descritos: descer em barra grega, delimitar as bases pulmonares, expor as paredes laterais, examinar o ápice e a parede anterior. Todo exame pode e deve ser feito com o paciente sentado de costas para o examinador, com as mãos nos joelhos. Não há necessidade de o examinador se colocar à frente do paciente. Para o início da ausculta, deve-se instruir o paciente para inspirar pelo nariz e soltar o ar pela boca, respirando um pouco mais fundo e um pouco mais rápido que o normal. Entretanto, se o paciente respirar muito fundo e muito rápido (o que não é desejável), pode ocorrer alcalose respiratória sintomática. Nesses casos, pedir para o paciente diminuir a amplitude/frequência respiratória.

Tipos de sons que podem ser auscultados

▶ **Som traqueal normal.** É vazio e não musical, claramente audível em todas as fases da respiração. Mais bem auscultado na região interescapulovertebral. Correlaciona-se à passagem de ar para o pulmão. Pode se tornar barulhento e musical se houver alteração da patência da via respiratória superior.

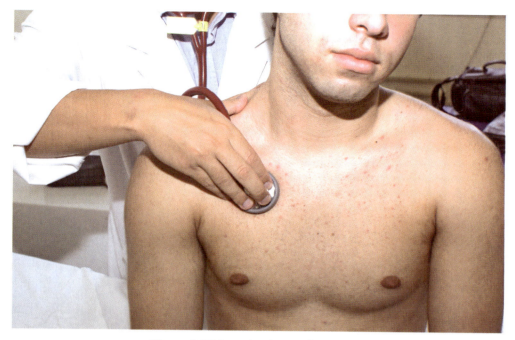

Figura 6.27 Ausculta de parede anterior.

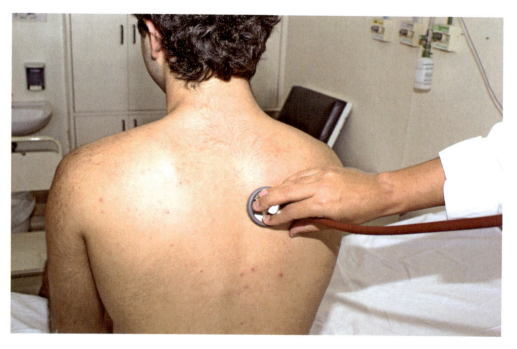

Figura 6.28 Ausculta da parede posterior.

▶ Som pulmonar normal. É macio e não musical, sendo audível tanto na inspiração quanto na expiração. É denominado murmúrio vesicular (MV), sendo auscultado nas outras regiões torácicas, e pode ser normal, diminuído (em casos de fibrose pulmonar ou DPOC) ou abolido (pneumectomizados, derrame pleural ou pneumotórax).

▶ Som da respiração brônquica. É macio e não musical, sendo audível na inspiração e na expiração (imita o som traqueal normal). É audível em uma região em que deveria estar audível o MV. Tambem é denominado broncofonia (ver adiante) e se correlaciona à presença de condensação do parênquima pulmonar (pneumonia) ou fibrose que circunda uma via respiratória patente.

▶ Cornagem e estridor. Som musical de alta frequência, audível sobre a via áerea superior ou a distância, sem estetoscópio. Indica obstrução da via respiratória superior:

- Associado a lesões extratorácicas (p. ex., laringomalacia, lesão da corda vocal, lesão após extubação), quando audível na inspiração
- Associado a lesões intratorácicas (p. ex., traqueomalacia, broncomalacia, compressão extrínseca), quando audível na expiração
- Associado a lesões fixas (p. ex., crupe, paralisia de ambas as cordas vocais, massa laríngea), quando bifásico.

Quando a obstrução é supraglótica, o ruído é predominantemente inspiratório (cornagem). Quando infraglótica, o ruído é inspiratório e expiratório (estridor).

▶ Sibilo. Som musical agudo, semelhante a um assobio ou chiado. Sugere estreitamento das vias respiratórias ou bloqueio, quando localizado (p. ex., corpo estranho, tumor), ou estreitamento generalizado ou limitação de fluxo das vias respiratórias, quando disseminado (p. ex., asma brônquica, DPOC, asma cardíaca); o grau de limitação do fluxo aéreo é proporcional ao número de vias respiratórias gerando sibilos; pode estar ausente se o fluxo aéreo for muito baixo (p. ex., asma grave, enfisema destrutivo).

▶ Ronco. Som musical mais grave, de tom de baixa frequência, pode ser audível na inspiração, expiração ou ambas. Está associado com a ruptura dos filmes de secreções e colapsibilidade de uma via respiratória anormal; frequentemente, suprimido com a tosse, sugerindo o papel das secreções nas grandes vias respiratórias. Não é específico, sendo comum no estreitamento das vias respiratórias causado por espessamento da mucosa ou edema ou por broncospasmo (p. ex., bronquite e DPOC).

▶ Estertores finos (antes denominados crepitantes ou inspiratórios). Sons não musicais, curtos, explosivos, agudos, audíveis do meio para o final da inspiração e ocasionalmente na expiração, correspondendo a líquido ou exsudato nos alvéolos (intra-alveolares). Não são afetados pela tosse nem transmitidos até a boca. Comparam-se ao barulho que se faz ao jogar sal em uma frigideira quente ou ao pegar um mecha de cabelos e esfregá-los. Não são relacionados com secreções, sendo associados a várias doenças (p. ex., fibrose pulmonar intersticial, insuficiência cardíaca congestiva, pneumonia). Podem ser um dos primeiros sinais de doença (p. ex., fibrose pulmonar idiopática, asbestose), podendo até mesmo preceder a detecção das mudanças radiológicas.

▶ Estertores grossos (antes denominados subcrepitantes ou bolhosos ou expiratórios). Sons não musicais, curtos, explosivos, audíveis no início da inspiração e durante a expiração. Mobilizados pela tosse e transmitidos até a boca. Indicam a abertura e o fechamento de vias respiratórias com secreção (p. ex., bronquite crônica).

▶ **Atrito pleural.** Som não musical explosivo, em geral bifásico, audível nas regiões basais. É semelhante ao roçar de duas peças de couro. Associa-se a inflamações pleurais ou tumores da pleura.

▶ **Sopro tubário.** Sopro glótico transmitido por condensações pulmonares de intensidade e tonalidade mais elevada na expiração, quando há brônquios permeáveis até o foco de condensação. É o sopro clássico das condensações pulmonares. O timbre é tubário, comparável ao que se obtém soprando um tubo.

▶ **Sopro pleural.** Sopro tubário com intensidade menor e tonalidade mais aguda, pela presença de uma camada líquida de permeio (derrame pleural) entre o pulmão condensado e a parede torácica.

▶ **Sopro cavitário.** Sopro tubário modificado. A tonalidade do sopro cavitário é baixa; sopro grave e timbre rude, áspero – a intensidade é maior na expiração. Essa tonalidade ocorre pela interposição de uma cavidade contendo ar e formando caixa de ressonância, situada entre a zona pulmonar condensada e a parede torácica.

▶ **Sopro anfórico.** Outra modificação do sopro tubário. O timbre desse sopro é metálico, geralmente tem baixa tonalidade e é pouco intenso. É comparável ao soprar dentro de uma garrafa, contendo um pouco de líquido. Pode ser encontrado no pneumotórax, em grandes cavernas e, raramente, nos grandes derrames pleurais.

A ausculta da voz também é uma parte importante do exame do tórax, podendo ser fundamental no diagnóstico de algumas doenças. O exame da voz auscultada pode ser dividido em: ausculta da voz normal e ausculta da voz baixa (sussurrada, cochichada).

Ausculta da voz normal

O exame da voz auscultada é realizado pedindo-se ao paciente que fale uma frase ou palavra ou número, enquanto o examinador ausculta sua parede torácica. Em geral, não é possível distinguir nenhuma sílaba da fala do paciente, sendo, portanto, considerada patológica a compreensão perfeita ou de algumas sílabas de sua fala. As modificações patológicas podem ser:

- Broncofonia: refere-se aos sons vocais que são mais altos e mais claros que o normal quando ouvidos através da parede torácica. A voz, no entanto, ainda é confusa, e só é possível identificar algumas sílabas da fala do paciente. A broncofonia é encontrada nas hepatizações pulmonares, sendo um sinal equivalente ao sopro tubário
- Pectorilóquia: semelhante à broncofonia, mas é possível distinguir bem todas as sílabas. Compreende-se perfeitamente a fala do paciente
- Egofonia: apresenta qualidade anasalada, caprina. Encontra-se no derrame pleural de médio volume, em algumas pneumonias, algumas cavernas e no hidrotórax não muito abundante. A egofonia é, basicamente, a broncofonia com a interposição de líquido (derrame pleural ou não) entre a condensação e a parede torácica. Corresponde ao sopro pleural
- Voz anfórica ou anforofonia: vibrante e com sonoridade metálica. Pode ser encontrada nas grandes cavernas e no pneumotórax. Equivale ao sopro anfórico.

Ausculta da voz baixa (cochichada, sussurrada)

A pectorilóquia afônica consiste na pectorilóquia na ausculta da voz susurrada. É um sinal mais precoce que broncofonia, pectorilóquia ou sopro tubário das condensações pulmonares.

SÍNDROMES DO APARELHO RESPIRATÓRIO

A seguir, são apresentadas radiografias de tórax com doenças e suas respectivas alterações semióticas que podem ser encontradas durante o exame do tórax (Quadro 6.3).

Quadro 6.3 Síndromes e alterações semióticas.

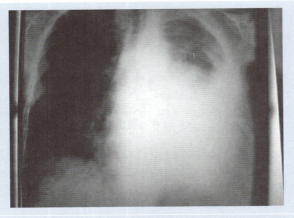

Derrame pleural no pulmão esquerdo:
- Inspeção: a traqueia pode estar desviada para o lado oposto nos grande derrames
- Palpação: expansabilidade diminuída; FTV diminuído ou ausente
- Percussão: som maciço a submaciço
- Ausculta: MV diminuído ou ausente; por vezes, atrito pleural

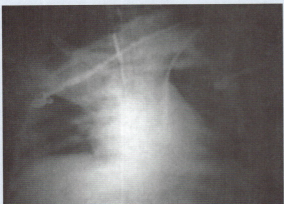

Atelectasia no lobo superior direito:
- Inspeção: a traqueia pode estar desviada para o lado comprometido
- Palpação: expansabilidade diminuída; FTV geralmente ausente quando persiste o tampão brônquico
- Ausculta: MV ausente enquanto persiste o tampão brônquico

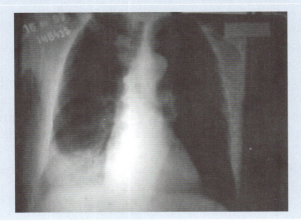

Condensação no lobo inferior direito:
- Inspeção: sem anormalidades
- Palpação: expansabilidade sem alterações; FTV aumentado
- Percussão: macicez na região isenta de ar
- Ausculta: estertores finos ao fim da inspiração na região envolvida, broncofonias (egofonia, pectorilóquia)

(continua)

Quadro 6.3 Síndromes e alterações semióticas. (*continuação*)

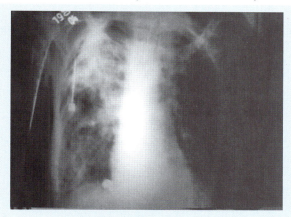

Bronquiectasias no pulmão direito:
- Inspeção: taquipneia, sinais de hiperinsuflação pulmonar
- Palpação: sem anormalidades
- Percussão: sem anormalidades
- Ausculta: estertores finos e grossos, e roncos, por vezes eliminados pela tosse

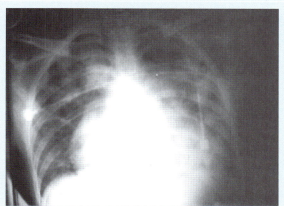

Edema pulmonar cardiogênico:
- Inspeção: dispneia, tiragem intercostal e supraclavicular, expectoração rósea
- Palpação: sem anormalidades
- Percussão: som claro atimpânico
- Ausculta: estertores finos ao fim da inspiração, por vezes em maré montante (ascendentes)

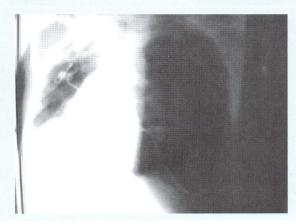

Pneumotórax à esquerda:
- Inspeção: dispneia, cianose, tiragem intercostal, desvio da traqueia para o lado contrário da lesão
- Palpação: diminuição ou ausência da expansibilidade, FTV diminuído ou ausente
- Percussão: timpanismo, hiper-ressonância
- Ausculta: MV diminuído ou ausente; ausência ou diminuição da voz sussurrada

(*continua*)

Quadro 6.3 Síndromes e alterações semióticas. *(continuação)*

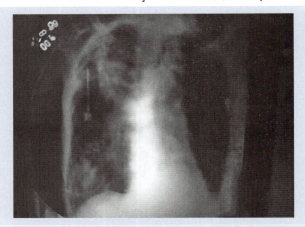

Enfisema pulmonar:
- Inspeção: taquipneia, expiração prolongada, tórax em tonel, dedos em baqueta de tambor
- Palpação: diminuição da expansibilidade; FTV diminuído
- Percussão: hiper-ressonância, limite inferior rebaixado em ambos os pulmões
- Ausculta: MV diminuído, prolongamento da expiração, ocasionalmente roncos, sibilos e estertores

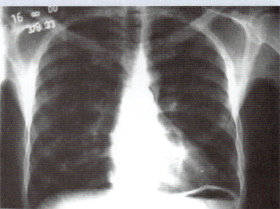

Asma brônquica:
- Inspeção: taquipneia, expiração prolongada, por vezes com tiragem intercostal
- Palpação: diminuição da expansibilidade; FTV diminuído
- Percussão: hiper-ressonância ocasional
- Ausculta: MV diminuído, prolongamento da expiração, roncos e sibilos

Exame do aparelho respiratório:
- Inspeção: estática e dinâmica (pedir ao paciente para inspirar profundamente), com o paciente sentado e a mão apoiada no joelho. Verificar frequência respiratória (irpm), tipo de respiração (Kussmaul, Biot, Cheyne-Stokes), presença de abaulamentos, cicatrizes (toracotomias, esternotomias), tipo de tórax (tonel, sino, *pectus excavatum*, pombo)
- Palpação: expansibilidade – manobras de Ruault (ápice); terço médio e Laségue (bases); elasticidade (A-P e L-L); FTV (falar "trinta e três") descer em barra grega, delimitar as bases com a borda ulnar da mão e medir com fita métrica o ângulo da escápula, parede lateral (mão na cabeça), ápices (dedos juntos) e parede anterior
- Percussão: descer em barra grega, confirmar as bases do pulmão, parede lateral, ortopercussão de Von Plesch (ápices) e parede anterior; percurtir diretamente clavículas e esterno (sinal de Craven = dor esternal na leucose)
- Ausculta: pedir para o paciente respirar um pouco mais rápido e um pouco mais profundo que o normal, com a boca aberta. Murmúrio vesicular; ruídos adventícios (estertores finos, grossos, roncos e sibilos); ausculta da voz sussurrada (falar "trinta e três" baixinho) – broncofonias

7

Exame do Aparelho Cardiovascular

José Rodolfo Rocco

O primeiro pensamento com relação ao exame do coração é a ausculta cardíaca. Apesar de ser a parte mais relevante do exame cardiovascular, a inspeção e a palpação da região precordial são também muito importantes. A percussão foi abandonada; além disso, antes do exame do coração propriamente dito, devemos ter examinado o pulso, a pressão arterial e a pressão venosa. Com isso, é possível ter ideia da pré e da pós-carga e dos aspectos funcionais dos ventrículos direito e esquerdo.

Este capítulo apresenta de forma sistemática a semiotécnica consolidada pela prática clínica para a avaliação do sistema cardiovascular, visando oferecer principalmente ao estudante as bases para o raciocínio clínico, em busca do diagnóstico das doenças cardiovasculares.

É necessário realizar inspeção do paciente e do precórdio, palpação do precórdio e, finalmente, ausculta cardíaca.

NOÇÕES ELEMENTARES

Focos cardíacos

Os focos precordiais são pontos de referência utilizados para a topografia do exame físico cardíaco. A localização destes tem por base pontos que correspondem à anatomia e melhor acústica de sons das valvas. Assim, o examinador pode correlacionar o que está sendo notado em algum ponto precordial com uma determinada estrutura cardíaca. A identificação dos espaços intercostais (EIC) é fundamental para determinação dos focos; como marco, utiliza-se o *ângulo de Louis* (protuberância na junção do manúbrio com o corpo do esterno), que corresponde ao nível do segundo espaço intercostal (Figura 7.1). É importante assinalar que, após auscultar obrigatoriamente os focos cardíacos, o examinador pode examinar qualquer região do tórax ou abdome em busca de achados.

- **Foco aórtico (FA):** 2º EIC com linha paraesternal direita
- **Foco pulmonar (FP):** 2º EIC com linha paraesternal esquerda
- **Foco tricúspide (FT):** corresponde à base do apêndice xifoide, ligeiramente à esquerda
- **Foco aórtico acessório (ponto de Erb):** 3º EIC na linha paraesternal esquerda
- **Foco mitral (FM):** equivale ao local em que é palpado o *ictus* do ventrículo esquerdo (VE); na maioria das vezes (ou quando o *ictus* não pode ser palpado), corresponde ao 4º ou 5º EIC na linha hemiclavicular esquerda.

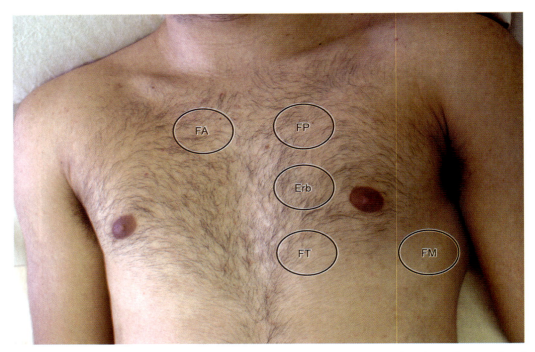

Figura 7.1 Focos cardíacos. FA: foco aórtico; FP: foco pulmonar; Erb: ponto de Erb; FT: foco tricúspide; FM: foco mitral.

Ciclo cardíaco

O exame físico cardiológico estuda um sistema em dinâmica acelerada, que é o ciclo cardíaco (Figura 7.2). Sem o conhecimento deste, não é possível traduzir os achados semiológicos. Entretanto, o estudo da fisiologia do coração foge do intuito deste capítulo; por isso, apresentamos aqui apenas uma breve revisão.

Começando pela diástole, devemos relembrar que este é o momento no qual os átrios esvaziam-se de sangue, o qual irá encher os ventrículos. Esse mecanismo é composto por dois momentos. O primeiro é a fase de enchimento rápido; neste, o gradiente pressórico entre átrio e ventrículo é o responsável por abrir as valvas atrioventriculares (tricúspide e mitral). À medida que o sangue passa de uma câmara à outra, o gradiente pressórico deixa de existir, até que não mais propelir o sangue. Neste ponto, 80% do volume atrial já passou para o ventrículo. Agora, inicia-se a fase de enchimento lento, na qual a responsável por impulsionar o sangue atrial será a contração atrial.

Em seguida, o coração inicia a chamada contração isovolumétrica. Esta marca o início da sístole ventricular e o fechamento das valvas atrioventriculares (dando origem à primeira bulha [B_1]). Como a pressão intraventricular ainda não foi suficiente para sobrepujar às dos vasos da base, as valvas aórtica e pulmonar se mantêm fechadas. Daí o nome isovolumétrico, pois não há ejeção sanguínea nesta fase. No momento em que a pressão ventricular vence a arterial, as válvulas semilunares abrem-se e o sangue é propelido. Assim como no átrio, à medida que o sangue deixa o ventrículo, a pressão dessa câmara se reduz. Quando a pressão do leito arterial volta a vencer a ventricular, as valvas semilunares se fecham – tal fechamento será o responsável pela segunda bulha (B_2).

Durante a sístole, os átrios encontram-se relaxados (o que reduz sua pressão interna) e a pressão venosa central aumenta; assim, as câmaras atriais são preenchidas por sangue (retorno venoso). A partir daí, um novo ciclo tem início.

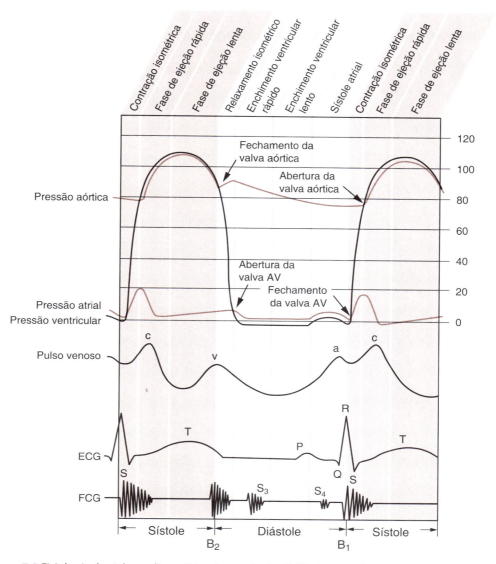

Figura 7.2 Fisiologia do ciclo cardíaco. AV: atrioventricular; ECG: eletrocardiograma; FCG: fonocardiograma; T: onda T; P: onda P; QRS: complexo QRS; c: onda secundária ao pulso carotídeo; v: onda secundária ao enchimento ventricular rápido; a: onda secundária à sístole atrial; B_1: início da sístole - primeira bulha (fechamento das valvas atrioventriculares; B_2: segunda bulha (fechamento das valvular arteriais [aórtica e pulmonar]). (Adaptada de Klabunde R. E. *Cardiovascular Physiology Concepts*, Baltimore: Lippincott Williams & Wilkins, 2005.)

Bulhas acessórias (B_3 e B_4)

As bulhas acessórias ocorrem em momentos diferentes durante a diástole. Em situações em que há falência ventricular, observamos aumento do volume diastólico final. Quando se soma a este o volume correspondente à fase de enchimento rápido ventricular, surge a terceira bulha (B_3), causada pelo impacto do excesso de sangue em um ventrículo pouco complacente. Nota-se então que B_3 é resultado de uma sobrecarga de volume. É um ruído de baixa frequência (auscultar com a campânula do estetoscópio) audível nos focos mitral ou tricúspide ou, ainda, na região entre esses focos, denominada mesocárdica ou endomucrômica.

Já a quarta bulha (B_4) é produzida ao final da fase de enchimento lento. Esta corresponde a uma contração atrial vigorosa contra um ventrículo de complacência reduzida, chacoalhando a cordoalha tendínea e o aparelho de sustentação da válvula atrioventricular. Há, portanto, sobrecarga de pressão. Também é um ruído de baixa frequência audível na mesma região da B_3. As doenças relacionadas são aquelas que causam hipertrofia ou fibrose ventricular (Figura 7.3).

INSPEÇÃO

Atitude do paciente

O primeiro passo da inspeção do paciente começa antes mesmo de estar à beira do leito. O examinador, ao se aproximar do paciente, deve já estar atento para a atitude deste no leito. Se for possível observar isso sem que o paciente note, ainda melhor, pois será mais espontâneo.

A presença do punho cerrado sobre o tórax, ao se queixar de dor torácica, aumenta a possibilidade de isquemia miocárdica como sua causa – *sinal de Levine*.

Pacientes com descompensação de disfunção ventricular esquerda não toleram decúbito (atitude ortopneica). É comum observar na cabeceira do leito vários travesseiros empilhados, assim o paciente mantém seu tronco e cabeça sempre elevados.

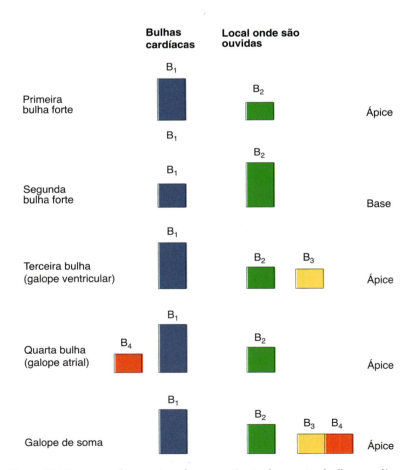

Figura 7.3 Esquema demonstrando a ocorrência das quatro bulhas cardíacas.

A pericardite acompanhada por derrame significativo pode levar o paciente a adotar atitudes peculiares ao leito (Figura 7.4 A e B). Na posição de Blechmann (ou sinal do travesseiro), o paciente se apresenta deitado de decúbito ventral e abraçado a um travesseiro. Outra atitude possível nesses casos é a de prece maometana (ou posição genupeitoral), na qual o doente fica ajoelhado com o tronco abaixado em direção à superfície, de modo que o peito toque os joelhos (semelhante à posição adotada em preces muçulmanas). Vale ressaltar que tais achados são inespecíficos, podendo ser adotados apenas por mera preferência do indivíduo.

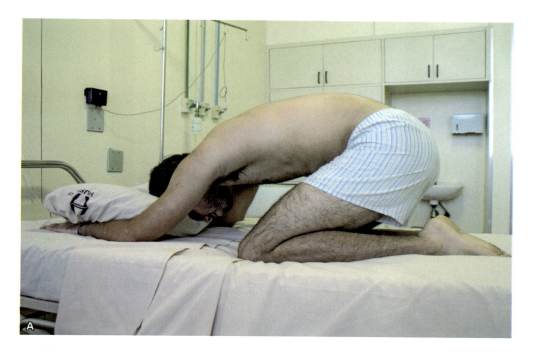

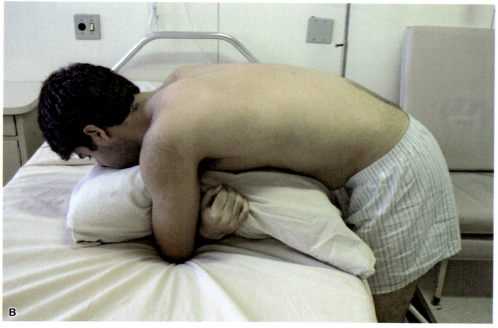

Figura 7.4 A. Posição genupeitoral (ou de prece maometana). **B.** Posição de Blechmann (ou sinal do travesseiro).

Anormalidades da caixa torácica

Pacientes com cifoescoliose, *pectus excavatum*, *pectus carinatum* ou qualquer outra malformação da caixa torácica podem apresentar alterações estruturais do coração e grandes vasos. Isso pode se dar tanto pela má acomodação dessas estruturas, o que prejudicará seu correto desenvolvimento, como pelas possíveis associações com malformações cardiovasculares (p. ex., síndrome de Marfan).

Outros achados à inspeção

São achados sugestivos de hipercolesterolemia: arco ou halo senil (também chamado de gerontoxo) antes dos 40 anos, xantomas (nódulos e/ou tubérculos levemente amarelados e duros) e xantelasma (placas periorbitárias amareladas) (Figura 7.5).

A endocardite infecciosa é outra condição patológica que pode ser sugerida à inspeção quando há petéquias palatais e unhas com hemorragias subungueais (Figura 7.6). Também podem ser notados *nódulos de Osler* (lesões eritematosas, elevadas dolorosas, geralmente nas palmas e plantas), *manchas de Janeway* (lesões não dolorosas eritematosas ou hemorrágicas, também mais nas palmas e plantas).

A predisposição à doença coronariana pode ser indicada através de pregas transversais no lóbulo auricular – *sinal de Linchstein* (Figura 7.7). Vale ressaltar que é um sinal de baixo valor, sobretudo quando isolado.

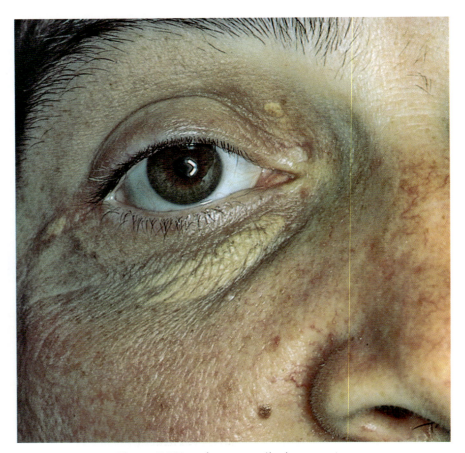

Figura 7.5 Xantelasma na pálpebra superior.

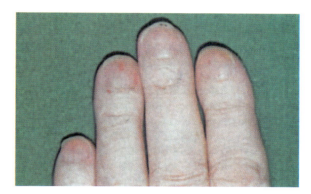

Figura 7.6 Hemorragias em *splinter* no dedo anular de um homem com endocardite infecciosa.

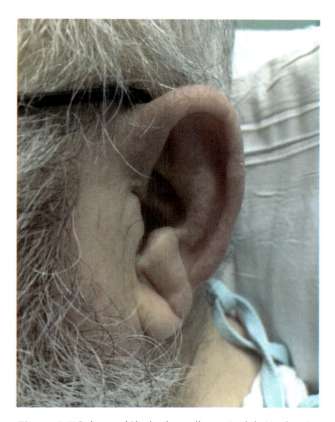

Figura 7.7 Sulco no lóbulo da orelha – *sinal de Linchstein*.

Impulsos visíveis

Parte-se agora para o exame direto do tórax; para isso, é preciso que este esteja exposto. Nas mulheres, deve-se colocar um lençol ou uma toalha dobrados no tórax, para não expor as mamas. A procura por estes impulsos deve ser feita por meio da análise do tórax de maneira tangencial (Figura 7.8).

Nem todo impulso torácico é patológico. Um grande exemplo de abaulamento fisiológico é o *ictus cordis*, fruto do impulso apical do coração. Quando normal, este se encontra no 4º ou 5º EIC na linha hemiclavicular (vale ressaltar que nem sempre é visível). Durante sua observação, devemos atentar para seus ascenso e descenso, em busca de

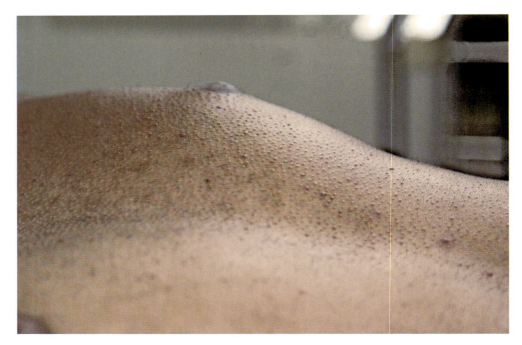

Figura 7.8 Observação tangencial do precórdio para pesquisa do *ictus cordis*.

ondas de enchimento rápido e ondas pré-sistólicas (detalhadas a seguir). A colocação do paciente em decúbito lateral esquerdo aproxima o coração da parede torácica, facilitando a visualização do *ictus cordis*.

Nos casos em que há abaulamento da região precordial como um todo, envolvendo principalmente áreas que vão do 3º até o 6º EIC, há alta sugestão de grandes cardiomegalias. Outra condição que pode gerar o mesmo quadro, embora menos frequentemente, consiste nos derrames pericárdicos (líquidos ou gasosos) de grande monta. Nesses casos de impulsos abrangendo áreas extensas, pode-se observar o *sinal de Williams*, que são as estruturas ósseas e cartilaginosas, e o próprio espaço intercostal, sendo impelidos para fora.

Abaulamentos focais, que não correspondem ao *ictus cordis*, têm seu significado dependente de sua localização. Caso ocorram no 3º ou 4º EIC, na linha paraesternal, pensa-se em aumento de ventrículo direito (VD). Impulsos sistólicos provenientes do VD podem ser vistos na região paraesternal esquerda ou sob o apêndice xifoide. Aneurismas da crossa aórtica e na aorta ascendente podem provocar batimentos visíveis na fúrcula esternal. Idosos, no entanto, podem apresentar tais batimentos apenas por alongamento da aorta, sem ectasia.

Pulso jugular

O pulso jugular é reflexo da função e da anatomia das cavidades direitas do coração. Devido à sua anatomia, por ter trajeto retilíneo em direção ao átrio direito (AD), a veia jugular interna direita deve ser a veia a ser avaliada. É necessário analisar a altura e as ondas de pulso venoso. Apesar de se destacar a análise da veia jugular externa em busca de turgência, a observação da jugular interna, mesmo para avaliação da pressão venosa central, deve ser utilizada.

Inicialmente devemos certificar-nos de que a pulsação vista é realmente de origem venosa (Quadro 7.1). Enquanto o pulso jugular é mais visível que palpável, o carotídeo comporta-se de maneira contrária. Como será detalhado a seguir, o pulso venoso é composto de duas ondas ascendentes, ao passo que o arterial contém apenas uma, e a elevação do pulso arterial se dá mais bruscamente. Além disso, como a onda está sendo transmitida retrogradamente do AD, ao obliterarmos a veia (pressionando-a com o polegar) em um determinado ponto abaixo de onde previamente era visto pulso, este desaparecerá, passando a ser visto imediatamente abaixo do local da compressão. Além disso, o pulso venoso é considerado móvel. A elevação da cabeceira do leito aumenta o tamanho da coluna líquida (sangue) sobre o pulso, fazendo com que ele se mova em direção à base do pescoço. O contrário também é verdadeiro, pois o rebaixamento da cabeceira reduz o tamanho da coluna líquida, trazendo o pulso venoso para mais perto do ângulo da mandíbula. Ainda, a *manobra de Rivero Carvallo* (detalhada adiante) expande a caixa torácica, elevando o retorno venoso. Portanto, o pulso segue esse aumento, deslocando-se para mais perto do coração, ou seja, rumo à base do pescoço.

Pela altura do pulso, é possível estimar a pressão venosa central (PVC), isto é, a pressão de enchimento do AD, que, na ausência de estenose tricúspide, é um reflexo do funcionamento do ventrículo direito. Ainda que a presença de turgência jugular seja na maioria das vezes indicativa de elevação da PVC, a visualização do pulso e a mensuração da altura da coluna de H_2O evita equívocos. Muitos livros descrevem que a avaliação ocorre com a cabeceira do paciente a 30° ou 45° (avaliando a distância entre o pulso e o ângulo de Louis); no entanto, o ângulo ideal da cabeceira do leito faz com que o pulso fique na metade do pescoço. Isso permite determinar o ponto em que começa e o que termina. Em pessoas sadias, quando a cabeceira está a mais de 30°, a coluna de líquido formada já é suficiente para empurrar o pulso para dentro do tórax (tornando-o invisível ao exame). Quando o paciente apresenta PVC elevada, o pulso tende a ficar mais alto (até mesmo intracraniano – o que não permitirá sua visualização), sendo possível vencer a coluna de sangue mesmo em inclinações maiores da cabeceira. Portanto, quanto maior a PVC, maior será a inclinação do leito para que o pulso desça até metade do pescoço. A mensuração da altura da coluna de H_2O (Figura 7.9) pode ser feita traçando-se uma reta que passe pelo pulso jugular paralelamente ao chão. Soma-se 5 à distância em centímetros entre tal reta e o precórdio. O resultado é uma estimativa numérica em centímetro de H_2O da PVC. Elevações na PVC são esperadas, por exemplo, em pacientes com insuficiência ventricular direita (IVD), insuficiência cardíaca congestiva (ICC) e no tamponamento cardíaco.

Outro ponto a ser avaliado na pesquisa da elevação da PVC é a presença de refluxo abdominojugular (ou hepatojugular). Para isso, aplica-se suave pressão sobre a região

Quadro 7.1 Diferenciação entre os pulsos da jugular interna do pulso carotídeo.

	Pulso jugular interno	Pulso carotídeo
Visível	Facilmente	Pouco
Palpável	Pouco	Facilmente
Ondas	Múltiplas	Única
Pressão digital abaixo do pulso	Reduz ou some	Não altera
Manobra de Rivero Carvallo	Diminui altura	Não altera
Alteração do ângulo da cabeceira	Elevação diminui altura Redução eleva altura	Não altera

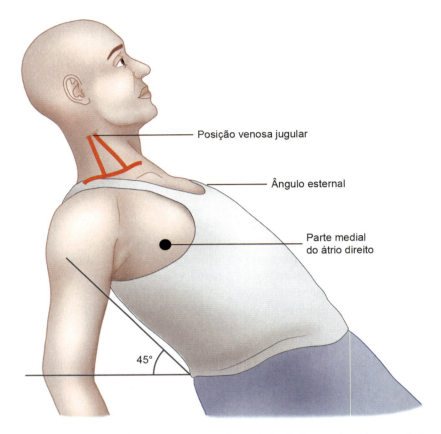

Figura 7.9 Relações entre a pulsação venosa jugular, o átrio direito e o ângulo manubrioesternal.

periumbilical por cerca de 10 a 15 segundos e observa-se a altura do pulso venoso (não é necessária a compressão sobre a topografia do fígado). Em indivíduos normais, há intensificação das ondas nos batimentos subsequentes ao início da pressão, e rapidamente este efeito desaparece. Na presença do refluxo, há a intensificação, assim como elevação do nível do pulso, mantendo-se por todo o período de compressão. A sua causa mais comum é a falência ventricular direita, podendo ser encontrada também na pericardite constritiva e na estenose tricúspide – casos em que há congestão hepática.

Quando o pulso venoso é indiferente à inspiração ou eleva-se em altura, temos o *sinal de Kussmaul*. Este é classicamente descrito em casos de pericardite constritiva ou tamponamento cardíaco.

Para análise das ondas do pulso venoso, é necessário que este seja bem visualizado, com a cabeça ligeiramente desviada para a esquerda (cuidado para não obliterar a veia com rotações excessivas). Uma lanterna auxilia o exame, com o feixe de luz incidindo tangencialmente às ondas (Figura 7.10).

Com relação às ondas, no pulso venoso, observamos duas ondas ascendentes – *a* e *v* – e duas descendentes – *x* e *y*. Há ainda uma pequena positividade na porção inicial da onda *x*, a onda *c* (Figura 7.11). A onda *a* representa a contração atrial; *x* reflete relaxamento do AD e, posteriormente, abaixamento do assoalho do átrio direito com a contração do VD; *c*, fechamento da válvula tricúspide e irradiação do pulso carotídeo; *v*, pelo retorno venoso com a válvula tricúspide fechada; *y*, pela abertura da válvula atrioventricular, já durante a diástole ventricular. Para sua determinação, devemos observar o

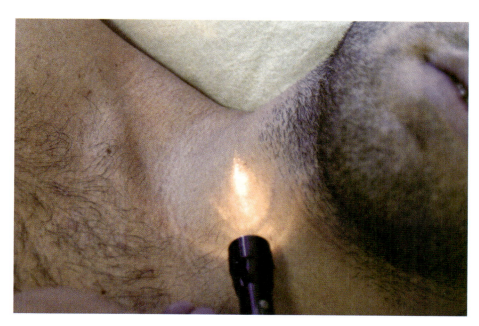

Figura 7.10 A projeção tangencial de luz com uma lanterna de bolso na região do pulso jugular forma uma sombra ao fundo (no travesseiro). Essa apresenta tamanho amplificado, facilitando a visualização das ondas do pulso venoso.

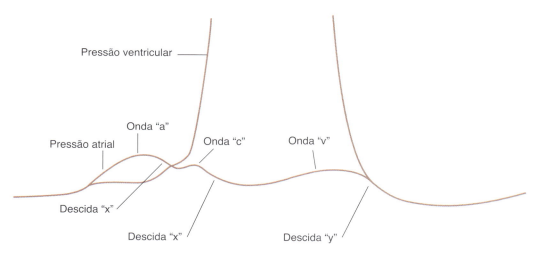

Figura 7.11 Ondas do pulso venoso. A contração do átrio direito eleva a pressão venosa central provocando um pequeno pico, a onda *a*. Com o fim da diástole, tal elevação termina, ocorre assim a descida *x*. Esta é momentaneamente interrompida pela onda *c*, resultado do fechamento da valva tricúspide. A sístole ventricular direita promove nova elevação pressórica, promovendo a onda *v*. Esta encerra-se com a descida *y*.

pulso venoso ao mesmo tempo em que palpamos o pulso carotídeo esquerdo (não deve ser utilizado o pulso radial). A onda venosa que coincide com a subida do pulso carotídeo será a onda *v*.

Alterações valvulares, portanto, influenciarão diretamente o formato das ondas. Na estenose tricúspide, observaremos aumento da onda *a* – *onda a gigante* – acompanhado de uma onda *y* alentecida, ambas devido à presença de obstrução mecânica entre AD e VD. Já na insuficiência tricúspide, há intensificação da onda *v*, com esta sendo mais precoce e de amplitude maior, havendo também apagamento da onda *x*, sobretudo de sua porção tardia (que equivale ao começo da sístole ventricular).

A análise do pulso venoso também é útil na presença de arritmias. Na presença de fibrilação atrial, como não há sístole atrial, ausenta-se a onda *a*. Nos casos de dissociação atrioventricular (bloqueio atrioventricular [BAV] total ou taquicardia ventricular), o AD contrai-se contra uma válvula tricúspide fechada; com isso, temos a chamada *onda a em canhão*, por sua magnitude. Em BAV de 2º grau, algumas ondas *a* não são sucedidas por ondas *v*, denotando que, apesar da sístole atrial, não houve sístole ventricular.

Pulso arterial

Da mesma forma que o pulso venoso nos fornece informação sobre as cavidades direitas, o pulso arterial é um ótimo reflexo do ventrículo esquerdo.

Com relação aos vasos avaliados, há divergência entre os autores – alguns preferem a análise por meio da artéria radial, já outros a fazem a partir da artéria carótida. Procederemos à análise desta última, por acreditarmos que esta apresenta menor atraso em relação ao ciclo cardíaco (visto que é um pulso central).

A palpação do pulso carotídeo deve ser realizada lateralmente à cartilagem tireoide (pomo de adão, nos homens), junto à borda anterior do esternocleido-occiptomastóideo (ECOM). Deve ser evitada a palpação junto ao ângulo da mandíbula, pela possibilidade de manobra vagal. Outra observação é que as artérias carótidas são as únicas que devem sempre ser examinadas individualmente, a fim de evitar prejuízo na irrigação encefálica.

Inicialmente, observaremos a amplitude do pulso (Figura 7.12). Pulsos carotídeos diminuídos são marcantes quando há obstrução grave da válvula aórtica. Além de apresentarem menor amplitude, têm uma porção ascendente mais lenta (*parvus*) e um pico mal definido e tardio (*tardus*), denominado *parvus tardus*. Isso pode ser verificado ao palpar o pulso carotídeo e auscultar o precórdio simultaneamente. Em geral, palpa-se a subida do pulso simultaneamente à ausculta da primeira bulha. Podemos encontrar pulsos diminuídos também em casos de disfunção grave do ventrículo esquerdo (VE), sem alentecimento/atraso da onda.

Redução de amplitude do pulso pode ser encontrada também na presença de insuficiência mitral moderada a grave. Além desta característica, o pulso apresentará ascensão e descidas rápidas. Isso pode ser explicado pelo refluxo do sangue para o átrio esquerdo, uma cavidade de menor pressão (o sangue terá maior facilidade para seguir um fluxo retrógrado do que anterógrado, justificando assim uma redução da amplitude do pulso carotídeo).

Amplitudes aumentadas são observadas classicamente na presença de insuficiência aórtica. Nesta, pode ser encontrado o chamado *pulso em martelo d'água*, o qual, além de mais amplo, possui subida e descida bastante bruscas.

Alterações no formato, com surgimento de duplos picos, também são indicativas de lesão. No *pulso bisferiens,* da insuficiência aórtica ou da dupla lesão aórtica com predomínio de insuficiência, observamos duas cristas sistólicas em um pulso amplo; na estenose aórtica, observamos o *pulso anacrótico*, no qual há pequena interrupção na porção ascendente do pulso (nó anacrótico). Há, por fim, o *pulso dicrótico*, no qual observamos duas cristas, uma sistólica e outra diastólica; pode ser encontrado em tamponamento cardíaco, choque ou IVE grave.

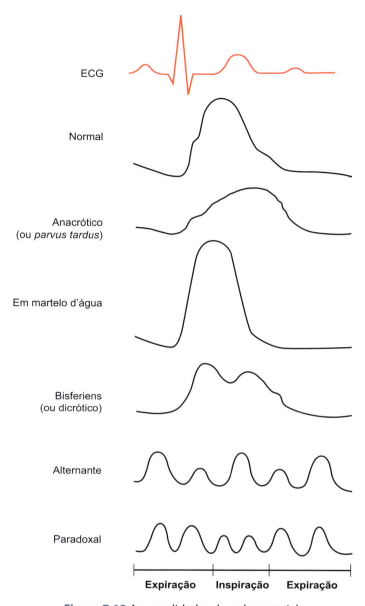

Figura 7.12 Anormalidades do pulso arterial.

Outras alterações, inclusive mais perceptíveis em pulsos distais, são: *pulso alternans* e *pulso paradoxal*. No primeiro há alternância de pulsos com maior e menor amplitude, sendo observados em paciente com falência do VE; já no segundo há redução da amplitude do pulso quando o paciente realiza inspirações. Este é classicamente encontrado no tamponamento cardíaco, e pode ser encontrado também na doença pulmonar obstrutiva crônica (DPOC) e na pericardite constrictiva.

PALPAÇÃO

Iniciaremos pela palpação do *ictus cordis* (a "ponta do coração"), portanto, a extremidade do ventrículo esquerdo. A inspeção do *ictus* já foi mencionada e, quando este é visível, guiará a palpação.

Para sua realização, o paciente deve estar em decúbito dorsal com a cabeceira do leito posicionada a 30°; tórax exposto e membros repousando sobre o leito e não cruzados. Com a mão espalmada sobre o tórax, procura-se o ponto de máximo impulso e, após sua detecção, utiliza-se a ponta dos dedos para aumentar a sensibilidade tátil (Figura 7.13). Caso a delimitação seja imprecisa ou impossível, deve-se solicitar que o paciente assuma o decúbito lateral esquerdo, pois, dessa forma, aproxima-se a ponta do coração da caixa torácica (Figura 7.14). A presença de *ictus* palpável não é obrigatoriamente patológica (isso pode ocorrer em até 50% dos indivíduos normais, em decúbito lateral). O *ictus* é considerado patológico por suas características, e não por ser palpável. Algumas situações dificultam a palpação do *ictus*, como casos de pacientes musculosos, obesos ou portados de DPOC.

É necessário avaliar as características apresentadas a seguir.

▶ **Localização.** É a primeira parte da palpação; o normal é que o *ictus cordis* esteja localizado no 4º ou 5º EIC, na linha hemiclavicular esquerda. Desvios no local onde o *ictus* é sentido são comumente encontrados nos aumentos cavitários. No aumento do VE (volumétrico) o *ictus* é desviado lateralmente e para baixo. Nos de VD, o desvio é principalmente lateral. Hipertrofia do VE não causa desvio importante.

Existem condições pulmonares, como atelectasias ou fibroses, que irão tracionar o *ictus* para o pulmão correspondente. Da mesma forma, existem outras que irão empurrá-lo, como derrames de grande monta ou pneumotórax hipertensivo.

Em algumas malformações congênitas pouco comuns, coração e grandes vasos podem apresentar estrutura anatômica invertida, como se fosse uma imagem refletida no espelho. Nesses casos, o *ictus cordis* está no hemitórax direito. Essas apresentações são chamadas de dextrocardias, podendo ser isoladas (apenas o coração) ou acompanhadas dos órgãos viscerais (*situs inversus totalis*).

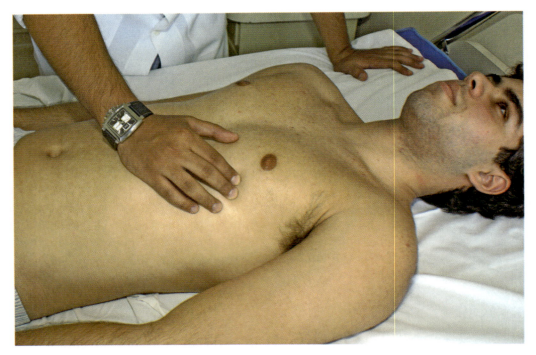

Figura 7.13 Palpação do *ictus cordis*, iniciando-se pelo 5º espaço intercostal com a linha hemiclavicular esquerda.

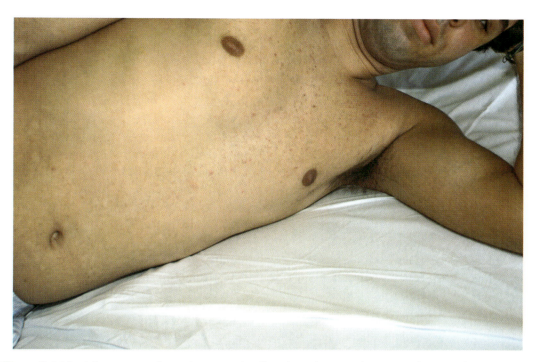

Figura 7.14 Posicionamento do paciente em decúbito lateral esquerdo para exploração do *ictus cordis*.

▶ **Extensão.** O tamanho do *ictus cordis* pode ser avaliado com mais de um parâmetro. A extensão normal do *ictus* não pode passar de 2 a 3 cm. Apesar de classicamente descrito em polpas digitais, esta descrição deve ser evitada para diminuir o erro interobservador. Além disso, é possível usar os EIC para mensurar um aumento ictal. Quando ocupa dois ou mais EIC, há indício de aumento do *ictus cordis*. Aumentos na extensão do *ictus* são indicativos de dilatação do VE. Existem casos nos quais o *ictus* encontra-se tão grande que pode preencher a concavidade palmar da mão do examinador. Nesses casos, o *ictus* recebe a classificação de *globoso* ou *difuso*.

▶ **Amplitude.** Chama-se de *ictus propulsivo* aquele que é capaz de exercer solavanco sob os dedos do examinador, a ponto de levantá-los. Esse dado no exame reforça a hipótese de hipertrofia ventricular esquerda.

▶ **Duração.** Não existe mensuração temporal predeterminada, o que faz com que o critério para classificação como de duração aumentada tenha como base a experiência do examinador. O termo *sustentado* é utilizado quando a duração da palpação do *ictus* está prolongada, sendo diretamente proporcional ao grau de hipertrofia ventricular. *Ictus* sustentados devem levantar a hipótese de obstrução ao trato de saída do VE. Outra causa para sua presença é o aumento volumétrico do VE.

▶ **Bulhas extras.** Por serem sons graves, muitas vezes, são mais bem palpáveis do que audíveis (sobretudo a quarta bulha). Quando há contribuição aumentada da contração atrial para o enchimento ventricular, sente-se um pequeno impulso logo antes do impulso sistólico do *ictus*. É a chamada *onda pré-sistólica*, equivalente à quarta bulha. Quando percebemos um duplo impulso, mas com este se dando logo após a descida do *ictus*, trata-se do retrato do enchimento diastólico contra um ventrículo pouco complacente. Esta é a *onda de enchimento rápido*, sendo similar à terceira bulha. Manobras e posições que facilitam a percepção auscultatória das ondas também facilitam sua palpação.

Para ajudar ainda mais na verificação das bulhas extras, pode-se utilizar de algum instrumento que amplifique o movimento do *ictus*. O objeto (p. ex., caneta esferográfica) deve ser apoiado levemente sobre o *ictus* por uma de suas extremidades; a outra irá desenhar um movimento de subida e descida.

▶ **Mobilidade.** Ao solicitar que o paciente em decúbito dorsal se vire para a esquerda, ficando em decúbito lateral, é possível notar em indivíduos sadios que o *ictus cordis* torna-se mais lateralizado em aproximadamente 3 cm. Redução da mobilidade do *ictus* sugere pericardite constritiva, mas é rara de ser observada.

Passaremos agora à palpação do ventrículo direito. Apesar de o termo "*ictus* de VD" ser utilizado corriqueiramente, a nomenclatura não é exata (o correto seria apenas "o impulso de VD"). A palpação do VD é possível em situações nas quais tal câmara cardíaca encontra-se aumentada; também é possível detectá-lo no exame de pacientes magros.

Existem várias técnicas para palpação do VD (Figura 7.15). O examinador dispõe de três maneiras corretas de apoiar a mão sobre a linha paraesternal esquerda para examiná-lo:

- Com os punhos cerrados, o examinador apoia as falanges proximais no terço médio da linha paraesternal, de modo paralelo às costelas. Essa forma lembra um soco, por isso não é muito elegante
- Com a mão aberta, o examinador apoia apenas as polpas digitais nos EIC, nos 3º, 4º e 5º
- No terço médio da linha paraesternal, o examinador apoia a região hipotenar da mão, exercendo leve pressão.

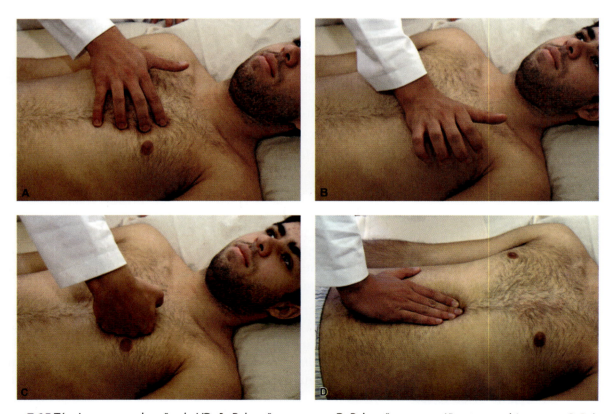

Figura 7.15 Técnicas para palpação do VD. **A.** Palpação em garra. **B.** Palpação com regiões tenar e hipotenar. **C.** Palpação com punho cerrado. **D.** Palpação abaixo do apêndice xifoide.

É possível, ainda, examinar o VD colocando a mão – de forma espalmada e apontando para a cabeça do paciente – na região epigástrica. É então realizada força para dentro e para cima, a fim de que as pontas dos dedos fiquem ligeiramente abaixo do apêndice xifoide. Solicitar que o paciente realize inspirações facilita a palpação. O inconveniente desta manobra é que pode causar grande desconforto em alguns indivíduos.

Assim como na palpação de VE, bulhas acessórias podem ser palpadas no VD. Ondas pré-sistólicas podem ser encontradas em casos de hipertensão pulmonar ou estenose pulmonar, e ondas de enchimento rápido em disfunções de VD.

A palpação agora abrangerá toda a área cardíaca, com ênfase nos focos valvares. O objetivo é detectar vibrações e choques, os quais serão de grande valor para orientar a ausculta cardíaca.

A maneira correta de palpação é utilizando a região palmar da cabeça dos ossos metacarpais. Pode-se ainda, de forma complementar, realizar palpação com as polpas digitais. Aconselha-se iniciar a palpação na seguinte ordem: (1) *ictus cordis* (foco mitral); (2) foco aórtico; (3) foco pulmonar; (4) foco tricúspide.

Assim, inicialmente, estuda-se a válvula atrioventricular esquerda (válvula mitral) e o trato de saída do ventrículo esquerdo (válvula aórtica); após o estudo do coração esquerdo, passamos para o trato de saída do ventrículo direito (válvula pulmonar) e a válvula atrioventricular direita (tricúspide), completando o estudo com o coração direito.

Ao palpar alguma vibração ou choque, é preciso descrever localização, momento no ciclo cardíaco (usando como referência o pulso carotídeo) e irradiação, e caracterizar (como choque, estalido ou frêmito – descritos a seguir). Apenas será possível realizar um exame eficaz se o examinador souber exatamente o que está procurando. Portanto, será descrito a seguir o que pode ser encontrado.

▶ **Bulhas palpáveis.** As bulhas cardíacas, além de auscultadas, podem eventualmente ser palpadas como um choque (recebendo então a descrição de *choque valvar*). Isso ocorre em alguns indivíduos magros sem aumento do diâmetro anteroposterior do tórax, pois há neles menor anteparo entre o coração e a mão do examinador. Tal achado, no entanto, tem relevância clínica quando ocorre por condições patológicas.

▶ **B_1.** Como esta bulha corresponde ao fechamento das valvas atrioventriculares, ela será palpada no ápice cardíaco (focos mitral ou tricúspide), marcando o início de sístoles (observe que isso a diferencia da palpação de B_3 e B_4, que também são encontrados nesses focos, porém durante a diástole).

O mecanismo principal ocorre por meio de calcificações e/ou fibroses que causam estenoses valvares (p. ex., estenose mitral). Nesses estados, as valvas fecham de forma mais abrupta, produzindo o choque. Outras causas possíveis são os estados hipercinéticos (p. ex., febre, tireotoxicose e anemia), exercício, taquicardia, comunicação interatrial e mixoma atrial.

Assim, à ausculta, é de se esperar que a primeira bulha esteja hiperfonética.

Por outro lado, a primeira bulha estará diminuída em pacientes portadores de PR longo (BAV de 1º grau), bloqueio de ramo esquerdo, hipertensão grave, insuficiência mitral ou aórtica aguda e na disfunção grave de VE.

▶ **B_2.** A segunda bulha representa o fechamento das semilunares; então, quando palpável, estará presente na base cardíaca (focos pulmonar ou aórtico – o que a diferencia de B_1, B_3 e B_4) durante a diástole. A B_2 pode ser mais bem audível caso o paciente fique em posição sentada com o tórax inclinado para a frente (*posição de Harvey*).

As doenças que fazem B_2 ser palpável são aquelas que aumentam a pressão sistólica. Isso eleva a pressão de fechamento valvar, tornando a bulha mais exuberante. Portanto, B_2 palpável em foco aórtico é sugestiva de hipertensão arterial sistêmica, enquanto, em foco pulmonar, fala a favor de hipertensão arterial pulmonar (quando isso ocorre em associação a um VD palpável, há grande probabilidade do diagnóstico). Vale ressaltar que as valvas semilunares são morfofuncionalmente diferentes das atrioventriculares, o que faz com que estenoses (pulmonar ou aórtica) não intensifiquem a segunda bulha, podendo, inclusive, causar diminuição da sua intensidade.

Nesses casos, durante a ausculta, o examinador deverá atentar para B_2 hiperfonética, que pode ser causada por hipertensão arterial sistêmica, hipertensão arterial pulmonar (CIV, CIA, PCA, estenose mitral, insuficiência ventricular esquerda) e dilatação do anel valvular (com ou sem insuficiência).

▶ **Frêmitos.** Representam a expressão palpável de um sopro. No precórdio, as lesões orovalvares são as grandes responsáveis por isso; outras causas são excepcionais (p. ex., aneurismas). A sensação provocada pelo frêmito assemelha-se à mesma de palpar a laringe durante a fala. Será preciso observar sua localização, o momento no ciclo cardíaco, a intensidade e a irradiação. Frêmito na base cardíaca sugere insuficiência (regurgitação) valvar, quando diastólico, e estenose quando sistólico. Já no frêmito em ápice, ocorre o contrário. Além disso, frêmito diastólico que irradia para fúrcula esternal e carótidas sugere insuficiência aórtica; e quando irradia para axila esquerda, deve-se pensar em estenose mitral.

PERCUSSÃO

É de pouca valia, pois foi demonstrada a pouca fidedignidade do diagnóstico de cardiomegalia à percussão, mesmo em mãos experientes.

AUSCULTA

Esta última parte do exame é vista como o grande empecilho do exame físico cardiológico. No entanto, se bem realizado, muitas vezes, a ausculta apenas ratificará os achados das etapas prévias do exame.

Uma audição mais apurada e, principalmente, um ouvido treinado irão contribuir na ausculta; mas o essencial é saber o que está se ouvindo. Por isso, a seguir, estão listados em ordem os aspectos relevantes desta etapa.

O paciente deve estar posicionado em decúbito dorsal, com a cabeceira a aproximadamente 30°. Como será visto adiante, outras posições poderão ser adotadas quando conveniente. Como sempre, o estetoscópio deverá estar em contato direto com a pele do paciente, nunca sobre a roupa.

Apesar de, classicamente, serem descritos focos de ausculta, esta não deve ser feita de forma saltatória, de foco em foco, mas como uma "marcha" sobre o tórax. Pode-se iniciar pela região do ápice, caminhando-se paulatinamente em direção à região paraesternal esquerda, ascendendo paralelamente a ela até o 2º EIC e, posteriormente, cruzando a linha média. Soma-se a isso a ausculta de possíveis locais de irradiação do sopro, como será descrito posteriormente.

Localizamos os eventos auscultados no ciclo cardíaco a partir das seguintes denominações: **holo** (todo), **proto** (início), **meso** (meio), **tele** (final); **diastólico** ou **sistólico**.

REGULARIDADE

Por meio da regularidade dos batimentos cardíacos já é possível traçar rumos diagnósticos de arritmias. O normal é o ritmo regular, no qual as bulhas ocorrem em intervalos fixos. Durante o exame da frequência cardíaca pela palpação dos pulsos, já é possível ter ideia da regularidade dos batimentos cardíacos.

Quando os batimentos apresentam irregularidade, repetida de forma não aleatória, classificam-se como *regularmente irregulares*. A extrassístole é um grande exemplo – o ritmo regular é quebrado, eventualmente, por uma antecipação de um batimento, e é acompanhada por uma breve pausa até o próximo. Isso pode gerar um ciclo em que a arritmia se repita de forma regular, como nos casos de bigeminismo, trigeminismo etc. Nesses casos, é importante estipular quantas extrassístoles ocorrem por minuto. Outro exemplo é a arritmia sinusal, na qual as inspirações são associadas a pequenas acelerações da frequência cardíaca.

Já nos pacientes com ritmo completamente aleatório, o pulso é chamado de *irregularmente irregular*. Nesses casos, o ideal é que a contagem seja feita no precórdio, pois nem todos os batimentos apresentam tradução palpatória. Assim, a frequência cardíaca mensurada no precórdio é maior que a mensurada no pulso periférico. Esse fenômeno é denominado *déficit de pulso*. A principal hipótese diagnóstica nesses casos é a fibrilação atrial (Figura 7.16), mas o diagnóstico definitivo é feito apenas por eletrocardiograma.

IDENTIFICAÇÃO DE B$_1$ E B$_2$

O fechamento das valvas cardíacas produz sons de alta frequência, portanto, estes serão mais bem auscultados com o diafragma do estetoscópio. As valvas atrioventriculares produzem B$_1$, introduzindo a sístole, ao passo que as semilunares produzem a B$_2$. Em paciente bradicárdicos, sua diferenciação se torna mais fácil, pois as bulhas dividem o ciclo em duas pausas – uma breve e uma longa – sendo esta última correspondente à diástole prolongada. No entanto, sua correta diferenciação entre ambas deve ser feita com base na palpação do pulso carotídeo, com sua ascensão sendo concomitante à B$_1$.

A B$_1$ subdivide-se ainda em componentes tricúspide e mitral, com o fechamento da tricúspide ligeiramente após o da mitral. Essa distinção ao ouvido é, na maioria das vezes, imperceptível (inclusive pelo fato de o componente mitral ser mais intenso), sendo mais fácil de ser notada na região paraesternal esquerda.

As causas de hiperfonese da B$_1$ já foram citadas na seção sobre choque valvar. No entanto, vale ressaltar que a hiperfonese, na maioria das vezes, não tem tradução palpatória.

Qualquer causa que afaste o coração do estetoscópio pode provocar hipofonese da B$_1$; incluindo obesidade, tórax musculoso e tórax em tonel.

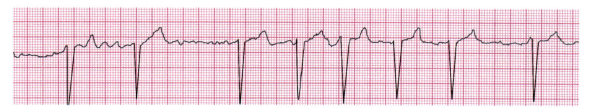

Figura 7.16 ECG de paciente com fibrilação atrial. O ritmo encontra-se irregularmente irregular.

A estenose, que havia sido citada como causa de hiperfonese, passa a causar hipofonese quando avançada, pelo alto grau de restrição do movimento dos folhetos. Dessa forma, ajuda a indicar evolução da doença.

Além disso, qualquer fator que comprometa a contratilidade ventricular (p. ex., miocardiopatias, infarto do miocárdio) pode reduzir a força de fechamento das valvas atrioventriculares.

Assim como na primeira bulha, a segunda bulha também é fruto da soma de dois componentes – aórtico (A_2) e pulmonar (P_2) –, com o P_2 sucedendo A_2. Ao contrário da B_1, a distinção entre os dois componentes é nítida, facilitada pela influência da ação das incursões respiratórias, como será explicado a seguir.

A percepção de hiperfonese de um dos componentes de B_2 deve ser feita comparativamente durante seu desdobramento, e não por B_2 ser mais intensa no foco pulmonar ou aórtico. Hiperfonese de A_2 pode ser encontrada em casos de hipertensão arterial, ao passo que a hiperfonese de P_2 é tipicamente encontrada em paciente com hipertensão arterial pulmonar.

Além da hipofonese por distanciamento, citada anteriormente, fatores que reduzem a pressão nos vasos distais aos ventrículos (p. ex., regurgitação aórtica, estenose aórtica, hipotensão arterial) irão reduzir a intensidade sonora das bulhas.

A principal causa de hipofonese de ambas as bulhas é o enfisema pulmonar, o qual distancia o coração da parede torácica. Outra causa importante é o tamponamento cardíaco. O líquido acumulado entre os folhetos do pericárdio reduz a propagação sonora das bulhas. Quando acompanhada de hipotensão arterial e turgência jugular, há a *tríade de Beck*, típica do tamponamento cardíaco:

1. Hipofonese de bulhas.
2. Turgência jugular.
3. Hipotensão arterial.

DESDOBRAMENTO DE B_2

Como já mencionado, a segunda bulha é resultado da soma de um componente aórtico e outro pulmonar. O fechamento da valva aórtica ocorre primeiro, e o da pulmonar ocorre imediatamente depois, sem que haja um intervalo entre elas. No entanto, é possível que essa relação seja alterada tanto fisiológica quanto patologicamente (Figura 7.17).

DESDOBRAMENTO FISIOLÓGICO

Durante a inspiração, há recrutamento de novos vasos na microcirculação pulmonar, fazendo com que a pressão transmitida à artéria pulmonar seja menor, de modo que a válvula pulmonar se feche de maneira tardia. Ausculta-se assim uma segunda bulha dupla (desdobrada) na inspiração – na expiração B_2, permanece com um único som.

ACENTUAÇÃO DO FISIOLÓGICO

Apesar do nome, representa uma condição patológica (assim como as seguintes). Nesta, A_2 e P_2 estarão ainda mais afastados na inspiração, e passarão também a ter distância na expiração. Essa acentuação é decorrente de um atraso mais significativo no fechamento

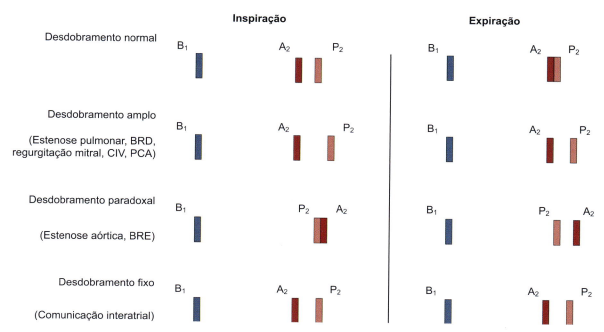

Figura 7.17 Anormalidades no desdobramento da segunda bulha cardíaca. BRD: bloqueio de ramo direito; CIV: comunicação interventricular; PCA: persistência do canal arterial; BRE: bloqueio do ramo esquerdo.

da valva pulmonar. Uma causa de destaque para esse quadro é o bloqueio de ramo direito (BRD). Neste, há alentecimento na condução do estímulo elétrico cardíaco para o lado direito do coração, o que irá "atrasar" a sístole do VD. Também pode ocorrer quando a valva aórtica se antecipa no seu fechamento. É o que ocorre na insuficiência mitral, já que, durante a sístole, o sangue é expulso do VE tanto pela valva aórtica como pela mitral (regurgitação).

À ausculta, fica evidente um som duplo de B_2 na inspiração e na expiração, sendo maior o intervalo na primeira.

DESDOBRAMENTO PARADOXAL

Recebe este nome pelo fato de que, agora, quem se encontra atrasado é o componente aórtico. Isso faz com que, na inspiração, o componente pulmonar venha primeiro, sendo seguido de imediato pelo aórtico. Na prática, essa inversão não é notada, pois apenas é possível escutar um único som. O que irá indicar o desdobramento paradoxal é que estará acompanhado de um som duplo de B_2 na expiração. Como a valva aórtica estará demorando mais para fechar, as causas principais são bloqueio de ramo esquerdo (BRE) e estenose aórtica (nesta, o sangue demora mais para deixar o VE). Também pode ser notada em pacientes com hipertensão arterial, miocardiopatia, doença coronariana e persistência do canal arterial (PCA).

DESDOBRAMENTO FIXO

Nesta última modalidade, tanto na inspiração quanto na expiração, B_2 apresentará um som duplo. O que irá diferenciá-la de acentuação do fisiológico é que seus intervalos entre cada componente, na inspiração e na expiração, são iguais. Isso ocorre na comunicação interatrial (CIA), pois esta permite que as pressões dos lados esquerdo e direito do coração se igualem. Outras causas de desdobramento fixo incluem: síndromes hipercinéticas, bloqueio de ramo direito (BRD), insuficiência mitral, comunicação interventricular (CIV), tetralogia de Fallot e estenose pulmonar.

BULHAS ACESSÓRIAS

Constituem sons graves, de modo que, para sua detecção, deve ser utilizada a campânula. Além disso, por sua sutileza, são encontradas na região do *ictus* ou paraesternal (caso tenham origem no VD). Assim, B_3 e B_4 são mais bem audíveis em *ictus cordis* e região mesocárdica (também denominada endomucrômica); portanto, não devem ser confundidas com B_2 desdobradas, pois estas são mais audíveis na base com o diafragma.

Para aquelas formadas no VE, a melhor forma de notá-las é examinando o paciente em decúbito lateral esquerdo, aproximando assim o *ictus* da caixa torácica. No caso de bulhas formadas à direita, o melhor local para ausculta é no ponto de máximo impulso do VD (em paciente com enfisema, pode-se auscultar abaixo do apêndice xifoide). B_3 é mais evidente com aumento do retorno venoso e da frequência cardíaca, de modo que o examinador pode pedir ao paciente que realize alguns agachamentos. B_4 de origem esquerda pode ser exacerbada com a manobra de *hand grip*. Tanto B_3 quanto B_4 de VD, muitas vezes, respondem à inspiração profunda, exacerbando-se.

Como já mencionado, B_3 ocorre na transição do componente rápido do esvaziamento atrial para o lento. Por isso, ocorre logo após B_2. Esta retrata a falência ventricular, tendo como causas miocardiopatias, insuficiência aórtica, insuficiência mitral, CIA, CIV ou doenças isquêmicas em fase avançada. Da mesma forma, B_3 pode ser formada à direita quando há falência do VD. O ruído de baixa frequência audível é causado pela entrada do sangue em um ventrículo pouco complacente.

Já a B_4 tem sua origem a partir da contração atrial, ocorrendo, portanto, antes da B_1. O ruído é secundário ao chacoalhar do sangue na cordoalha tendínea e no aparelho de sustentação da válvula atrioventricular. As de esquerda têm como origem infarto do miocárdio e hipertrofia ventricular (seja por hipertensão arterial sistêmica ou estenose aórtica). As formadas no VD são frutos de hipertensão pulmonar ou estenose pulmonar.

Quando um paciente contém B_3 e B_4 e ainda se apresenta taquicárdico (frequência cardíaca maior que 100 bpm), diz-se que apresenta *ritmo de galope*. Em algumas situações, os sons de B_3 e B_4 podem se sobrepor devido à diástole muito encurtada, empregando-se o termo *galope de soma* (Figura 7.18).

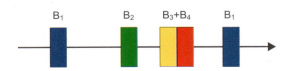

Figura 7.18 Ritmo em galope de soma. Repare que a proximidade entre B_3 e B_4 faz com que se tornem uma bulha única, havendo portanto três tempos à ausculta.

ESTALIDO E CLIQUE

Ambos se diferenciam dos outros sons cardíacos, sendo caracterizados pela qualidade de estalo – portanto, um som agudo. Dessa forma, são mais audíveis com diafragma, o que ajuda na diferenciação com B_3 e B_4. Outro ponto que ajuda nesta diferenciação é que, por serem mais agudos, são audíveis em áreas mais distantes (Figura 7.19).

O estalido é auscultado logo após B_2, pois o evento valvar seguinte ao fechamento das semilunares é a abertura das atrioventriculares. Este é tipicamente encontrado em paciente com estenose mitral (pode haver, no entanto, estalido de abertura da válvula tricúspide); inclusive, nos dá informação sobre a gravidade da estenose, com estalidos precoces sendo encontrados em lesões mais avançadas (pois a pressão ainda mais elevada no átrio faz com que a pressão atrial sobrepuje a ventricular mais precocemente).

O clique, por sua vez, ocorre após B_1, visto que o fechamento das atrioventriculares precede a abertura das semilunares. São chamados de cliques ejetivos. A identificação desses achados é feita basicamente por ausculta, os quais podem ser encontrados em paciente com válvula aórtica bicúspide, estenose pulmonar e dilatação do tronco da artéria pulmonar.

Há, no entanto, um clique que ocorre no meio da sístole e, por isso, é chamado de clique mesossistólico ou não ejetivo, sendo mais audível em borda paraesternal esquerda. Diferentemente dos anteriores, não ocorre por abertura da válvula, mas por tensão do aparelho valvar e subvalvar mitral, sendo encontrado em pacientes com prolapso mitral (também denominado doença de Barlow ou síndrome clique-sopro). Algumas vezes, introduz o sopro de regurgitação mitral encontrado nesses pacientes.

SOPROS

Consistem na manifestação sonora do turbilhonamento de sangue. Podem ser decorrentes de lesões valvares, hiperfluxo ou simplesmente redução da viscosidade sanguínea. Assim, a presença de um sopro não necessariamente implica cardiopatia, pois podem ocorrer os denominados sopros inocentes em condições que causam hipercinesia, como febre, gravidez, exercícios físicos ou, ainda, por uma condição funcional como a anemia. Quando os sopros são mais intensos, irão produzir frêmito, mas vale ressaltar que nem sempre a intensidade do sopro reflete a gravidade da lesão que o produz.

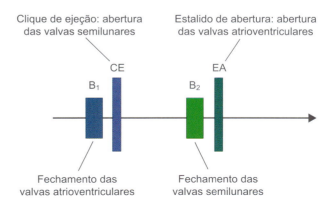

Figura 7.19 Esquema representando a presença de clique de ejeção e estalido de abertura no ciclo cardíaco.

O sopro é classificado em 6 cruzes:

- 1+: difícil de auscultar, gera dúvida
- 2+: torna-se mais evidente, não gera dúvida
- 3+: é de alta intensidade
- 4+: auscultado com todo o estetoscópio encostado na pele, com frêmito
- 5+: auscultado com o estetoscópio a 45° da pele, com frêmito
- 6+: auscultado apenas próximo da pele (sem tocá-la), com frêmito.

Nota-se que o frêmito é um elemento crucial para classificar o sopro. Sempre que houver frêmito, o sopro contém, no mínimo, quatro cruzes.

Classificá-lo, localizar sua área e irradiações, contextualizar no ciclo cardíaco (temporalidade) e realizar determinadas manobras semiológicas fornecerão subsídios para que o examinador aponte importantes diagnósticos.

Sopros funcional e orgânico

Os sopros funcionais não estão relacionados com lesões orovalvares propriamente ditas. Em geral, ocorrem secundariamente a situações de hipercinesia. Febre, hipertireoidismo e exercício físico são alguns exemplos que podem causar hipercinesia e, portanto, sopro funcional. Assim, nota-se que tais achados costumam ser benignos. Outra causa é a anemia, na qual o turbilhonamento do sangue é facilitado pela redução da sua viscosidade.

Caracteristicamente, tais sopros são sempre sistólicos, podem ser auscultados em múltiplos focos, apresentam som suave e não contêm frêmito (portanto, são, no máximo, de 3+). Além disso, são mais nítidos com o paciente em decúbito dorsal, de modo que, ao colocar o paciente sentado, há redução de sua intensidade. Vale ressaltar que apesar de serem muitas vezes descritos como "pancardíacos", sempre apresentam característica ejetiva, sendo originados nas válvulas aórtica ou pulmonar.

Já nos sopros orgânicos há alterações estruturais, sejam valvares ou não (p. ex., defeitos nos septos ou persistência do ducto arterioso). Diferentemente do anterior, podem ser sistólicos ou diastólicos, predominar ou ser exclusivos de apenas um foco e irradiar; além disso, também é possível que haja frêmito (Quadro 7.2).

ATRITO PERICÁRDICO

O atrito pericárdico tem três fases: uma sistólica e duas diastólicas, sendo uma correspondente à fase de enchimento rápido e outra, à contração atrial. Costuma ser bifásico, apenas com as fases sistólica e pré-sistólica. Posições que aproximam o VD (porção

Quadro 7.2 Critérios para diferenciar um sopro funcional de um sopro orgânico.

	Funcional	Orgânico
Localização	Pancardíaco	Predomina em algum foco
Frêmito	Não	Possível
Tempo no ciclo	Sistólico	Sistólico ou diastólico
Irradiação	Não	Possível
Paciente sentado	Reduz intensidade	Depende da lesão

anterior do coração) da caixa torácica o exacerbam. Para isso, pode-se pedir para que o paciente, sentado, recline-se para a frente ou, em decúbito ventral, apoie-se sobre seus cotovelos e joelhos. É bastante variável, podendo desaparecer e reaparecer ao longo do mesmo dia.

MANOBRAS

Hand grip

Hand grip significa "aperto de mão" e é exatamente nisso que a manobra consiste. Paciente e examinador apertam as mãos um do outro, por cerca de 20 a 30 segundos (Figura 7.20). Para evitar lesões ao examinador, deve-se oferecer apenas os 2º e 3º quirodáctilos de forma cruzada, para que o paciente aperte com força. Essa manobra comprime o leito capilar palmar, fazendo com que a resistência arterial aumente. Ou seja, é realizada uma elevação indireta da pressão aórtica. Consequentemente, o fluxo sanguíneo do VE encontrará maior pressão contrária a ele. Dessa forma, os sopros e bulhas extras do lado esquerdo do coração irão aumentar; exceto os sopros de estenoses.

Existem maneiras mais seguras e elegantes de se realizar o *hand grip*; em vez de apertar as mãos do paciente (que pode ser forte o suficiente para machucar a mão do examinador), instrui-se o paciente a fechar ambas as mãos com força. Também é válido (e preferível) que se peça para que ele aperte suas mãos, uma contra a outra.

A manobra pode desencadear dor anginosa, devendo ser evitada em pacientes coronarianos.

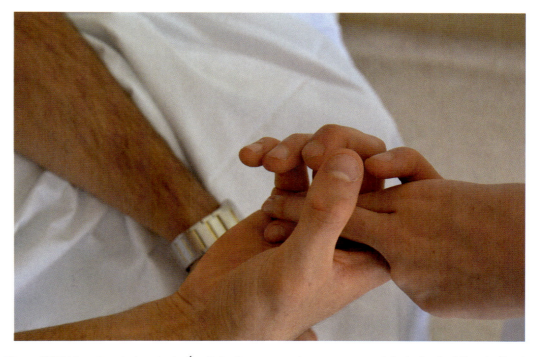

Figura 7.20 Manobra de *hand grip*. É solicitado que o paciente aperte os dois dedos (médio e indicador cruzados) do médico examinador.

Manobra de Rivero Carvallo

O paciente irá realizar inspiração mais profunda e longa, porém não deve prender o ar. É válido que o examinador demonstre a maneira correta de proceder para facilitar a cooperação no exame. Essa manobra aumenta o retorno venoso, e então intensifica os sopros e bulhas extras do lado direito do coração. Isso é de grande ajuda na diferenciação de sons oriundos dos lados direito e esquerdo. Estes últimos não se alteram ou até reduzem.

Para melhor eficácia da manobra, é recomendado que o paciente esteja com o tórax em ortostase. Insuficiência cardíaca grave ou hipertensão pulmonar avançada podem comprometer o retorno venoso a ponto de atrapalhar a manobra.

Manobra de Müller

Nesta manobra o paciente deve realizar inspiração profunda, forçada, mantendo a glote fechada, isto é, mantendo a boca fechada e comprimindo as narinas com os dedos por 10 segundos. Isso expande o tórax, e assim reduz a pressão intratorácica, o que aumenta o retorno venoso, sendo o inverso da manobra de Valsalva (ver adiante). Logo, é equivalente à *manobra de Rivero Carvallo*. Pode provocar desdobramento de B_2, reforçar os sopros tricúspides (sistólico e diastólico), bem como aumentar o grau de desdobramento da segunda bulha. Na cardiomiopatia hipertrófica obstrutiva, também intensifica o sopro porque, ao deslocar o septo para a esquerda, causa maior obstrução.

Manobra de Valsava

O examinador instrui o paciente a realizar uma expiração forçada mantendo sua boca e nariz fechados, por aproximadamente 10 segundos (Figura 7.21). Assim, em uma primeira fase, o aumento da pressão intratorácica faz com que haja esvaziamento sanguíneo

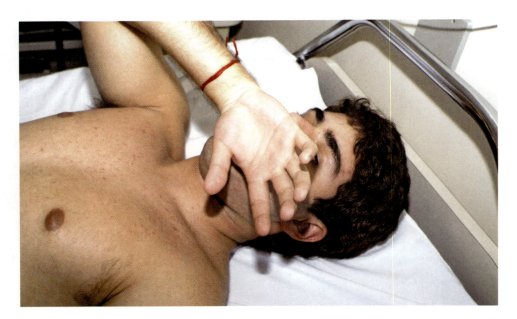

Figura 7.21 Manobra de Valsalva; a pressão intratorácica é elevada com o paciente realizando esforço expiratório e obstruindo a saída de ar pela boca com o dorso da mão.

pulmonar, que segue para o VE e, então, é ejetado; além disso, o retorno venoso estará reduzido. Dessa forma, em um segundo momento, coração e pulmão encontram-se com volume sanguíneo reduzido. Esse fenômeno causa aumento dos sopros sistólicos no lado esquerdo do coração em caso de prolapso mitral ou hipertrofia septal assimétrica. Também, o desdobramento paradoxal tende a aumentar. Outros sopros, no entanto, tendem a diminuir.

Outra utilidade desta manobra é a diferenciação entre os cliques. O clique do prolapso mitral, assim como seu sopro, varia com a realização da manobra. Este se aproxima da B_1 durante a manobra, mudando, portanto, sua temporalidade.

Posição de cócoras

A miocardiopatia hipertrófica (ou estenose subaórtica hipertrófica idiopática, ou miocardiopatia obstrutiva hipertrófica) é uma doença caracterizada por hipertrofia do VE sem dilatação, não havendo causas evidentes. Mais da metade dos casos ocorre por herança genética. Mais comumente, afeta a parede ventricular de maneira heterogênea, principalmente o septo ventricular (recebendo o nome de miocardiopatia hipertrófica septal assimétrica).

Esta doença pode acometer jovens assintomáticos, sendo, portanto, importante a sua investigação, sobretudo naqueles praticantes de atividades físicas. Isso pode ser feito auscultando o paciente na posição de cócoras (Figura 7.22), que intensifica todos os sopros, exceto o da miocardiopatia hipertrófica. Quando o paciente retorna à posição ereta, o contrário ocorre.

Essas são as manobras utilizadas e um exame físico completo deve incluí-las sempre. Por exemplo, a não realização de uma *manobra de Valsalva* na vigência de qualquer

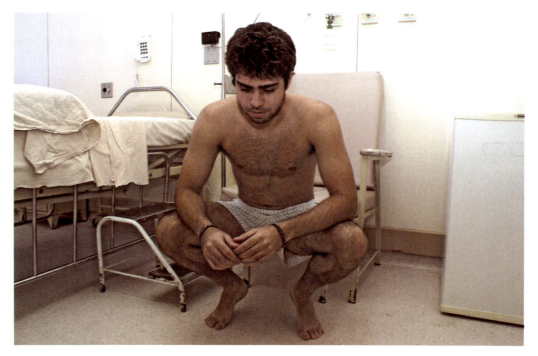

Figura 7.22 Posição de cócoras para pesquisa de miocardiopatia hipertrófica.

sopro ejetivo pode fazer com que o examinador não detecte a presença de uma cardio-patia hipertrófica, patologia que pode ter grave prognóstico.

A estenose aórtica e a cardiopatia hipertrófica (também conhecida como estenose subaórtica ou hipertrofia septal assimétrica) são condições que causam obstrução dinâ-mica ao fluxo sanguíneo do VE para a aorta. Isso causa hipertrofia ventricular esquerda (quanto mais músculo, maior o requerimento de nutrientes e oxigênio) e diminuição do débito coronariano (os óstios coronários situam-se logo acima da válvula aórtica), podendo causar angina, infarto agudo do miocárdio e morte súbita, mesmo com coro-nárias normais.

LESÕES OROVALVARES

Após expor todo o exame semiológico cardiovascular, vamos nos ater às principais val-vopatias, salientando seus aspectos clínicos ao exame físico.

Estenose mitral

Na estenose mitral (EM), a principal causa do estreitamento da valva mitral é a febre reumática, sendo raramente de etiologia congênita. Pela obstrução do fluxo pela válvula, há aumento de pressão retrogradamente às demais cavidades. Quando há acometimento do VE, deve-se pensar em outra lesão valvar associada:

- Inspeção: rubor malar
- Palpação: VD palpável, frêmito diastólico no ápice cardíaco, choque valvar de pri-meira e segunda bulhas
- Ausculta: B_1 hiperfonética incialmente e hipofonética em estágios avançados; $P_2 > A_2$; clique de ejeção sistólico pulmonar (em pacientes com hipertensão arterial pulmonar importante), estalido de abertura da mitral (inclusive aponta indícios de gravidade – quanto mais próximo da B_2, mais grave é a estenose), ruflar diastólico com reforço pré-sistólico (causado pela contração atrial – paciente deve estar em ritmo sinusal) mais bem audível no FM, aumento da intensidade sonora com o decúbito lateral es-querdo e após agachamentos (provoca taquicardia) (Figura 7.23).

Insuficiência mitral

Em países subdesenvolvidos, a principal causa da insuficiência mitral (IM) ainda é a febre reumática, mas, nos desenvolvidos, predominam as decorrentes do prolapso mitral. Podem também ocorrer por ruptura de músculo papilar, endocardite, disfunção de prótese, isquemia de músculo papilar ou dilatação do anel mitral (quando há dilata-ção do VE):

- *Ictus*: aumentado, deslocado para a esquerda e para baixo, pode haver onda de enchi-mento rápido visível
- Palpação: *ictus* de VE desviado, aumentado de tamanho; em fases avançadas, onda de enchimento rápido palpável; VD palpável, frêmito sistólico no ápice cardíaco, choque pulmonar palpável
- Ausculta: B_1 hipofonética, ausente ou englobada no sopro, desdobramento de B_2 com acentuação do fisiológico, B_3, sopro sistólico que, geralmente, é holossistólico (em

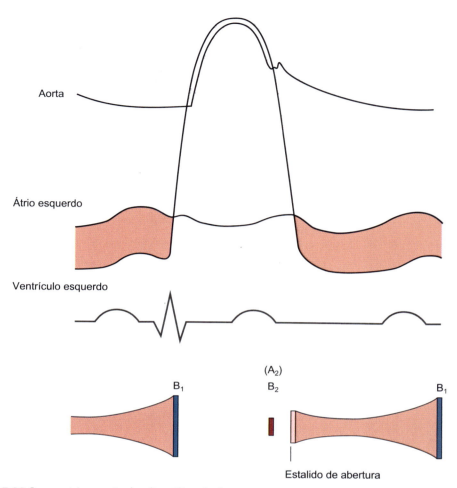

Figura 7.23 Sopro atrioventricular diastólico similar ao que ocorre na estenose mitral. Deve-se reparar que é imediatamente precedido do estalido de abertura, o qual ajuda no diagnóstico diferencial do *sopro de Carey-Coombs* e pode estar ausente em estenoses avançadas. Outra característica importante é o reforço pré-sistólico – aumento da intensidade em sua porção final resultante da fase lenta do enchimento ventricular (contração atrial).

platô). A irradiação depende do folheto mitral acometido, mas ocorre principalmente para a região axilar esquerda, por lesão do folheto anterior; sopro é intensificado com a manobra de *hand grip* (Figura 7.24).

O *sopro de Carey-Coombs* é outro possível de ocorrer na IM, frequente na cardite aguda da febre reumática. A valva insuficiente permite refluxo sanguíneo do VE para o AE, o que eleva o volume sanguíneo nesta câmara. Dessa forma, a diástole atrial ocorre com um hiperfluxo que, mesmo a valva não estando estenosada, gera turbilhonamento e, consequentemente, um sopro. O *sopro de Carey-Coombs* é, portanto, mesodiastólico, mais auscultado no FM. Diferencia-se do sopro diastólico da EM por não haver estalido de abertura, não apresentar reforço pré-sistólico, ser de curta duração e geralmente ser acompanhado por B_3.

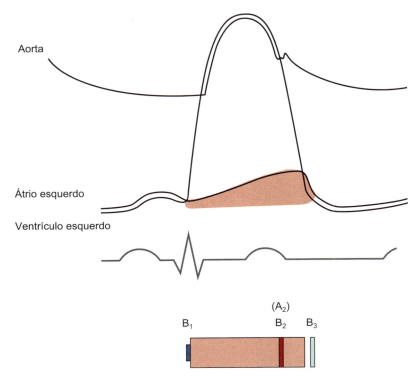

Figura 7.24 Sopro sistólico regurgitante como o que ocorre na regurgitação mitral. Geralmente apresenta-se em platô, com a primeira bulha hipofonética. Pode ultrapassar o tempo de B_2, configurando um sopro sistodiastólico. A sobrecarga volumétrica causada pelo refluxo sanguíneo pode provocar B_3.

Estenose aórtica

Na estenose aórtica (EA), o estreitamento da valva aórtica tem como principal causa a degeneração senil por calcificação; mas também são comuns causas congênitas ou doenças reumáticas, sobretudo em crianças. Nesta valvopatia, as principais manifestações fisiopatológicas são hipertrofia do VE – primeiro concêntrica (pela hipertrofia da parede miocárdica) e depois excêntrica (pela dilatação do volume da câmara) – e limitação do débito cardíaco:

- Pulso: *parvus tardus*
- *Ictus*: geralmente tópico; onda pré-sistólica visível
- Palpação: propulsivo; sustentado (em obstruções mais graves); onda pré-sistólica palpável; em fase avançada, pode se apresentar aumentado e desviado (por dilatação do VE); frêmito sistólico em base cardíaca
- Ausculta: desdobramento paradoxal de B_2; B_2 hipofonética em fases avançadas; B_4; clique de ejeção aórtico que tende a desaparecer com a progressão da doença; sopro mesossistólico em diamante (Figura 7.25), mais bem audível em FA, irradiando-se para base do pescoço e carótidas (Figura 7.26). No entanto, em indivíduos com a valva calcificada, pode haver irradiação do sopro para o ápice (*fenômeno de Gallavardin*), levando a som intenso que se confunde com o sopro da insuficiência mitral.

Insuficiência aórtica

A insuficiência aórtica (IA) consiste em uma valvopatia que pode ter origem primária, apresentando causas reumáticas (p. ex., febre reumática) ou congênitas (p. ex., válvula

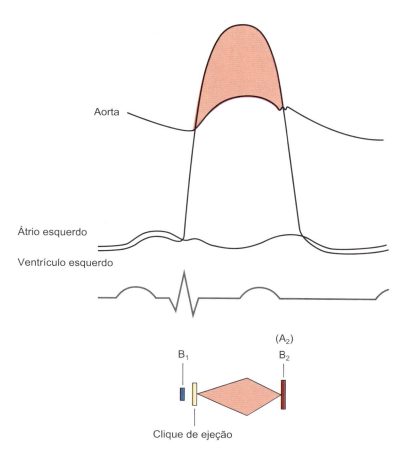

Figura 7.25 Sopro de ejeção sistólico similar ao que ocorre na estenose aórtica. Apresenta formato de diamante sendo precedido pelo clique de ejeção, que tende a ser menos evidente em estenoses muito avançadas.

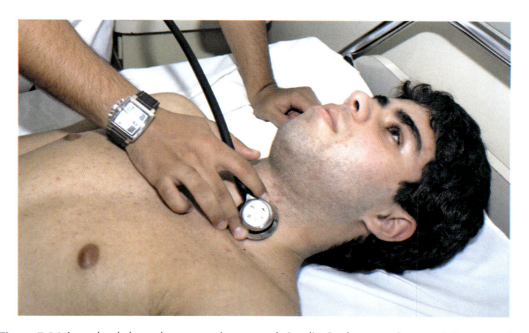

Figura 7.26 Ausculta da base do pescoço à procura de irradiação de sopros (caracteristicamente, irradiação do sopro da estenose aórtica).

bicúspide congênita), mas também pode ser secundária a doenças que dilatam o anel aórtico (p. ex., hipertensão arterial primária, necrose cística da camada média da aorta ascendente, sífilis).

Esta é a lesão valvar mais rica em sinais (resumidos ao fim):

- Inspeção: "dança das artérias", com os pulsos sendo visíveis pelo alto débito
- Pulso: pulso em martelo d'água, com amplitude aumentada e descenso rápido
- *Ictus*: deslocado lateroinferiormente
- Palpação: aumentado de tamanho e deslocado; onda de enchimento rápido pode ser palpável; frêmito diastólico em borda esternal esquerda
- Ausculta: sopro diastólico, aspirativo, decrescente, agudo, de alto timbre, mais bem audível em FA e ponto de Erb (FA acessório), intensificado com *hand grip* e inclinando-se o paciente para a frente; B_3 pode estar presente (Figura 7.27). Pode ser gerado um sopro mesossistólico aórtico devido ao grande volume sistólico final (volume diastólico mais volume regurgitado), que turbilhonará ao passar pela valva aórtica. Além disso, é possível que haja o *sopro de Austin Flint*; um ruflar mesodiastólico grave e suave resultante do deslocamento da cúspide mitral anterior pelo sangue regurgitado na IA grave. Assim, existem três sopros diferentes que podem ser auscultados na IA
- Outros sinais: *sinal de Quincke* (alternância de rubor e palidez no leito ungueal sob pressão), *sinal de Traube* (ausculta-se nas artérias femorais som semelhante a um tiro

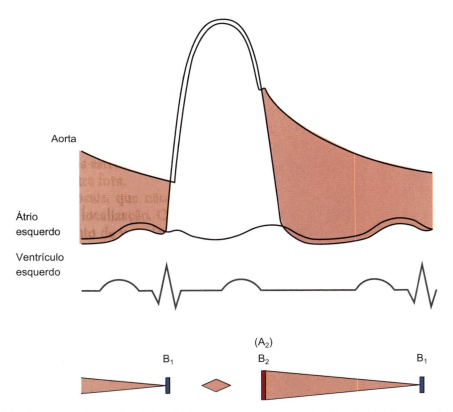

Figura 7.27 Sopro semilunar diastólico símio que ocorre na regurgitação aórtica. O sopro diastólico é o mais típico; tem configuração decrescente e som aspirativo. O ventrículo esquerdo contém antes da sístole a soma do volume diastólico e do volume regurgitado. Essa maior quantidade sanguínea fica proporcionalmente maior que a valva aórtica aberta. Assim, o sangue pode turbilhonar, gerando um sopro mesossistólico.

– *pistol shot*), *duplo sopro de Duroziez* (sopros que podem ser sistólicos ou diastólicos, quando a artéria é palpável proximal ou distalmente), *sinal de Musset* (pulsação sistólica da cabeça), *sinal de Müller* (pulsação da úvula).

Estenose tricúspide

A estenose tricúspide (ET) é uma condição rara, cuja principal etiologia é reumática. Apresenta alto grau de associação com EM, que normalmente a precede. Sua clínica constitui-se principalmente de edema em membros inferiores, ascite, refluxo abdominojugular e turgência jugular. Achados de valor no exame físico são os estalidos de abertura tricúspide; ruflar diastólico, intensificado com a *manobra de Rivero Carvallo*; edema em membros inferiores; ascite; refluxo abdominojugular. No pulso venoso, será observada a *onda a em canhão* e elevação da pressão venosa.

Insuficiência tricúspide

A insuficiência tricúspide (IT) é uma valvopatia cujas etiologias principais são ligadas ao aumento do anel valvar (secundário à hipertrofia de câmaras esquerdas), mas também podem ser decorrentes de febre reumática. Ao exame, é possível palpar o VD e, durante a ausculta, nota-se sopro holossistólico ao longo da borda esternal esquerda. Vale destacar que este aumenta com a *manobra de Rivero Carvallo*. O pulso venoso pode apresentar onda *v* aumentada.

Outras considerações

Insuficiência e estenose pulmonar são condições muito raras, geralmente associadas a outras valvopatias. Destaca-se o *sopro de Graham-Steel*, consequente à insuficiência da valva pulmonar causada por hipertensão arterial pulmonar. É um sopro mesodiastólico, muitas vezes relacionado com cardiopatias congênitas. Em alguns casos, é possível perceber o sopro de hiperfluxo através da válvula pulmonar, denominado *sopro de Means-Lerman* nos pacientes com tireotoxicose.

Vale lembrar que é possível a coexistência de diferentes valvopatias – uma situação comum – principalmente em casos mais avançados.

8

Semiologia do Sistema Vascular

José Rodolfo Rocco

Apesar de algumas vezes ser negligenciado, o domínio do exame físico do sistema vascular é imprescindível, dada a prevalência de doenças acometendo as mais diversas artérias e veias, além de vasos linfáticos. Atualmente mais de 90% das doenças vasculares periféricas podem ser diagnosticadas clinicamente quando é realizado um exame físico de maneira sistemática e cuidadosa. Cerca de 30% da população adulta apresenta doença arterial periférica, sendo "silenciosa" em metade dos casos. Os objetivos principais são determinar um diagnóstico anatômico e funcional, além do grau de acometimento de tecidos, órgãos e sistemas.

Em razão do caráter difuso da doença aterosclerótica, muitas vezes, pacientes com queixas relacionadas com outros sistemas, como dor torácica ou acidente vascular cerebral (AVC), apresentarão doença vascular periférica. Esse raciocínio, inclusive, pode ocorrer de maneira inversa, pois sabemos que cerca de 60% dos pacientes com doença periférica apresentam acometimento coronariano.

O exame relacionado com o sistema venoso também é importante, sobretudo em suspeita de trombose venosa profunda, pelo risco de tromboembolismo pulmonar, entre outras graves complicações.

NOÇÕES BÁSICAS DE ANATOMIA

Artérias

Logo após sua saída do ventrículo esquerdo, na crossa (ou arco), a aorta dará origem a seus três primeiros ramos: tronco braquiocefálico, carótida comum esquerda e artéria subclávia esquerda. A carótida comum, por sua vez, divide-se em carótidas interna e externa, irrigando regiões intra e extracraniais, respectivamente. Seguindo seu trajeto distalmente, a artéria subclávia torna-se artéria axilar e, em seguida, artéria braquial. Esta subdivide-se em artéria radial e ulnar, seus ramos terminais.

Em sua porção abdominal, a aorta dará origem a uma série de ramos (entre eles, tronco celíaco, mesentéricas superior e inferior e artérias renais) e, posteriormente, se bifurca ao nível da cicatriz umbilical, originando ambas as artérias ilíacas comuns. Ramo da artéria ilíaca externa, a artéria femoral provê a maior parte da irrigação do membro inferior. Mais distalmente esta, torna-se a artéria poplítea, que se divide em artérias tibiais posterior e anterior. A artéria tibial anterior, quando alcança a face superior do pé, passa a se chamar artéria dorsal do pé (Figura 8.1).

154 Semiologia Médica

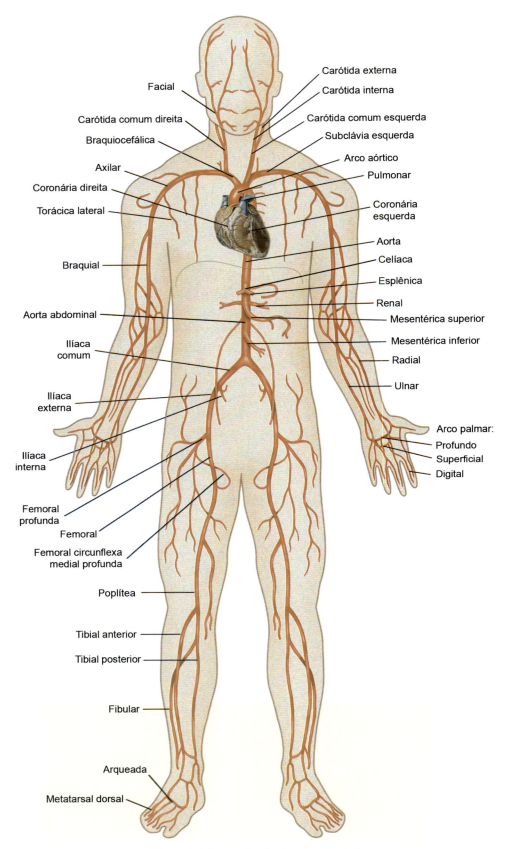

Figura 8.1 Anatomia do sistema arterial.

Veias

As veias dos membros superiores, juntamente com as da região superior do tronco, da cabeça e do pescoço, drenam para a veia cava superior. Já as veias dos membros inferiores e da região inferior do tronco drenam para a veia cava inferior. Como as veias dos membros inferiores são mais suscetíveis a disfunções, será dada maior atenção a elas.

As veias profundas dos membros inferiores transportam cerca de 90% do retorno venoso e apresentam bom suporte dos tecidos circundantes. Já as veias superficiais se localizam no subcutâneo e apresentam um suporte tecidual precário. Dentre elas, temos:

- Veia safena interna (ou magna), que se origina no dorso do pé, passa anteriormente ao maléolo medial e atravessa a face interna dos membros inferiores para alcançar a veia femoral, abaixo do ligamento inguinal
- Veia safena externa (ou parva), que nasce na região lateral do pé, percorre a face posterior da perna e se une ao sistema profundo no espaço poplíteo
- Veias comunicantes ou perfurantes, que conectam o sistema das safenas (superficial) com o sistema profundo.

Todas essas veias (superficiais, profundas e comunicantes) dispõem, ao longo de seu trajeto, as válvulas, que permitem que o sangue flua do sistema superficial para o profundo, mas não no sentido oposto.

As panturrilhas têm importante papel no retorno venoso, pois a sua contração durante a deambulação impulsiona o sangue no sentido cefálico, uma vez que as válvulas impedem o retorno (Figura 8.2).

Sistema e gânglios linfáticos

Apenas os gânglios linfáticos superficiais são acessíveis ao exame físico. Estes incluem os gânglios cervicais (ver semiologia da cabeça e pescoço), os gânglios axilares e os gânglios de braços e pernas.

Nos membros superiores, os linfáticos provenientes da superfície ulnar do antebraço, dos dedos mínimo e anular e da superfície adjacente do dedo médio drenam para os gânglios epitrocleares (superfície medial do braço, 3 cm acima do cotovelo). O restante dos membros superiores drena para os gânglios linfáticos axilares.

Nos membros inferiores, os linfáticos acompanham a rede venosa e são constituídos dos sistemas superficial e profundo. Os gânglios inguinais superficiais são os principais e incluem dois grupos: grupo horizontal (face anterior da coxa abaixo do ligamento inguinal) e grupo vertical (parte superior da veia safena).

EXAME FÍSICO DO SISTEMA ARTERIAL

Inspeção

A própria atitude do paciente já pode auxiliar no diagnóstico. Pacientes com isquemia grave dos membros inferiores tentam facilitar o aporte sanguíneo ao deixar o membro isquêmico pender do leito (contando, assim, com a ajuda da gravidade). Esta posição é típica de pacientes com tromboangiite obliterante, mas pode ser vista também em pacientes com doença aterosclerótica obliterante.

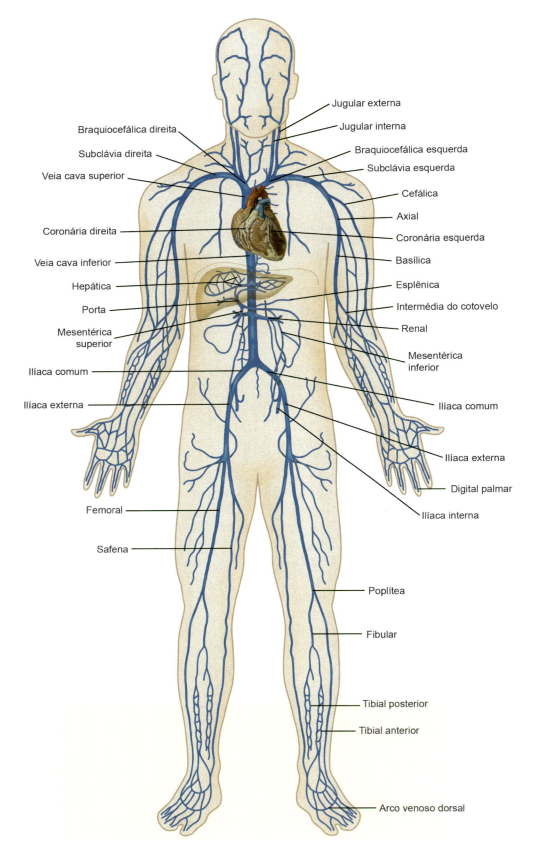

Figura 8.2 Anatomia do sistema venoso.

A musculatura dos membros também deve ser avaliada. No caso de coarctação da aorta, há um desbalanço entre os membros, com desenvolvimento avantajado dos braços e subdesenvolvimento dos membros inferiores. Atrofia muscular dos membros inferiores é encontrada na *síndrome de Leriche* (obstrução aterosclerótica da bifurcação aortoilíaca).

Avaliando os membros especificamente, procuramos sinais de isquemia, com a maioria dos achados se correlacionando à presença de isquemia crônica.

A cor da pele depende do fluxo sanguíneo, do grau de oxigenação da hemoglobina e da quantidade de melanina presente, o que, portanto, nos dá indícios da irrigação do membro. Esta avaliação deve ser conjugada à temperatura do membro, visto que também se dá em função de sua irrigação. Palidez aparece quando há diminuição acentuada do fluxo sanguíneo no leito cutâneo – isto é mais marcante em casos de sofrimento arterial agudo. Quando o fluxo de sangue no leito capilar se torna lento, consome-se quase todo o oxigênio, de modo que o acúmulo de hemoglobina reduzida dá origem à cianose local (hemoglobina reduzida > 5 g/dℓ). Em algumas ocasiões, o membro pode se apresentar com a cor normal quando no plano do leito, de modo que a palidez só será visível ao ser elevado. Algumas vezes, mesmo na vigência de isquemia, observamos intensa hiperemia da pele (devido à intensa vasodilatação local). Quando esta apresenta tom vermelho-arroxeado, denomina-se eritrocianose. Por fim, as alterações de cor podem ser intermitentes, como é o caso do chamado Fenômeno de Raynaud, fruto da vasomotricidade anormal, que pode ser trifásico (palidez → eritrocianose → vermelhidão) ou bifásico (palidez → vermelhidão/eritrocianose → vermelhidão).

Devemos atentar para alterações tróficas acometendo os membros, incluindo a atrofia da pele, a diminuição do tecido subcutâneo e queda de pelos. Alterações ungueais são frequentes, como unhas quebradiças, com velocidade de crescimento reduzida (paciente relata que não necessita cortar as unhas) e hiperceratósicas (espessadas, tipicamente encontradas nos háluces). Podemos observar também hiperidrose local.

Em casos de isquemia crítica, é possível encontrar necrose tecidual – gangrena; pode ser seca, quando existe apenas tecido enegrecido (mumificado) ou úmida, quando existe infecção sobrejacente (Figuras 8.3 a 8.7).

Outro achado na isquemia crítica é a úlcera de origem arterial (*úlcera de Martorell*). Localiza-se mais comumente no calcâneo, na borda lateral do pé e na região do maléolo lateral, sendo muito dolorosa. Apresenta contornos regulares, arredondados, e geralmente pouca profundidade (seu fundo é limpo).

Palpação

A temperatura da pele deve ser analisada, sendo mais bem avaliada utilizando-se o dorso da mão ou dos dedos. O ambiente deve ter temperatura amena e estável. Hipertermia (aumento da temperatura – deve chamar atenção para inflamação local), hipotermia (diminuição da temperatura) e frialdade (quando já não chega sangue) podem ser encontradas. A topografia da frialdade depende do nível da obstrução, do vasospasmo e da magnitude da circulação colateral.

Para análise da elasticidade da pele, deve-se pinçar uma dobra da pele com a polpa dos dedos indicador e polegar. A consistência e a mobilidade sobre os planos profundos também devem ser percebidas. Doenças como esclerodermia e tromboangiite obliterante podem cursar com alterações de pele. É possível avaliar também a umidade da pele, avaliada com o dorso da mão ou com as polpas digitais.

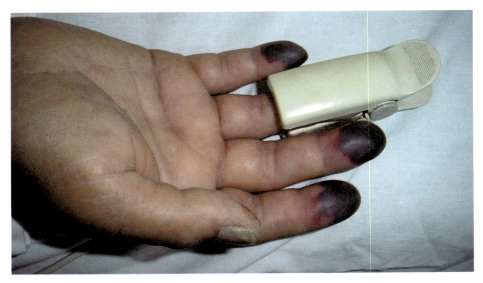

Figura 8.3 Gangrena periférica em membro superior, com destaque para o acometimento das extremidades dos quirodáctilos.

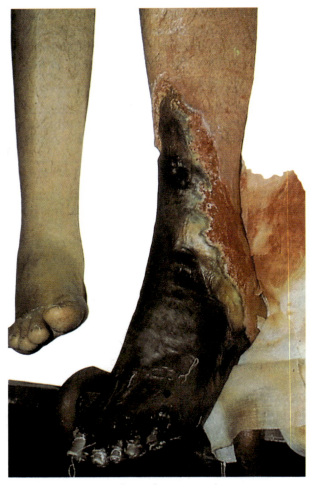

Figura 8.4 Gangrena seca extensa em membro inferior, com destaque para a mumificação dos pododáctilos, desidratação da pele no dorso do pé e presença de nítido sulco delimitando a área sadia da isquêmica.

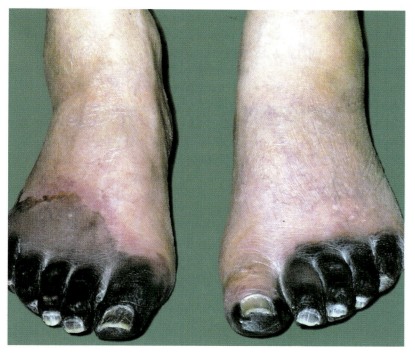

Figura 8.5 Mumificação dos pododáctilos decorrente de exposição ao frio (geladura).

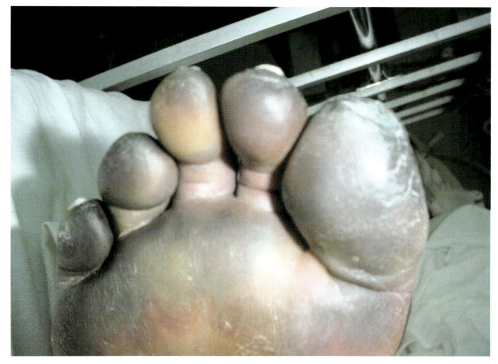

Figura 8.6 Gangrena periférica em membro inferior.

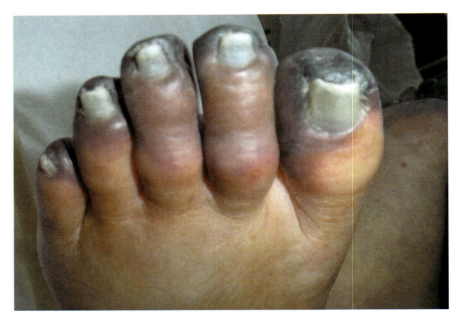

Figura 8.7 Gangrena periférica em membro inferior.

Deve ser feita a pesquisa por frêmito, que é a sensação tátil das vibrações produzidas pelo turbilhonamento do sangue ao passar por uma estenose ou dilatação.

Em seguida, será abordada a palpação das artérias propriamente ditas. Sua palpação revela diminuição, ausência ou até mesmo aumento da amplitude do pulso. A amplitude é graduada de 0 até 4+ (Tabela 8.1), variando, portanto, desde a ausência do pulso até as quatros cruzes, quando o pulso se encontra normal. É de fundamental importância também a determinação da amplitude comparativamente em pulsos homólogos, pelo mesmo examinador. Outro aspecto a ser observado é se pulsos homólogos são isócronos (i. e., se ocorrem ao mesmo tempo) e, para isso, deve-se palpar ambos os pulsos simultaneamente, com exceção do pulso carotídeo, em que cada pulso deve ser palpado separadamente e comparado com o pulso radial.

A seguir é mostrada a análise de cada pulso individualmente.

▶ **Artéria braquial (Figura 8.8).** Palpada cerca de 2 dedos acima da fossa antecubital, medial ao tendão do bíceps braquial. O examinador pode palpá-la de duas formas: apoiando o cotovelo do paciente sobre a palma de sua mão, palpando o pulso com o polegar ou com a mão em garra (contornando a face posterior do braço do paciente), palpando a artéria com 2º, 3º e 4º quirodáctilos. Vale ressaltar que a outra mão do examinador pode realizar flexão ou extensão do braço do paciente, a fim de facilitar a palpação.

▶ **Artéria radial (Figura 8.9).** Palpada na região lateral da superfície flexora do punho (base do 1º quirodáctilo). Palpada pelo examinador com 2º, 3º e 4º quirodáctilos.

Tabela 8.1 Escala de amplitudes das pulsações arteriais.

4+	Normal
3+	Discreta diminuição
2+	Diminuição moderada
1+	Quase ausente
0	Não palpável/ausente

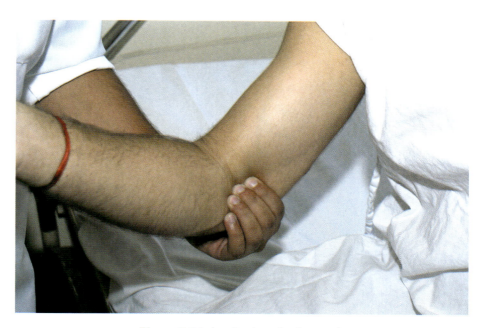

Figura 8.8 Palpação do pulso braquial.

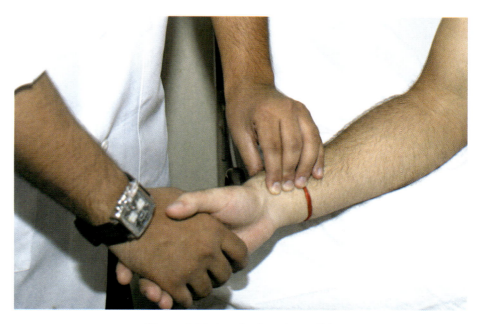

Figura 8.9 Palpação do pulso radial.

▶ **Artéria ulnar (Figura 8.10).** Palpada na região medial da superfície flexora do punho. O examinador deve "apertar a mão" do paciente, ao passo que, com a outra mão, em garra, busca pelo pulso com 2º, 3º e 4º quirodáctilos. Por ser mais profundo, chega a não ser palpável em até 50% dos indivíduos.

▶ **Artéria femoral (Figura 8.11).** Palpada abaixo do ligamento inguinal, a meio do caminho entre a crista ilíaca anterossuperior e a sínfise pubiana. Sua palpação ocorre de maneira transversal ao maior eixo do membro.

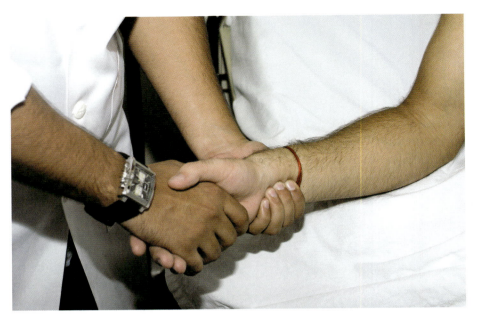

Figura 8.10 Palpação do pulso ulnar.

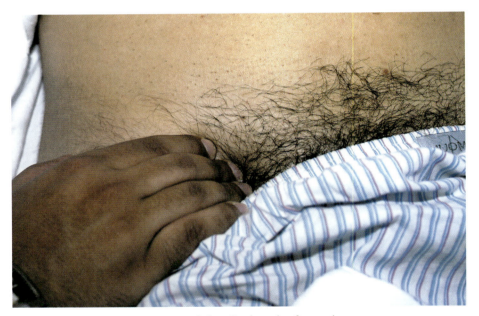

Figura 8.11 Palpação do pulso femoral.

▶ **Artéria poplítea (Figura 8.12).** Palpada na região do oco poplíteo. Sua palpação é mais complicada, havendo duas formas para sua realização. Em uma delas, o paciente deve estar em decúbito ventral e, com uma das mãos do examinador no tornozelo do paciente, faz-se flexão da perna para relaxamento da musculatura. Com a outra, busca-se pelas pulsações. Na outra, mais comumente utilizada, põe-se o paciente em decúbito dorsal com sua perna em semiflexão. As duas mãos do examinador estarão ao redor dos joelhos, com os polegares sobre a patela. Com os demais dedos, faz-se a procura pelo pulso.

▶ **Artéria dorsal do pé (pulso pedioso) (Figura 8.13).** Palpada no dorso do pé, entre os ligamentos extensores dos 1º e 2º pododáctilos, cerca de 5 cm da base do hálux. Pode

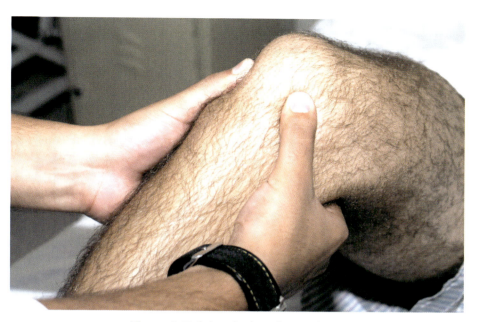

Figura 8.12 Palpação do pulso poplíteo.

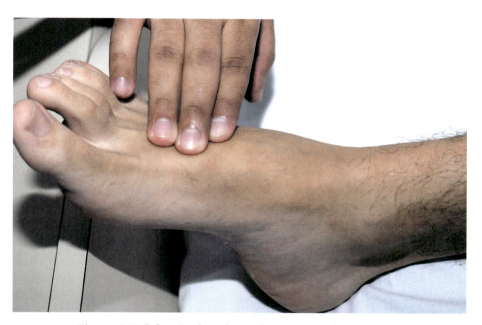

Figura 8.13 Palpação do pulso pedioso (artéria dorsal do pé).

estar ausente em 10% da população. Se a seguirmos proximalmente, após a interlinha articular do tornozelo, passa a ser denominada artéria tibial anterior.

▶ **Artéria tibial posterior (Figura 8.14).** Com a mão do examinador em garra, é palpada imediatamente atrás do maléolo medial.

▶ **Artéria carótida (Figura 8.15).** Pode ser palpada com a polpa do polegar ou com dois dedos. Deve-se procurar a cartilagem tireóidea e ir em direção lateral até alcançar a borda anterior do músculo esternocleidomastóideo, em que se sentem as pulsações. Não deve ser palpada perto do ângulo da mandíbula (próximo ao seio carotídeo), evitando

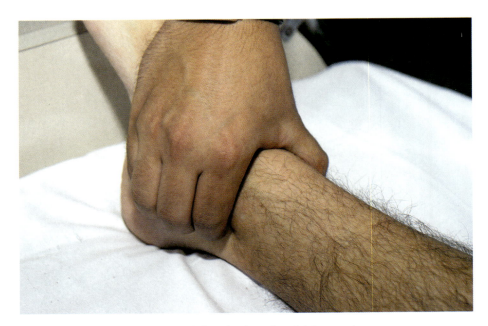

Figura 8.14 Palpação do pulso tibial posterior.

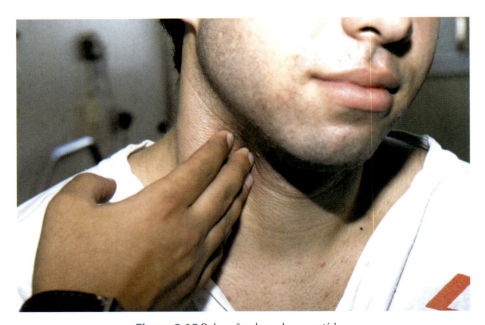

Figura 8.15 Palpação do pulso carotídeo.

assim a realização de manobra vagal. Além disso, nunca devemos palpar ambas as carótidas simultaneamente, para que não haja o risco de baixo fluxo cerebral nos pacientes com oclusão de uma delas.

▶ **Aorta abdominal.** Com o paciente em decúbito dorsal, fazendo leve flexão das coxas para promover relaxamento da musculatura abdominal. Existem duas maneiras de palpá-la: com ambas as mãos em paralelo, em garra, como se contornassem um cilindro, ou com as mãos dirigindo a linha média, em disposição oblíqua, visando surpreender cada uma das paredes laterais do vaso. A palpação deve ser feita entre o apêndice xifoide e o umbigo. Esta porção da aorta tem diâmetro de aproximadamente 2 cm, podendo ser palpável em indivíduos magros. Em caso de aneurismas, quanto maior seu diâmetro, maior a sensibilidade da palpação para sua detecção.

Em algumas situações especiais, é possível ir em busca destes outros pulsos apresentados a seguir.

▶ **Pulso temporal superficial (Figura 8.16).** Palpado à frente da orelha externa, acima da articulação temporomandibular. É a chamada artéria do anestesista. Pode ser doloroso na vigência da arterite de células gigantes (antiga arterite temporal) ou até mesmo estar ausente.

▶ **Pulso subclávio.** Palpado com o paciente sentado, fazendo leve flexão da cabeça para o lado a ser examinado. Os dedos indicador médio e anular devem ser posicionados na fossa supraclavicular, profundamente e posterior à clavícula.

▶ **Pulso axilar.** Com o paciente deitado ou sentado enquanto a mão homolateral sustenta o braço ou o antebraço do paciente, em leve abdução, os dedos da mão contralateral procuram comprimir a artéria axilar contra o colo do úmero no oco axilar.

▶ **Pulso ilíaco.** Com o paciente em decúbito dorsal com as coxas levemente fletidas, o médico deve se posicionar ao lado a ser examinado e comprimir a parede abdominal ao longo da linha, que vai do umbigo à parte média do ligamento inguinal. São palpáveis quando há extensão de aneurismas abdominais até esses vasos.

Como descrito no início desta seção, é possível encontrar em algumas ocasiões acentuação da amplitude do pulso. Quando esta ocorre difusamente, devemos levantar a hipótese de insuficiência aórtica. Pulsos femorais e poplíteos aumentados podem ser decorrentes de aneurismas desses vasos, ao passo que um pulso carotídeo aumentado – tipicamente o direito – pode ser causado por um vaso alongado e tortuoso, que faz com que duas porções do mesmo vaso se sobreponham (o chamado *kink carotídeo*).

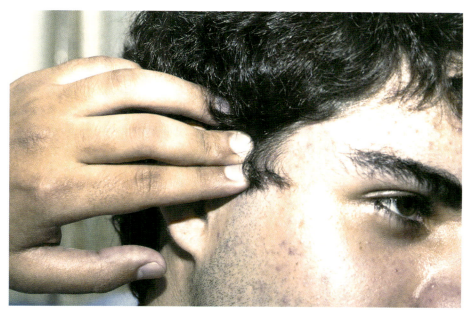

Figura 8.16 Palpação do pulso temporal superficial.

Ausculta

Pode ser feita no trajeto de todas as artérias tronculares do corpo, com o objetivo de detectar sopros. Pelo menos devem ser auscultadas as artérias femorais, carótidas e renais.

Os sopros podem ser sistólicos, sistodiastólicos (devido a estenoses ou dilatações) ou contínuos (devido a fístulas arteriovenosas).

A ausculta das carótidas deve ser feita na porção superior da cartilagem tireóidea, utilizando-se a campânula do estetoscópio. A presença de sopro carotídeo, apesar de baixa sensibilidade, tem boa especificidade para a existência de placas ateroscleróticas que obliterem a luz em mais de 50%. Deve ser diferenciado, no entanto, de sopro que se irradie do precórdio para o pescoço, sendo este mais audível no tórax.

A ausculta das artérias renais é essencial, especialmente em pacientes hipertensos, pela possibilidade de hipertensão secundária. Estes devem ser procurados acima e lateralmente ao umbigo. Seu sopro geralmente é sistólico, e a presença de um sopro que também tenha componente diastólico aumenta o valor preditivo para a presença de estenose de artérias renais.

Sopros abdominais, com componente sobretudo sistólico, podem ser auscultados na presença de aneurismas abdominais, inclusive em ocasiões que sequer sejam palpáveis.

Manobras especiais

▶ **Manobra de Allen (Figuras 8.17 e 8.18).** Tem por objetivo verificar a permeabilidade das artérias radial e ulnar (importante antes de realizar punção da artéria radial para coleta de sangue ou colocação de cateter para a medida da pressão intra-arterial). Inicialmente, o paciente deve manter as mãos com a palma voltada para cima; em seguida, comprimir firmemente tanto a artéria radial quanto a ulnar entre seus dedos e o polegar, e peça ao paciente para abrir e fechar a mão cinco vezes. Peça para que abra a mão, mantendo-a em uma posição relaxada. A palma da mão fica pálida. Libere a pressão sobre a artéria ulnar, caso esta esteja pérvia, e a região palmar apresentará rubor reativo em 3 a 5 segundos, demonstrando que o arco palmar está pérvio. O mesmo teste deve ser repetido para a artéria radial.

▶ **Manobra de Adson.** É utilizada para o diagnóstico de compressão da artéria subclávia e do plexo braquial pelo músculo escaleno anterior, costela cervical, processo transverso de C7 ou bridas fibróticas. O conjunto de manifestações decorrentes da compressão do feixe vasculonervoso caracteriza a síndrome do desfiladeiro. A manobra deve ser realizada em dois tempos: coloca-se o paciente sentado, com os membros superiores apoiados sobre os joelhos. Feito isso, o médico deve palpar o pulso radial e auscultar a região supraclavicular, do lado que está sendo examinado. Em seguida, solicita-se que o paciente faça uma inspiração profunda, retendo-a, seguida de extensão forçada da cabeça (girada para o lado em exame). Se houver compressão da artéria subclávia, o pulso radial diminui de intensidade ou desaparece e surge um sopro na região supraclavicular (o sopro pode desaparecer se houver oclusão total da artéria). O paciente pode se queixar-se de parestesia ou dor no membro superior.

▶ **Manobra costoclavicular.** É utilizada para detectar a compressão da artéria subclávia quando esta passa pelo espaço costoclavicular. O paciente deve estar sentado, com os membros superiores apoiados sobre os joelhos. Feito isso, o médico deve palpar o pulso radial e auscultar a região supraclavicular, do lado que está sendo examinado (como na

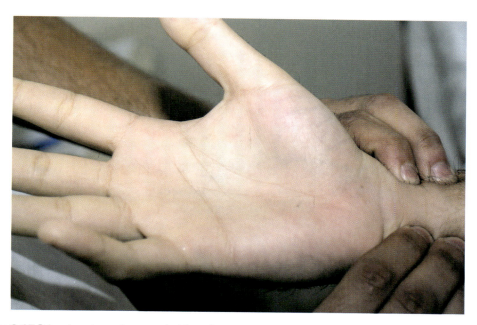

Figura 8.17 Primeira etapa do *teste de Allen*: devem-se comprimir as artérias radial e ulnar simultaneamente e solicitar ao paciente para abrir e fechar a mão cinco vezes. Atenção para a palidez na palma da mão.

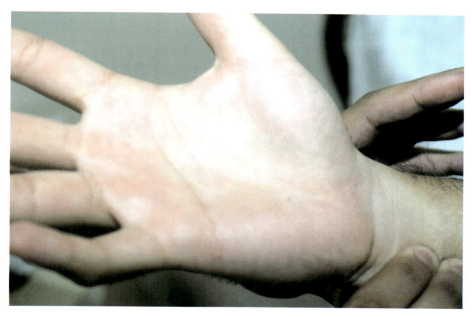

Figura 8.18 Segunda etapa do *teste de Allen*: a liberação da artéria radial com retorno da coloração normal à palma da mão, demonstrando a patência da artéria. O mesmo deve ser realizado para a artéria ulnar.

Manobra de Adson). A seguir, o paciente deve realizar uma inspiração profunda e jogar os ombros para trás e para baixo. Se houver compressão da artéria subclávia, o pulso radial diminui de intensidade ou desaparece e surge um sopro na região supraclavicular (o sopro pode desaparecer se houver oclusão total da artéria).

▶ **Manobra de hiperabdução.** Utilizada para detectar a compressão da artéria subclávia pelo tendão do músculo peitoral menor. Inicialmente, o paciente deve estar sentado e com os membros superiores apoiados sobre os joelhos; palpa-se, então, o pulso radial. A seguir, deve-se realizar a hiperabdução do braço, colocando a mão acima da cabeça. Durante o movimento, o examinador deve avaliar se houve variação na amplitude do pulso. A diminuição deste sugere que a artéria esteja sofrendo compressão.

▶ **Manobra de isquemia provocada.** Com o paciente em decúbito dorsal, o médico deve observar a coloração da região plantar. Em seguida, o paciente deve elevar os membros inferiores até o ângulo de 90°, mantendo-os nesta posição por 1 minuto; se for necessário, o médico deve auxiliar o paciente a manter os membros nessa posição. Após 1 minuto, observa-se a coloração das regiões plantares. Em condições normais, não há alteração da coloração (ou, se houver, é muito discreta). Havendo isquemia, aparece palidez na região plantar do membro comprometido, tanto mais intensa quanto for a deficiência de irrigação. No terceiro tempo, os membros voltam à posição horizontal, observando-se, então, o tempo necessário para o retorno da coloração normal. O usual é que isso ocorra entre 5 e 12 segundos. Se houver isquemia, este tempo se prolonga, sendo tanto maior quanto mais intensa for a isquemia. Muitas vezes, o pé nem mesmo readquire a coloração normal. Ele passa a ter cor vermelho-arroxeada ou vermelho-vivo, denominada "hiperemia reativa". Nos casos de isquemia muito acentuada, a hiperemia não é homogênea, ficando mesclada com áreas de palidez; é comum também haver dor durante a execução da manobra.

▶ **Manobra de Moser.** Pede-se ao paciente que faça seguidas flexões plantares, apoiando-se na ponta dos pés, por cerca de 1 a 2 minutos. Esses exercícios repetidos poderão desencadear isquemia do membro, tendo início a mesma dor ou o desconforto narrado pelo paciente durante a anamnese. Outros pontos podem ser observados após essa manobra: o desaparecimento ou a diminuição do pulso pedioso indicam obstrução femoral ou ilíaca; sopros femorais que não estavam presentes podem passar a ser auscultados.

EXAME FÍSICO DO SISTEMA VENOSO

Inspeção

Com o paciente em pé e minimante vestido, deve-se observar os membros inferiores de frente, de perfil e de costas. Devemos atentar para presença de circulação colateral na raiz da coxa, região pubiana, parede abdominal e torácica; presença de veias varicosas e alterações cutâneas.

Varizes (ectasias venosas) (Figura 8.19) são comumente encontradas em mulheres idosas e em gestantes, e têm predisposição familiar. Estas podem adquirir as mais variadas formas, apresentando-se como serpinginosas, saculares ou estreladas. Sua distribuição deve ser notada desde os pés até as coxas.

Uma queixa comum em paciente com insuficiência venosa crônica (IVC) é a de edema de membros inferiores. O edema na IVC costuma surgir no período vespertino e desaparece com repouso, geralmente é mole e depressível, localizando-se nas regiões perimaleolares, mas pode alcançar o terço médio das pernas em casos mais graves. A quantificação do edema deve ser complementada depois com a palpação.

Outra alteração comumente encontrada em pacientes com insuficiência venosa é a hiperpigmentação da pele, chamada de *dermatite de estase* ou *dermatite ocre* (Figuras 8.20 e 8.21). Inicialmente, podemos encontrar apenas máculas acastanhadas esparsas,

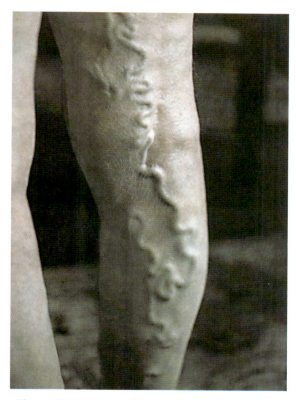

Figura 8.19 Varizes calibrosas de membro inferior.

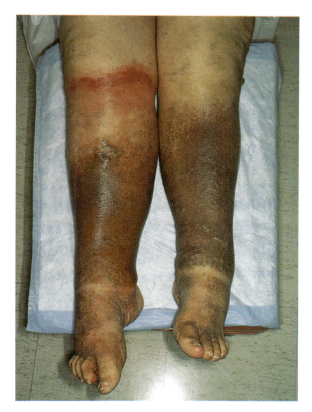

Figura 8.20 Edema com hemossiderose em bota de cano longo.

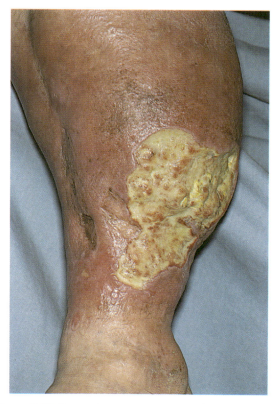

Figura 8.21 Dermatite por estase com ulceração na face anterolateral da perna.

que posteriormente tendem a se confluir, assumindo uma disposição que é descrita por alguns como "em bota" ou "em meia", por predominar no terço inferior do membro inferior. Tudo se deve ao acúmulo de hemossiderina na camada basal da derme, a qual provém da hemoglobina das hemácias que migram para o interstício e são fagocitadas pelos macrófagos. Também são conhecidas como hemossiderose. Em algumas ocasiões, pode haver rupturas de varizes, dando origem a hematomas locais. Pode haver também cianose do membro acometido.

Na vigência de edema do membro (seja inferior ou superior), celulite é muitas vezes incluída como diagnóstico diferencial. Nesses casos, predominam os sinais flogísticos locais, revelando eritema à inspeção e, posteriormente, calor e dor à palpação.

Assim como nas doenças arteriais, podemos encontrar úlceras de etiologia venosa. Estas têm localização no terço distal-medial da perna, porque a pressão na região medial é maior. Se a localização for lateral, quase sempre se deve à abertura traumática. Quanto à forma, as úlceras de origem venosa apresentam formas bizarras, bordas elevadas, grande quantidade de secreção, fundo sujo de fibrina e material necrótico, podendo ser profundas. Borda vermelha indica que a lesão ainda se encontra em desenvolvimento, ao passo que a presença de tecido de granulação é um sinal de recuperação. Vale ressaltar que, na maioria das vezes, a pele circunjacente à úlcera apresenta hiperpigmentação. Outra característica marcante é o fato de essas lesões serem pouco dolorosas.

Quando o acometimento ocorre nos membros superiores, os achados são bem semelhantes aos encontrados nos membros inferiores, com o membro podendo apresentar edema com a formação de cacifo, varizes superficiais e até mesmo cianose. Um exemplo disso são as tromboses de veia subclávia, associadas, por exemplo, a punções profundas deste vaso, hipercoagulabilidade ou esforço excessivo com o membro superior (*síndrome de Paget-Schrötter*). Outro achado é a presença de circulação colateral, na qual são encontradas varicosidades sobre o deltoide. Na presença de trombose da veia cava superior (geralmente em decorrência de processos neoplásicos acometendo o mediastino), é encontrada uma tríade clássica: cianose facial e de membros superiores, circulação colateral com turgência jugular e edema *em esclavinia* (que acomete face, fossas supraclaviculares e pescoço).

Palpação

Devem ser pesquisadas alterações relacionadas com temperatura; umidade; sensibilidade da pele e subcutâneo; características do edema (com cacifo ou "duro"); dor, em casos como trombose venosa profunda.

A pesquisa do edema deve ser feita comprimindo com seu polegar durante pelo menos 5 segundos o dorso dos pés, região retromaleolar e pré-tibial. Observe se houve formação de *cacifo* (depressão formada pelo polegar, também denominada sinal do Godet) (Figura 8.22). Em seguida, deve ser quantificado o edema em cruzes, de acordo com a duração e a profundidade do cacifo (Tabela 8.2).

A medida dos membros inferiores pode ajudar a identificar e acompanhar a evolução do edema. Meça a parte inferior do pé, a menor circunferência acima do tornozelo, a maior circunferência da panturrilha e a região intermediária da coxa. Compare os dois lados: uma diferença superior a 1 cm acima do tornozelo ou 2 cm na panturrilha não é comum em pessoas normais, sugerindo edema. A presença de assimetria nos membros, seja o edema presente em apenas um deles ou muito mais marcante unilateralmente, deve levantar a hipótese de trombose venosa profunda, por obstrução à drenagem deste membro.

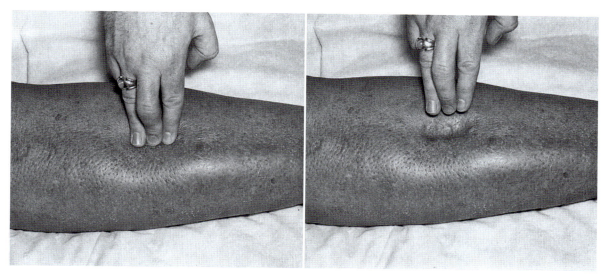

Figura 8.22 Pesquisa de cacifo sobre a região tibial em edema de membro.

Tabela 8.2 Classificação dos edemas.

Classificação em cruzes	+	++	+++	++++
Tempo de duração	Retorno imediato	10 a 15 s	1 min	3 a 5 min
Profundidade do cacifo	2 mm	4 mm	6 mm	8 mm

Pode ser verificado também o estado das paredes venosas. Normalmente, elas apresentam consistência branda, resistente; no caso de estase venosa, adquirem consistência mais tensa e enrijecida; no caso de trombose de veias superficiais, palpa-se algo semelhante a um cordão varicoso.

Identificação de veias perfurantes: na face medial da perna em seu terço distal (*perfurantes de Cockett*), na face medial da perna em seu terço proximal (*perfurante de Boyd*), na face medial da coxa em seu terço distal (*perfurante de Dodd*). Comprime-se a área provável e, com pequenos movimentos circulares, consegue-se delimitar uma depressão de bordas nítidas.

Ausculta

Detecção de sopros em casos de fístulas arteriovenosas (Figura 8.23) ou na grande insuficiência da crossa da safena interna.

Manobras especiais

▶ **Manobra de Brodie-Trendelenburg modificada (Figura 8.24).** Utilizada para diagnóstico de insuficiência da válvula ostial da safena interna e das válvulas de veias perfurantes, sendo realizada em três tempos:

- Paciente posicionado em decúbito dorsal
- Elevação do membro comprometido a quase 90°, esvaziando-se as varizes com massagens na perna no sentido caudocranial. A seguir, coloca-se um torniquete na raiz

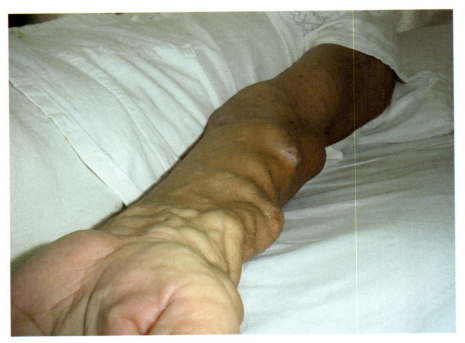

Figura 8.23 Fístula arteriovenosa confeccionada cirurgicamente em membro superior.

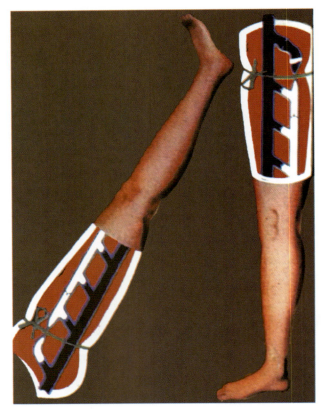

Figura 8.24 Manobra de Brodie-Trendelenburg.

da coxa, logo abaixo da crossa da safena, com pressão suficiente para bloquear a circulação venosa superficial
- Paciente assume a posição ortostática e observa-se o que ocorre com as veias da perna.

Normalmente, a veia safena se enche de baixo para cima e o fluxo de sangue do leito capilar até o sistema venoso demora em torno de 35 segundos.

São possíveis três alternativas anormais (Figura 8.25):

1. Ao colocar o paciente de pé com o torniquete, observa-se o rápido enchimento das varizes no sentido caudocranial. Isso demonstra a presença de perfurantes.
2. Retirando-se o torniquete, há rápido enchimento das varizes com o fluxo sanguíneo no sentido craniocaudal. Isso caracteriza insuficiência da válvula ostial da safena interna.
3. Após a primeira alternativa, retira-se o torniquete: se as varizes continuarem seu enchimento caudocranialmente, é sinal de que só há insuficiência de perfurantes. Entretanto, se houver rápido enchimento no sentido craniocaudal, é porque também existe insuficiência da válvula ostial da safena interna.

▶ **Manobra de Perthes.** Utilizada para avaliar a patência das veias profundas. Com o paciente deitado em posição supina e a perna elevada, coloca-se um torniquete acima

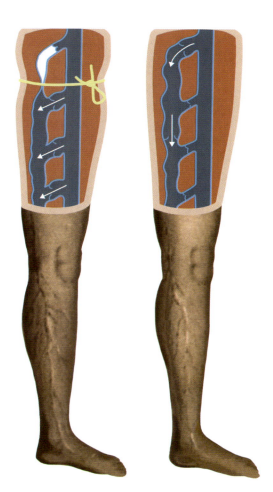

Figura 8.25 A imagem à esquerda representa a insuficiência das veias perfurantes. A imagem à direita, a insuficiência, da válvula ostial da safena interna após o desprendimento do garrote.

do joelho para impedir o enchimento de veias superficiais de cima para baixo. Pede-se que o paciente deambule e as veias superficiais dilatadas devem se esvaziar. Se isso não ocorrer, suspeita-se de que as veias profundas também são incompetentes.

▶ **Manobra de Homans.** Consiste na dorsiflexão forçada do pé em paciente com suspeita de trombose venosa profunda (TVP). Se a manobra provocar dor intensa na panturrilha, é positiva, indicando possibilidade de TVP.

▶ **Manobra de Denecke-Payr.** Consiste na compressão com o polegar da planta do pé contra o plano ósseo. Se a manobra provocar dor intensa, ela é positiva e indica possibilidade de trombose das veias profundas do pé.

▶ **Manobra de Olow.** Consiste na compressão da musculatura da panturrilha contra o plano ósseo. Se houver dor, a manobra é positiva, levantando suspeita de trombose das veias da panturrilha. Uma variante desta manobra consiste na compressão da musculatura da panturrilha com a mão em garra.

▶ **Prova de Schwartz.** Com o paciente na posição ortostática, palpa-se a veia safena magna com uma das mãos, com concomitante percussão digital das dilatações venosas distais no nível da palpação da safena, explorando com a outra mão se é possível sentir a onda de transmissão. A propagação retrógrada da onda é indicativa de insuficiência valvular e hipertensão venosa.

VASOS LINFÁTICOS

Neste caso, observamos um edema de características especiais, resultante do acúmulo de proteínas no interstício por falha na drenagem linfática. O linfedema é raro e mais frequente em mulheres do que em homens (9:1). Ao contrário do edema venoso, ele é frio e duro, devido à fibrose decorrente do acúmulo de fibroblastos e fibrina. Normalmente é indolor (havendo processo inflamatório associado, pode haver linfedema quente e doloroso). Acomete o dorso do pé e pododáctilos e não atinge calcâneo, diferentemente do edema de IVC (Figuras 8.26 e 8.27).

Observamos também alterações cutâneas. A pele apresenta aspecto fosco e adquire a aparência de *casca de laranja*. Pode ser encontrado o *sinal de Stemmer*, quando não se pode pinçar a pele da parte superior dos pododáctilos.

Elefantíase, com alterações tróficas cutâneas (eczema, necrose, erosões, úlcera) constitui o estágio mais avançado de linfedema (Figura 8.28).

GRANDES SÍNDROMES

Isquemia arterial aguda

Tanto as queixas do paciente quanto os achados do exame físico podem ser resumidos nos chamados **5 Ps** (em inglês): *polar* (membro frio), *pain* (dor), *pulseless* (ausência ou diminuição de pulso), *paresthesias* (parestesias) e *paresis* (mais tardiamente, relacionada com a perda funcional).

Como a oclusão pode ser tanto por trombose quando embolização, é mandatória a pesquisa por arritmia cardíaca ao exame físico. O sintoma mais precoce é o de dor no membro, podendo preceder as alterações ao exame físico (p. ex., na síndrome compartimental).

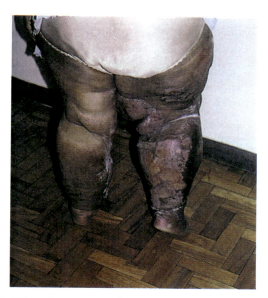

Figura 8.26 Edema linfático gigante, com destaque para o não acometimento do calcâneo.

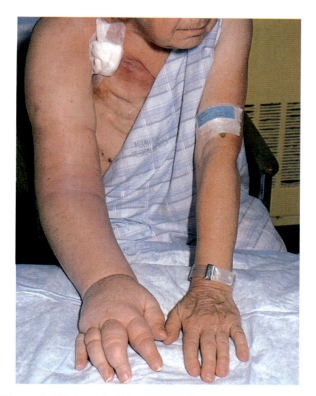

Figura 8.27 Edema linfático em membro superior em paciente mastectomizada e submetida a esvaziamento ganglionar.

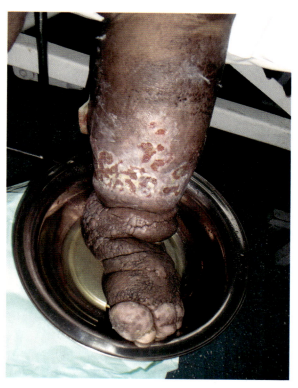

Figura 8.28 Elefantíase nostra. Edema linfático crônico e gigante secundário a erisipela de repetição.

Isquemia arterial crônica

A queixa mais frequente é a claudicação intermitente, que é relatada como dor induzida pelo exercício que não ocorre em repouso, força o paciente a interromper o esforço, desaparecendo após alguns minutos de repouso. Com a progressão da doença, a distância que o paciente consegue caminhar vai diminuindo. Com a evolução do quadro, pode ocorrer dor em repouso, gangrena ou ulceração – chamada de isquemia crítica que reflete maior gravidade do quadro.

A úlcera decorrente de insuficiência arterial tem localização preferencial em artelhos, pés, regiões de traumatismos como canelas e maléolo lateral. A pele circunjacente não apresenta alterações como calos e hiperpigmentação, sendo muitas vezes atrófica. A dor na região ulcerada na maioria dos casos é de grande intensidade, o que é uma característica marcante (*úlcera de Martorell*). Vale ressaltar que a presença de neuropatia pode mascarar a intensidade deste sintoma.

Exame físico

Ao exame físico podemos encontrar redução ou ausência de pulsos, alterações tróficas, diminuição da pilificação, manobras (p. ex., hiperemia reativa) positivas, descritas com detalhes na parte do exame arterial.

Trombose venosa profunda

Denomina-se trombose venosa profunda (TVP) a coagulação sanguínea intravenosa que leva à formação aguda de trombos oclusivos ou não. Para que isso ocorra, deve existir um, dois ou três fatores da *tríade de Virchow* (lesão parietal; estase sanguínea; distúrbios hematológicos da coagulação).

Manifestações clínicas

Manifestações clínicas locais consistem em aumento de volume do membro (deve se suspeitar fortemente de TVP quando o paciente apresentar edema unilateral); dor; eritema ou cianose; febre baixa. A extensão do edema (toda a perna ou apenas infrapatelar) será diretamente proporcional ao vaso trombosado (mais distal ou proximal). Diversas vezes, os sinais são vagos, de modo que deve haver alta suspeição clínica, sendo necessário utilizar escores clínicos para avaliar a possibilidade pré-teste (p. ex., *escore de Wells*).

Exame físico

- Sinal de Pratt – veias pré-tibiais túrgidas (ocorre quando há um trombo impedindo a drenagem do sistema superficial para o profundo – veias sentinelas)
- Sinal de Neuhoff – empastamento muscular da panturrilha
- Sinal de Homans – dor à dorsiflexão forçada do pé
- Sinal de Duque – retificação do oco poplíteo (retificação do S itálico)
- Sinal de Olow – dor ao pressionar os músculos da panturrilha contra o plano ósseo
- Sinal de Löwemberg – dor à compressão da panturrilha pelo esfigmomanômetro na panturrilha com pressão entre 60 e 180 mmHg; indivíduo sem trombose suporta bem uma pressão de 250 mmHg
- Sinais de Ducuing – trombose das veias pélvicas e ilíacas internas, com edema pubiano, edema de órgãos genitais externos, disúria, retenção ou incontinência de urina, meteorismo, tenesmo e dor à defecação.

Vale ressaltar que, apesar de classicamente descritas, a sensibilidade e a especificidade desses sinais tornam sua aplicação clínica limitada. O sinal mais sensível para TVP ainda é a diferença de volume entre os membros, o que nem sempre é visível, sendo, portanto, necessária a medida da circunferência do membro, como citado anteriormente. Em casos de tromboses proximais graves, podem ser encontradas duas síndromes: *phlegmasia cerulea dolens* e *phlegmasia alba dolens*. Por sorte, são raras. Na primeira, devido à grande obstrução ao retorno, todo membro torna-se edemaciado e cianótico, chegando, em um segundo momento, a levar ao sofrimento arterial. Já na segunda, geralmente associada à gravidez, o membro todo se encontra pálido e edemaciado. Acredita-se que a palidez ocorra por vasoconstrição arterial reflexa.

Na Tabela 8.3 são discriminadas as diferenças entre as tromboflebites e as flebotromboses.

Insuficiência venosa crônica

Consiste no conjunto de alterações da pele e tecido subcutâneo, decorrentes da hipertensão venosa de longa duração. Pode ser consequência de TVP e/ou incompetência valvar. Após a TVP, os delicados folhetos valvares se tornam espessados e contraídos, e não impedem o fluxo retrógrado de sangue. Já a incompetência secundária se desenvolve nas valvas distais, porque as pressões elevadas distendem a veia e separam os folhetos.

Manifestações clínicas

Consistem em edema de membros inferiores (sobretudo ao final do dia), parestesias, "sensação de peso". Após um episódio de TVP, cerca de 30% dos pacientes evoluem com clínica de insuficiência crônica, por recanalização incompleta e alterações das válvulas – *síndrome pós-trombótica*.

Exame físico

Apresenta edema com cacifo, que piora com a posição ereta prolongada; hiperpigmentação da pele, úlceras, eritema e dermatite ocorrem preferencialmente na parte distal da perna, podendo ocorrer ulceração cutânea próximo aos maléolos medial (maioria dos casos) e lateral. Celulite pode ser um problema recorrente.

Tabela 8.3 Diferenças entre flebotrombose e tromboflebite.

	Flebotrombose	Tromboflebite
Etiologia	Estase e alterações sanguíneas	Inflamação da parede venosa
Coagulação intravascular	Primária	Secundária à flebite
Estrutura do trombo	Vermelho	Branco ou misto
Localização mais frequente	Perna ou pé	Coxa ou pelve
Sintomatologia	Escassa ou ausente	Rica (febre, dor, edema etc.)
Embolia pulmonar	Frequente	Rara
Sequelas	Raramente	Frequentes

9

Exame do Abdome

José Rodolfo Rocco

O termo abdome vem do latim *abdome*, talvez aparentado com *abdere* – que significa esconder, considerando que, na barriga, se escondem os intestinos. Por meio desse conceito, é possível realizar inspeção, palpação, percussão e ausculta do abdome e, frequentemente, não sabemos com certeza o diagnóstico. Antes do advento dos exames radiológicos sofisticados como a tomografia computadorizada e a ressonância magnética, muitas vezes, recorríamos à laparotomia exploradora para estabelecermos o diagnóstico.

Mesmo assim, o exame físico do abdome tem enorme importância tanto em doenças clínicas quanto nas cirúrgicas. Sua realização de forma detalhista e atenta, associada a uma história bem coletada, é etapa fundamental do exame médico, sendo possível obter informações de diversos sistemas, tais como urinário (p. ex., bexigoma, hidronefroma), digestório (p. ex., trânsito intestinal, massas colônicas), hematopoético (p. ex., hepatoesplenomegalia) e vascular (p. ex., sopros, aneurismas). Seu aprendizado, portanto, torna-se imprescindível na formação de qualquer médico.

ANATOMIA

A cavidade abdominal se estende desde o diafragma até a região pélvica, que se encontra dentro da bacia. Essa cavidade deveria ser chamada de abdominopélvica, pois engloba os órgãos localizados na pelve (abaixo da linha que une as cristas ilíacas). Na porção superior, alguns órgãos são protegidos pelo gradil costal na altura do 5º espaço intercostal (partes do fígado, estômago e o baço); na porção inferior, existe um *continuum* com a pelve; na porção anterior e posterior, há músculos: reto, oblíquo externo, oblíquo interno e transverso na anterior e quadrado lombar, grande dorsal e oblíquo interno. Abaixo do umbigo, a parede anterior é mais fraca devido a um degrau presente nas aponeuroses, o que explica o fato de a região ser propícia a herniações.

As vísceras são envolvidas pelo peritônio visceral, que apresenta a mesma irrigação e inervação dos órgãos que ele cobre. O peritônio parietal reveste a face interna da cavidade abdominopélvica e recebe o mesmo suprimento sanguíneo e nervoso da parede que ela reveste.

Região anterior

Anteriormente, o abdome pode ser dividido em quatro quadrantes, formados por duas linhas perpendiculares que passam pelo umbigo (Figura 9.1), ou em nove regiões, com planos passando horizontalmente pelo rebordo costal e pelas espinhas ilíacas

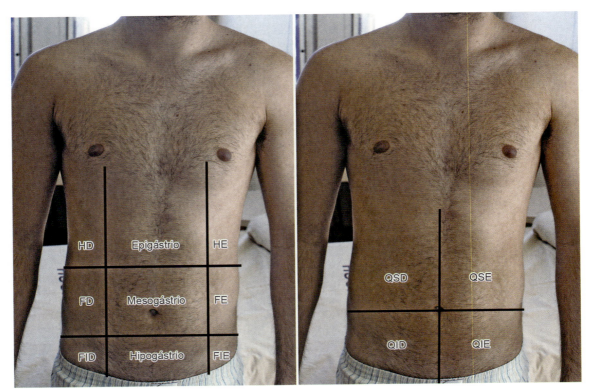

Figura 9.1 Divisão anterior do abdome. QSD: quadrante superior direito; QSE: quadrante superior esquerdo; QID: quadrante inferior direito; QIE: quadrante inferior esquerdo; HD: Hipocôndrio direito; HE: hipocôndrio esquerdo; FD: flanco direito ou lombar anterior direita; FE: flanco esquerdo ou lombar anterior esquerda; FID: fossa ilíaca direita; FIE: fossa ilíaca esquerda.

anteriores, e sagitalmente pelas linhas hemiclaviculares. Assim, o abdome é dividido em dois hipocôndrios (D e E), dois flancos (D e E), duas fossas ilíacas (D e E) e nas regiões epigástrica, mesogástrica (ou umbilical) e hipogástrica. A divisão em nove quadrantes é vantajosa em decorrência da maior precisão da localização de um achado do exame físico.

Por meio da anatomia topográfica sabemos que o fígado fica no hipocôndrio D, o estômago na região epigástrica, o baço no hipocôndrio E, o cólon ascendente no flanco D, o cólon descendente no flanco E, o sigmoide na fossa ilíaca E, o ceco e o apêndice vermiforme na fossa ilíaca D, os ovários nas fossas ilíacas, uma bexiga cheia ou o útero aumentado na região hipogástrica. A presença de um sopro na região mesogástrica pode indicar a presença de aneurisma aórtico.

Região posterior

Posteriormente, o abdome é delimitado pelo rebordo costal superiormente e pelas cristas ilíacas inferiormente, sendo dividido pelo plano mediano em região lombar direita e esquerda, o que é importante para a descrição de achados ao exame nessas áreas (Figura 9.2). Como as regiões do flanco se continuam com a região lombar posteriormente, há descrições na literatura que denominam a região do flanco como lombar anterior.

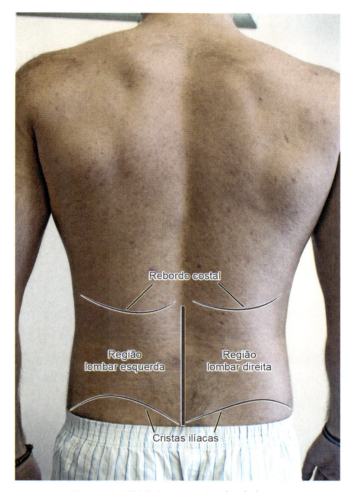

Figura 9.2 Divisão posterior do abdome.

CUIDADOS AO INICIAR O EXAME

Inicialmente, o paciente deverá estar em posição relaxada e confortável, em decúbito dorsal, com os braços ao lado do corpo e a cabeceira a zero grau. Deve-se utilizar um pequeno travesseiro na cabeça e pescoço para conforto. Em alguns casos, a colocação de um travesseiro adicional sobre os joelhos ajuda a relaxar a musculatura abdominal. O abdome deverá estar exposto dos mamilos (no homem) ou prega submamária (na mulher) até a raiz dos pelos pubianos. Normalmente utiliza-se um lençol no limite inferior e, por vezes, é necessário um segundo lençol para não expor a mama feminina. O paciente deve estar com a bexiga vazia. O examinador deve aquecer as mãos e o estetoscópio e ter as unhas curtas. Examina-se por convenção o lado direito do paciente e evitam-se movimentos bruscos ou inesperados para se obter a confiança do paciente. Sempre perguntar sobre a presença de áreas dolorosas e deixar seu exame para o final.

SEQUÊNCIA DO EXAME

O exame do abdome segue uma sequência um pouco diferente. Após a inspeção, vamos direto para a ausculta, pois a palpação ou a percussão do abdome podem alterar os ruídos peristálticos. Também há quem prefira palpar o abdome antes de percutir.

INSPEÇÃO ESTÁTICA E DINÂMICA

Na inspeção estática, observamos o abdome, anotando formato, movimentação respiratória, presença de cicatrizes, abaulamentos na parede ou herniações, alterações na pele, presença de circulação colateral, depressões e movimentos peristálticos. Devemos ver o abdome de cima, tangenciando da lateral e observando os pés do paciente. A inspeção dinâmica permite avaliar herniações da parede abdominal, para tal, solicita-se que o paciente contraia a musculatura da parede abdominal. Pode-se usar a manobra de Valsalva, ao solicitar que o paciente faça o movimento como se fosse se sentar na cama, ou elevar os membros inferiores simultaneamente e esticados, sendo denominada *manobra de Smith-Bates*. Na presença de massa abdominal e na dúvida se a massa é de parede ou intra-abdominal, pede-se o paciente para fazer uma das manobras. Se a massa visível desaparecer, indica que está abaixo da parede abdominal; se permanecer visível e palpável, indica que é uma massa da parede abdominal (p. ex., lipoma) (Figura 9.3).

FORMATO DO ABDOME

▶ **Abdome normal ou atípico.** Plano, simétrico, sem abaulamentos ou retrações.

▶ **Abdome globoso.** Aumento global do diâmetro anteroposterior e laterolateral. É encontrado no terceiro trimestre da gravidez, na presença de ascite, na obesidade, na

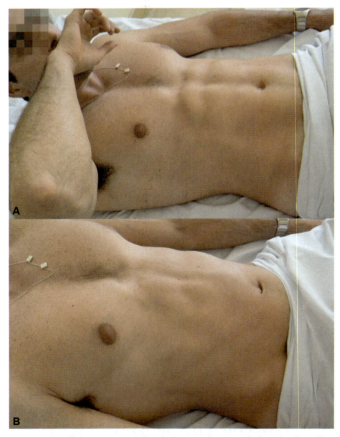

Figura 9.3 Manobras que ocasionam contração da musculatura abdominal, utilizadas para evidenciar hérnias. **A.** Manobra de Valsalva. **B.** Manobra de Smith-Bates.

hepatoesplenomegalia volumosa, na obstrução intestinal e em grandes tumores do ovário (Figura 9.4).

▶ **Abdome em batráquio.** Quando existe abaulamento predominantemente do diâmetro transversal sobre o anteroposterior, sendo típico da ascite.

▶ **Abdome em avental.** Aparece em pessoas muito obesas, sendo devido ao acúmulo de tecido gorduroso na parede abdominal, que cai como um avental sobre a raiz das coxas.

▶ **Abdome pendular ou ptótico.** Variante do abdome em avental. Apesar de ter o mesmo aspecto de avental, resulta de uma grande fraqueza da musculatura do andar inferior do abdome, não necessariamente associada à obesidade. É causa comum do abdome pendular a flacidez abdominal do puerpério, particularmente nas grandes multíparas e após o emagrecimento acentuado de pessoas submetidas à gastroplastia redutora.

▶ **Abdome escavado.** A parede abdominal mostra-se retraída ou escavada, com grande contraste com o gradil costal. Aparece em pacientes com emagrecimento acentuado.

PRESENÇA DE CIRCULAÇÃO COLATERAL

Para determinar a direção do fluxo venoso, deve-se colocar dois dedos em uma das extremidades da via e correr um deles no sentido de esvaziar seu conteúdo. Retira-se um dos dedos e observa-se o sentido em que a via se enche ou o sentido em que enche com maior velocidade (Figura 9.5). Há basicamente dois tipos: (1) porto-cava, localizado na região periumbilical; e (2) cava-cava, localizado lateralmente no abdome (Figura 9.6).

- Porto-cava: obstrução ao fluxo venoso proveniente das tributárias da veia porta (veias esplênica e mesentérica superior), em direção ao fígado, o que leva à formação de vasos colaterais e recanalização da veia umbilical (ligamento redondo do fígado), culminando com um fluxo centrífugo em relação ao umbigo. Nos casos de umbigo para cima, denomina-se porto-cava superior; umbigo para baixo, porto-cava inferior; quando ambos estão presentes, denomina-se circulação colateral em cabeça de medusa (*caput medusae*) (ver Figura 9.5B). A presença dessa circulação colateral junto com sopro

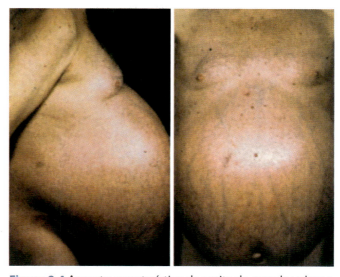

Figura 9.4 Aspecto característico de ascite de grande volume.

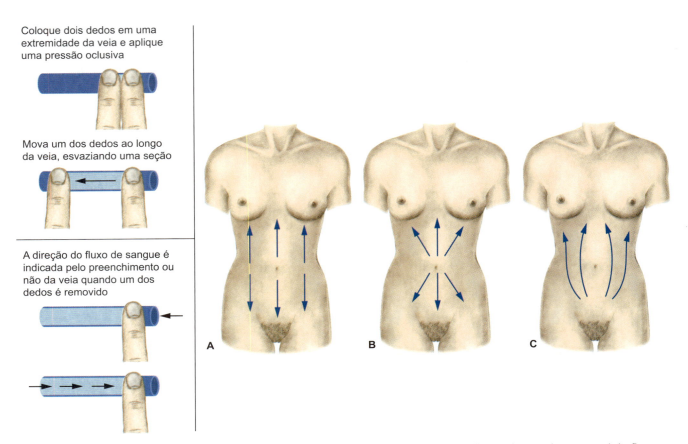

Figura 9.5 Determinação da direção do fluxo venoso em vasos colaterais da parede abdominal. **A.** Padrão normal do fluxo sanguíneo nas veias da parede abdominal. **B.** Padrão do fluxo na hipertensão portal com recanalização da veia umbilical. **C.** Padrão do fluxo quando há obstrução da veia cava inferior.

periumbilical (resultado da recanalização da veia umbilical, conforme referido anteriormente) se traduz na denominada *síndrome de Cruveilhier-Baumgarten*
- Cava-cava:
  ○ Cava inferior: causada por uma obstrução ao nível da veia cava inferior, o que leva ao aumento do fluxo venoso em vasos colaterais na parede abdominal em direção ascendente (ver Figura 9.5C)
  ○ Cava superior: causada, assim como a cava inferior, por uma obstrução ou compressão da veia cava superior, o que leva ao aumento do fluxo em vasos colaterais com direção descendente.

ALTERAÇÕES NA PELE

▶ **Telangiectasias ou aranhas vasculares.** São formadas por uma arteríola central que emite ramos, cujo fluxo desaparece a compressão central, o que pode ser conseguido com um vidro de relógio ou com algum objeto rombo. Podem ser encontradas na parede abdominal, mas estão preferencialmente no pescoço, tronco e membros superiores. São encontradas nas hepatopatias devido à diminuição da metabolização de estrógenos, mas não são específicas.

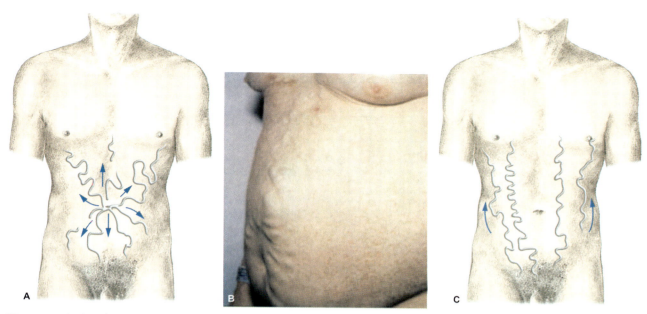

Figura 9.6 A. Circulação colateral portal. **B.** Veias varicosas na parede do abdome. **C.** Circulação colateral tipo cava inferior.

▶ **Equimose.** Denota extravasamento de sangue na derme. Encontrada em locais de trauma e também nos pontos de injeção subcutânea de heparina:

- *Sinal de Cullen*: equimose periumbilical encontrada quando há hemorragia no retroperitônio, causada no processo de pancreatite necrosante e também na gestação ectópica rota.
- *Sinal de Grey-Turner*: equimose nos flancos na pancreatite necrosante e também em outras causas de hemorragia retroperitoneal.

▶ **Estrias.** As esbranquiçadas ou nacaradas denotam processo antigo, cuja causa, na maioria das vezes, é a obesidade (Figura 9.7). Dentre outras causas está a hipertrofia rápida na musculatura abdominal que leva a um estiramento da pele, provocando as

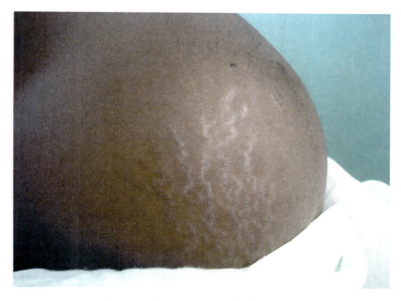

Figura 9.7 Estrias na parede abdominal.

estrias. Já as estrias róseas purpúreas ou violáceas são mais recentes, tendo como exemplo a *síndrome de Cushing*. O tom violáceo é secundário à visualização dos vasos sanguíneos da derme, sendo mais bem visualizados caso o paciente apresente policitemia.

▶ **Cicatrizes.** Denotam processos traumáticos ou cirúrgicos, o que pode auxiliar na elucidação da história patológica pregressa caso o paciente nada relate. Sua descrição é importante, devendo-se registrar sua localização e extensão (Figura 9.8).

▶ **Herniações.** É necessário descrever sua localização (linha alba, linha semilunar – lateral ao reto abdominal, ou de *Spigel* – abaixo da linha arqueada) e sua relação com cicatrizes cirúrgicas (hérnia incisional). As mais encontradas na linha alba são umbilical (Figura 9.9), epigástrica e incisionais. É possível também evidenciar a diástase (afastamento) dos músculos retos abdominais.

▶ **Abaulamentos localizados.** Anotar a localização, se existe pulsatilidade e sua extensão (p. ex., aneurismas, massas, hérnias, visceromegalias, linfonodomegalia). Um sinal clássico é o *sinal de Sister Mary-Joseph* ou *sinal da irmã Maria José*. Trata-se de nódulo umbilical metastático indicativo de neoplasia intra-abdominal (Figura 9.10).

▶ **Fístulas.** A presença de fístulas na parede abdominal pode ser secundária a procedimentos cirúrgicos ou doenças inflamatórias intestinais (p. ex., *doença de Crohn*). É importante anotar a secreção que é expelida. A fístula com saída de secreção fecaloide é denominada estercoral.

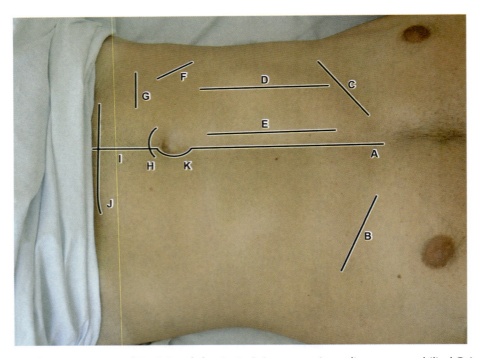

Figura 9.8 Algumas cicatrizes de incisões abdominais. **A.** Laparotomia mediana supraumbilical. **B.** Incisão subcostal esquerda. **C.** Incisão subcostal direita (*Kocher*). **D.** Incisão pararretal (paramediana) externa (*Jalaguier*). **E.** Incisão pararretal (paramediana) interna (*Lennander*). **F.** Incisão de Mc Burney. **G.** Incisão de Rockey-Davis. **H.** Incisão de Mayo. **I.** Laparotomia mediana infraumbilical. **J.** Incisão de Pfannestiel. **K.** Laparotomia mediana xifopubiana.

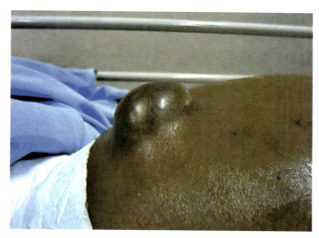

Figura 9.9 Hérnia umbilical.

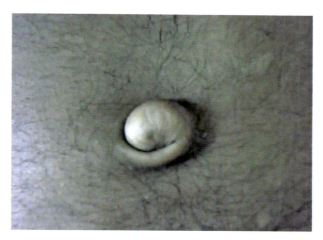

Figura 9.10 Note o abaulamento na região umbilical decorrente de linfonodomegalia. O sinal de irmã Maria José é descrito como linfonodo palpável na região periumbilical; neste caso, devido ao tamanho, acabou por tornar-se visível.

MOVIMENTOS DO ABDOME

O abdome pode apresentar três tipos de movimentos:

1. Movimentos respiratórios: indivíduos do sexo masculino apresentam respiração do tipo toracoabdominal, caracterizada pela presença de movimentos respiratórios nos quadrantes abdominais superiores. Já a mulher apresenta movimento respiratório torácico, uma diferença importante devido à gravidez. Processos inflamatórios do peritônio com rigidez da parede abdominal levam à abolição desses movimentos, o mesmo acontecendo com os processos dolorosos do abdome superior.
2. Pulsações: podem ser visíveis em indivíduos muito emagrecidos, na presença de aneurismas ou massas próximas ao vaso arterial que transmitam a pulsação.
3. Movimentos peristálticos visíveis (ondas de Kussmaul): normalmente a visualização dos movimentos intestinais para impulsão do bolo alimentar não é possível; quando presentes, são um sinal de luta contra uma obstrução em algum ponto do trato gastrintestinal, o que faz os movimentos se tornarem mais fortes para tentar vencer a obstrução, permitindo, assim, sua visualização.

AUSCULTA

A ausculta deve ser sempre realizada antes da palpação e percussão abdominal. Essa peculiaridade é de extrema relevância nos casos de abdome agudo, pois a palpação e a percussão podem alterar os ruídos peristálticos. Os objetivos desta manobra são avaliar a motilidade intestinal (se normal, aumentada ou ausente) e a presença de sopros arteriais. Utiliza-se o diafragma do estetoscópio. Os sons gerados são gorgolejantes (ruídos hidroaéreos), causados pela peristalse intestinal que move gás e líquidos presentes dentro das alças:

- Normal: 5 a 34 ruídos do borborigmo intestinal (denotam a peristalse) por minuto ou 1 borborigmo a cada 4 a 5 incursões respiratórias
- Aumentado ou hiperperistáltico: acima de 34 ruídos por minuto. Podem estar presentes nos casos de "peristalse de luta", quando o intestino tenta vencer uma obstrução intestinal e também nos casos de diarreia. Por vezes, podem assumir um timbre metálico
- Hipoperistáltico: se for menor que 5 ruídos por minuto. Pode ser encontrado nas fases tardias de obstrução intestinal
- Ausente ou aperistáltico: não se auscultam ruídos. Como exemplos, temos o íleo metabólico ou o íleo pós-operatório
- Gargarejo: é o mais característico dos ruídos abdominais, percebido quando é feita a palpação profunda e deslizante, particularmente no ceco. Além de ouvir-se o ruído, tem-se a percepção tátil da presença do conteúdo hidroaéreo da víscera
- Patinhação: são ruídos semelhantes a palmadas em uma superfície com água. São produzidos em órgãos de grande diâmetro, como o estômago e o ceco. Deve-se forçar a parede do órgão a bater de encontro com a superfície líquida, causando um ruído do tipo "clap-clap". Ocorre quando há aumento do conteúdo líquido do estômago ou quando o órgão se esvazia mal, como na obstrução do antro ou do piloro
- Borborigmo: é dado pela grande predominância de gases em relação ao conteúdo líquido do órgão. Trata-se do ronco da barriga que indivíduos normais frequentemente apresentam quando estão com fome, e o estômago vazio apresenta uma forte onda de contração em direção ao piloro
- Vasculejo: coloca-se o estetoscópio sobre a região epigástrica promovendo um movimento com a mão espalmada, semelhante ao chacoalhar desta região, em que se ausculta o líquido de estase gástrica (*splash* de sucussão). Surge na gastroparesia grave ou na estenose pilórica.

Onde colocar o estetoscópio?

Coloca-o na região direita lateroinferiormente ao umbigo e lateral ao reto abdominal (Figura 9.11), local em que grande parte das vezes os sons do borborigmo intestinal são mais audíveis. Em caso de ausência dos sons nesses focos, deve-se auscultar os quatro quadrantes.

Quanto tempo ouvir?

Não mais que um minuto. Alguns autores recomendam a ausculta de 3 minutos por quadrante para se afirmar ausência da peristalse. Como é muito pouco prático, se não auscultamos nenhuma onda peristáltica em nenhum quadrante por 1 minuto, anotamos que a peristalse não foi audível. Isso denota que, no mínimo, ela se encontra muito diminuída. Nesses casos, normalmente se observa distensão abdominal concomitante.

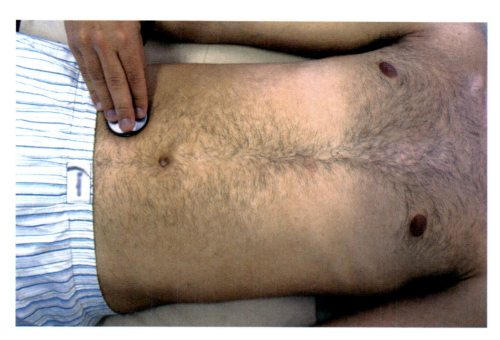

Figura 9.11 Posição do estetoscópio na ausculta.

Ausculta de sons vasculares

Pesquisam-se sopros aórticos, renais, mesentéricos, ilíacos, femorais e também sopros venosos (Figura 9.12):

- Aorta: divide-se nas ilíacas comuns na altura de cicatriz umbilical, logo, sopros aórticos podem ser audíveis desde o apêndice xifoide até a cicatriz umbilical. Escutar na região epigástrica
- Renais: no caso de estenose das artérias renais, sopros são audíveis sobre essas artérias. O hilo renal fica à altura do umbigo na borda externa dos retos abdominais
- Femorais: aterosclerose gera sopro assimétrico, em geral, sopro de "*pistol shot*" da insuficiência aórtica, e se transmite simetricamente
- Venosos: a ausculta de um zumbido venoso em cima da circulação portal do tipo cabeça de medusa na região umbilical constitui a *síndrome de Cruveilhier-Baumgarten*, que denota hipertensão portal (Figura 9.13). Se houver apenas o zumbido venoso, sem a circulação colateral, então é denominada *síndrome de Cruveilhier-Baumgarten* inaparente.

Por vezes, podemos surpreender sopros e até mesmo atrito na topografia do fígado. Isso acontece devido à neovascularização nos casos de cirrose ou neoplasia hepática. O mesmo ocorre na topografia do baço em casos de tumores e infarto esplênico, neste caso, particularmente frequente em pacientes portadores de anemia falciforme. Algumas doenças que causam esplenomegalia (malária, leucoses) também podem causar sopro sistólico. Ocasionalmente, podemos observar atrito hepático após a execução da biopsia hepática.

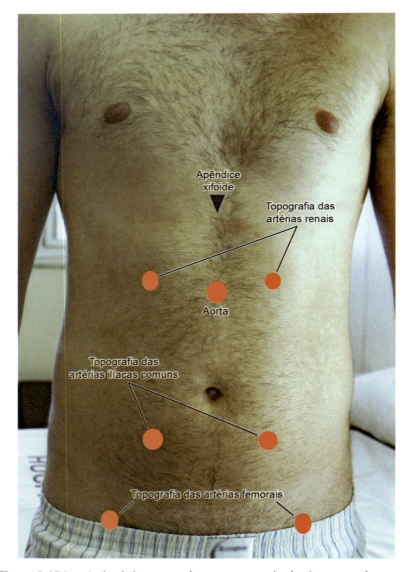

Figura 9.12 Locais do abdome que devem ser auscultados à procura de sopros.

PERCUSSÃO

Objetiva avaliar a distribuição de gases no abdome, além de identificar massas sólidas, presença de líquido livre na cavidade, tamanho do fígado (hepatimetria) e verificar se há aumento esplênico e áreas dolorosas.

Regiões de macicez podem indicar massas ou visceromegalias, o que orientará a palpação subsequente. São causas de macicez: vísceras maciças normais (fígado) ou aumentadas (esplenomegalia), tumor ovariano, distensão da bexiga, útero gravídico, ascite, fezes e demais tumores. Deve-se percutir os nove quadrantes, descritos anteriormente, analisando a presença de timpanismo ou macicez, e também percutir o *espaço de Traube*, cujo som ficará maciço no caso de esplenomegalia. O *espaço semilunar de Traube* é delimitado pelo rebordo costal esquerdo, linha axilar anterior esquerda e 6º espaço intercostal esquerdo (Figuras 9.14A e 9.15).

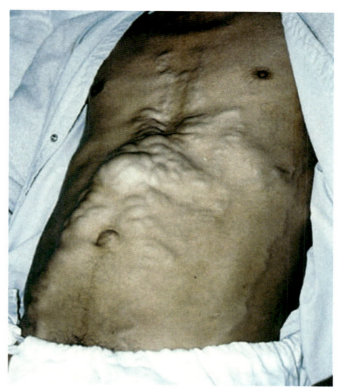

Figura 9.13 Presença de circulação colateral em cabeça de medusa. Quando o fluxo sanguíneo é grande na veia umbilical recanalizada, percebe-se um sopro na ausculta, o que constitui a *síndrome de Cruveilhier-Baumgarten*.

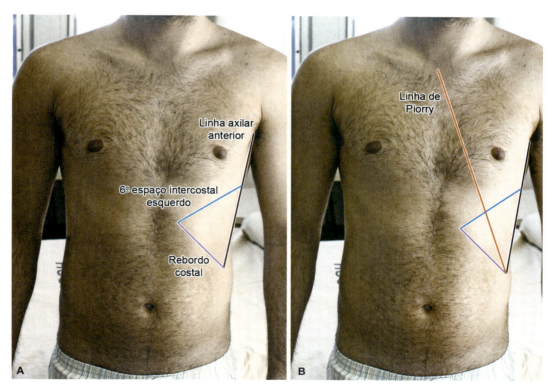

Figura 9.14 A. Delimitação do *espaço de Traube*. **B.** *Espaço de Traube* sendo dividido pela *linha de Piorry*. Lembre-se de que Traube maciço medialmente a essa linha é indicativo de crescimento real do baço.

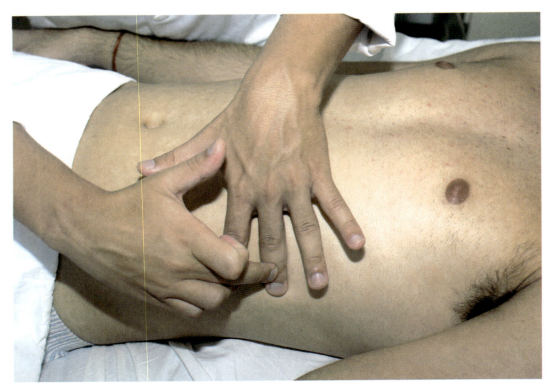

Figura 9.15 Percussão no *espaço de Traube*.

▶ **Macicez no *espaço de Traube*.** Pode ser decorrente de: esplenomegalia (aumento de 2,5 vezes seu tamanho), estômago cheio (alimentação), fecaloma, adenocarcinoma gástrico, ascite volumosa, *situs inversus* ou extenso derrame pleural à esquerda. Para diferenciar a esplenomegalia das demais causas, utiliza-se a delimitação do *espaço de Traube* feita pela *linha de Piorry*, que vai da articulação esternoclavicular esquerda até a primeira costela flutuante esquerda (Figura 9.14B). Se a percussão medial a esta linha for maciça, indica crescimento esplênico verdadeiro. É interessante assinalar que o baço pode ser palpável em cerca de 3% das pessoas normais.

Quando ocorre aumento do baço, este cresce medialmente, no sentido anterior e inferior (Figura 9.16), deslocando assim a flexura esplênica do cólon e o estômago que ocupam o espaço de Traube e dão o timpanismo do espaço. Eventualmente o baço pode ser palpado até na fossa ilíaca direita.

▶ **Macicez móvel de decúbito.** Em pacientes com macicez nos flancos e timpanismo na região umbilical, deve-se pesquisar se há líquido livre na cavidade, que, devido ao decúbito dorsal, faz o líquido escorrer para os flancos e as alças flutuarem (gás menos denso que líquido), dando o timpanismo na região periumbilical. Para descobrir se o líquido é livre, faz-se a percussão e descobre-se o ponto entre o timpanismo e a macicez, e pede-se para o paciente fazer decúbito lateral, (sem retirar os dedos do abdome) o que fará o líquido escorrer e as alças serão transferidas para cima, fazendo com que a área anteriormente maciça fique timpânica, constituindo assim a macicez móvel de decúbito, presente em casos de ascites médias, entre 300 e 1.000 mℓ (Figura 9.17).

▶ **Sinal do piparote.** É evidenciado por meio da sensibilidade de ondas líquidas no lado oposto ao que se estimula com percussões a parede abdominal. Para tal, pede-se a outro

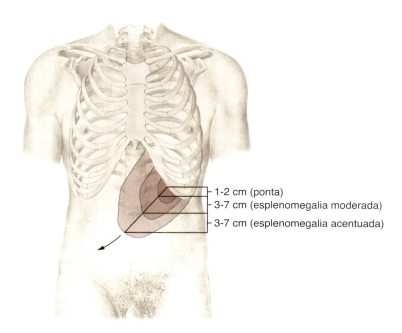

Figura 9.16 Diferentes graus de esplenomegalia e o sentido do crescimento esplênico.

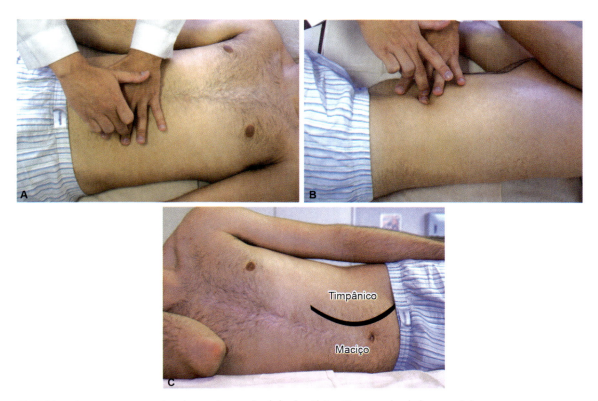

Figura 9.17 Manobra para a pesquisa de macicez móvel de decúbito. No caso de abdomes globosos em que se suspeite da presença de líquido ascítico ou macicez nos flancos e timpanismo periumbilical à percussão, deve-se realizar tal manobra. Com o paciente em decúbito dorsal (**A**), percute-se o abdome; ao se achar o ponto de transição entre o timpanismo e a macicez mantém-se o dedo no local e pede-se ao paciente (**B**) para ficar em decúbito lateral, o que fará o líquido escorrer por ação da gravidade para baixo e as alças contendo gás boiarem, (**C**) fazendo com que a região anteriormente maciça, onde o dedo estava, torne-se timpânica.

examinador ou ao próprio paciente que comprima com as bordas ulnares das mãos a região mediana, para dessa forma impedir que haja transmissão via gordura, e realiza-se a percussão em um dos lados e, com a outra mão, sente-se a onda líquida (Figura 9.18). Tem sensibilidade menor que a macicez móvel de decúbito, pois há a necessidade de um volume maior (mais de 3 ℓ) para sentir a onda líquida.

▶ **Sinal da poça (*poodle sign*).** Na suspeita de pequeno volume de líquido ascítico, pede-se ao paciente para ficar na posição genutorácica por vários minutos e inicia-se a percussão de baixo para cima na região periumbilical; havendo líquido livre, esta região ficará maciça (Figura 9.19). Este sinal é o que tem maior sensibilidade na presença de líquido ascítico, sendo positivo na existência de apenas 150 mℓ. Entretanto, essa manobra vem sendo abandonada, assim como o toque retal, constatando abaulamento do fundo de saco para pequenas quantidades de líquido intraperitoneal (< 300 mℓ). Hoje em dia, o exame ultrassonográfico é muito mais preciso no diagnóstico das pequenas ascites.

▶ **Semicírculos de Skoda.** Com o paciente em decúbito dorsal ou em pé, coleta-se o líquido ascítico no andar inferior do abdome. Sendo assim, a percussão, feita desde o andar superior, delimitará uma linha semicircular na transição entre o timpanismo e a macicez ou submacicez, de concavidade voltada para a região epigástrica. É positivo quando existem 1 a 3 ℓ de líquido ascítico. Esse sinal poderá fazer o diagnóstico diferencial entre ascite e cisto gigante de ovário, uma vez que, na doença ginecológica, a concavidade da linha semicircular estará voltada para o púbis.

Pode haver líquido na cavidade, mas este pode estar septado e não livre, o que não originará macicez móvel de decúbito, mas sim macicez em tabuleiro de xadrez, onde há áreas maciças entremeadas a áreas timpânicas, como pode ser visto na tuberculose peritoneal.

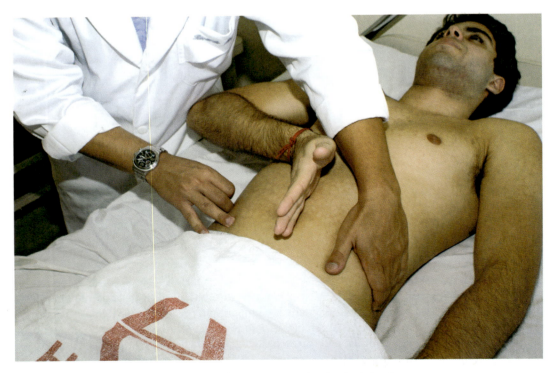

Figura 9.18 Manobra para pesquisa do sinal de piparote.

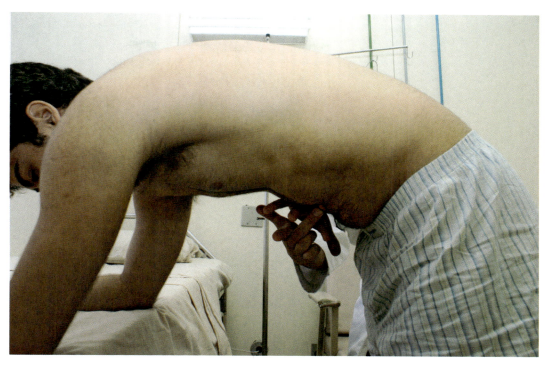

Figura 9.19 Manobra para pesquisa do sinal da poça. Além da posição genupalmar, pode-se também examinar com o paciente em ortostase com flexão anterior do tronco e apoio sobre o leito com os cotovelos, o que fará uma posição, assim com a genupalmar, que permite o líquido escorrer.

Hepatimetria

Para estabelecer o limite hepático superior, recomenda-se ao paciente que respire superficialmente, e na linha hemiclavicular direita executa-se a percussão de cima para baixo a partir do 2º espaço intercostal. O som atimpânico ou claro é o pulmonar, enquanto o maciço é hepático. No ponto em que há sobreposição do pulmão com o fígado, o som passa de atimpânico a submaciço, sendo este ponto considerado o limite superior do fígado. Normalmente, a borda superior do fígado situa-se no 5º e, por vezes, no 6º espaço intercostal direito. O limite inferior pode ser delimitado à percussão, dado pelo fim da macicez hepática e início do timpanismo abdominal ou através da palpação da borda inferior do fígado (Figura 9.20). Se a flexura direita do cólon estiver por sobre o fígado (*síndrome de Chilaiditi* – Figura 9.21), causando timpanismo no hipocôndrio direito, a hepatimetria pode ser falseada, sendo necessário palpar para delimitar a borda inferior (Figura 9.21). Em pacientes com *lobo de Riedel* (uma variante normal em que o lobo direito é mais alongado), pode falsear a mensuração da hepatimetria.

O *sinal de Joubert* é o aparecimento de timpanismo em área de macicez, indicando perfuração de víscera oca (pneumoperitônio), uma vez que o ar tende a ocupar as porções superiores (infradiafragmáticas) do abdome, entre o fígado e o diafragma. Tamanho hepático normal: 6 a 12 cm na linha hemiclavicular direita e de 4 a 8 cm abaixo do apêndice xifoide. Quando a punho-percussão sobre a loja hepática for dolorosa (*sinal de Torres Homem*), deve-se pensar em abscesso hepático amebiano como causa do processo inflamatório, que leva à dor na percussão. Na hepatite aguda e na colecistite, também observamos dor à percussão.

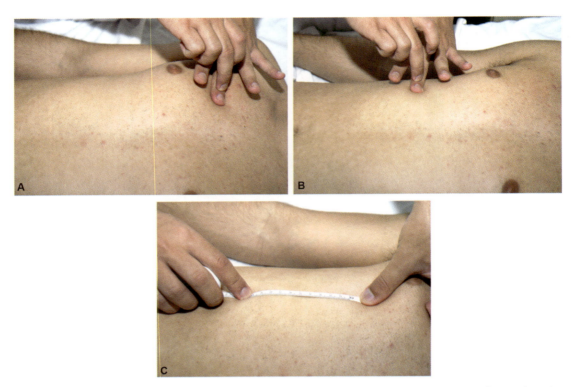

Figura 9.20 Hepatimetria. **A.** Iniciar percussão nos espaços intercostais superiores. **B.** Ir descendo até encontrar o ponto onde há sobreposição entre o fígado e o pulmão, cujo som é submaciço. Delimitada a borda inferior pela palpação ou percussão, mede-se então a hepatimetria (**C**) na linha hemiclavicular direita.

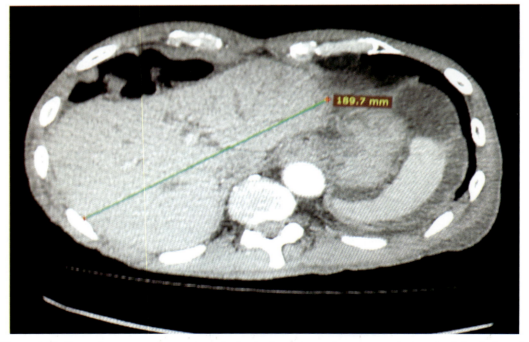

Figura 9.21 Corte de tomografia computadorizada do abdome demonstrando interposição do ângulo hepático do cólon entre a parede abdominal e o fígado. Isso causa timpanismo no hipocôndrio direito e é denominado *síndrome de Chilaiditi*.

PALPAÇÃO

Etapa indispensável em uma avaliação clínica e insubstituível em caso de abdome agudo. Normalmente a resistência da parede abdominal equivale à de um músculo em repouso. Quando existe contratura abdominal, é muito importante estabelecer se é voluntária ou não. A contratura involuntária é denominada defesa da parede abdominal, podendo ser localizada ou generalizada (abdome em tábua). A causa mais frequente é a peritonite.

É importante lembrar-se de que, em pacientes obesos, a palpação estará dificultada e, em indivíduos magros, facilitada, sendo possível sentir rim direito, aorta, promontório sacral, fígado, baço (3% das vezes), ceco, sigmoide (85% das vezes), bexiga e útero gravídico. Sempre antes de palpar, deve-se perguntar ao paciente quanto à dor de algum ponto e solicitar que ele a aponte. Nesse sentido, o examinador deverá examinar as áreas não dolorosas primeiro, deixando a região acometida por último. Deve-se realizar inicialmente a palpação superficial e, posteriormente, a profunda.

Superficial

Tem como objetivo avaliar a dor e a tensão da parede e verificar se há alguma alteração no tecido celular subcutâneo, herniações, massas e visceromegalias de grande monta (Figura 9.22).

Para tal, antes de começar, deve-se lembrar de aquecer as mãos, expor o abdome e perguntar ao paciente onde ele sente dor, para deixar a palpação dessa área por último.

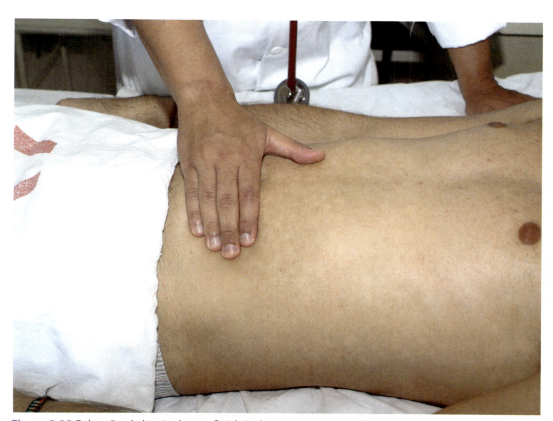

Figura 9.22 Palpação abdominal superficial. Após aquecer as mãos, despe-se o paciente desde o apêndice xifoide até a sínfise púbica, e com uma das mãos palpa-se o abdome com movimentos circulares à procura de alterações na parede abdominal e de pontos dolorosos.

Utilizamos a parte palmar dos dedos iniciando pela fossa ilíaca direita, subindo para flanco e hipocôndrio direitos, região epigástrica e passa-se para a esquerda do abdome, palpando o hipocôndrio, flanco e fossa ilíaca à esquerda, região hipogástrica e, finalmente, mesogástrica, formando uma grega (Figura 9.23).

Profunda

Pode-se fazer a palpação profunda com uma ou duas mãos. Quando for este o caso, utiliza-se uma das mãos para sentir enquanto a outra empurra, não sendo uma questão de força (Figura 9.24). Pesquisa-se a presença de massas previamente delimitadas pela percussão ou palpação superficial, registrando localização, tamanho, formato, consistência, pulsações e mobilidade com a respiração.

Tanto na palpação superficial quanto na profunda é muito importante olhar a face do paciente enquanto palpamos, pois a mímica facial pode denotar dor.

PESQUISA DE IRRITAÇÃO PERITONEAL

A inervação está no peritônio parietal, logo, a irritação deste gera dor localizada, que pode já ser desencadeada pela percussão. Os sinais de irritação peritoneal são: hipersensibilidade à palpação superficial, com o abdome rígido ou em tábua, dor ao mínimo toque e descompressão súbita dolorosa (*sinal de Blumberg*) por desaceleração súbita do peritônio.

As causas de irritação peritoneal são:

- Ar livre na cavidade por ruptura de alça (pneumoperitônio): *sinal de Joubert* – timpanismo pré-hepático

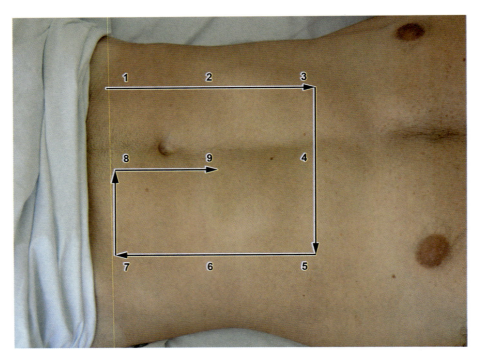

Figura 9.23 Palpação abdominal em grega, começando na fossa ilíaca direita e terminando na região umbilical ou mesogástrica.

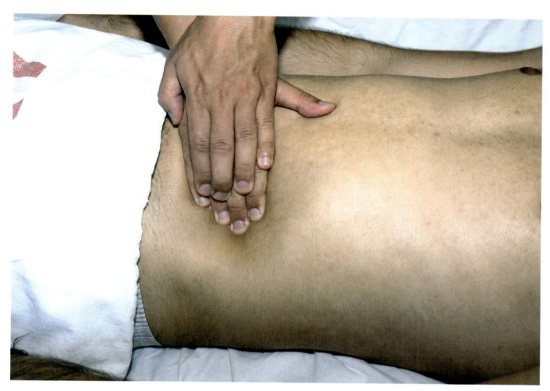

Figura 9.24 Palpação profunda. Note que enquanto a mão direita é utilizada para sentir, utiliza-se a mão esquerda para aprofundar a mão direita, realizando a manobra em todos os quadrantes, deixando-se a região que porventura possa ser dolorosa para o fim do exame.

- Sangue livre na cavidade: hemorragia intraperitoneal, gestação tubária rota etc.
- Apendicite:
  - Pesquisa-se a descompressão súbita dolorosa (*sinal de Blumberg*) no *ponto de McBurney* (*sinal de McBurney*). Este situa-se na linha entre a cicatriz umbilical e a espinha ilíaca anterossuperior, realizando a compressão no ponto de junção do terço lateral com os dois terços mediais, também chamado *ponto de McBurney* (Figura 9.25)
  - Sinal do obturador: flete-se a coxa e faz-se a seguir a rotação interna do quadril, estirando-se desta forma o músculo obturador interno. A dor relatada no hipogástrio é sinal de irritação deste músculo, causada provavelmente por um apêndice que mergulha na cavidade pélvica (Figura 9.26)
  - Sinal de Rovsing: comprime-se com a mão fechada o cólon descendente, fazendo o gás contido deslocar-se retrogradamente em direção ao ceco, que irá então distender, o que será doloroso se houver inflamação do apêndice (Figura 9.27). É pouco utilizado na prática
  - Sinal do psoas: consiste em executar uma extensão forçada da coxa, provocando assim um estiramento das fibras do músculo psoas ou então através da flexão da coxa contra resistência (Figura 9.28). Este sinal positivo pode ser indicativo de irritação do músculo psoas, sendo uma das causas da apendicite com o apêndice retrocecal encostando neste músculo. Pesquisa-se colocando o paciente em decúbito lateral esquerdo (caso queira pesquisar o psoas direito) e faz-se uma extensão forçada da coxa
  - Sinal de Lapinski: dor à compressão da fossa ilíaca direita (FID) enquanto o paciente eleva o membro inferior esticado

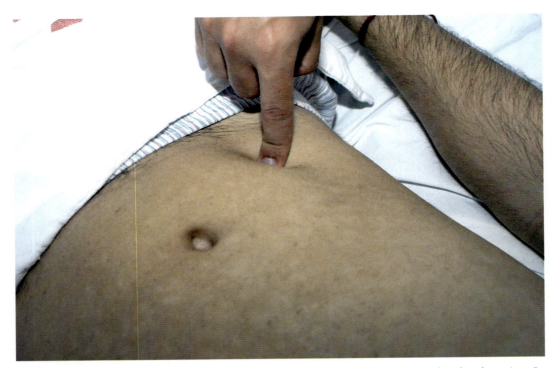

Figura 9.25 *Ponto de McBurney*. Visualizar a compressão no *ponto de McBurney* – localizado na junção do terço lateral com os dois terços mediais da linha que liga a cicatriz umbilical à espinha ilíaca anterossuperior direita.

- ○ Sinal de Dunphy: dor na FID que piora com a tosse
- ○ Sinal de Aaron: dor que ocorre na região precordial ou epigástrica quando é palpado o ponto de McBurney
- Achados na vesícula biliar:
  - ○ Sinal de Murphy (manobra de Pons): durante a expiração, posiciona-se a mão no ponto entre a junção do rebordo costal com o músculo reto abdominal (ponto cístico) e pede-se para o paciente realizar a inspiração (Figura 9.29). Se houver processo inflamatório na vesícula biliar (colecistite) quando esta descer, devido à inspiração, e tocar na mão do examinador, isso gerará dor e fará o paciente interromper a inspiração, o que configura sua positividade. Se houver aumento hepático em vez do rebordo costal, deverá ser utilizada a borda inferior do fígado com a junção do músculo reto abdominal
  - ○ Sinal ou regra de Courvoisier-Terrier: ao palpar o hipocôndrio direito, sente-se uma massa ovalada, que é a vesícula biliar distendida que se torna palpável por efeito de massa de neoplasia de vias biliares extra-hepáticas – tumores periampulares (principalmente câncer de cabeça de pâncreas). Como a vesícula distende lentamente devido à compressão tumoral da via biliar que ocorre progressivamente, não há dor. Logo, tem-se uma vesícula palpável e indolor, o que constitui sinal positivo. Vesícula palpável e dolorosa indica distensão aguda, provavelmente por obstrução súbita do ducto cístico por cálculo biliar, não sendo o sinal de Courvoisier-Terrier. O mais comum nos casos de doença calculosa é que a vesícula não seja palpável, visto que ocorre traumatismo na mucosa com formação de tecido cicatricial que leva à retração da vesícula (Figura 9.30).

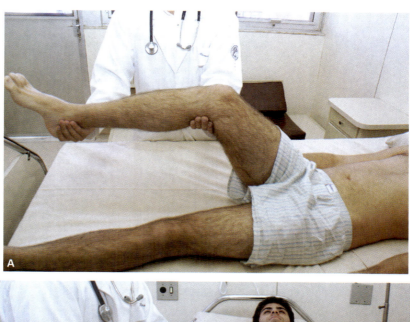
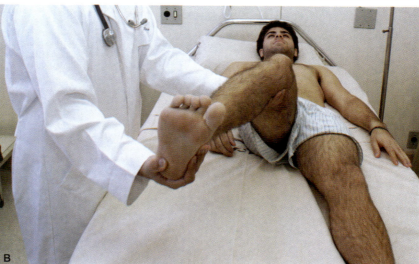

Figura 9.26 Sinal do obturador. Realiza-se a flexão da articulação coxofemoral (**A**) e a rotação interna desta (**B**).

ACHADOS DURANTE A PALPAÇÃO

- Diástase do reto abdominal: ao pedir para o paciente contrair a parede abdominal e realizar a palpação para tentar diferenciar uma massa intra-abdominal de uma da parede, pode-se achar uma separação dos músculos retoabdominais denominada diástase. Gestações e obesidade favorecem esse quadro. Além do fator estético, não há consequências para tal fato
- Hérnias: a manobra de Valsalva pode evidenciar hérnias umbilicais, incisionais ou epigástricas. No caso da presença de hérnias, deve-se tentar palpar o anel herniário e confirmar se a hérnia é redutível ou se está encarcerada ou estrangulada, o que é importante, pois conduzirá a ações distintas. Um pequeno anel herniário ou um grande anel geralmente não constituem problemas. No primeiro caso, não é possível a alça intestinal se insinuar e, no segundo caso, a alça entra e sai do saco herniário sem dificuldades:

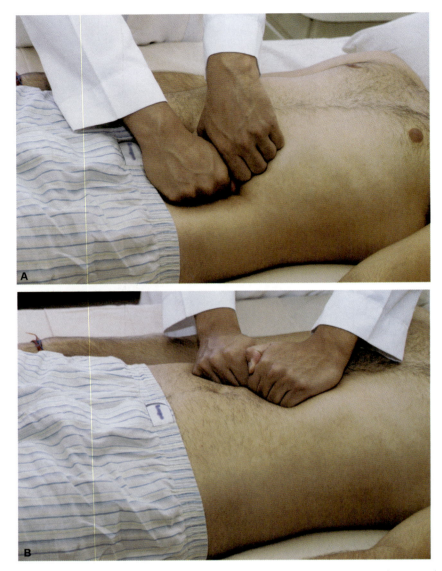

Figura 9.27 *Sinal de Rovsing*. Utilizando ambas as mãos, espalmadas ou com punho cerrado, comprime-se o cólon descendente de distal para proximal objetivando levar o ar contido nas alças do intestino grosso em direção ao ceco.

- Hérnia redutível: o examinador é capaz de palpar o anel e colocar o conteúdo herniário de volta à cavidade pela digitopressão. Consiste na apresentação clínica mais comum
- Encarcerada: o abaulamento mostra-se irredutível. Considerar a possibilidade de obstrução intestinal ou isquemia de alça na sua avaliação. Caso não tenha tais complicações, aplicar a manobra de Taxe (redução manual do conteúdo herniário) em posição de Trendelenburg
- Estrangulada: constata-se isquemia de conteúdo herniário, configurando emergência cirúrgica.

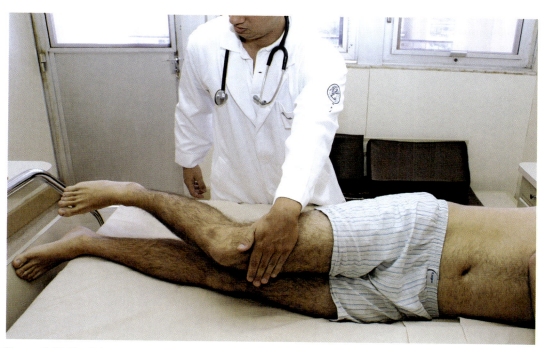

Figura 9.28 Sinal do psoas. Com o paciente em decúbito lateral, conforme a figura, ou decúbito dorsal, pede-se para ele realizar a flexão da coxa enquanto o examinador mantém uma resistência ao movimento. Outra forma de pesquisa é através da mesma posição, contudo o examinador realizando a extensão da coxa. O sinal será positivo no caso da presença de dor.

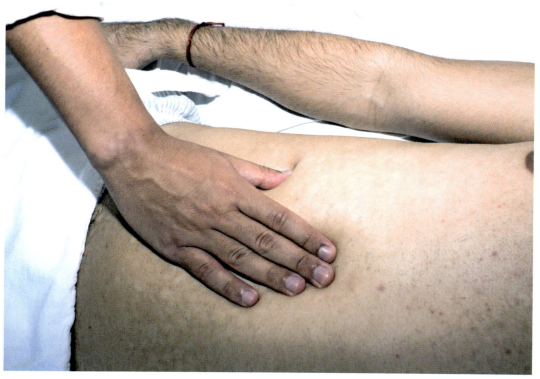

Figura 9.29 *Sinal de Murphy.* Após a expiração, o examinador aprofunda a mão ou o polegar na junção do rebordo costal com o reto abdominal, e na inspiração observa se ocorrerá a parada na inspiração, o que constitui o sinal de Murphy presente.

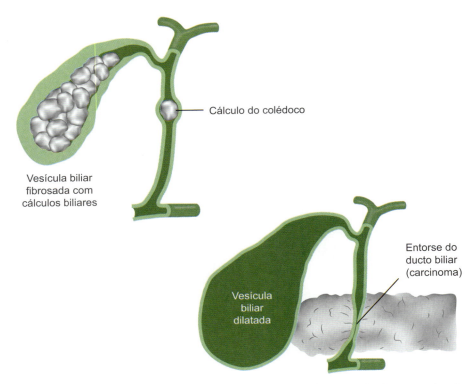

Figura 9.30 Regra de Courvoisier-Terrier. Note que quando há doença calculosa, o atrito do cálculo na parede da vesícula leva a um processo inflamatório que culmina com o espessamento da parede e consequente retração da vesícula, logo mesmo com obstrução, a vesícula não distende. Já quando há uma obstrução com impedimento a saída de bile, mas a vesícula tem paredes íntegras, esta distende.

Palpação do fígado

Técnicas

▶ **Método de Lemos Torres, Chauffard ou bimanual.** Posiciona-se a mão esquerda na região dorsolombar do paciente e faz-se tração anterior, enquanto a mão direita é aprofundada na região anterior desde a fossa ilíaca direita até o rebordo costal direito durante a inspiração profunda (de preferência, com a boca aberta), objetivando palpar a borda hepática durante a subida da mão direita (Figura 9.31). No ponto de encontro da borda hepática, é delimitada a borda inferior, enquanto a superior é dada por percussão. Pode-se palpar com a borda radial do 2º quirodáctilo direito ou a ponta do 2º e 3º quirodáctilos direitos. Verificar preferência. O fígado é palpável em cerca de 92% das pessoas não obesas e com parede abdominal pouco espessa.

Por meio desta manobra, analisa-se localização da borda inferior do fígado, consistência (própria, amolecida, endurecida), formato da borda (a borda romba indica aumento hepático) (Figura 9.32), superfície (lisa, nodular ou granulada) (Figura 9.33), sensibilidade álgica gerada pela distensão rápida da cápsula de Glisson (insuficiência cardíaca de instalação aguda, hepatites agudas etc.), mobilidade e palpação e delimitação de massas. É importante conhecer uma variante normal que é o lobo de Riedel, em que o lobo direito hepático é alongado e deve ser diferenciado da hepatomegalia (Figura 9.34).

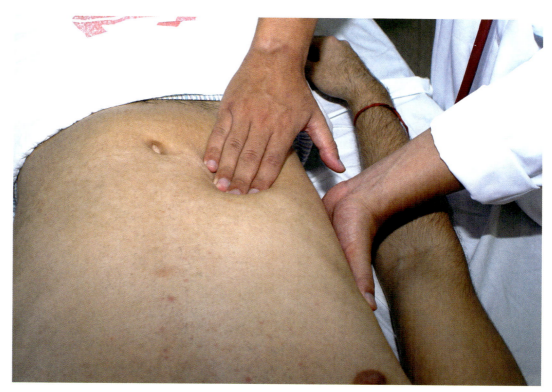

Figura 9.31 Palpação hepática bimanual ou *método de Chauffard*. Note que a mão esquerda é utilizada na tração anterior enquanto a direita palpa buscando a borda hepática.

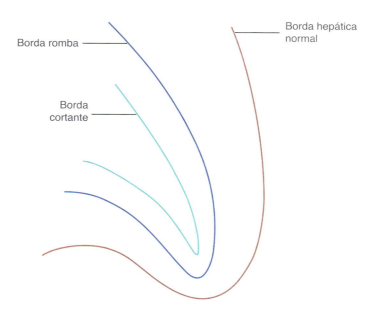

Figura 9.32 Modificações na borda hepática. Observa-se na figura um corte sagital do fígado, com possíveis alterações na borda hepática, romba quando há aumento hepático, ou cortante quando há diminuição deste, características que podem ser sentidas na palpação.

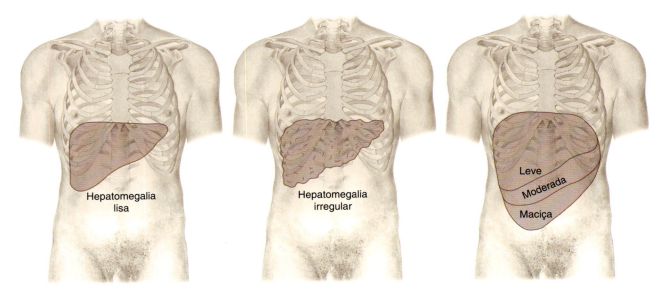

Figura 9.33 Possíveis alterações encontradas na palpação do fígado.

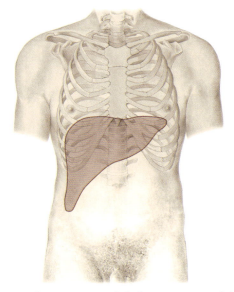

Figura 9.34 *Lobo de Riedel* é uma alteração normal da forma, com um lobo direito alongado. Deve ser diferenciado de um possível crescimento neoplásico.

▶ **Método de Mathieu-Cardarelli ou em garra.** Quando não for possível a palpação da borda inferior do fígado pelo método bimanual, pode-se palpar o fígado com as mãos apoiadas no rebordo costal, com os dedos tentando entrar por debaixo do rebordo costal, com o operador voltado para os pés do paciente (Figura 9.35).

▶ **Palpação golpeada e profunda.** Realizada em pacientes com ascite, imprimindo pequenos golpes com os dedos abaixo do rebordo costal direito, podendo afastar a camada líquida e alcançar o fígado, se este estiver aumentado.

É válido lembrar que a hepatomegalia congestiva se torna dolorosa à palpação e acompanha-se do refluxo hepatojugular, classicamente nos casos de insuficiência cardíaca

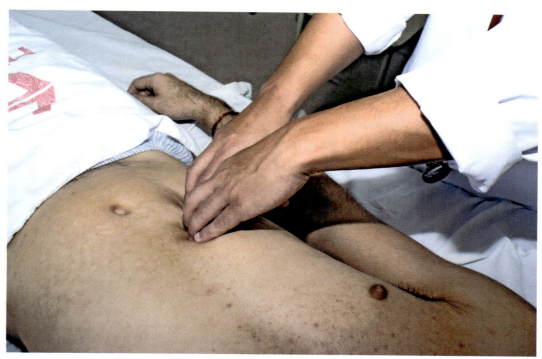

Figura 9.35 Palpação em garra ou método de Mathieu, conforme técnica descrita no texto.

direita ou congestiva. Tal refluxo deve ser pesquisado comprimindo de forma sustentada (por até 30 segundos) o hipocôndrio direito, observando-se a distensão da jugular do mesmo lado.

Palpação do baço

Pode ser palpado na criança, mas raramente é palpado no adulto normal. Assim como a palpação do fígado, a palpação do baço pode ser bimanual ou em garra. Na palpação bimanual, a mão esquerda localiza-se na região costolombar esquerda, tracionando o rebordo costal anteriormente. A mão direita inicia a palpação desde a fossa ilíaca direita, em direção ao hipocôndrio esquerdo, pois o baço cresce nessa direção (Figura 9.36; ver Figura 9.16). É importante não esquecer de solicitar ao paciente respirar fundo com a boca aberta.

Pode-se palpar também em garra (método de Mathieu-Cardarelli), mas, para tal, é necessário examinar o paciente pelo lado esquerdo, voltado para os pés do paciente (método de Middleton), procedendo assim como foi explicado para o exame do fígado (Figura 9.37).

Outra forma de palpar o baço é utilizando a *posição de Schuster*, na qual a cintura pélvica do paciente é colocada em perfeito decúbito lateral direito, a cintura escapular em semidecúbito lateral direito, com o braço direito ao longo do corpo e a mão esquerda na nuca. Uma variante é a colocação do membro superior esquerdo cruzando o tórax, evitando-se o estiramento da musculatura da parede lateral do abdome (posição de Schuster-Rocco). O membro inferior direito permanece em posição neutra (esticado), enquanto o esquerdo é fletido (flexão do joelho e do quadril). Procede-se a palpação como em decúbito dorsal (Figuras 9.38 e 9.39). Quando o baço é palpável, descreve-se a consistência (mole nos baços inflamatórios agudos e duro nos baços crônicos), borda

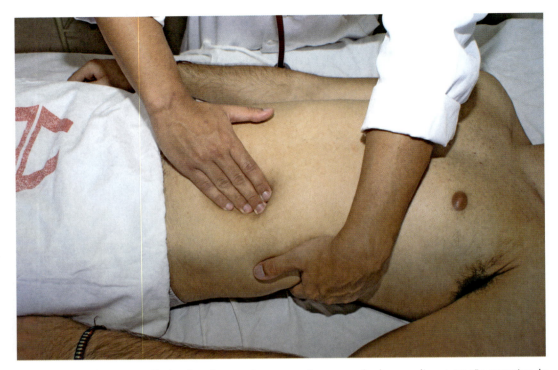

Figura 9.36 Palpação esplênica. Lembre-se de que a mão esquerda deve realizar a tração anterior do rebordo costal esquerdo objetivando anteriorizar o baço. Já a mão direita é aprofundada no abdome na expiração e move-se tentando palpar o polo inferior do baço na inspiração.

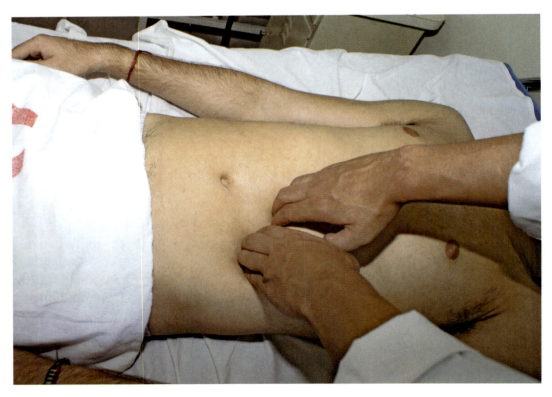

Figura 9.37 Palpação em garra do baço. Nesta manobra está autorizada a troca de lado, podendo-se examinar pela esquerda do paciente.

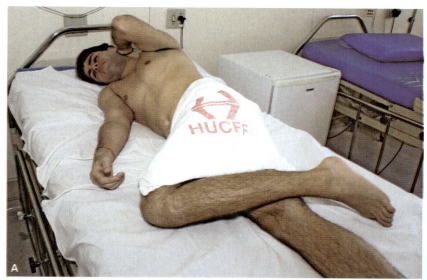
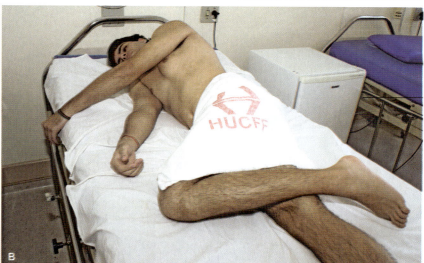

Figura 9.38 Manobra de Schuster – posicionamento. **A.** Paciente na posição de Schuster clássica. **B.** Paciente na posição de Schuster-Rocco, em que o membro superior esquerdo fica estendido, o que é descrito como um facilitador, pois a pele da região não fica estirada, o que poderia dificultar a palpação do baço.

(cortante nos agudos e romba nos crônicos), superfície (lisa nos agudos ou hipertensivos e irregular nos linfomas) e sensibilidade (extremamente dolorosos nos inflamatórios e indolores nos crônicos).

Palpação de massas pulsáteis

A palpação de massas pulsáteis pode indicar a presença de um aneurisma ou a presença de uma massa que encosta no vaso e passa a sensação de pulsação. Para diferenciar este quadro, deve-se avaliar a direção da distensibilidade da massa: se esta somente pulsar para cima, indica uma massa encostada na aorta, por exemplo; se tiver pulsação lateral, é indicativo de aneurisma. Para isso, basta pressionar lateralmente a massa e sentir se há pulsação lateral (Figura 9.40). Quando a massa é sentida subxifoidiana e pulsar

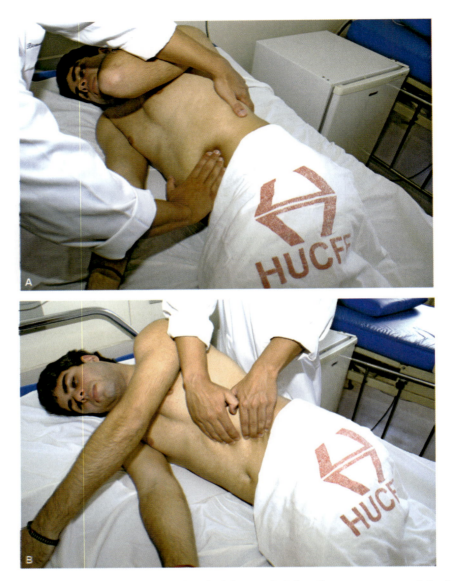

Figura 9.39 A. Palpação de baço na manobra de Schuster. **B.** Palpação em garra na posição de Schuster-Rocco.

no sentido craniocaudal, pode corresponder a um crescimento de ventrículo direito. O aneurisma aórtico abdominal pode ser sentido como uma grande massa pulsátil ao nível do umbigo. No caso de a massa ter as características de um aneurisma (*an* = não, *eu* = verdadeiro, *risma* = reta: perda da reta verdadeira, ou seja, do paralelismo entre as paredes) na aorta abdominal, deve-se realizar a manobra de Debakey, que consiste na delimitação superior do aneurisma por inserção da mão entre o rebordo costal e a margem superior do aneurisma. No caso de não se conseguir inserir a mão entre o rebordo e o aneurisma, é indicativo de que o aneurisma tem uma porção de localização acima da emergência das artérias renais. No caso da inserção da mão entre o aneurisma e o rebordo costal, conclui-se que o aneurisma é infrarrenal.

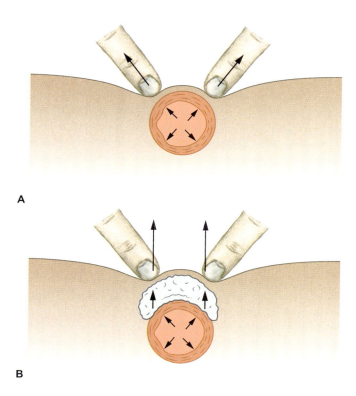

Figura 9.40 Palpação de massas pulsáteis. A palpação é feita comprimindo-se a massa lateralmente com ambas as mãos. Se houver pulsação lateral (**A**), isto é, tanto expansão anterior quanto lateral, pensa-se em aneurisma aórtico. Já se houver só pulsação palpável no sentido anterior (**B**), pensa-se em massa que transmite a pulsação aórtica.

Palpação renal

Normalmente não são palpáveis, mas podem ser em condições patológicas como hidronefrose, rim policístico (geralmente aumento bilateral) e tumores.

▶ **Método de Guyon.** Com o paciente em decúbito dorsal, para se examinar o rim direito, posiciona-se a mão esquerda na região dorsal tracionando para a frente em movimento de báscula, enquanto a mão direita entra abaixo do rebordo costal durante a inspiração ao encontro da mão esquerda, tentando pegar o rim entre as duas mãos (Figura 9.41). Para o rim esquerdo, deve-se passar para o lado esquerdo e realizar a mesma manobra.

Pode-se confundir com o baço, caso este esteja aumentado, contudo, se for palpado e o espaço de Traube estiver timpânico, provavelmente este é o rim e não o baço. A palpação da chanfradura (que existe somente no baço) também ajuda a diferenciação.

▶ **Manobra de Israel.** Segue a mesma manobra que o método de Guyon, com o paciente em decúbito lateral e membros superiores por sobre a cabeça (Figura 9.42).

▶ **Método de Goelet.** O paciente deve ficar em pé, com o joelho do lado a ser examinado apoiado em uma cadeira. A manobra de colocação da mão na região lombar empurrando-a, e a outra mão tentando palpar o rim pela frente, é a mesma que as anteriores (Figura 9.43).

▶ **Teste da hipersensibilidade renal.** Pesquisado por meio da punho-percussão (manobra de percussão de Murphy) ou da percussão com a borda ulnar na mão (manobra

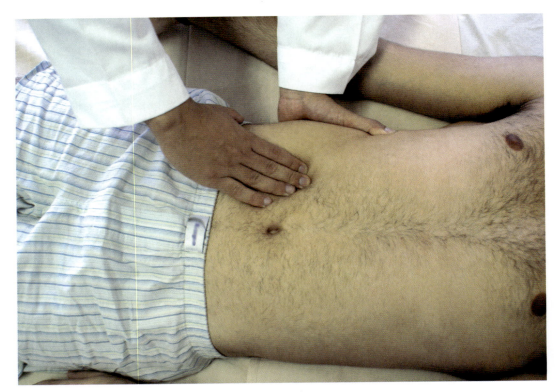

Figura 9.41 Palpação renal pelo método de Guyon.

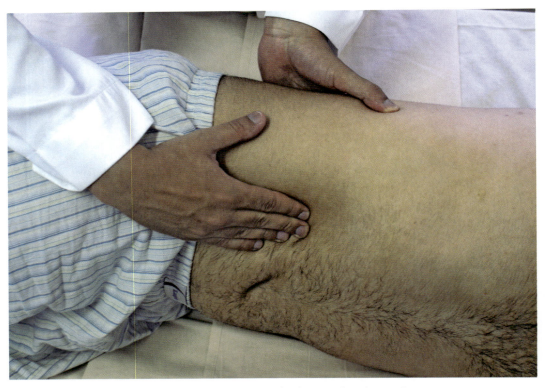

Figura 9.42 Palpação renal pela manobra de Israel.

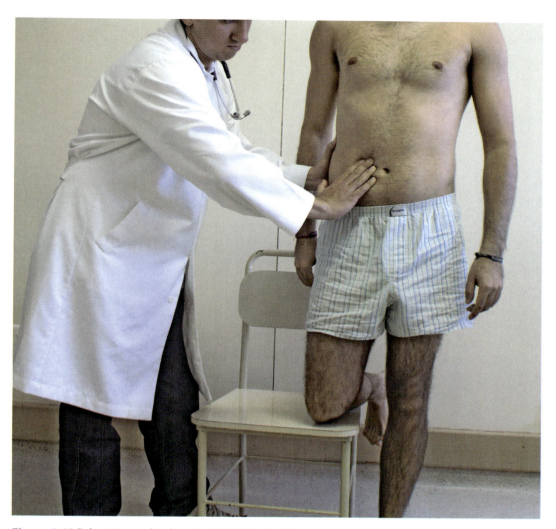

Figura 9.43 Palpação renal pelo método de Goelet. Com o paciente em ortostase, flete-se o joelho do lado que se deseja palpar, apoiando-o sobre uma cadeira. A seguir faz-se uma tração anterior com uma das mãos enquanto a outra é usada na tentativa de palpar o polo inferior do rim.

de Giordano), realizada na junção do rebordo costal com a musculatura paravertebral. Neste ponto, posiciona-se uma das mãos espalmada e, com a outra, percute-se em cima, em um movimento único, firme e sem chicotear (punho-percussão) ou através da percussão direta da borda ulnar da mão aberta nesse ângulo costovertebral (Figura 9.44).

É positivo caso haja relato de dor, o que indica pielonefrite, cálculo ureteral ou até mesmo compressão de raiz nervosa por hérnia discal. Devido à dor e/ou desconforto provocados com a percussão, recomenda-se, anteriormente a esta, proceder a digitopressão da região. Se for dolorosa, evita-se percutir e considera-se o mesmo valor semiótico.

Pontos renoureterais

São oito os pontos renoureterais, sendo cinco renais e três ureterais. Eles descrevem a inervação no nível cutâneo da via urinária. Assim, é possível utilizar para o acompanhamento de pacientes com litíase urinária.

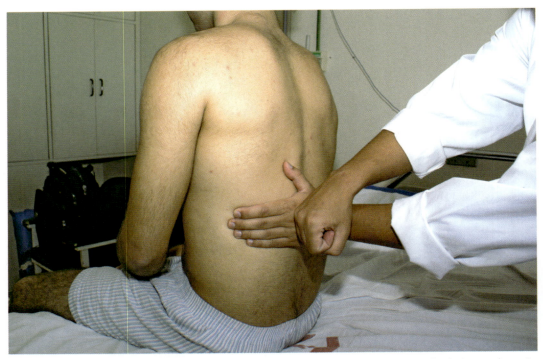

Figura 9.44 Na suspeita de pielonefrite, a simples palpação da região costovertebral já gera dor, não havendo a necessidade da percussão com punho, por ser muito dolorosa para o paciente. Na figura observa-se a realização da percussão com punho, em que uma das mãos é espalmada e a outra cerrada é batida sobre a primeira. Outra técnica é a batida da borda ulnar diretamente na região.

Os pontos renais consistem em:

- Ponto costovertebral (de Guyon): na interseção da borda externa da coluna vertebral com a costela; corresponde à saída pelo forame de conjugação do XII nervo intercostal (ou nervo subcostal)
- Ponto costomuscular: no ângulo formado pelo bordo inferior da última costela e o bordo externo dos músculos da massa lombar; corresponde à emergência do ramo perfurante posterior do XII nervo intercostal
- Ponto suprailíaco lateral (de Pasteau): a 1 cm acima da crista ilíaca sobre a linha médio-axilar; corresponde ao ramo perfurante lateral do XII nervo intercostal
- Ponto supraintraespinhoso: na saída do nervo cutâneo lateral da coxa, através da aponeurose, em frente à espinha ilíaca anterossuperior. É pesquisado contornando-se a espinha ilíaca anterossuperior com a ponta do indicador, como se quisesse enganchar
- Ponto inguinal: no nível do orifício externo do conduto inguinal; evidencia a hiperestesia dos ramos genitais dos nervos genitofemoral e ilioinguinal.

Os pontos ureterais consistem em:

- Ponto paraumbilical (ou ureteral superior): na interseção do plano umbilical com o bordo externo do reto anterior abdominal; corresponde à origem do ureter – 1ª constrição fisiológica
- Ponto ureteral médio: no bordo externo do reto anterior, na altura da crista ilíaca; é o ponto em que o ureter cruza os vasos ilíacos antes de penetrar na pelve – 2ª constrição fisiológica
- Ponto ureteral inferior: coincide com a desembocadura do ureter na bexiga, sendo examinado pelo toque retal ou vaginal – 3ª constrição fisiológica.

TOQUE RETAL

O exame físico de quadros clínicos abdominais muitas vezes exige a complementação com o toque retal, o qual poderá evidenciar sinais fundamentais para o diagnóstico preciso. No entanto, esta etapa acaba sendo negligenciada por muitos examinadores, seja por questões psicossociais ou por desconhecimento de seu fundamento prático. Por esses motivos, o médico deve consolidar de forma séria e respeitosa a relação médico-paciente, tranquilizando e orientando o paciente sobre a importância das etapas deste exame.

Assim como nos diversos módulos da semiologia, iniciamos com a inspeção. Para isso, deve-se afastar as nádegas do paciente em sentidos divergentes, de modo a expor a região anal. Podem ser evidenciadas, dentre outras alterações:

- Prolapsos hemorroidários
- Prolapsos retais (infecção pelo *Trichuris trichiura*)
- Fístulas anais (doença de Crohn, neoplasias)
- Fissuras anais (trauma, tuberculose, doença de Crohn)
- Doenças sexualmente transmissíveis (condiloma, sífilis)
- Abscessos perianais (diabetes melito, HIV).

Torna-se nítido então que apenas nessa etapa já podemos direcionar nosso raciocínio diagnóstico.

Posteriormente, o examinador deve colocar luvas de procedimento (não estéreis), substância lubrificante no seu dedo indicador (p. ex., vaselina) e colocar o paciente em posição adequada, que poderá ser: *decúbito lateral* com os membros inferiores fletidos sobre abdome, também denominada posição de Sims ou *posição genupeitoral* (os pacientes têm pior aceitação, apesar de facilitar o exame).

Nesse momento, o médico deve orientar o paciente quanto ao início do procedimento, solicitando que ele o interrompa quando necessitar.

Devemos ter em mente que o canal anal é maior no sentido anteroposterior do que laterolateral e, dessa forma, o dedo indicador deverá penetrar lateralmente e, em seguida, realizar rotação para maximizar a sensibilidade do exame e atentar para (Figura 9.45):

- Nos homens:
  - Posição da próstata (pode estar deslocada superiormente em traumas abdominais fechados com lesão de trato geniturinário)
  - Consistência e tamanho prostáticos (neoplasia × hiperplasia prostática benigna)
- Em ambos os sexos:
  - Sangramentos (sangue vivo pode indicar hemorragia digestiva baixa; entretanto, alta também pode evidenciá-lo)
  - Presença de fezes em ampola retal
  - Corpo estranho
  - Hemorroidas internas
  - Lesões tróficas (neoplasias, pólipos).

Por fim, podemos aferir a temperatura corporal através do reto, como já dito em sinais vitais. Quando a temperatura é superior à axilar em mais de 1°C, suspeita-se de processos inflamatórios do abdome (p. ex., apendicite, pelviperitonite etc.), caracterizando o *sinal de Lenander*.

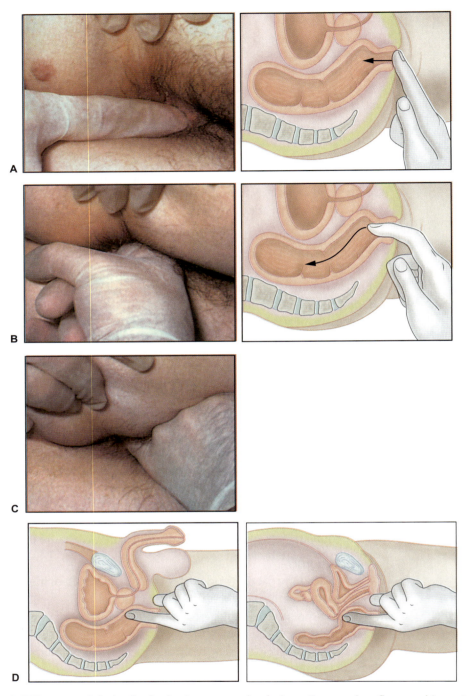

Figura 9.45 Toque retal. **A.** Avaliação do tônus muscular do ânus. Procura do reflexo anal (pressiona-se o esfíncter e, em seguida, solta-se o dedo esperando o fechamento do ânus), que poderá estar ausente em situações como o prolapso retal. **B.** Introdução do dedo indicador no canal anal; lembre-se de que pode ser inserido na posição lateral. **C** e **D.** Rotação do dedo nos canais do homem e da mulher, respectivamente.

Descrição do exame normal

A descrição do exame segue a sequência de análise: inspeção, ausculta, percussão e palpação.

Exemplo 1: normal

Abdome: atípico à inspeção, ruídos hidroaéreos presentes (ou borborigmo intestinal presente – há quem não goste de peristáltico, pois isso é o movimento e não o som auscultado), timpânico à percussão, Traube timpânico (não se deve chamar de *livre*, pois o oposto seria *preso*), flácido à palpação, indolor à palpação superficial e profunda, sem massas ou visceromegalias, hepatimetria na linha hemiclavicular esquerda de 10 cm, fígado impalpável abaixo do rebordo costal (ou palpável a 2 cm do rebordo costal direito e 4 cm abaixo do apêndice xifoide), baço impalpável (informação que pode ser omitida, já que, na maioria das vezes, é esperado que seja impalpável).

Exemplo 2: paciente com obstrução intestinal

Abdome: abdome distendido, presença de cicatriz hipocrômica de incisão cirúrgica em flanco direito, medindo 6 cm, tatuagem em flanco esquerdo até linha axilar média medindo 10 cm no maior diâmetro, borborigmo aumentado, macicez em mesogástrio e flanco direito, restante hipertimpânico, Traube timpânico, tenso à palpação, doloroso à palpação superficial e profunda, sem massa ou visceromegalias, fígado impalpável.

Neste segundo exemplo, a análise do exame físico dá uma ideia de um quadro de obstrução intestina por meio de abdome distendido, doloroso, hipertimpanismo e peristalse aumentada (o que pode indicar luta intestinal contra alguma obstrução). Um fato que poderia passar sem importância é a cicatriz de cirurgia prévia, mas que, neste caso, se mostra importantíssimo, visto que cirurgia prévia favorece a geração de pontos de aderência, sendo inclusive a brida a principal cauda de obstrução intestinal nesses casos.

Exemplo 3: paciente com ascite (cirrose hepática)

Abdome: globoso à inspeção, presença de circulação colateral tipo cabeça de medusa, telangiectasias, borborigmo intestinal presente, timpânico em mesogástrio, maciço à percussão em flancos e fossas ilíacas bilateralmente, macicez móvel de decúbito, Traube maciço, tenso à palpação superficial, pouco doloroso à palpação profunda em hipocôndrio direito, baço palpável a 6 cm do rebordo costal esquerdo, hepatimetria de 7 cm na linha hemiclavicular direita, fígado com borda romba, superfície irregular. Circunferência abdominal de 114 cm na altura do umbigo.

GRANDES SÍNDROMES ABDOMINODIGESTIVAS

Entre essas, constam ascite, diarreia, icterícia, hipertensão portal, insuficiência hepática, hemorragia digestiva e abdome agudo.

Ascite

As principais etiologias são: hipertensão portal, insuficiência cardíaca congestiva, síndrome nefrótica, causas peritoneais como tuberculose peritoneal, neoplasias primárias (mesotelioma) e carcinomatose metastática, peritonite secundária a ruptura de víscera oca, peritonite bacteriana e cisto hidático, além de obstrução ou ruptura de vias linfáticas.

Quanto aos sinais e sintomas, temos: abdome distendido (ventre de batráquio), protrusão da cicatriz umbilical, circulação colateral (tipo porta, cava inferior ou porto-cava), macicez de decúbito, sinal do piparote positivo e outros específicos da doença de base.

A presença de líquido ascítico acarreta complicações tais como dificuldade ventilatória (ascite de grandes volumes), compressão da veia cava inferior e veias renais, distúrbios hidreletrolíticos, agravamento de condições cardiorrespiratórias e derrame pleural.

Diarreia

É a evacuação de fezes de consistência diminuída em uma frequência maior que a habitual para determinado paciente. Pode ser classificada quanto à localização em alta, baixa ou mista, e quanto ao início e à duração em agudas ou crônicas:

- Quanto à localização:
  - Altas: evacuações volumosas e em pequeno número (até 10/dia), com associação de náuseas ou vômitos, podendo ter cólicas periumbilicais, sem urgência de evacuação, com a presença de restos alimentares nas fezes que são pastosas
  - Baixas: evacuações de pequeno volume e muito frequentes (mais de 10/dia), presença de tenesmo (vontade de evacuar, seguida de contração espasmódica do reto, sem eliminação de fezes), cólicas infraumbilicais com urgência de evacuação, presença de muco, pus e/ou sangue. Fezes liquefeitas
  - Mistas: as características dos dois tipos ocorrendo simultânea ou sucessivamente
- Quanto ao início e à duração:
  - Agudas: início súbito em pessoa anteriormente sadia, com duração de até 14 dias
  - Crônicas: longa duração.

Com relação à etiologia entre as causas altas agudas estão salmonelas, estafilococos e estreptococos, viral, uso de antibióticos, ingestão de substâncias irritantes (p. ex., álcool), catárticos, intoxicação digitálica, entre outros. Já entre as altas crônicas, temos: parasitoses (estrongiloides, giárdia), síndrome de má absorção, insuficiência gástrica, pancreática ou biliar e afecções do intestino delgado.

Dentre as baixas agudas estão principalmente shiguelose, diverticulite, amebíase e catárticos, enquanto as crônicas podem ser funcionais (cólon irritável), tumores do cólon, amebíase, colite ulcerativa, suboclusões, alergia alimentar, hipertireoidismo, doença de Addison e síndrome carcinoide.

Quanto aos sinais e sintomas, estes estarão relacionados com doença de base.

Como complicações, temos distúrbios hidreletrolíticos, desnutrição e carências, além de outros correlacionados à doença causadora da síndrome diarreica.

Icterícia

Etiologias diferenciadas dependendo se há predomínio de bilirrubina não conjugada ou conjugada. Quando há predomínio de bilirrubina não conjugada (geralmente acolúricas), temos como causa: hemólise (anemias hemolíticas, infarto pulmonar); deficiência de captação hepatocelular (doença de Gilbert, pós-hepatite); déficit na conjugação hepatocelular:

- Déficit de glicuroniltransferase (icterícia fisiológica do recém-nascido, icterícia do prematuro, doença de Crigler-Najjar)
- Inibição da glicuroniltransferase (substâncias no soro materno e fetal, substâncias no leite materno, drogas).

Se o predomínio for da bilirrubina conjugada (colúricas), as principais causas são: defeito na excreção celular (doença de Dubin-Johnson, doença de Rotor, drogas – rifamicina, contrastes radiológicos); colestase intra-hepática (atresia de vias biliares intra-hepáticas, cirrose biliar primária, hipersensibilidade a drogas – clorpromazina, esteroides, hepatites virais); obstrução biliar extra-hepática (intrínsecas: cálculos, tumores de vias biliares, estenoses, áscaris etc. ou extrínsecas: carcinoma de pâncreas, gânglios no hilo hepático etc.).

Como causas mistas, tanto por bilirrubina direta e indireta, temos cirrose e necrose (hepatite, tóxicos, hipoxia etc.).

Os principais sintomas e sinais são os relativos à doença de base, fezes hipercoradas (hemolíticas) ou acólicas (obstrutivas), urina escura (colúria) manchando (bilirrubina direta) ou não a roupa (urobilinogênio). O prurido surge nas colestases, devido a deposição de sais biliares na pele.

Hipertensão portal

Apresenta etiologias variáveis, dependendo do local de acometimento hepático:

- Pré-sinusoidal:
  - Extra-hepática: trombose porta, degeneração cavernomatosa da veia porta
  - Intra-hepática: esquistossomose, enfermidades mieloproliferativas, fibrose hepática congênita
- Pós-sinusoidal:
  - Extra-hepática: pericardite constritiva, insuficiência cardíaca congestiva, trombose de veias supra-hepáticas (síndrome de Budd-Chiari)
  - Intra-hepática: cirroses e doenças veno-oclusivas.

Os sinais e sintomas encontrados ao exame são: hematêmese e melena, circulação colateral: varizes esofágicas e gástricas, na parede abdominal, hemorroidas, esplenomegalia, ascite, hiperesplenismo (anemia, leucopenia, trombocitopenia) e outros relativos à doença de base.

Insuficiência hepática

Trata-se de um conceito funcional. Significa a incapacidade do fígado para realizar as suas diversas funções. Dentre as causas, podemos citar: cirrose (porta, pós-necrótica, biliar), hepatites (virais [A, B, C e outros, por febre amarela], bacterianas [leptospira], tóxicas), abscessos (sepse, colangite), obstrução da artéria hepática, oclusão da artéria hepática, oclusão das veias hepáticas – necrose centro-zonal, doenças metabólicas.

Os principais sinais e sintomas encontrados na insuficiência hepática são: hálito hepático (atribuído a um composto sulfurado volátil, que é percebido no hálito do paciente, como um odor desagradável – "cheiro de rato podre"), edema e ascite, tendência hemorrágica equimose e hematúria, atrofia muscular, icterícia, bilirrubinúria, urobiligenúria, telangiectasias, eritema palmar, alterações pilosas e das unhas, ginecomastia, atrofia testicular, involução prostática, aumento das parótidas, contraturas (Dupuytren), encefalopatia.

O quadro de encefalopatia hepática tem início súbito ou progressivo, hipersonia ou delírio-coma, alterações de personalidade (infantilidade, irritabilidade, irresponsividade, perda de pudor), deterioração intelectual, confusão e apraxia, fala (lenta e arrastada), alterações neurológicas (*flapping* e/ou asterixe), hiper-reflexia inicialmente e diminuída no fim, hipertonia, clônus e sinal de Babinski.

Pode ser classificada nos seguintes estágios:

I. Euforia ou depressão, confusão leve, fala indistinta, distúrbio do sono, *flapping* presente ou ausente.

II. Letargia, confusão moderada, inversão do sono, fala lenta, *flapping* presente.

III. Confusão acentuada, fala incoerente, estado adormecido, mas despertável, *flapping* presente.

IV. Coma, inicialmente responsivo a estímulos dolorosos, depois irresponsivo, *flapping* ausente.

Hemorragia digestiva

Pode ser alta quando ocorre acima do ângulo de Treitz, tendo como localizações:

- Esôfago: varizes, esofagite de refluxo, úlcera péptica, carcinoma, síndrome de Mallory-Weiss, ruptura de aneurisma aórtico para o interior do esôfago, após instrumentação
- Estômago: úlcera péptica (aguda, crônica e iatrogênica), gastrite, erosões, tumores malignos, tumores benignos, hérnia de hiato, divertículo, sífilis e tuberculose gástricas, tecido pancreático ectópico, pós-operatório na zona de anastomose gástrica, após instrumentação, iatrogênico (AINEs, corticosteroides, anticoagulantes, cloreto de potássio, tiazídicos)
- Duodeno: úlcera péptica, duodenite, tumor de papila de Vater, divertículo.

Ou pode ser baixa, quando abaixo do ângulo de Treitz, tendo como locais prováveis de sangramento:

- Intestino delgado: tumores benignos (pólipo, leiomiomas etc.), tumores malignos (carcinoma, linfoma, sarcoma etc.), divertículo de Meckel, úlcera péptica, doença de Crohn, doenças infecciosas (tuberculose intestinal, febre tifoide, enterite aguda, ancilostomíase), trombose mesentérica, vólvulo e invaginação intestinal
- Cólon e reto: tumores malignos, tumores benignos, diverticulite, colite ulcerativa, amebíase, diarreias agudas, hemorroidas, fissuras, fístulas, corpo estranho, traumatismo.

O sangramento digestivo também pode ser oriundo das vias biliares (hemobilia) devido a traumatismo hepático, ruptura de aneurisma da artéria hepática para dentro da árvore biliar, tumores de vias biliares, colecistite crônica, mucosa gástrica ectópica na vesícula; ou pancreático (pancreatite aguda e crônica, carcinoma de pâncreas, pseudocisto roto para tudo digestivo), além de causas sistêmicas como discrasias sanguíneas, alterações nos vasos sanguíneos (telangiectasia hemorrágica hereditária, hemangiomas cavernosos), amiloidose, sarcoidose, poliarterite nodosa e uremia.

Quanto aos sinais e sintomas, temos:

- Relativos à doença de base
- Hemorragia alta: hematêmese (vômitos de sangue vivo), melenêmese (vômitos de sangue escuro) e melena (evacuação de sangue escuro como piche, com cheiro característico) ou até mesmo sangue vivo (enterorragia) se volume grande e trânsito aumentado
- Hemorragia baixa: melena (lesão de delgado proximal), enterorragia (evacuação apenas de sangue), hematoquezia (evacuação de sangue vivo misturado às fezes).

Abdome agudo

Refere-se a todo quadro abdominal de instalação súbita com reação inflamatória peritoneal, caracterizado por uma série de sinais e sintomas. Pode ser causado por quadros de correção clínica:

- Torácicas: cardíacas (infarto do miocárdio, angina de peito, pericardite aguda) e pleuropulmonares (pneumonia, pleuris, pneumotórax, embolia e infarto)
- Retroperitoneais: aparelho urinário (cálculo, pielonefrite aguda, retenção aguda de urina), pâncreas (pancreatite aguda), aorta (aneurisma dissecante) e aparelho genital (doença inflamatória pélvica)
- Traumáticas: fraturas (costelas, coluna vertebral e ossos da pelve) e contusão da parede abdominal
- Infecções: gastrenterites agudas, hepatite viral, herpes-zóster, tétano
- Neurológicas: centrais (meningoencefalites, tumores cerebrais, epilepsia, compressores medulares) e periféricas (compressões de raízes nervosas, saturnismo, *tabes dorsalis*)
- Endócrinas: cetoacidose diabética, insuficiência suprarrenal
- Metabólicas: síndrome de depleção de sal e porfiria
- Outras: cólica biliar, infarto esplênico, hepatomegalia, crises falcêmicas, picada de aranha viúva-negra, simulação.

Ou de correção cirúrgica:

- Ruptura de vísceras ocas: úlcera perfurada, febre tifoide, colite ulcerativa, divertículo, neoplasia, útero em trabalho de parto, colecistite aguda, obstrução intestinal
- Oclusão intestinal: estreitamento da luz (atresia, íleo meconial, compressão extrínseca, inflamatória, neoplásica), bridas (congênitas e adquiridas), hérnias (externas e internas), vólvulo e invaginação (intussuscepção)
- Vascular: trombose, embolia dos vasos mesentéricos, gestação ectópica rota
- Infecciosa: apendicite, colecistite, aborto infectado, abscessos (hepático, renal, perirrenal, psoas, pélvico, subfrênico etc.)
- Traumáticas: ruptura de vísceras ocas (projétil de arma de fogo [PAF], arma branca, contusão), ruptura de víscera maciça (hemoperitônio, hematoma retroperitoneal).

Dentre os principais sinais e sintomas, destacam-se: dor abdominal, vômitos, parada do trânsito intestinal, contratura dos músculos abdominais (abdome em tábua), defesa abdominal, hiperestesia cutânea, distensão abdominal, imobilidade abdominal, sinal de Jobert, descompressão dolorosa, alterações na marcha como forma de defesa abdominal, posições antálgicas características.

10

Exame Neurológico

Luiz Felipe Pinto ▪ *Marcus Vinicius Pinto*

A elevada prevalência das doenças neurológicas, somada à elevada acurácia na localização das lesões à beira do leito, torna o estudo do exame neurológico fundamental a todos os médicos. Ele é capaz de determinar a localização das lesões com elevada precisão e, em conjunto com a anamnese, permite diagnosticar mais de 70% dos casos, sem a utilização de exame complementar.

O exame neurológico, diferentemente do exame físico geral, não segue a sequência: inspeção, palpação, percussão e ausculta. Não há forma correta de executá-lo, portanto, utilizaremos a sequência didática aplicada na disciplina de Medicina Interna I da Faculdade de Medicina da Universidade Federal do Rio de Janeiro (UFRJ): inspeção, marcha, estática, força, tônus, coordenação, reflexos, sensibilidade, nervos cranianos, sinais meningorradiculares, movimentos involuntários e funções cognitivas.

O exame neurológico será abordado em duas etapas. Na primeira, falaremos sobre a técnica semiológica e os principais aspectos anatomofisiológicos, seguidos do roteiro para a realização do miniexame do estado mental, utilizado para avaliar o estado cognitivo do paciente. Na segunda parte, faremos uma revisão das principais síndromes neurológicas. Com isso, ao final deste capítulo, o leitor será capaz de entender e diagnosticar as principais síndromes neurológicas encontradas na sua rotina.

INSPEÇÃO

A inspeção é muito importante no exame neurológico – diversas vezes, identifica sinais neurológicos muito sugestivos do diagnóstico do paciente. A inspeção detalhada da pele pode identificar diversas manifestações de doenças neurológicas. Manchas café com leite e neurofibromas são típicas de neurofibromatoses, angiofibromas da esclerose tuberosa e o angioma porto-vinhoso facial da síndrome de Sturge-Weber. Além desses, lesões eritematovesiculares em um dermátomo são típicos de herpes-zóster e máculas anestésicas de hanseníase (Figura 10.1).

Devemos sempre observar a postura em que o paciente se encontra. Quando sofrem acidentes vasculares encefálicos (AVEs; também conhecidos como acidentes vasculares cerebrais [AVCs]), por exemplo, os pacientes adotam uma posição em extensão do membro inferior acometido e em flexão do membro superior, como consequência da lesão do primeiro neurônio motor. Ao observar postura de camptocormia (flexão do tronco) com flexão de cotovelos, punhos, joelhos e tornozelos, em associação a tremor de repouso bilateral assimétrico, devemos sempre pensar em *doença de Parkinson*.

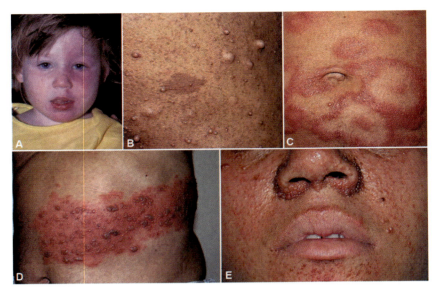

Figura 10.1 Síndrome de Sturge-Weber (**A**), neurofibromatose (**B**), hanseníase (**C**), herpes-zóster (**D**) e esclerose tuberosa (**E**).

Por fim, é fundamental a inspeção da face do paciente. Muitas doenças se manifestam com *fácies* típicas como, por exemplo, na *distrofia miotônica de Steinert,* a fácies em machadinha. Na *doença de Parkinson* podemos encontrar uma fisionomia inexpressiva, apática, como de uma máscara. Na miastenia *gravis*, há ptose palpebral bilateral, muitas vezes assimétrica; nas paralisias faciais, é fundamental a diferenciação entre central e periférica. Existem outras fácies de doenças sistêmicas que acometem o sistema nervoso, como o lúpus eritematoso sistêmico (ver Figura 4.15), acromegalia (ver Figura 4.4), e hipotireoidismo (ver Figura 4.5).

MARCHA

O exame da marcha permite o diagnóstico de diversas doenças e deve ser feito com o olhar atento do médico desde o momento em que o paciente entra no consultório.

Nessa etapa, pede-se ao paciente que fique descalço e com os joelhos à mostra. O exame inicia-se após solicitar ao paciente para caminhar pela sala para que o examinador consiga avaliar os seguintes parâmetros: sequência da deambulação, comprimento e simetria das passadas, elevação correta dos joelhos, balanço correto dos braços, toque dos pés no chão (normalmente iniciado pelo calcâneo), posição do tronco e da cabeça; além disso, é necessário verificar se o caminhar é em linha reta e se a virada ocorre normalmente. Em alguns casos, faz-se necessário pedir ao paciente que caminhe rapidamente e pare sob o comando, a fim de observar algumas anormalidades sutis, tais como ataxia e paresias não evidentes no ciclo da marcha habitual.

O próximo passo é solicitar que o paciente caminhe na ponta dos pés e sobre os calcanhares. Essas manobras são eficazes na detecção de fraquezas sutis na musculatura distal dos membros inferiores. Além disso, permitem a análise específica da integridade da musculatura inervada pelas raízes L4 e L5 (sobre os calcanhares) e pela raiz de S1 (ponta dos pés).

Incluem-se também no exame da marcha: andar em fila indiana, marchar pé-antepé, ou *tandem gait*, que constitui em pedir ao paciente que caminhe encostando o calcanhar na ponta do outro pé a cada passada, em uma linha reta, o que causa esforço adicional dos mecanismos da marcha e do equilíbrio. Esse exame é fundamental aos pacientes com suspeita de ataxia da marcha, pois eles não conseguem andar no *tandem gait*. Aos pacientes com suspeita de lateropulsão, que consiste em desviar para o lado durante a marcha e não conseguir andar em linha reta (ocorre em lesões vestibulares unilaterais ou cerebelares hemisféricas), pede-se que o paciente ande em volta de uma cadeira no sentido horário e anti-horário. Quando o paciente tem lateropulsão para a direita, ele irá se aproximar e até tocar a cadeira no sentido horário, e se distanciar da cadeira no sentido anti-horário. Nos pacientes com lateropulsão para a esquerda, ocorrerá o contrário.

As marchas patológicas, típicas de algumas doenças, são estereotipadas, e as principais serão abordadas a seguir.

Marcha ceifante (marcha hemiplégica, ou marcha de Todd)

Nesta marcha, o paciente desloca o pé, do lado acometido, em uma trajetória que lembra a lâmina de uma foice (daí o nome ceifante). Por manter postura tônica em flexão do membro superior e em extensão do membro inferior, não é possível flexionar a coxa ou a perna, necessitando elevar e projetar para a frente o quadril acometido, dando ao membro inferior uma trajetória semicircular. Trata-se da marcha dos hemiplégicos.

Marcha escarvante (marcha polineurítica)

Devido à fraqueza da musculatura responsável pela dorsiflexão dos pés, o paciente eleva demais os joelhos para evitar que a ponta dos pés arraste no solo e, em razão da fraqueza, o antepé toca o chão antes dos calcanhares. São estas as duas características principais: elevação exagerada dos joelhos e toque do antepé precocemente no solo. Trata-se da marcha típica das polineuropatias.

Marcha cerebelosa ou ebriosa (marcha atáxica cerebelar)

Devido à perda da coordenação dos membros inferiores, o paciente necessita alargar a base e, assim, faz movimentos largos e imprecisos, projetando as pernas para a frente e para os lados enquanto caminha. São incapazes de fazer a marcha pé-antepé. Trata-se da marcha dos pacientes com lesão cerebelar.

Marcha talonante ou tabética

O paciente caminha com a base alargada olhando para o solo e, devido à perda da propriocepção, há ausência da noção de proximidade do solo em relação aos pés, fazendo com que ele arremesse o pé para a frente e o bata com força no chão. Pode ocorrer por lesão do cordão posterior da medula ou neuropatia periférica sensorial. Essa marcha foi primeiramente descrita nos pacientes com *tabes dorsalis* (neurossífilis) e, por isso, é também chamada de marcha tabética.

Marcha parkinsoniana (marcha em pequenos passos)

O paciente adota uma postura na qual flexiona praticamente todas as grandes articulações do corpo e caminha de forma lenta, rígida e com passos bem curtos, sem que o calcanhar de um pé ultrapasse o hálux do outro durante a passada, lembrando os esquiadores caminhando sobre a neve. Quase não há movimento dos braços e, ao se virar, ombros e quadris se movimentam juntos, não havendo primeiramente a rotação dos ombros (como se espera em uma marcha normal), dando a impressão de que o paciente é um grande bloco em movimento. Surge nos pacientes com *doença de Parkinson* e na maioria das síndromes parkinsonianas ou naqueles com aterosclerose avançada.

Marcha anserina (marcha de Trendelenburg ou miopática)

Devido à fraqueza da musculatura dos quadris (principalmente os músculos glúteos), o paciente projeta a pelve anteriormente e caminha rolando os quadris para deslocar o peso do corpo de um lado para o outro a cada passo. É característica das miopatias e pode ser notada também ao final da gestação. Recebe o nome de anserina, pois essa marcha assemelha-se à do ganso (*anser,* em latim).

Marcha em tesoura ou paraparética espástica

Ocorre em pacientes com lesões do primeiro neurônio motor bilateral, que, em decorrência da espasticidade dos membros inferiores, principalmente os adutores da coxa, acabam "ceifando" com as duas pernas (trajetória do membro inferior em semicírculo), cruzando os joelhos, um à frente do outro, a cada passada. É característica de pacientes com diplegia espástica congênita (paralisia cerebral, doença de Little) e em casos de mielopatias.

Marcha apráxica

É como se o paciente tivesse desaprendido a caminhar. Apresenta dificuldade para iniciar a caminhada e para virar (virada em compasso), parecendo que seus pés estão presos ao solo (por isso também é chamada de marcha magnética). Pode ser encontrada em casos de hidrocefalia de pressão normal e demência vascular.

ESTÁTICA

A estática pode ser avaliada antes da marcha em algumas situações, como nos pacientes internados, pois se o paciente não consegue ficar de pé, obviamente não conseguirá caminhar. A posição de pé depende da integridade da visão, da propriocepção, dos órgãos vestibulares, do cerebelo e da integridade dos músculos. No exame da estática, pede-se ao paciente que fique na posição de pé, com os pés unidos, olhando para a frente e com os braços junto ao corpo. Em seguida, pede-se que permaneça na mesma posição e feche os olhos. Essa manobra constitui-se a pesquisa do sinal de Romberg, demonstrado na Figura 10.2. Nesse momento, é necessário que o examinador se aproxime do paciente, a fim de ampará-lo em uma possível queda. O sinal de Romberg está presente quando, ao fechar os olhos, o paciente demonstra perda de equilíbrio, caracterizado por dar uma passada lateral, abrir os olhos ou cair.

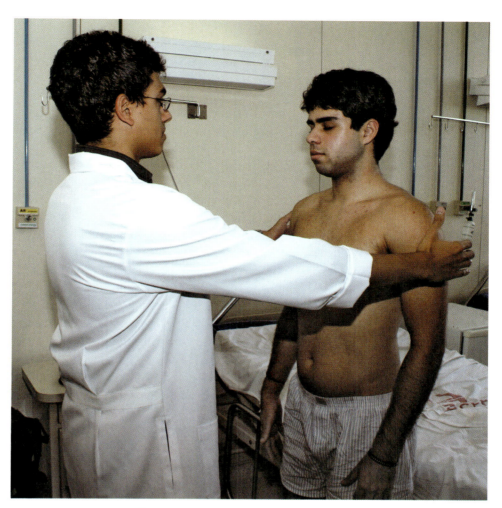

Figura 10.2 Pesquisa do sinal de Romberg.

O *sinal de Romberg* está presente em três situações: na perda da propriocepção, quando o paciente desfalece para qualquer um dos lados; nas lesões vestibulares, quando o paciente cai sempre para o lado do vestíbulo lesionado; e em pacientes conversivos, em que o paciente cai para o lado do examinador. Os pacientes conversivos apresentam algumas peculiaridades, como a melhora da instabilidade com manobras de distração (p. ex., pedir para o paciente fechar os olhos durante o exame da coordenação ou retirar a camisa).

É importante lembrar que, em pacientes com disfunção cerebelar, pode-se observar algum grau de instabilidade postural decorrente de ataxia e que piora com o fechar dos olhos; no entanto, isso não pode ser interpretado como *sinal de Romberg*. Para essa avaliação, é necessário pedir ao paciente para que alargue a base até uma posição em que ele fique estável, para então solicitar que feche os olhos. Devido à incoordenação dos músculos distais responsáveis pela manutenção do corpo em postura ereta (músculos tibial anterior, sóleo e gastrocnêmio), durante a avaliação do equilíbrio do paciente, é possível observar sua contração arrítmica, o que gera o fenômeno característico chamado "dança dos tendões" (os tendões de Aquiles e tibiais anteriores "saltam" sucessivamente). Alguns pacientes com lesão de vias vestibulocerebelares, apresentando ataxia cerebelar, também podem apresentar o *sinal de Romberg*.

FORÇA

Nos lobos frontais estão situadas as áreas que controlam os movimentos voluntários. São elas: córtex motor primário (área 4 de Brodmann), córtex motor suplementar e corte pré-motor (área 6 de Brodmann). Os axônios dos neurônios dessas regiões juntam-se para formar a principal via motora do corpo humano, o trato corticospinal (TCE).

Os axônios dos neurônios motores descem pela coroa radiata, agrupam-se na parte anterior da cápsula interna, seguem descendo pelo pedúnculo cerebral, base da ponte e, em seguida, vão formar as pirâmides bulhares. Nesse ponto, a maior parte do TCE (aproximadamente 80%) vai cruzar para o outro lado, originando a decussação das pirâmides. A partir daí as fibras irão se deslocar ao longo da medula pelo trato corticospinal lateral. Em seus respectivos níveis, as fibras do TCE irão fazer sinapse no corno anterior da medula com os segundos neurônios motores, cujos axônios, por sua vez, irão formar as raízes ventrais e continuarão pelas raízes nervosas até os nervos periféricos que se conectam com os músculos nas placas mioneurais (Figura 10.3).

Ao estudar as perdas de força de origem neurogênica, devemos sempre classificá-las, sindromicamente em: síndromes do 1º e do 2º neurônio motor. As lesões do 1º neurônio motor podem ocorrer por todo o seu percurso desde o córtex cerebral até a medula. Além da paresia, observamos hipertonia muscular (espasticidade), reflexos exaltados e o surgimento de reflexos patológicos (sinal de Babinski). Pode-se ver um grau leve de atrofia devido ao desuso. Já as lesões do 2º neurônio motor podem ocorrer do corno anterior da medula até os nervos periféricos e, além da paresia, observamos flacidez muscular, hipotonia, abolição ou diminuição dos reflexos, fasciculações e atrofia muscular significativa.

Fasciculações são contrações finas e rápidas de fascículos de fibras musculares e são relevantes em pacientes com suspeita de doença do neurônio motor, sendo um dos mais importantes sinais de degeneração do 2º neurônio motor, porém podem ser encontradas em pessoas normais por exposição ao frio, fadiga ou após uso de alguns fármacos.

A perda de força também pode ser originada de doenças ou lesões que acometam os músculos ou as placas motoras. As doenças da placa motora têm como principal característica a flutuabilidade ao longo do dia e o acometimento das musculaturas dos olhos, face e pescoço, causando disartria, disfagia e diplopia. Já as miopatias, em geral, acometem principalmente as musculaturas proximais (cinturas pélvica e escapular), causando muita dificuldade para subir escadas e para levantar da cadeira. Ao suspeitar de miopatias, deve-se sempre pedir aos pacientes que se sentem no chão e se levantem – devido à fraqueza na cintura pélvica, eles irão se colocar em posição genupalmar e utilizar os braços como apoio para auxiliar no início do movimento e, em seguida, apoiam-se sobre os joelhos e coxas, como se estivessem escalando o próprio corpo. Este movimento é chamado de "levantar miopático de Gowers" (Figura 10.4).

Finalizando esse breve estudo de neuroanatomia e clínica, vamos ao exame da força muscular. A força pode ser examinada de duas maneiras: contra a resistência do examinador e contra a gravidade.

▶ **Força contra a gravidade dos membros superiores.** Nesta etapa, realizaremos duas manobras principais: a manobra de Mingazzini para os membros superiores (Figura 10.5), que consiste na extensão dos braços com as mãos pronadas e estendidas e os olhos fechados, e o teste do desvio pronador (Figura 10.6), que deve ser realizado com os braços estendidos e com as mãos supinadas. Na primeira, o paciente deve manter os membros nessa posição por 20 a 30 segundos, no mínimo. Pacientes com fraqueza não suportam

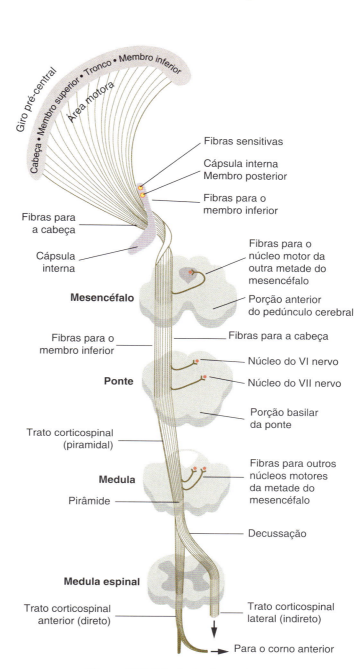

Figura 10.3 Principais vias motoras.

manter os braços na posição da manobra de Mingazzini, ocorrendo derreamento das mãos e dos membros quando há fraqueza bilateral ou só de um membro na fraqueza unilateral. Já na segunda manobra, deve-se observar com atenção a posição das mãos, já que a pronação pode ser o único sinal encontrado no déficit motor sutil (DMS).

O DMS ocorre por lesões leves da via piramidal e promove mínima redução da força muscular, não observada pelo próprio paciente, familiares ou pessoas do convívio próximo, mas que se manifesta com um leve grau de dificuldade nas atividades de rotina. Na pesquisa do sinal do quinto dedo (na manobra de Mingazzini), o teste do desvio pronador e a manobra do rolamento dos dedos são as principais manobras na avaliação do DMS. O sinal do quinto dedo está presente quando, na manobra de Mingazzini de

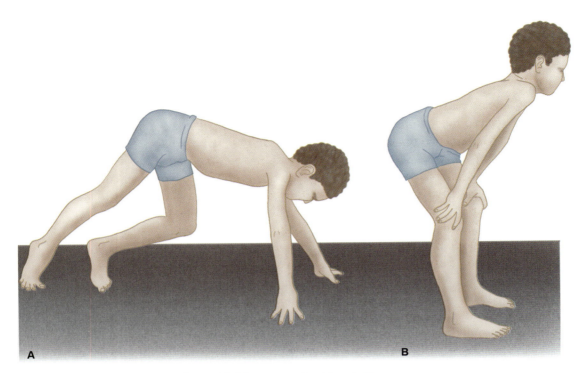

Figura 10.4 Levantar miopático de Gowers.

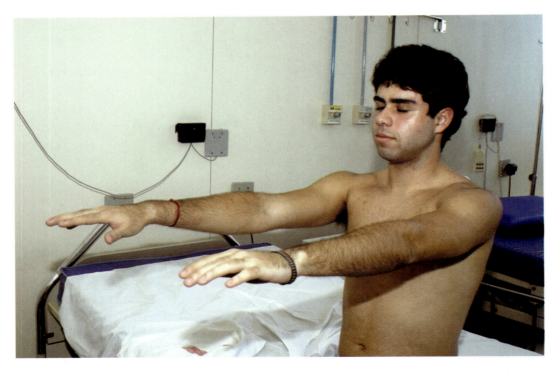

Figura 10.5 Manobra de Mingazzini.

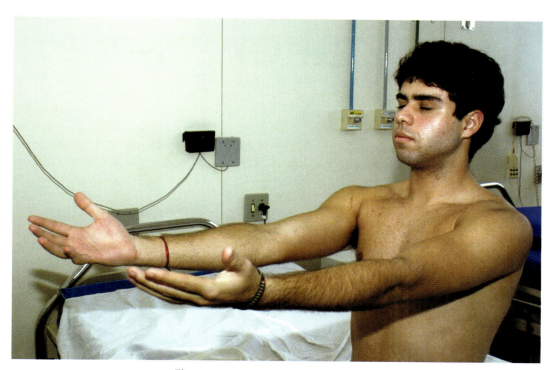

Figura 10.6 Teste do desvio pronador.

membro superior, ocorre a abdução do quinto dedo do lado acometido. A pesquisa do rolamento dos dedos consiste no movimento de rolar um dedo indicador sobre o outro. Nos pacientes com DMS, o dedo doente é orbitado pelo dedo são.

▶ **Força contra a gravidade dos membros inferiores.** Nesta etapa também realizaremos duas manobras, a manobra de Mingazzini e a manobra de Barré. Na primeira, colocamos o paciente em decúbito dorsal e levantamos seus dois membros inferiores, de modo que as pernas sejam fletidas e formem um ângulo de 90° com a coxa, a qual, também fletida, deverá formar um ângulo de 90° na articulação do quadril. Normalmente não há dificuldades em exercer essa posição, no entanto, em pacientes com paresia da musculatura extensora da perna (músculo quadríceps) ou flexora do quadril (músculo iliopsoas), observam-se oscilações ou queda progressiva da perna. Já a manobra de Barré deve ser realizada com o paciente em decúbito ventral com as pernas fletidas sobre a coxa, formando um ângulo reto. Déficit dos flexores da perna causam oscilações e queda desses segmentos.

▶ **Força contra a resistência.** Deve seguir uma sequência: dos grupamentos musculares proximais para os distais ou dos distais para os proximais, mas sempre comparando um lado com o outro. A escala de força mais utilizada é a escala de 0 a 5, enunciada na Tabela 10.1.

O exame da força contra a resistência pode ser iniciado testando-se a flexão e a extensão do pescoço, demonstrado na Figura 10.7 (muito importante na avaliação de doenças que causam ptose cefálica, como miastenia *gravis*, esclerose lateral amiotrófica e polimiosite). Em seguida, realizam-se abdução e adução dos braços, flexão e extensão do cotovelo e flexão e extensão do carpo (Figura 10.8). No exame da mão, é fundamental que os três nervos responsáveis pelos movimentos da mão (radial, ulnar e mediano) sejam testados. Uma forma rápida de testá-los (Figura 10.9) é pedir ao paciente para

Tabela 10.1 Escala de força.

Grau	Força
0	Nenhuma contração
1	Ocorre contração muscular, mas sem a reprodução de movimento
2	Movimento ativo quando a gravidade é eliminada
3	Movimento ativo contra a gravidade, não vence a resistência
4	Movimento ativo contra gravidade e resistência, porém mais fraco que o normal
5	Força normal

fazer um sinal de positivo com o polegar para testar a força da abdução do polegar (nervo radial), abrir os dedos com força para testar a abdução dos dedos (nervo ulnar) e testar a força da flexão do polegar (nervo mediano). É importante lembrar que a força da preensão palmar também deve ser testada rotineiramente no exame.

Nos membros inferiores, é necessário testar flexão e extensão da coxa sobre o quadril, abdução e adução da coxa, flexão e extensão da perna sobre a coxa e flexão e extensão do pé (Figura 10.10).

TÔNUS

O tônus é a tensão muscular no repouso ou a resistência ao movimento passivo na ausência de contração voluntária. Sua intensidade em um músculo depende da atividade no segmento da medula espinal que o inerva, principalmente do neurônio motor gama. Diversas doenças do sistema nervoso central (SNC) e periférico podem causar alterações de tônus muscular, mas somente as principais causas de hipotonia (tônus diminuído) e hipertonia (tônus aumentado) serão comentadas nesta seção.

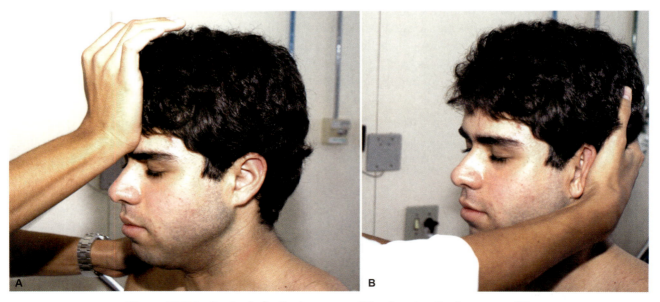

Figura 10.7 Avaliação da flexão do pescoço (**A**) e da extensão do pescoço (**B**).

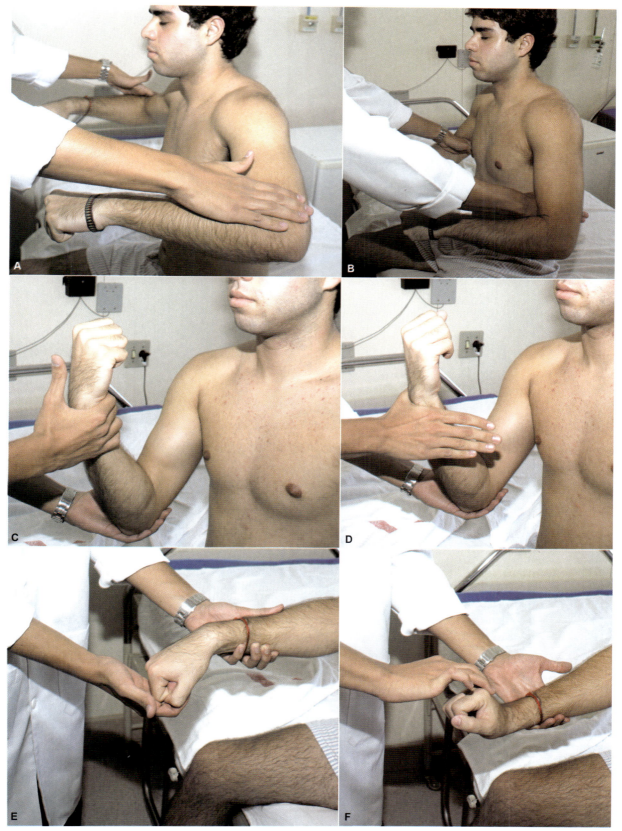

Figura 10.8 Avaliação da abdução dos braços (**A**), adução dos braços (**B**), flexão do antebraço (**C**) e extensão do antebraço (**D**). Avaliação da flexão da mão na articulação do carpo (**E**), extensão da mão na articulação do carpo (**F**).

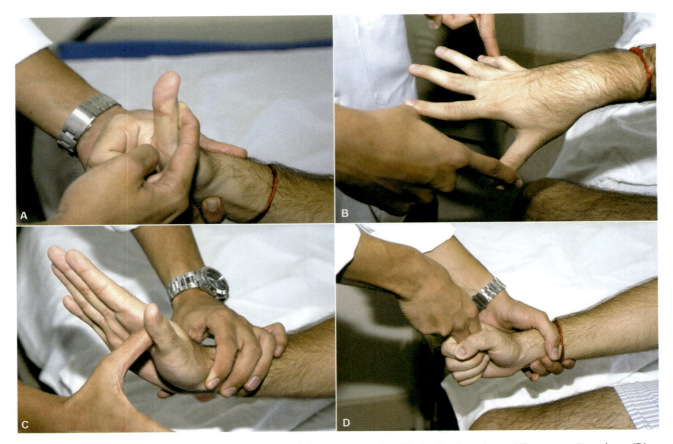

Figura 10.9 Avaliação da abdução do polegar (**A**), abdução dos dedos (**B**), flexão do polegar (**C**) e preensão palmar (**D**).

O exame do tônus é dividido em inspeção, palpação e nas manobras. Deve-se observar a posição dos membros (em flexão do membro superior e extensão do membro inferior nas hemiplegias) e o contato das massas musculares com a maca. Durante a palpação muscular pode-se identificar se os músculos estão flácidos demais (hipotonia), normais, ou hipertônicos. Diversas manobras podem ser utilizadas no exame do tônus e, neste capítulo, serão descritas as seguintes: punho-ombro, calcanhar-nádega, balanceio do segmento distal e mobilização passiva dos membros.

Na manobra punho-ombro, o examinador deve flexionar passivamente o antebraço do paciente com o membro relaxado para avaliar se é possível encostar seu punho no ombro (Figura 10.11).

A manobra calcanhar-nádega é realizada com o paciente em decúbito dorsal, tentando-se encostar o calcanhar na nádega do paciente (Figura 10.12). Nos pacientes hipotônicos, é possível encostar o punho no ombro e o calcanhar na nádega. As principais causas de hipotonia na prática clínica são: lesões do 2º neurônio motor, miopatias e doenças cerebelares.

Na manobra do balanceio do segmento distal, pede-se que o paciente fique completamente relaxado e, em seguida, deve-se balançar suas duas mãos, através do movimento de vaivém rápido do antebraço. A amplitude do movimento das mãos será proporcional ao grau de hipotonia ou hipertonia. Essa manobra também deve ser feita nos pés, com rolamentos das coxas, observando-se os pés. A mobilização passiva deve ser realizada

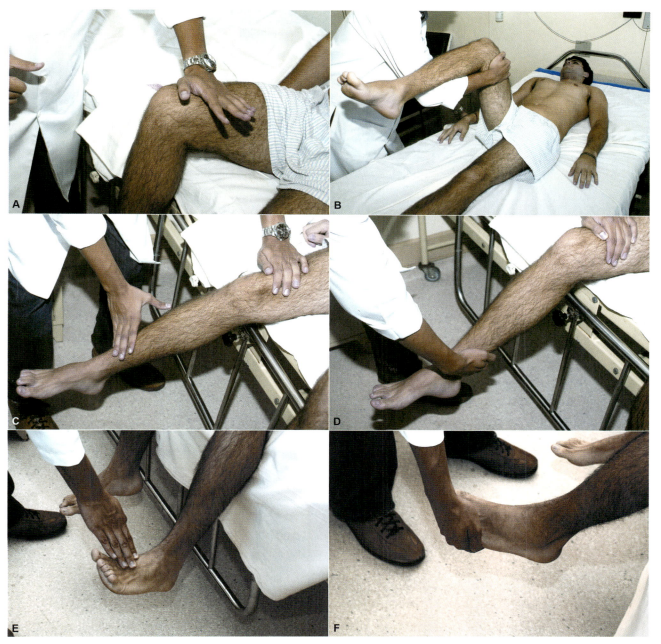

Figura 10.10 Avaliação da flexão da coxa na articulação do quadril com o paciente sentado (**A**), flexão da coxa na articulação do quadril com o paciente deitado (**B**), extensão da perna na articulação do joelho com o paciente sentado (**C**), flexão da perna na articulação do joelho com o paciente sentado (**D**), flexão do pé (**E**) e extensão do pé (**F**).

com movimentos de extensão, flexão e rotação dos punhos, cotovelos, ombros, joelhos e quadris, em direções não esperadas pelos pacientes.

As hipertonias podem ser divididas em: rigidez (extrapiramidal) e espasticidade (piramidal).

A hipertonia extrapiramidal ocorre principalmente por lesões nos gânglios da base. Essa denominação extrapiramidal é antiga, pelo fato de a função motora dos núcleos da base ocorrer fora (extra) da via piramidal (mais importante). A rigidez pode ocorrer em duas formas: em cano de chumbo ou em roda dentada. A rigidez em cano de chumbo

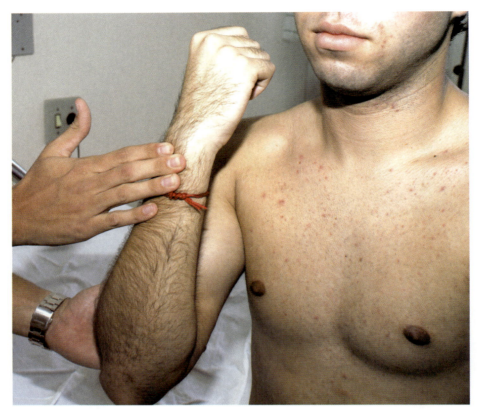

Figura 10.11 Manobra punho-ombro.

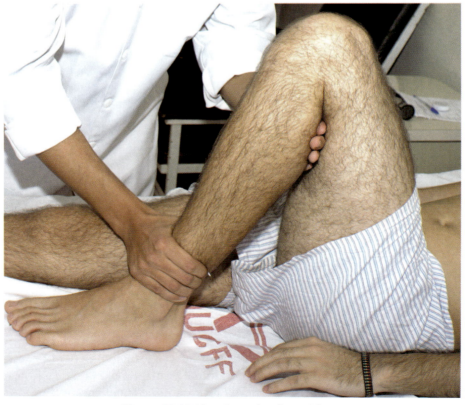

Figura 10.12 Manobra calcanhar-nádega.

constitui-se de aumento difuso e constante do tônus muscular na mobilização passiva do membro. A segunda ocorre principalmente em pacientes com parkinsonismo, em que o tremor se sobrepõe à rigidez em cano de chumbo (principal hipótese), parecendo que a parte mobilizada está presa a uma engrenagem, dando aspecto de roda dentada.

Na hipertonia piramidal, a realização de movimentos rápidos é seguida de aumento súbito do tônus, causando resistência inicial, como se o movimento tivesse um obstáculo a ser vencido, que, após ser superado, ocorre tranquilamente (sinal do canivete). O examinador deve desviar a atenção do paciente durante o exame, pois é necessário que o paciente esteja cooperativo e relaxado. Nos membros inferiores, o sinal do canivete pode ser pesquisado pela flexão passiva da coxa sobre o quadril com o pé estendido, com uma das mãos no oco poplíteo e outra no pé do paciente (Figura 10.13). Na mão, a pesquisa pode ser feita por flexão ou extensão do carpo e, no braço, fazendo-se uma extensão rápida do antebraço. Algumas vezes, torna-se necessário realizar manobras para tirar a atenção do paciente, como pedir que ele abra e feche a outra mão ritmicamente. A espasticidade pode ser ou não encontrada na palpação muscular.

COORDENAÇÃO

O cerebelo está associado diretamente à coordenação dos movimentos. Está localizado na fossa posterior do crânio e pode ser dividido filogeneticamente em lobo floculonodular (arquicerebelo), verme (paleocerebelo) e hemisférios (neocerebelo). Já foram descritas as alterações cerebelares na marcha e na estática (verme e lóbulo floculonodular). Nas seções seguintes, serão discutidas outras alterações, tais como anormalidades dos reflexos.

O motivo pelo qual sempre devemos realizar o exame da força e do tônus anteriormente ao exame da coordenação é que pacientes paréticos ou hipertônicos podem

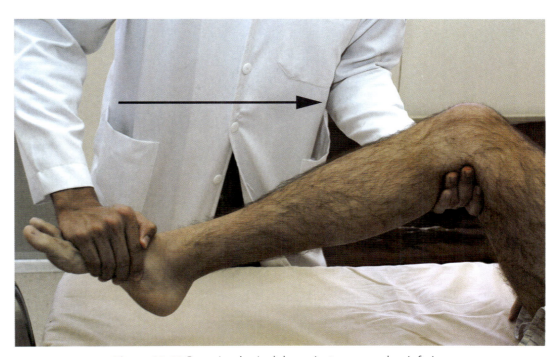

Figura 10.13 Pesquisa do sinal do canivete no membro inferior.

apresentar dificuldades na execução das provas utilizadas nesta parte do exame, e não podem ser considerados como portadores de doenças cerebelares. Caso a hemiparesia seja leve e a incoordenação seja grave, devemos considerar que o paciente também tem lesão de vias cerebelares e via piramidal, o que ocorre, por exemplo, em casos de hemiparesia atáxica por lesão na ponte.

A coordenação do tronco (verme) é examinada com o paciente em decúbito dorsal, pedindo que ele cruze os braços sobre o tórax e tente sentar sem o auxílio das mãos (Figura 10.14). Os pacientes com ataxia de tronco ficam oscilando como se fossem uma gangorra sem conseguir se sentar.

Os testes mais importantes para avaliar a coordenação motora dos membros são: dedo-nariz, dedo-nariz-dedo, calcanhar-joelho-canela e hálux-dedo.

Primeiramente, é necessário lembrar-se de que, diferentemente de todas as outras funções encefálicas, a lesão cerebelar manifesta-se ipsilateralmente ao local da lesão.

O teste dedo-nariz consiste em solicitar ao paciente, com os olhos abertos, que faça a abdução de um braço com o antebraço em extensão e toque a ponta do dedo indicador (índex) na ponta do nariz (Figura 10.15). Em seguida, pede-se que o paciente refaça o movimento, mas com os olhos fechados. A execução do teste com os olhos fechados serve para a diferenciação de ataxias sensoriais (que pioram muito ao fechar dos olhos) das cerebelares. O paciente que possui síndrome cerebelar reproduz os movimentos em "etapas" (decomposição do movimento), erra o nariz (dismetria) e apresenta tremor durante o movimento (tremor de intenção).

O teste dedo-nariz-dedo baseia-se em solicitar que o paciente toque o dedo indicador na ponta do nariz e, depois, no dedo do examinador em diversas posições.

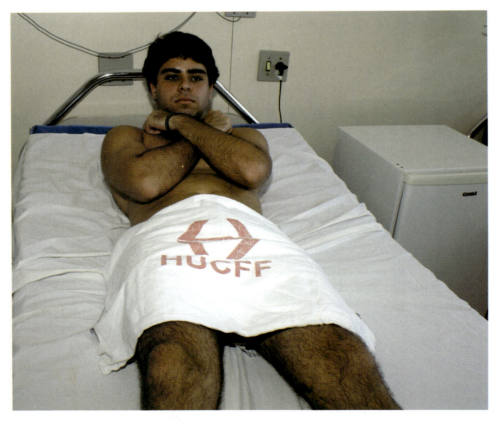

Figura 10.14 Avaliação da coordenação do tronco.

O teste calcanhar-joelho-canela tem a mesma lógica do teste do dedo-nariz e consiste em pedir ao paciente que coloque o calcanhar na tuberosidade da tíbia e arraste-o sobre a crista da tíbia, em linha reta, até o pé (Figura 10.16). A reprodução do movimento também é testada de olhos fechados, seguindo a ideia dos membros superiores.

O teste hálux-dedo é igual ao teste dedo-nariz-dedo, usando o hálux em vez do índex.

Outro ponto importante de análise durante o exame da coordenação é a diadococinesia, que consiste na capacidade de realizar movimentos alternados rapidamente. A impossibilidade desse tipo de movimento é identificada quando se pede ao paciente que alterne rapidamente as mãos da posição prona para supina e da supina para prona, repetidas vezes, sobre as coxas. O nome que damos a sua alteração é disdiadococinesia (Figura 10.17).

Por fim, é importante também avaliar a capacidade da parada súbita do movimento, pois necessita do relaxamento da musculatura agonista e contração rápida da antagonista, que é realizado com a *manobra do rebote* ou de *Stewart-Holmes*. Tal manobra consiste em deixar o braço do paciente semifletido, com o punho nas mãos do examinador na altura do ombro, e, em seguida, pede-se para que ele realize uma contração vigorosa do bíceps contra a resistência. A outra mão do examinador deve ser posicionada entre a face e a mão do paciente. Sem avisar, o examinador solta subitamente o punho. O paciente atáxico não consegue segurar o braço, chocando-se contra a mão do examinador (Figura 10.18).

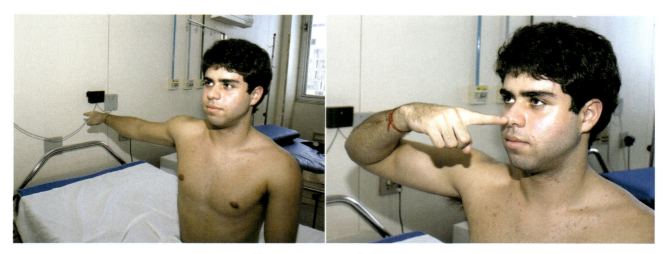

Figura 10.15 Teste dedo-nariz.

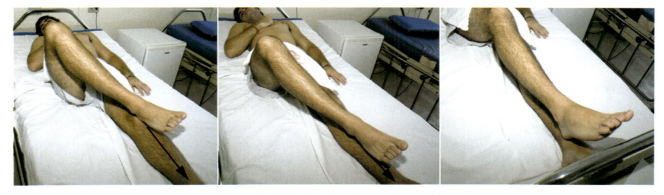

Figura 10.16 Teste calcanhar-joelho-canela.

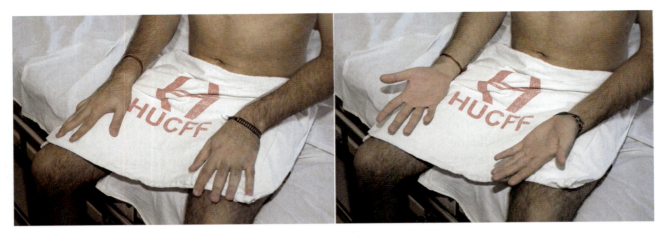

Figura 10.17 Avaliação da diadococinesia.

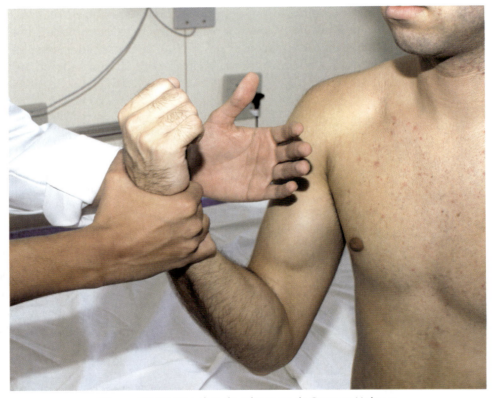

Figura 10.18 Manobra do rebote ou de Stewart-Holmes.

REFLEXOS

Reflexos são respostas automáticas e estereotipadas a estímulos sensoriais, sejam elas nos receptores dos tendões musculares ou no periósteo ou na pele. As respostas ocorrem com o estímulo do neurônio sensitivo que, por intermédio do interneurônio na medula, ativa o neurônio motor inferior e desencadeia a contração muscular.

O exame dos reflexos é a parte mais objetiva para a avaliação neurológica, sendo praticamente impossível simular qualquer anormalidade. Eles podem ser profundos, superficiais e patológicos.

Os reflexos profundos são obtidos através da percussão sobre os tendões musculares com um martelo de reflexos. Os principais reflexos profundos que devem ser pesquisados são: bicipital, tricipital, braquiorradial e flexor dos dedos nos membros superiores, e patelar e aquileu nos membros inferiores. É necessário que o paciente esteja com a musculatura relaxada para que o exame seja eficiente e, de forma rápida e objetiva, o avaliador golpeie utilizando somente o punho (como o movimento de percussão do tórax, por exemplo, porém com um martelo) e verifique a resposta ao estímulo.

O reflexo profundo envolve neurônios sensitivos (via aferente) e motores (via eferente), formando arcos reflexos que ficam situados em determinados níveis medulares e entram e saem da medula pelas correspondentes raízes nervosas. Assim, no reflexo bicipital, por exemplo, estão envolvidos os metâmeros C5 e C6 da medula, bem como as raízes C5 e C6.

O reflexo bicipital (C5-C6) é obtido com a percussão do tendão do bíceps na fossa antecubital com interposição do dedo indicador, sendo a resposta ao estímulo a flexão do antebraço. Para isso, o avaliador deverá solicitar, inicialmente, que o paciente fique sentado. Depois, o examinador deverá segurar o antebraço do paciente palpando o tendão bicipital, conforme mostra a Figura 10.19A. Com o paciente deitado, o examinador deverá solicitar que ele repouse o antebraço e a mão sobre o abdome (Figura 10.19B).

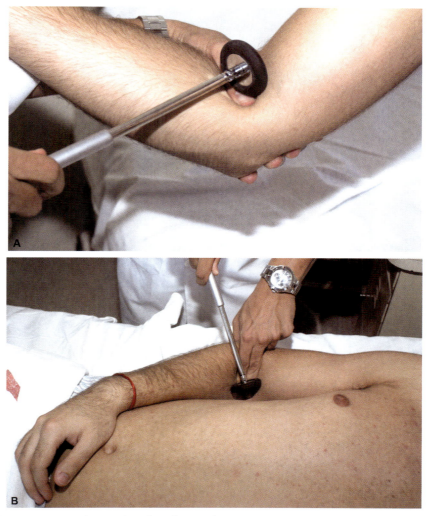

Figura 10.19 Avaliação do reflexo bicipital com o paciente sentado (**A**) e deitado (**B**).

O reflexo tricipital (C7-C8) é estudado através da percussão do tendão do músculo tríceps no olécrano sem a interposição do dedo, sendo a resposta ao estímulo a extensão do antebraço. Com o paciente sentado, é possível analisá-lo na mesma posição do reflexo bicipital ou com o examinador segurando o braço do paciente em abdução com o antebraço pendente, fazendo um ângulo de 90° com o braço (Figura 10.20A). No paciente deitado, esse reflexo poderá ser pesquisado apoiando-se o antebraço do paciente sobre o abdome e percutindo-se o tendão do músculo tríceps (Figura 10.20B).

O reflexo braquiorradial (C5-C6; estilorradial) é obtido através da percussão do terço distal do osso rádio, proximal ao processo estiloide do rádio, com o antebraço em semiflexão e semipronação (Figura 10.21). A resposta consiste em flexão do antebraço e pronação da mão. Pode-se obter a resposta idiomuscular, percutindo o terço proximal do músculo braquiorradial. Essa resposta é perdida precocemente nas miopatias (reflexo idiomuscular não é reflexo profundo). O reflexo flexor dos dedos (C7-C8) é estudado percutindo-se os tendões flexores no carpo, com a mão do paciente em posição supina, com ou sem a interposição do dedo (Figura 10.22). A resposta é a flexão dos dedos.

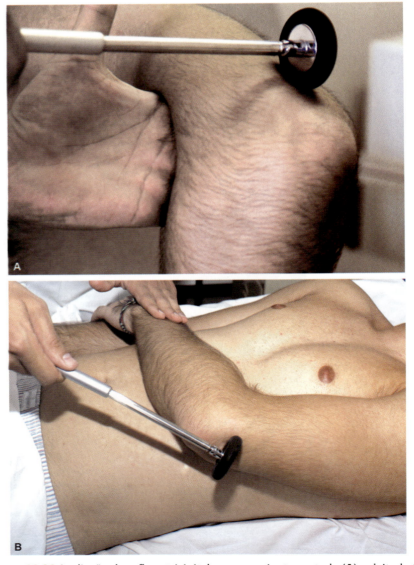

Figura 10.20 Avaliação do reflexo tricipital com o paciente sentado (**A**) e deitado (**B**).

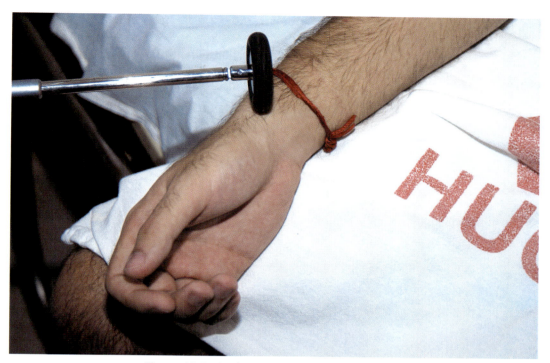

Figura 10.21 Avaliação do reflexo braquiorradial.

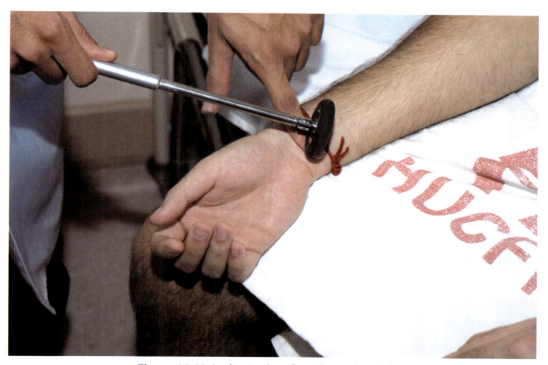

Figura 10.22 Avaliação do reflexo flexor dos dedos.

Nos membros inferiores, o reflexo patelar é o mais utilizado para avaliação. Pode ser obtido com o paciente deitado ou sentado. Na posição deitada, o examinador deve fazer uma leve flexão do joelho do paciente, pedindo que ele relaxe o membro inferior sobre a mão do examinador para que, em seguida, golpeie com o martelo de reflexos o tendão patelar (Figura 10.23A). Já com o paciente sentado, pede-se que ele fique com as pernas pendentes e relaxadas, efetuando a percussão no tendão (Figura 10.23B). O reflexo aquileu também pode ser obtido com o paciente sentado ou deitado. Para sua obtenção com o paciente sentado, é necessário que efetue uma dorsiflexão passiva do pé do paciente e percussão do tendão de Aquiles (Figura 10.24A). Com o paciente deitado, posiciona-se

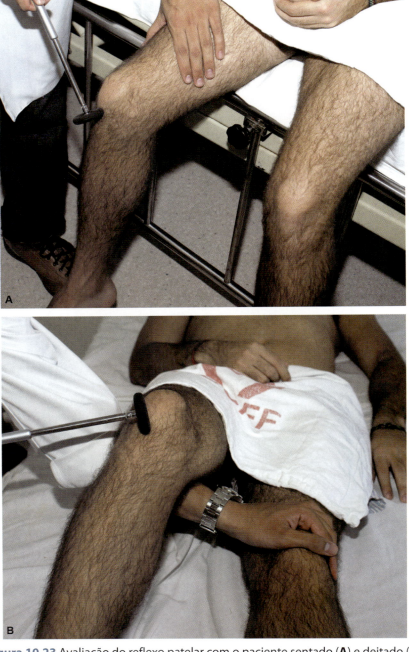

Figura 10.23 Avaliação do reflexo patelar com o paciente sentado (**A**) e deitado (**B**).

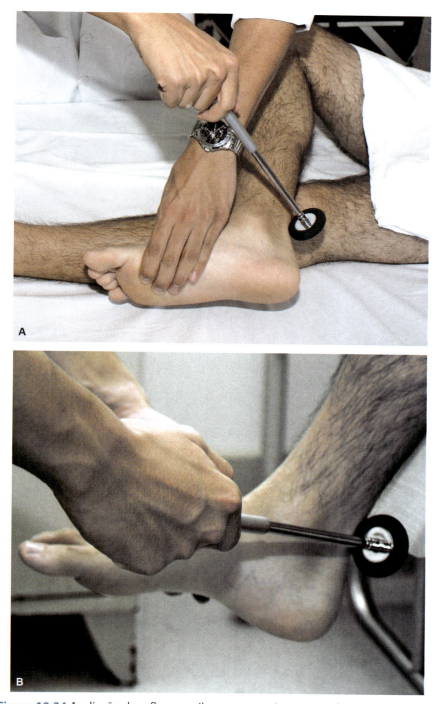

Figura 10.24 Avaliação do reflexo aquileu com o paciente sentado (**A**) e deitado (**B**).

o membro em adução com a perna flexionada sobre a outra perna do paciente, faz-se uma dorsiflexão passiva do pé e percute-se o tendão (Figura 10.24B). No entanto, a melhor posição para analisar o reflexo aquileu é com o paciente de joelhos sob a maca ou cadeira com os pés pendentes (Figura 10.25). A resposta para esse estímulo é a flexão plantar.

A Tabela 10.2 descreve os principais reflexos profundos a serem pesquisados pelo examinador.

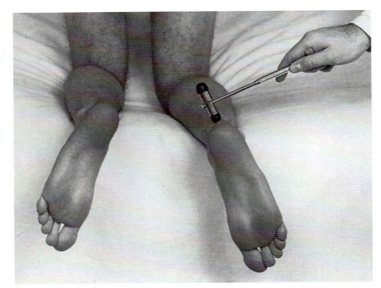

Figura 10.25 Avaliação do reflexo aquileu com o paciente de joelhos na maca.

Tabela 10.2 Reflexos profundos.

Reflexo	Local de percussão	Raízes	Resposta
Bicipital	Fossa antecubital	C5-C6	Flexão do antebraço
Tricipital	Tendão do tríceps superior ao olécrano	C7-C8	Extensão do antebraço
Braquiorradial	Inserção do músculo braquiorradial na cabeça do rádio	C5-C6	Flexão do antebraço e supinação da mão
Flexor dos dedos	Tendões dos músculos flexores dos dedos	C7-C8	Flexão dos dedos
Patelar	Tendão patelar	L2-L4	Extensão da perna
Aquileu	Tendão de Aquiles	S1	Flexão plantar

Os reflexos profundos podem ser classificados em: 0 = abolido, + = diminuído, ++ = normal, +++ = vivo ou ++++ = exaltado. O reflexo vivo significa hiper-reflexia, que pode ser fisiológica ou não, e o reflexo exaltado é obrigatoriamente patológico, em geral associado ao clônus (Tabela 10.3).

Ocasionalmente, quando reflexos profundos estão assimétricos, é normal ter dúvidas sobre se um lado é que está aumentado ou o outro é que está diminuído. Nesse caso, dois reflexos tornam-se importantes: o reflexo peitoral e o dos adutores. O reflexo peitoral é obtido com a percussão do tendão do músculo peitoral maior na linha axilar anterior com a interposição de um dedo e com o braço ligeiramente abduzido (Figura 10.26). O

Tabela 10.3 Classificação dos reflexos em cruzes.

Classificação	Reflexo
0	Abolido
+	Diminuído
++	Normal
+++	Vivo
++++	Exaltado

reflexo dos adutores é analisado com a percussão do tendão dos adutores na parte distal da face medial da coxa, com o membro levemente abduzido e também com a interposição de um dedo (Figura 10.27). Esses reflexos só estão presentes nos pacientes com hiper-reflexia.

Na avaliação de hiper-reflexia, é de suma importância a pesquisa dos sinais de Hoffman e Tromner. O sinal de Hoffman é analisado segurando a mão do paciente completamente relaxada, com a outra mão segurando o dedo médio do indivíduo realizando o pinçamento da falange distal seguida de uma rápida liberação (Figura 10.28A). Se a resposta for positiva, ocorrem adução e flexão do polegar com flexão do indicador e,

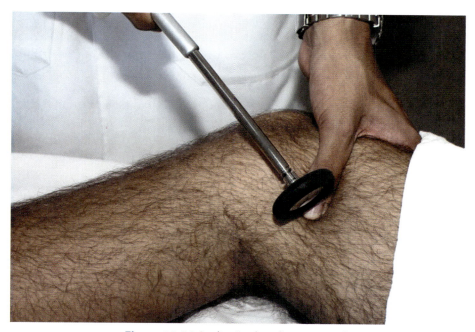

Figura 10.26 Avaliação do reflexo peitoral.

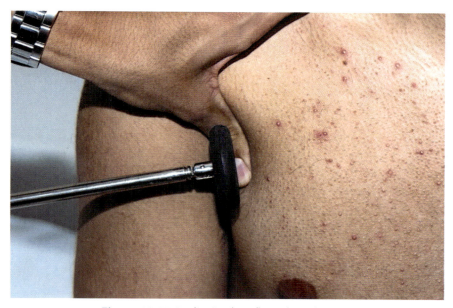

Figura 10.27 Avaliação do reflexo dos adutores.

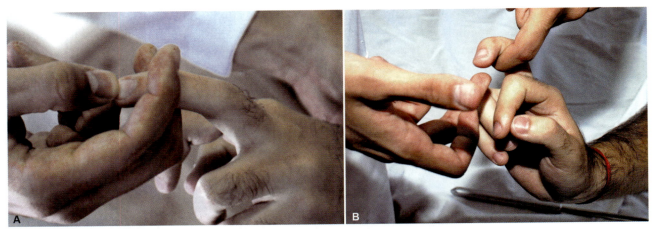

Figura 10.28 Pesquisa dos sinais de Hoffman (**A**) e Tromner (**B**).

algumas vezes, de todos os dedos. No sinal de Tromner, o examinador segura a mão do paciente pela articulação metacarpofalangiana distal do dedo médio e, com a outra mão, realiza um golpe rápido de baixo para cima no dedo médio do paciente (Figura 10.28B). A resposta é a mesma do sinal de Hoffman. Apesar de alguns autores considerarem erroneamente esses sinais como patológicos, sua presença significa somente hiper-reflexia do reflexo flexor dos dedos. Assim, podem estar presentes em pessoas normais, principalmente mulheres jovens. Quando presentes em pessoas saudáveis, esses sinais ocorrem bilateralmente e de forma simétrica, devendo ser valorizados quando presentes de forma assimétrica.

Hiporreflexia pode ser encontrada em pessoas normais (hiporreflexia universal ou difusa). Suas principais causas patológicas são as neuropatias periféricas (lesão do 2º neurônio motor e/ou lesão nos neurônios sensitivos aferentes do reflexo), as miopatias, as radiculopatias compressivas, as doenças do neurônio motor ou distúrbios hidreletrolíticos.

A principal característica das hiper-reflexias é o aumento da área reflexógena, mas também devemos valorizar a amplitude da resposta reflexa. Quando patológicas, são causadas por lesões do 1º neurônio motor na medula ou no encéfalo. É importante lembrar que lesão acima das pirâmides bulbares provoca aumento dos reflexos profundos contralaterais à lesão, e lesões abaixo à decussação das pirâmides causam alteração ipsilateral. Em casos mais intensos de hiper-reflexia, a pesquisa dos reflexos pode desencadear contrações rítmicas involuntárias, denominadas clônus, que podem ser esgotáveis e inesgotáveis.

O clônus geralmente está presente em pacientes com hiper-reflexia e espasticidade, e também pode ser pesquisado em três regiões: pé, mão e patela. O clônus de pé é evocado por meio de uma manobra de dorsiflexão súbita e sustentada do pé do paciente com o joelho em ligeira flexão (Figura 10.29A); no clônus de mão, através de uma extensão sustentada e súbita da mão (Figura 10.29B); já no clônus de patela, o examinador segura a patela entre o indicador e o polegar e faz um movimento rápido e agudo para baixo (Figura 10.29C).

Em pacientes com síndromes cerebelares, por incoordenação dos músculos agonistas e antagonistas, os reflexos podem ser pendulares, pois o movimento gerado pelo reflexo demora mais para ser interrompido.

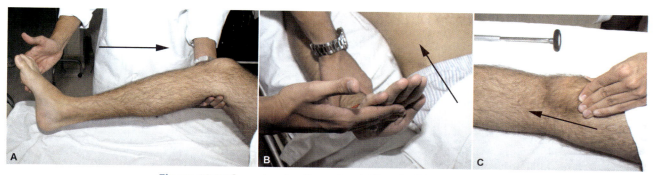

Figura 10.29 Pesquisa do clônus do pé (**A**), mão (**B**) e patela (**C**).

Existem algumas manobras que podem ser utilizadas para facilitar a evocação dos reflexos. A mais conhecida é a manobra de Jendrassik, que consiste em uma manobra de distração, na qual se pede ao paciente para que enganche uma das mãos na outra e tente separá-las com toda a força, enquanto se pesquisam os reflexos de membros inferiores (Figura 10.30). Além disso, podemos ainda pedir para o paciente contar somente os números pares de 1 a 10, segurar com força nos braços da cadeira e olhar para cima ou, então, ler um texto em voz alta.

Os reflexos superficiais são diferentes dos reflexos profundos, por serem polissinápticos, esgotáveis e provocados por estímulos superficiais na pele. Os principais reflexos superficiais que devem ser avaliados estão descritos na Tabela 10.4.

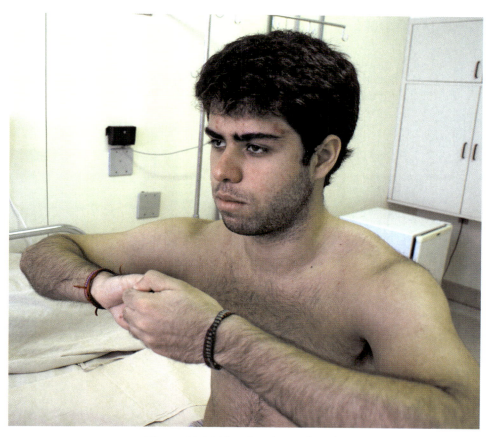

Figura 10.30 Manobra de Jendrassik.

Tabela 10.4 Reflexos superficiais.

Reflexos		Local da pesquisa	Raízes	Resposta
Cremastérico		Superfície interna da coxa	L1-L2	Elevação do testículo ipsilateral
Cutâneos abdominais	Superior	Estímulo da superfície abdominal anterior em três níveis, da região lateral ao umbigo	T7-T9	Contração da musculatura abdominal
	Médio		T9-T11	
	Inferior		T11 – segmentos lombares inferiores	
Cutaneoplantar		Estímulo da região lateral da face plantar, do calcanhar ao segundo metatarso	S1	Flexão dos dedos

O reflexo cremastérico é analisado pelo toque ou pinçamento na face superomedial da coxa, e a resposta é a elevação do testículo do mesmo lado do estímulo.

Os reflexos cutaneoabdominais são divididos em: abdominal superior (T7-T9), médio (T9-T11) e inferior (T11 – segmentos lombares inferiores), tendo como referencial a cicatriz umbilical. São realizados através do estímulo da pele por toque ou arranhão da parte lateral da parede abdominal em direção ao umbigo (Figura 10.31). Esse reflexo pode ser de difícil realização em pacientes obesos, com abdome distendido ou extremamente flácido. Sempre que há lesão do primeiro neurônio motor (síndrome piramidal), observa-se a abolição dos reflexos cutâneos fisiológicos (cutaneoabdominal, cremastérico e cutaneoplantar). Isso é de extrema importância para diferenciação de hiper-reflexias fisiológicas e patológicas. Vale lembrar que uma pequena parcela da população normal pode não ter reflexos abdominais.

O reflexo cutaneoplantar é pesquisado com um estímulo na face lateral plantar do pé com um objeto de ponta romba, da região do calcâneo até o segundo metatarso (Figura 10.32). A resposta normal consiste na flexão dos dedos, mas também pode não ocorrer resposta (reflexo cutaneoplantar indiferente) em pessoas saudáveis. O reflexo cutaneoplantar indiferente deve ser valorizado quando existir assimetria entre um lado e outro (um indiferente e o outro em flexão).

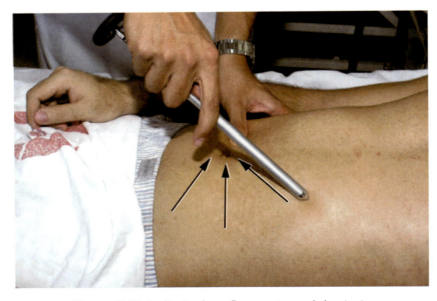

Figura 10.31 Avaliação dos reflexos cutaneoabdominais.

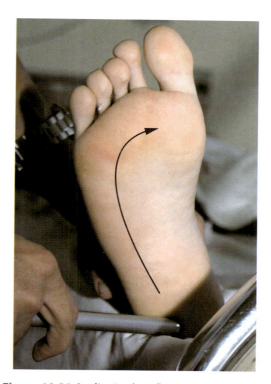

Figura 10.32 Avaliação do reflexo cutaneoplantar.

Os reflexos patológicos, se presentes, significam lesão do primeiro neurônio motor. Quando encontrados, devem ser valorizados, pois não são encontrados em indivíduos normais. A Tabela 10.5 cita os principais reflexos patológicos a serem pesquisados.

O sinal de Babinski é um reflexo no qual há a extensão do hálux após a pesquisa do reflexo cutaneoplantar. Essa resposta pode ser acompanhada de separação variável, abertura em leque, flexão ou extensão dos quatro artelhos laterais. Existem outros reflexos patológicos em extensão do hálux que já foram descritos, e são denominados os sucedâneos de Babinski (Tabela 10.6). O sinal de Chaddock (Figura 10.33) é o sucedâneo de Babinski mais importante, sendo, para alguns autores, mais sensível que o próprio sinal de Babinski nas lesões da via piramidal.

Tabela 10.5 Reflexos patológicos.

Reflexos	Ação
Sinal de Babinski	Extensão do hálux
Sucedâneos de Babinski	Extensão do hálux

Tabela 10.6 Sucedâneos de Babinski.

Sucedâneos	Local da pesquisa
Chaddock	Estímulo da face lateral do dorso do pé, do maléolo lateral até o 5º pododáctilo
Gordon	Compressão da musculatura da panturrilha
Oppenheim	Pressão com o polegar e o indicador sobre a face medial da tíbia, da região infrapatelar até o tornozelo
Shaefer	Compressão do tendão de Aquiles
Austregésilo	Compressão do músculo quadríceps na região distal da coxa

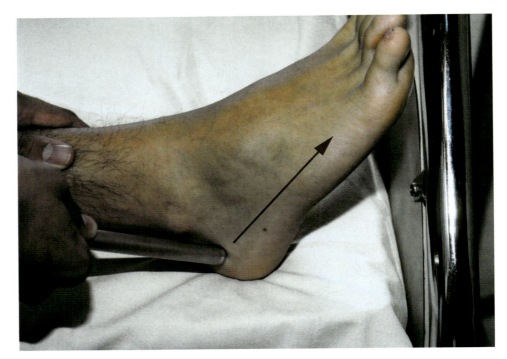

Figura 10.33 Pesquisa do sinal de Chaddock.

Uma maneira de sensibilizar a realização desses reflexos é executar a manobra de Szapiro, que consiste em uma pressão contra o dorso do 2º ao 5º pododáctilo, causando flexão desses dedos, enquanto se pesquisa o sinal de Babinski (reflexo cutaneoplantar). Pode-se também combinar a pesquisa do sinal de Babinski com o de Oppenheim, na tentativa de sensibilizar o sinal patológico.

Na seção do exame da força, já foi descrita a distinção entre as síndromes do 1º e do 2º neurônio motor, mas, devido à importância desses conceitos, a Tabela 10.7 mostra novamente essa diferenciação.

SENSIBILIDADE

O exame da sensibilidade é a parte mais difícil e subjetiva da avaliação neurológica. Nesse contexto, uma boa relação com o paciente é de grande relevância, pois se o paciente não cooperar com o examinador, não será possível valorizar os achados do exame.

A sensibilidade pode ser classificada em três subtipos: superficial, profunda e complexa. As superficiais são as sensibilidades tátil grosseira, dolorosa e térmica. As profundas são a vibratória (palestesia), tátil fina, propriocepção (batiestesia) e pressão

Tabela 10.7 Diferenciação entre síndromes do 1º e do 2º neurônio motor.

	Força	Tônus	Reflexos profundos	Reflexos patológicos	Fasciculações
Síndrome do 1º neurônio motor	Diminuída	Hipertonia espástica	Hiper-reflexia	Sinal de Babinski	Ausentes
Síndrome do 2º neurônio motor	Diminuída	Hipotonia	Hipo ou arreflexia		Presentes

(barestesia). As complexas necessitam de processamento cortical, constituindo-se da discriminação entre dois pontos, grafestesia, estereognosia, entre outras.

No exame da sensibilidade, é fundamental que o examinador mostre ao paciente, em uma área normal, como será o estímulo, para que ele tenha um parâmetro de referência. Antes de analisar a sensibilidade, o examinador deverá ter em mente as possíveis síndromes neurológicas de seu paciente, focando na confirmação ou rejeição dessas síndromes. O paciente deverá ficar com os olhos fechados e as áreas a serem examinadas devem ser descobertas. O exame pode ser feito de distal para proximal ou vice-versa, mas deve sempre ser comparado um lado com o outro. Não é necessário examinar todos os dermátomos e áreas sensitivas inervadas por todos os nervos periféricos, pois o exame ficará muito extenso e cansativo. O importante é realizar um exame da sensibilidade direcionado para cada paciente.

É possível avaliar a sensibilidade tátil utilizando um pincel ou nosso próprio dedo. A diminuição da sensibilidade tátil é denominada hipoestesia, e seu aumento, hiperestesia. A sensibilidade térmica é, tradicionalmente, examinada utilizando dois tubos de ensaio, sendo um com água quente e outro com água gelada. Sempre devemos realizar esse estímulo de forma comparativa e sequencial, perguntando-se ao paciente se o primeiro era frio ou quente. Já a sensibilidade dolorosa deve ser examinada utilizando uma agulha descartável cuidadosamente, para não machucar o paciente. A diminuição é chamada hipoalgesia; a perda, analgesia; e o aumento, hiperalgesia.

A sensibilidade vibratória deve ser pesquisada com um diapasão de 128 Hz aplicado sobre as proeminências ósseas, tais como patelas, espinhas ilíacas, articulações metatarsofalangianas e metacarpofalangianas, maléolos (Figura 10.34), clavículas e outras. Deve-se frisar com o paciente se ele está sentindo a vibração ou somente o toque do diapasão. A propriocepção ou noção segmentar dos membros é pesquisada colocando-se segmentos do corpo do paciente em posições diferentes e perguntando ao paciente em

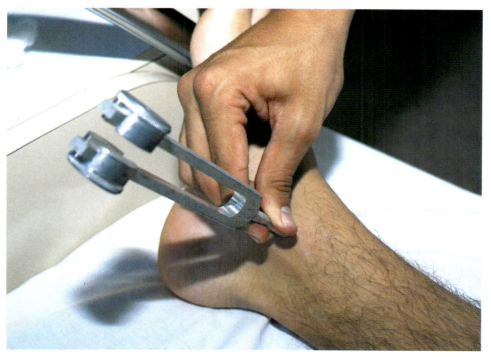

Figura 10.34 Avaliação da sensibilidade vibratória (palestesia) no maléolo medial.

qual posição estão. No hálux, a propriocepção é examinada segurando-se o pododáctilo do paciente entre o indicador e o polegar do examinador nas faces lateral e medial do dedo (Figura 10.35). Nas pernas, coloca-se uma perna para cima e outra para baixo; nos membros superiores, o método de pesquisa é muito semelhante. A barestesia deve ser examinada fazendo-se pressão sobre a pele, e pede-se para o paciente responder se está sentindo e para localizá-la.

Outra maneira de avaliar a sensibilidade é testar a habilidade do paciente em reconhecer objetos, sendo denominada estereognosia. Esta é testada pedindo-se para que o paciente identifique um objeto colocado em suas mãos sem o auxílio da visão. É importante que o objeto seja conhecido pelo paciente, como uma caneta ou uma moeda. Já a grafestesia é a capacidade de identificar um número quando escrito na face palmar, por exemplo. O paciente deve estar com os olhos fechados e o examinador irá desenhar um número com a ponta de uma caneta, ou até mesmo com o dedo.

As perdas sensitivas são causadas principalmente por mielopatias, e os AVEs, por neuropatias periféricas e radiculopatias. Nas mielopatias, tem-se como característica marcante a existência de níveis sensitivos. Um paciente com uma mielopatia em T10 apresenta perda ou diminuição da sensibilidade abaixo do dermátomo desse nível (cicatriz umbilical) (Figuras 10.36 e 10.37). Nas mielopatias, geralmente observamos alteração de todas as formas de sensibilidade, mas algumas têm predileção por somente algumas regiões da medula, como a mielopatia da neurossífilis (*tabes dorsalis*) e a por deficiência de vitamina B_{12}, que tem predileção pelo cordão posterior, ou a siringomielia que, inicialmente, só causa perda da sensibilidade térmica e dolorosa em um segmento medular. Nos AVEs pode haver perda de sensibilidade em todo um dimídio (hemi-hipoestesia), e lesões em algumas áreas de associação do lobo parietal podem causar perda somente das sensibilidades complexas. Nas neuropatias periféricas, geralmente observamos perda da sensibilidade iniciada pelos membros inferiores e com caráter de acometimento distal para proximal (comprimento-dependente – devido ao maior tamanho dos axônios que inervam essas regiões), com os padrões clássicos de acometimento em bota e em luva. Dentre as neuropatias, a mais comum é a neuropatia diabética. As radiculopatias também são causas importantes de perda segmentar da sensibilidade. Elas podem ser diferenciadas das neuropatias pelo déficit de sensibilidade somente na região do dermátomo afetado e pela queixa de dor, que aumenta com determinadas manobras e posições (ver

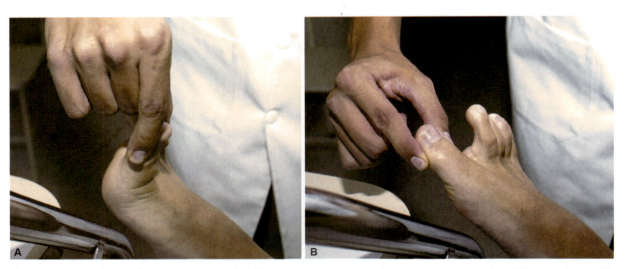

Figura 10.35 Avaliação da propriocepção do hálux, colocando-se o dedo do paciente para cima (**A**) e para baixo (**B**).

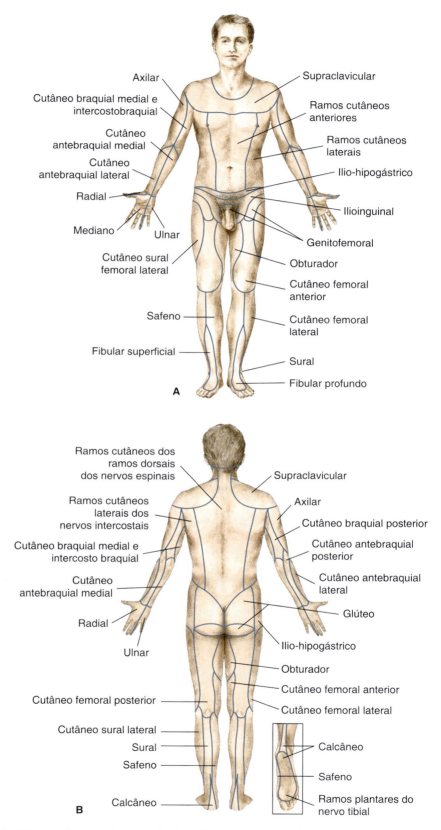

Figura 10.36 Inervação sensitiva da pele das mãos e membros inferiores, em suas faces anteriores (**A**) e posteriores (**B**).

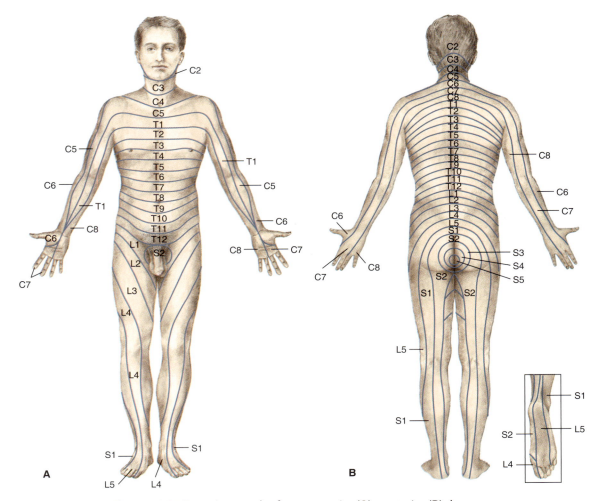

Figura 10.37 Dermátomos das faces posterior (**A**) e anterior (**B**) do corpo.

seção de sinais meningorradiculares). Vale destacar que, inversamente às lesões nervosas periféricas, nas radiculopatias, a área de hipoestesia das sensibilidades térmica e dolorosa é maior que a área de hipoestesia tátil.

Além da diminuição da sensibilidade, os pacientes podem apresentar outras alterações como parestesias, alodínia, hiperalgesia e hiperpatia. Parestesias são sensações anormais cutâneas sem nenhum estímulo e podem ser de diferentes tipos: sensações de frio, calor, dormência, formigamento, compressão, peso ou ardência. Alodínia é a sensação de dor após estímulos táteis não dolorosos como o simples toque da pele. Disestesia é a parestesia que incomoda o paciente. A hiperalgesia é uma sensibilidade exagerada a estímulos dolorosos, sendo maior do que a realizada pelo estimulador, enquanto a hiperpatia é uma sensação de dor exagerada que permanece mesmo após o término do estímulo.

NERVOS CRANIANOS

Os nervos cranianos são compostos por 12 pares de nervos. São eles: I – nervo olfatório, II – óptico, III – oculomotor, IV – troclear, V – trigêmeo, VI – abducente, VII – facial, VIII – vestibulococlear, IX – glossofaríngeo, X – vago, XI – acessório e XII – hipoglosso

(Figura 10.38 e Tabela 10.8). Todos os nervos cranianos contêm núcleos no tronco encefálico, menos os nervos olfatório (I) e óptico (II), que se conectam diretamente com o telencéfalo e o diencéfalo, respectivamente.

Nervo olfatório (I)

O nervo olfatório tem como única função a olfação. Com o intuito de examinar esse nervo, pede-se que o paciente fique de olhos fechados e examine cada narina separadamente. O examinador deverá colocar uma substância de odor facilmente reconhecível (p. ex., café) em uma narina do paciente, com a outra ocluída. Os termos usados para denominar as variações do olfato são: anosmia: perda da olfação; hiposmia: diminuição da olfação; hiperosmia: aumento da olfação; parosmia: perversão da olfação e cacosmia: percepção de odores desagradáveis. Na *doença de Parkinson*, os pacientes podem apresentar anosmia muitos anos antes do aparecimento dos outros sintomas, e os primeiros aromas perdidos são de cânfora e de orégano. As principais causas de hiposmia são causas otorrinolaringológicas, como rinossinusites. Outras causas de alterações olfatórias são: psíquicas, tumores do lobo frontal, paralisia geral sifilítica, esclerose múltipla, hanseníase etc.

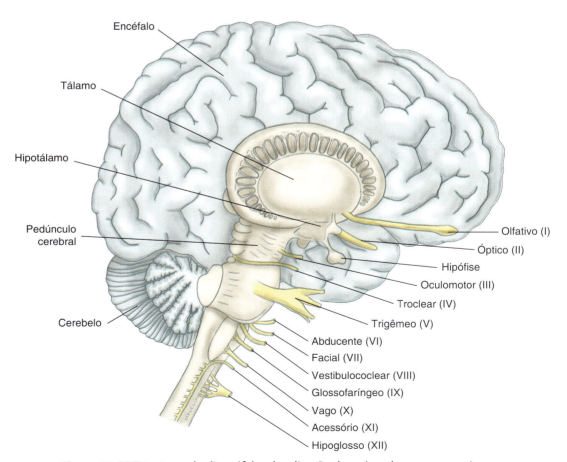

Figura 10.38 Estruturas do diencéfalo e localização das raízes dos nervos cranianos.

Tabela 10.8 Nervos cranianos.

Nervo craniano	Núcleo no tronco encefálico	Função	Sinais e sintomas da lesão
I	–	Olfação	Hipo ou anosmia
II	–	Visão	Escotomas; amaurose
III	Mesencéfalo; nível do colículo superior	Elevação da pálpebra; olhar para cima, baixo e medial; constrição da pupila; acomodação	Ptose; oftalmoplegia; diplopia; estrabismo divergente; midríase; perda da acomodação
IV	Mesencéfalo; nível do colículo inferior	Olhar medial para baixo	Diplopia; inclinação da cabeça para o lado oposto; dificuldade para subir escadas e ler livros
V	4 núcleos; 1 mesencéfalo; 2 pontes; 1 bulbo	Sensibilidade da face, sensibilidade geral dos 2/3 anteriores da língua; mastigação; músculo tensor do tímpano	Hipoestesia facial, desvio da mandíbula; dificuldade de mastigação; hipoacusia; perda do reflexo corneopalpebral
VI	Ponte	Olhar lateral	Estrabismo convergente; diplopia
VII	Ponte	Mímica facial, gustação dos 2/3 anteriores da língua, músculo estapédio	Paralisia facial central ou periférica; perda da gustação dos 2/3 anteriores da língua; hiperacusia (músculo estapédio); perda do reflexo corneopalpebral
VIII	Cocleares: 2 pontes Vestibulares: 4; 2 pontes, 2 bulbos	Audição, marcha, equilíbrio	Hipoacusia; zumbido; sinal de Romberg, nistagmo, lateropulsão; vertigem
IX e X	Bulbo	Sensibilidade geral e gustatória no 1/3 posterior da língua (IX), deglutição e elevação do palato (IX e X), fonação (X)	Perda da gustação no 1/3 posterior da língua; perda do reflexo de vômito; disfagia; sinal da cortina; disartria; disfonia
XI	Bulbo	Lateralização da cabeça e elevação dos ombros	Fraqueza na lateralização da cabeça e elevação dos ombros
XII	Bulbo	Movimentação da língua	Atrofia; fraqueza da língua

Nervo óptico (II)

O nervo óptico é examinado de quatro formas: acuidade visual, campimetria, reflexos e o exame do fundo de olho. A acuidade visual é a capacidade de discriminação visual, realizada na mácula pelos cones. O exame pode ser feito de várias maneiras, mas a principal é utilizando-se a carta de Snellen a 6 m de distância. Pede-se para o paciente ocluir um olho e tentar ler o máximo de linhas possíveis na carta de Snellen, iniciando na linha superior. A acuidade normal é 20/20, que significa a última linha que uma pessoa normal consegue enxergar. Caso o paciente tenha acuidade 20/40, ele enxerga a 20 pés (6 m), o que uma pessoa normal conseguiria enxergar a 40 pés, o que não significa que ele perdeu 50% da visão. Na beira do leito e no ambulatório, podemos usar versões de bolso da *carta* de Snellen ou o cartão de Rosenbaum, distante 40 cm dos olhos do paciente.

Divide-se o campo visual de cada olho em: nasal superior, nasal inferior, temporal superior e temporal inferior. As imagens dos campos nasais incidem nas retinas temporais e vice-versa. As fibras originadas na retina irão se agrupar para a formação do nervo óptico. As que emergem da retina nasal irão se posicionar na parte medial do nervo e as originadas na retina temporal irão para a parte lateral. Após a entrada do nervo óptico na base do crânio, as fibras mediais irão cruzar pelo quiasma óptico e, a partir deste ponto, as fibras da retina temporal de um olho e da retina nasal do outro irão se agrupar nos tratos ópticos. Com essa organização, os tratos ópticos passam a carrear a informação visual do hemicampo contralateral (retina temporal ipsilateral e retina nasal contralateral). Os tratos ópticos continuam deslocando-se posteriormente até aferir os núcleos geniculados laterais do tálamo. A partir do núcleo geniculado lateral, a informação visual será carreada pelas fibras geniculocalcarinas, até a fissura calcarina no córtex occiptal (Figura 10.39).

A análise do campo visual (campimetria) deve ser realizada com o paciente sentado, de frente para o examinador. O examinador deve se posicionar com os olhos no mesmo nível dos do paciente, fechar um de seus olhos e ocluir o olho do paciente do mesmo lado. Deve-se pedir para que o paciente olhe fixamente para o olho do examinador, que permanece aberto e com a mão livre, posicionada na distância média entre o paciente e o examinador; o examinador fará números com os dedos, que devem ser identificados pelo paciente nos quatro quadrantes do campo visual. Em seguida, o mesmo procedimento deve ser repetido no outro olho. As alterações mais importantes a serem encontradas no exame da campimetria são hemianopsias homônimas, heterônimas e

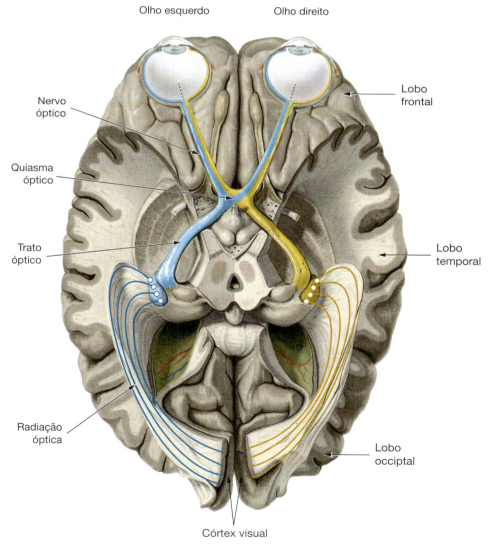

Figura 10.39 Anatomia das vias ópticas.

quadrantopsias. Hemianopsias homônimas ocorrem quando são lesadas fibras da via óptica posteriores ao quiasma óptico (trato óptico, trato geniculocalcarino ou córtex occiptal), causando perda do campo nasal do olho ipsilateral e temporal do olho contralateral à lesão. Lesões menores dessas mesmas regiões podem cursar com quadrantopsias, que são apenas perdas de um dos quadrantes do campo visual de cada olho. As hemianopsias heterônimas ocorrem por lesão direta do quiasma óptico, principalmente o causado por macroadenoma de hipófise, que lesiona as fibras oriundas das retinas nasais dos dois olhos, perdendo assim os campos visuais temporais (Figura 10.40).

As pupilas são orifícios da íris por onde a luz penetra nos olhos; em decorrência da necessidade de ajuste da projeção das imagens na retina, elas têm seu tamanho variável conforme luminosidade, distância das imagens e atividade do sistema autonômico. A pupila de tamanho normal tem de 3 a 5 mm. Quando está em miose (contraída), tem de 1 a 2 mm; e quando em midríase (dilatada), tem de 6 a 9 mm. A contração e a dilatação da pupila são coordenadas pelo sistema nervoso autonômico: o simpático dilata a pupila e o parassimpático faz a constrição pupilar. No exame do nervo óptico, os reflexos a serem estudados são os fotomotores diretos e indiretos e o reflexo de acomodação-convergência. Esses reflexos são formados pela aferência visual do nervo óptico e pela eferência do nervo oculomotor (III nervo craniano). Depois da estimulação do nervo óptico ipsilateral, o estímulo irá seguir pelos tratos ópticos de ambos os lados (lembre-se de que as fibras nervosas da retina nasal se cruzam no quiasma óptico), em direção ao mesencéfalo dorsal, em que fazem sinapses com o núcleo de Edinger-Westphal, que irá coordenar a constrição das pupilas. Após ativado, este núcleo envia estímulos para ambos os núcleos

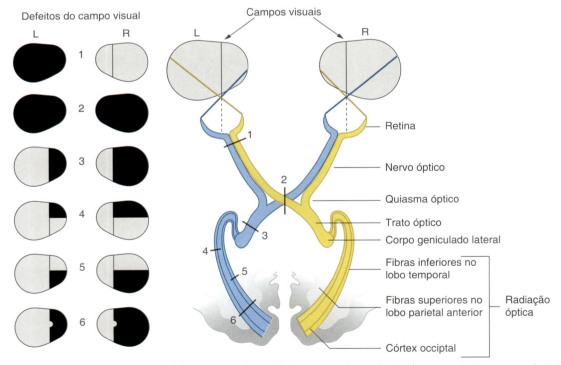

Figura 10.40 Defeitos do campo visual. (1) Amaurose (cegueira) à esquerda por lesão do nervo óptico esquerdo. (2) Hemianopsia heterônima bitemporal por lesão do quiasma óptico. (3) Hemianopsia homônima direita por lesão do trato óptico esquerdo. (4) Quadrantonopsia homônima superior direita por lesão nas radiações ópticas no lobo temporal esquerdo. (5) Quadrantonopsia homônima inferior direita por lesão das radiações ópticas no lobo pariestal esquerdo. (6) Hemianopsia homônima direita poupando a mácula por lesão das radiações ópticas no lobo occipital esquerdo.

dos nervos oculomotores fazerem a constrição das pupilas. Essas vias fazem com que a estimulação luminosa de uma retina cause a constrição da pupila ipsilateral (fotomotor direto) e da contralateral (fotomotor indireto). Percebam que, diferentemente da função visual, as vias dos reflexos pupilares não têm conexão com o tálamo.

Os reflexos fotomotores são pesquisados com uma lanterna estimulando os olhos lateralmente para que a luz não estimule o outro olho, ou com uma das mãos do examinador posicionada no nariz do paciente para que a luz da lanterna não irradie também o outro lado. O examinador deve, primeiramente, estimular um olho e observar constrição da pupila desse lado (fotomotor direto), seguido pelo estímulo do mesmo olho com a observação da constrição da pupila contralateral (fotomotor indireto), para somente depois repetir o procedimento no outro olho. As pupilas humanas aumentam ou diminuem de tamanho para controlar a angulação dos raios luminosos para um melhor posicionamento da imagem na retina. Dessa forma, objetos situados muito próximos provocam constrição pupilar (miose), enquanto objetos situados muito distantes levam à dilatação pupilar (midríase). O reflexo de acomodação-convergência avalia essa capacidade da pupila, além da capacidade de os olhos convergirem quando o objeto é posicionado muito próximo ao rosto. Esse reflexo também é causado pela integração do II e III nervos cranianos, e sua pesquisa deve ser realizada pedindo-se para que o paciente olhe fixamente para a parede ou algo distante. Em seguida, o examinador irá posicionar seu dedo indicador na frente do paciente e solicitar que ele siga sua aproximação com o olhar. A resposta será a convergência dos olhos e miose. O reflexo de acomodação-convergência tem vias diferentes dos reflexos fotomotores e, dessa maneira, devem ser examinados, como será mais detalhado adiante. Um detalhe importante é que os reflexos pupilares devem ser avaliados em ambientes com baixa luminosidade, pois há risco de a claridade causar constrição pupilar em excesso e não ser possível a obtenção de respostas fidedignas. Assim, os reflexos pupilares podem estar alterados por lesões na via aferente (nervo óptico) ou eferente (nervo oculomotor).

Lesões unilaterais do nervo óptico causam perda ou diminuição do reflexo fotomotor direito ipsilateral e do fotomotor indireto contralateral, o que chamamos de defeito pupilar aferente. Contudo, o reflexo fotomotor indireto do olho ipsilateral à lesão estará normal, pois o nervo oculomotor ipsilateral e o nervo óptico contralateral estão normais. Por exemplo, uma neuropatia óptica à direita causa perda do reflexo fotomotor direto do olho direito e do fotomotor indireto do olho esquerdo, mas as pupilas de ambos os olhos reagem normalmente à luz na estimulação luminosa do olho esquerdo, com nervo óptico normal. Assim, caso estimulemos o olho esquerdo, as duas pupilas ficarão em miose, e se passarmos rapidamente a lanterna para o olho direito, a pupila do olho direito irá dilatar-se, pela ausência do reflexo fotomotor direto deste olho, paradoxalmente. Essa pupila recebe o nome de pupila de Marcus Gunn.

Lesões unilaterais do nervo oculomotor (via eferente) causam anisocoria (diferença de tamanho entre as pupilas) por midríase no olho ipsilateral e alteram somente os reflexos fotomotores direto e indireto do olho ipsilateral. As principais causas são acidentes vasculares no mesencéfalo, ruptura de aneurismas da artéria comunicante posterior e herniação do úncus do lobo temporal na hipertensão intracraniana.

Não podemos nos esquecer de que a anisocoria também pode ocorrer pela perda da atividade simpática, causando miose no olho afetado pelo defeito na dilatação da pupila. Isso ocorre principalmente na síndrome de Claude Bernard-Horner e pelo uso de medicamentos, como opioides e anticolinesterásicos. A síndrome de Claude Bernard-Horner é causada pela lesão do sistema nervoso simpático, que pode ocorrer em diversas topografias e cursa com miose ipsilateral, ptose da pálpebra parcial, anidrose na hemiface e pseudoenoftalmia. Na suspeita de lesão simpática, é fundamental examinar os pacientes no escuro, pois a anisocoria irá aumentar em decorrência do defeito na dilatação da pupila do olho afetado.

Em lesões do mesencéfalo dorsal, como na síndrome de Parinaud, pode ocorrer midríase bilateral por perda dos reflexos fotomotores, mas as pupilas continuam reagindo ao reflexo de acomodação-convergência, o que chamamos de dissociação luz-perto. Outra situação em que ocorre a dissociação luz-perto é na neurossífilis, quando as pupilas estão em miose e só reagem à convergência, recebendo o nome de pupilas de Argyll Robertson.

O exame do fundo do olho (FO), ou fundoscopia, é realizado à beira do leito por oftalmoscopia direta (Figura 10.41). A oftalmoscopia é a única maneira de se visualizar diretamente vasos sanguíneos e o SNC. Assim, doenças sistêmicas como a hipertensão arterial essencial e o diabetes melito, que causam complicações microvasculares, podem ser acompanhadas por fundoscopia para avaliação do estágio da doença. No exame neurológico, as estruturas mais importantes no fundo de olho são a papila (disco óptico), os vasos retinianos e a mácula.

Durante o exame, é fundamental que o examinador segure o oftalmoscópio com a mão do mesmo lado do olho a ser examinado, para ter mais espaço e evitar situações desagradáveis. Por exemplo, no exame do olho direito, o examinador deve sempre segurar o oftalmoscópio com a mão direita. No início do exame, deve-se pedir para o paciente olhar para um alvo distante; feito isso, é necessário ajustar a dioptria do oftalmoscópio para a visão do examinador, inclinar o oftalmoscópio em 20°, aproximar-se do olho do paciente pela lateral gradualmente, ajustar a dioptria do oftalmoscópio para o paciente (caso seja necessário) e buscar a papila óptica através do segmento centrípeto dos vasos retinianos (ver Figura 10.41). A papila representa a cabeça do nervo óptico e é dividida em duas partes: rima neural (rósea) e escavação fisiológica (branca). A papila deve estar com suas bordas nítidas (borda nasal, em geral, é mais borrada que a temporal), com

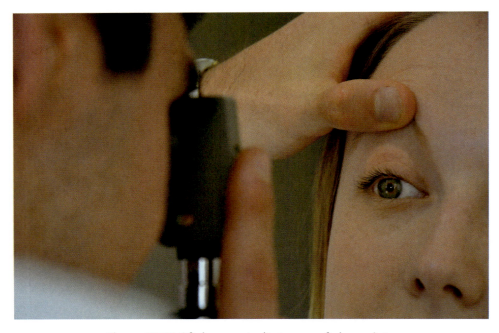

Figura 10.41 Oftalmoscopia direta com oftalmoscópio.

visualização clara dos vasos nas bordas da papila e com a escavação fisiológica de tamanho normal. A mácula fica a uma distância de 2 diâmetros de disco óptico da papila em direção temporal e apresenta coloração mais escurecida que a retina (Figura 10.42).

O edema de papila pode representar neurite óptica (papilite) ou hipertensão intracraniana, e o achado ao fundo de olho é o borramento da papila com dificuldade na visualização da emergência dos vasos, da escavação fisiológica e de suas bordas (Figura 10.43). Apesar de os quadros clínicos da neurite óptica e da hipertensão intracraniana serem diferentes (dor ocular com diminuição da acuidade visual afeta, na maioria das vezes, somente um olho na neurite óptica, e cefaleia intensa com vasos mais túrgidos ao FO na hipertensão intracraniana, o diagnóstico diferencial entre essas duas condições pode ser difícil. Uma boa regra prática para essa diferenciação leva em conta que a perda da acuidade visual é mais precoce na papilite e mais tardia no papiledema (Tabela 10.9).

Nervos oculomotor (III), troclear (IV) e abducente (VI)

Os nervos oculomotor, troclear e abducente são responsáveis pelo controle da movimentação ocular e são examinados em conjunto. O controle supranuclear da motricidade ocular é complexo e será abordado aqui de forma mais didática. No lobo frontal, anterior à área motora suplementar, está presente o campo ocular frontal (área 8 de Brodmann), que controla o olhar horizontal para o lado contralateral. Essa via se cruza na ponte superior e faz sinapse com uma estrutura no tegmento da ponte chamada

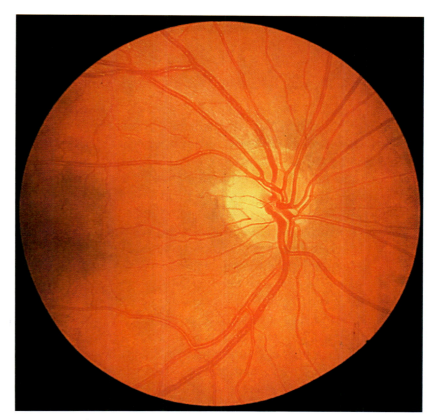

Figura 10.42 Retinografia normal. Notam-se as artérias e veias retinianas nasais e temporais, superiores e inferiores, o disco óptico e a região da mácula.

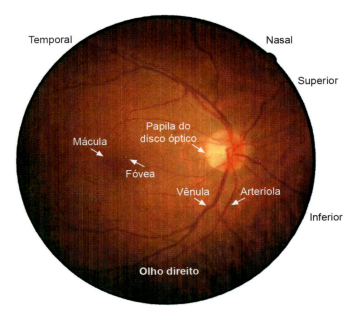

Figura 10.43 Fundo do olho normal. Na imagem, temos o olho direito. Observa-se a papila do disco óptico, origem das arteríolas nasal superior e inferior e temporais superior e inferior, e chegada de suas respectivas vênulas. As vênulas apresentam calibre maior e coloração vinhosa, enquanto as arteríolas são de calibre menor e mais avermelhadas. Identificam-se a mácula (também denominada mácula lútea – local de 1,5 mm que contém o maior número de células cone, responsável pela visão nítida pelas cores) – e a fóvea (região mais sensível à luz).

Tabela 10.9 Diferenciação entre papilite e hipertensão intracraniana.

Papilite	O médico vê (o papiledema) e o paciente não vê (enxerga mal por baixa acuidade visual)
Hipertensão intracraniana	O médico vê e o paciente também vê

de formação reticular paramediana pontina (FRPP), que faz sinapse diretamente com o núcleo do VI NC. Após o estímulo chegar ao núcleo do VI NC, este envia o estímulo pelo VI NC para a contração do músculo reto lateral ipsilateral e, através do fascículo longitudinal medial, o estímulo para o núcleo do III NC (mesencéfalo) do lado oposto, para contração do músculo reto medial e coordenação do olhar conjugado horizontal. A FRPP e o núcleo do VI NC são os coordenadores no tronco encefálico do olhar horizontal. O controle supranuclear do olhar vertical recebe inervação do córtex de ambos os lados, e as estruturas mais importantes no tronco encefálico são a comissura posterior e o núcleo intersticial rostral do fascículo longitudinal medial (niRFLM), e estão localizadas na região dorsal do mesencéfalo.

O nervo oculomotor é responsável pela mirada para cima, para baixo e medial, além da elevação da pálpebra. Já o nervo troclear é responsável pela mirada para baixo e para dentro, pois enerva o músculo oblíquo superior. O nervo abducente faz a mirada lateral, pois enerva o músculo reto lateral (Figura 10.44). A avaliação da motricidade ocular deve ser feita pedindo-se para o paciente fixar a visão no dedo do examinador, colocado em sua frente, e segui-lo. O dedo deve executar uma trajetória em forma de um grande "H" ou um asterisco, para aferir a integridade dos músculos extraoculares (Figura 10.45).

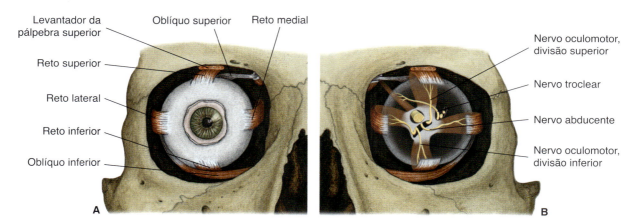

Figura 10.44 Anatomia dos músculos extraoculares (**A**) e dos nervos cranianos III, IV e VI dentro da cavidade orbitária (**B**).

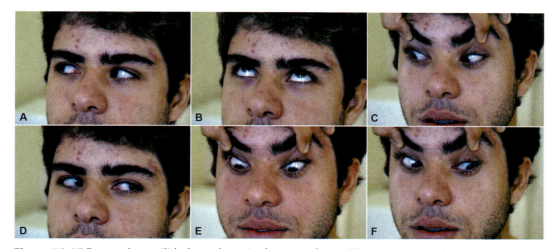

Figura 10.45 Exame da motilidade ocular: mirada para a direita (**A**); para a esquerda (**B**); para cima (**C**); para baixo (**D**); para baixo e para a direita (**E**); para baixo e para a esquerda (**F**).

O movimento realizado pelo músculo oblíquo superior, inervado pelo nervo troclear, é sempre motivo de dúvida entre os estudantes. Dessa forma, mostramos o exame do músculo oblíquo superior esquerdo na Figura 10.45, bem como o do olho direito na Figura 10.45F.

Lesões no córtex frontal podem causar paralisia do olhar conjugado contralateral com desvio do olhar conjugado para o lado da lesão. Em lesões do lobo frontal, o paciente olha para o lado da lesão (devido ao desvio do olhar conjugado). Lesões no mesencéfalo dorsal podem causar paralisia do olhar vertical. Lesões do III nervo causam ptose palpebral, midríase, paralisia do olhar medial, para cima e para baixo, e estrabismo divergente ou exotropia. É importante relembrar que o parassimpático (responsável pela inervação dos músculos ciliar e constritor da pupila) é a parte mais externa do III nervo. Dessa forma, compressões do III nervo, como na herniação do úncus do lobo temporal, irão afetar primeiramente as pupilas, provocando midríase, enquanto, na oftalmoplegia diabética, a lesão ocorre devido ao acometimento da *vasa nervorum* (acomete a parte interna do nervo), e normalmente afeta apenas a parte motora, poupando a pupila. Quando a lesão do III NC afeta as musculaturas extrínseca e intrínseca (músculos pupilares) ocular, é chamada de oftalmoplegia completa, e quando afeta somente a pupila ou a musculatura extrínseca, é chamada de oftalmoplegia incompleta. A lesão do IV nervo causa paralisia do olhar medial e para baixo. A lesão do VI NC é dividida em lesão do núcleo e do nervo, visto que a lesão do núcleo causa paralisia do olhar conjugado horizontal ipsilateral, e a lesão do nervo causa estrabismo convergente ou esotropia, com paralisia do músculo reto lateral ipsilateral. É importante ressaltar que na hipertensão intracraniana pode ocorrer paralisia do VI nervo craniano pela compressão deste no tentório, sendo um falso sinal de localização. Dentre as causas mais comuns de paralisia desses nervos cranianos, há: traumatismo cranioencefálico, diabetes melito, encefalites, abscessos cerebrais, sífilis neurológica, neurites diversas, tumores cerebrais e AVEs.

O fascículo longitudinal medial (FLM) faz a integração entre o núcleo do VI NC e o núcleo do III NC para a coordenação do olhar conjugado horizontal. Assim, a lesão do FLM desintegra a conexão entre esses núcleos, fazendo com que o núcleo do III NC e, por conseguinte, o músculo reto medial ipsilateral não sejam ativados no olhar horizontal, desconjugando esse movimento ocular. Caso o paciente tenha uma lesão no FLM à direita, no olhar horizontal para esquerda, o olho esquerdo abduz normalmente, apresenta nistagmo monocular e o olho direito fica parado ou aduz lentamente. Entretanto, como não existe lesão no III NC, o músculo reto medial pode ser ativado pesquisando-se o reflexo de acomodação-convergência, que mostrará a integridade do III NC e do músculo reto medial (Figura 10.46).

No exame da movimentação ocular, é possível identificar muitas vezes a presença de movimentos oscilatórios espontâneos dos olhos, que chamamos de nistagmo. Por definição, nistagmo é um movimento ocular bifásico, e o que indica a direção do nistagmo é a direção da fase rápida. Existem diversos tipos de nistagmo, mas nosso foco será a

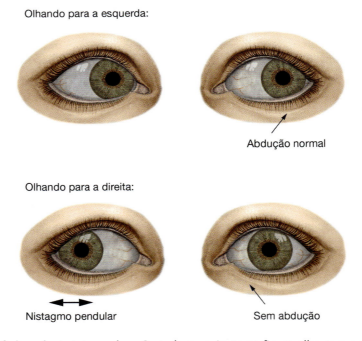

Figura 10.46 Oftalmoplegia internuclear. Quando o paciente na figura olha para a esquerda, ambos os olhos se movem normalmente, mas quando o paciente olha para a direita, o olho esquerdo não faz a adução, e o olho direito, que fez a abdução normalmente, apresenta nistagmo. Por definição, o lado da oftalmoplegia internuclear é o lado do olho que não aduziu. Neste caso, a oftalmoplegia internuclear é à esquerda.

simples diferenciação entre um nistagmo de causa central (cerebelo e tronco encefálico) e periférica (nervo vestibular e aparelho vestibular). O nistagmo de causa periférica é unidirecional horizontotorsional, o que significa que, em todas as posições da mirada ocular, o nistagmo terá a mesma direção. Esse nistagmo também é suprimido com a fixação ocular e aumenta de velocidade quando o olhar se dirige para a fase rápida do nistagmo (lei de Alexander). O nistagmo central muda de direção na movimentação ocular, podendo ser bi ou multidirecional, puramente horizontal, vertical ou torsional, e não é suprimido com a fixação (Tabela 10.10).

Nervo trigêmeo (V)

O nervo trigêmeo é constituído por quatro ramos – três sensitivos e um motor. Os ramos sensitivos são: oftálmico (V1), maxilar (V2) e mandibular (V3). Na Figura 10.47 estão representadas as regiões da pele inervadas por cada um desses ramos. O ramo mandibular também é responsável pela sensibilidade geral dos 2/3 anteriores da língua, e o ramo oftálmico, pela sensibilidade da esclera. Para avaliar os três ramos do nervo trigêmeo, deve-se testar a sensibilidade tátil ou dolorosa da área da pele inervada por cada um desses ramos. Na Figura 10.47 é possível notar que as áreas sensitivas de cada ramo do trigêmeo terminam exatamente na linha média, diferentemente dos nervos intercostais, por exemplo, que têm uma área grande de confluência sensitiva entre os dois lados. Outro detalhe importante é que a sensibilidade de mucosa jugal e de gengiva também é de responsabilidade do trigêmeo (ramos V2 e V3), e que ao encostar um diapasão vibrando de qualquer lado da fronte, os dois lados vibram igualmente. Esses detalhes são importantes, visto que pacientes com hipoestesia conversiva na face, em sua grande maioria, têm sensibilidade normal no interior da boca, e referem hipopalestesia na fronte hipoestésica, o que não é anatomicamente possível.

A função motora do nervo trigêmeo consiste no controle dos músculos da mastigação (masseter, temporal e pterigoides lateral e medial) e do músculo tensor do tímpano. Sua avaliação resume-se em pedir ao paciente que abra e feche a boca, lateralize a mandíbula, e faz-se a palpação dos músculos masseter e temporal com o paciente em repouso e realizando uma mordida. Quando há lesão do ramo motor do trigêmeo, é possível observar desvio da mandíbula para o lado da lesão, atrofia dos músculos da mastigação, dificuldades para mastigar e hipoacusia no ouvido ipsilateral. O reflexo corneopalpebral, cuja aferência é feita pelo ramo oftálmico do nervo trigêmeo e a eferência pelo nervo facial, é de grande relevância clínica em pacientes em coma. Ele consiste no piscar dos dois olhos quando há algum estímulo tátil na região da córnea. A técnica para evocar o reflexo consiste na utilização de uma gaze ou um chumaço de algodão para encostar no limbo da córnea do paciente, que rapidamente irá piscar os dois olhos (Figura 10.48). É importante que o paciente não esteja visualizando o objeto que irá tocar seu olho, pois, caso isso aconteça, será ativado o reflexo visuopalpebral, confundindo o resultado.

Tabela 10.10 Diferenciação entre nistagmo central e periférico.

Nistagmo	Características
Central	Multi ou bidirecional, puramente horizontal, torsional ou vertical, não suprime com a fixação
Periférico	Horizontotorsional, unidirecional, suprime com a fixação

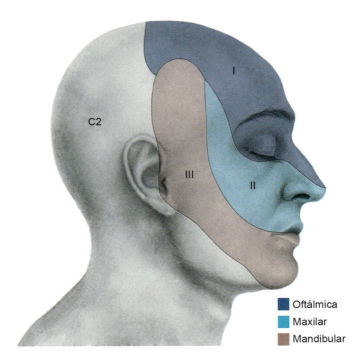

Figura 10.47 Áreas da pele da face inervadas pelos ramos do nervo trigêmeo.

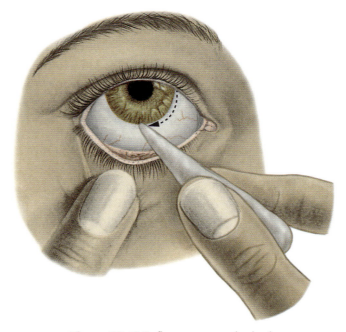

Figura 10.48 Reflexo corneopalpebral.

Nervo facial (VII)

O nervo facial é o responsável pela musculatura da mímica facial, inervação das glândulas submandibulares, sublinguais e lacrimais, do músculo estapédio e é responsável pela sensibilidade gustatória dos 2/3 anteriores da língua. Devido à complexidade da anatomia do nervo facial, iremos focar nas estruturas anatômicas necessárias para que se compreenda a diferença entre uma paralisia facial central e periférica.

Os núcleos motores dos nervos cranianos são inervados pelo trato corticonuclear (ou corticobulbar), que se origina na área motora primária. O núcleo do nervo facial pode, didaticamente, ser dividido em duas partes, a superior e a inferior. A parte superior inerva o quadrante superior da face ipsilateral a ele, enquanto a parte inferior, o quadrante inferior. A parte superior do núcleo do facial recebe inervação do trato corticonuclear (TCN) dos dois lados, enquanto a parte inferior recebe somente do TCN contralateral. Dessa forma, lesões afetando o TCN do lado direito irão afetar somente o quadrante inferior da face esquerda, pois o quadrante superior esquerdo está recebendo comandos vindos do TCN ipsilateral (esquerdo). Chamamos de paralisia facial central todas as paralisias faciais causadas por lesões da via motora do nervo facial, acima do seu núcleo (TCN e cortes cerebrais) e de paralisia facial periférica as causadas por lesões no núcleo ou no nervo facial. Em decorrência das diferenças citadas anteriormente, as paralisias faciais centrais são clinicamente identificadas por uma paralisia do quadrante inferior da face contralateral à lesão, enquanto nas periféricas ocorre paralisia de toda a hemiface ipsilateral (Figura 10.49).

Para examinar a mímica facial, devemos explorar a função dos principais músculos da face e, entre as manobras mais importantes, estão pedir ao paciente para enrugar a testa (olhar para cima) e fechar os olhos com força, observando se os cílios desaparecem entre as pálpebras (a permanência de uma abertura entre as pálpebras ao fechar dos olhos chama-se lagoftalmia), exemplificados nas Figuras 10.50A e 10.50B, respectivamente. Existe um reflexo fisiológico chamado de reflexo palpebro-oculógiro, que, ao fechar os olhos, os globos oculares são virados para cima. Os pacientes com paralisia facial periférica têm lagoftalmia ipsilateral ao fechar os olhos, e não é possível ver o olho do paciente, somente a esclera, o que é chamado de sinal de Bell. Esse sinal é patognomônico de paralisia facial periférica. Continuamos o exame solicitando ao paciente para sorrir (Figura 10.50C) e depois dar um beijo no ar, sempre atentando para simetria entre os dois lados. Na inspeção da face, também é importante observar a simetria dos sulcos nasogenianos e se há desvio da comissura labial. Por fim, deve ser avaliada a contração do platisma (Figura 10.50D). Nas paralisias faciais, a paralisia do músculo platisma é também denominada sinal do platisma de Babinski. Algumas vezes, pode ser difícil a

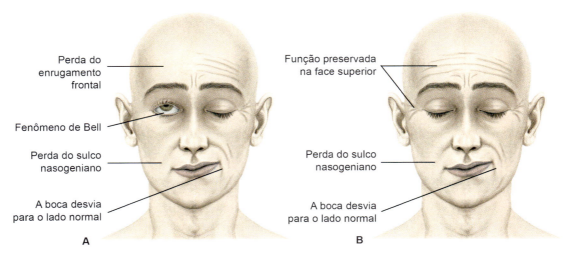

Figura 10.49 A. Paralisia facial periférica à direita (observe o sinal de Bell). **B.** Paralisia facial central à direita.

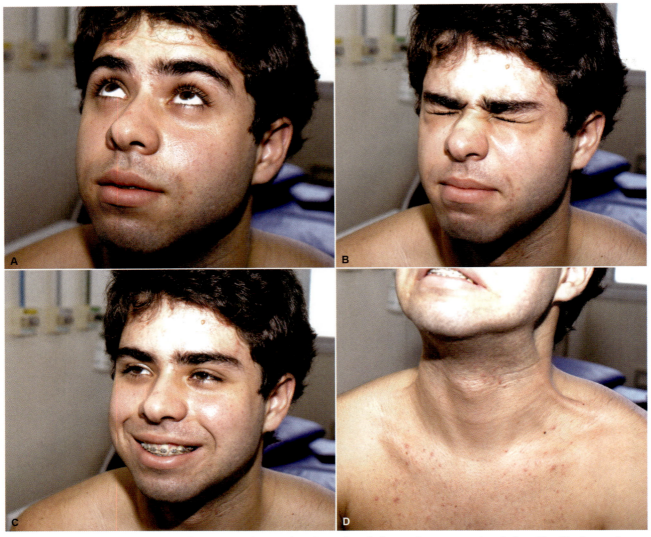

Figura 10.50 Avaliação dos músculos responsáveis pela mímica facial: do quadrante superior da face (**A** e **B**); do quadrante inferior (**C**) e do platisma (**D**).

diferenciação da paralisia facial periférica e a central. A seguir, são listadas algumas informações que ajudam na diferenciação: o sinal de Bell é patognomônico de paralisia facial periférica, o reflexo corneopalpebral está sempre alterado na paralisia facial periférica, o músculo *frontalis* (franzir a testa) está sempre preservado na paralisia facial central, e o sorriso emotivo, em geral, está preservado nos casos de paralisia facial central (a via supranuclear do sorriso espontâneo não envolve o TCN), ou seja, o paciente pode ter paralisia facial central e ter um sorriso emotivo normal.

Nervo vestibulococlear (VIII)

O nervo vestibulococlear apresenta uma porção vestibular e uma coclear. A vestibular já foi examinada no exame da marcha e estática, e será comentado aqui o reflexo oculovestibular. Esse reflexo é responsável pela capacidade de manter o foco em determinada imagem (manter a imagem fovealizada) ao movimentar a cabeça, e é coordenado pelos aparelhos vestibulares e núcleos vestibulares, que fazem conexão com os núcleos da movimentação ocular através do fascículo longitudinal medial. Quando a cabeça é virada para o lado, os olhos, para acompanharem a imagem, são desviados para o lado contralateral. Para testar esse reflexo, solicita-se ao paciente que olhe fixamente para a glabela ou nariz do examinador, que movimenta vagarosamente a cabeça do paciente de forma passiva para ambos os lados, para cima e para baixo. Caso haja lesão deficitária do aparelho vestibular, quando a cabeça for virada para o lado da lesão, os olhos não irão se desviar para o lado contralateral, e não será possível para o paciente manter a imagem fixada. Outra forma de testar esse reflexo, mais sensível, é o chamado Head Thrust Test (HTT). O examinador faz movimentos rápidos para os lados, de somente 10° de angulação, com o paciente olhando fixamente para a glabela do examinador, e caso os olhos do paciente percam a fixação na imagem e tenham que fazer um movimento de correção para voltar a fixar, o teste é positivo (Figura 10.51). O HTT é muito importante

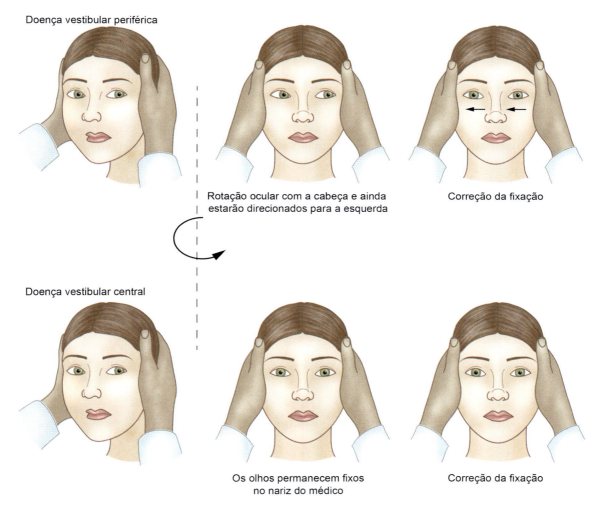

Figura 10.51 *Head Thrust Test* (HTT). Na parte superior, está o HTT em uma síndrome vestibular periférica à esquerda e, na parte inferior, em uma síndrome vestibular central. Na figura, o examinador está avaliando o reflexo vestíbulo-ocular esquerdo, primeiramente rodando a cabeça do paciente 20° para a direita e depois rapidamente rodando a cabeça do paciente para a esquerda. É fundamental que o paciente olhe fixamente para o nariz do examinador. Na síndrome vestibular periférica, o reflexo está comprometido, e o paciente faz uma sácade de correção com ambos os olhos quando a cabeça é rodada para o lado da lesão. Na síndrome vestibular central, o HTT é normal.

na avaliação de pacientes com vertigem, na diferenciação de vertigem de causa central (cerebelo e tronco encefálico) e periférica (nervo vestibular e aparelho vestibular). O HTT está normal na vertigem central e alterado na vertigem periférica ipsilateral à lesão.

A parte coclear do VIII NC é examinada através do roçar dos dedos próximos a um ouvido, sempre comparando os dois e por meio dos testes de Rinne e Weber. O teste do esfregar os dedos é o método mais sensível e específico de avaliar a audição à beira do leito (Figura 10.52). O examinador fica na frente do paciente, em uma sala silenciosa, e faz o esfregar dos dedos a 70 cm (distância aproximada de um braço) do ouvido do paciente, um lado de cada vez, e em duas intensidades, de forma fraca e forte, e pede para o paciente apontar o lado que ouviu. Caso o paciente escute o esfregar fraco dos dedos a 70 cm, pode-se inferir que ele não tem déficit auditivo, e caso o paciente não escute o roçar forte dos dedos, também pode-se considerar que ele tem hipoacusia. Podemos também quantificar o déficit caso o paciente não escute, reduzindo a distância do esfregar dos dedos para 35 cm, 20 cm, 10 cm e diretamente na orelha do paciente.

Os testes de Rinne e Weber analisam a condução óssea e aérea do som, bem como a integridade das orelhas externas, médias e internas. São testes ruins para o rastreio de hipoacusia, mas têm alta especificidade quando o paciente se queixa de hipoacusia, para a diferenciação em distúrbio condutivo e neurossensorial. O teste de Rinne consiste em colocar o cabo de um diapasão de 128 a 1.024 Hz vibrando na apófise mastoide do paciente e solicitar que ele avise quando parar de ouvir (Figura 10.53A). Assim que for sinalizado o fim da percepção do som pelo paciente, deve-se, rapidamente, colocar a ponta vibrante do diapasão (parte distal do garfo) próximo do pavilhão auricular do paciente, que em situação normal irá continuar ouvindo a vibração (Figura 10.53B). Caso ele não ouça mais nada, o teste de Rinne é negativo ou anormal, e o paciente apresenta déficit na condução aérea do som, por comprometimento da orelha média ou externa. Em caso de lesão neurossensorial (lesão do nervo ou da orelha interna), o teste

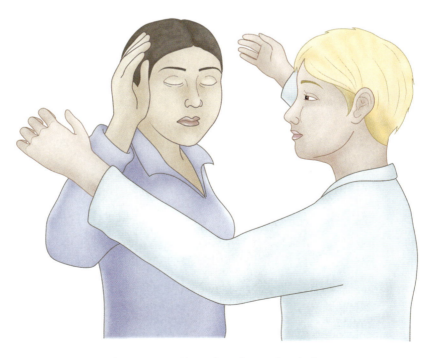

Figura 10.52 Teste do esfregar dos dedos.

é positivo (normal), estando a condução aérea melhor que a óssea, pois ocorre diminuição do tempo de percepção do estímulo nas duas fases de forma simétrica. O teste de Weber consiste em colocar o diapasão no vértex do crânio do paciente e perguntar se ele está ouvindo com a mesma intensidade nos dois ouvidos (Figura 10.54). Quando há déficit na condução aérea, o som fica mais alto do lado lesionado, pois a condução óssea torna-se proporcionalmente mais rápida (pode-se obter esse padrão pedindo-se a

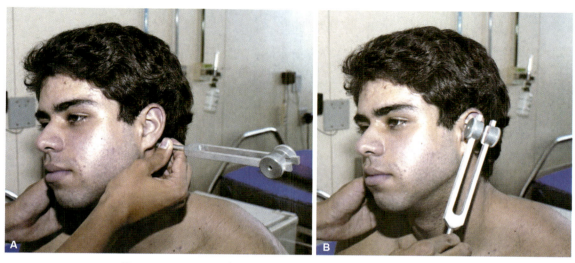

Figura 10.53 Teste de Rinne: primeira (**A**) e segunda etapas (**B**).

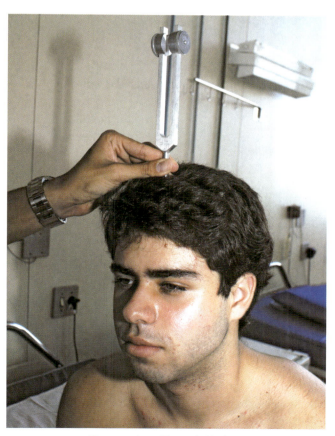

Figura 10.54 Teste de Weber.

uma pessoa normal para ocluir o ouvido com um dedo), enquanto pacientes com perda neurossensorial escutam menos no ouvido lesionado. O teste de Schwabach estuda a duração da condução óssea em segundos, comparando-a com a de um ouvido normal. É feito colocando-se o cabo do diapasão vibrante sobre a mastoide e medindo-se a duração, em segundos, da percepção auditiva; o resultado é comparado com a duração no indivíduo normal.

Nervos glossofaríngeo (IX) e vago (X)

Os nervos glossofaríngeo (IX) e vago (X) podem ser examinados juntos e são responsáveis pela motricidade do palato mole, úvula e músculos da deglutição. Deve-se pedir ao paciente para abrir a boca e falar "ah!" ou "eh!" por alguns segundos. Se houver paralisia dos nervos em algum dos lados, o lado contralateral irá subir (movimento normal), desviando a úvula para o lado afetado, enquanto o palato desse lado irá ficar paralisado e hipotônico, sendo chamado de sinal da cortina de Vernet. Além da função motora, já descrita, o nervo glossofaríngeo é responsável pela inervação sensitiva e gustativa do terço posterior da língua. Juntos, o IX e o X nervos são responsáveis pelo reflexo nauseoso. O nervo vago ainda contém um ramo (laríngeo recorrente) que faz a inervação motora das cordas vocais, cuja lesão ocorre mais comumente em cirurgias de cabeça e pescoço, principalmente tireoidectomia. Em lesões do IX e X nervos, é possível observar dificuldades na articulação da fala (disartria), dificuldades para engolir (disfagia) e problemas de fonação (disfonia).

Nervo acessório (XI)

O nervo acessório (XI nervo) é responsável pela inervação dos músculos esternocleidomastóideos (ECM) e trapézios ipsilaterais. Lembramos que, na paresia do ECM de um lado, há dificuldade de virar a cabeça para o lado oposto. Pode-se examinar o ECM pedindo ao paciente que vire a cabeça e o pescoço contra a resistência do examinador (com uma das mãos na mandíbula do paciente), como demonstrado na Figura 10.55, e os trapézios pedindo ao paciente que eleve os ombros contra a resistência (Figura 10.56).

Nervo hipoglosso (XII)

O nervo hipoglosso (XII nervo) é responsável pela inervação dos músculos da língua. Deve-se, primeiramente, observar a língua em repouso (em busca de fasciculações, atrofia ou outras alterações), em seguida, fazer o exame dos movimentos da língua, pedindo ao paciente que a coloque para fora da boca e que a movimente de um lado para o outro. É possível também testar a força da língua contra a resistência do examinador, utilizando as bochechas para executar a manobra (Figura 10.57). Em casos de lesões, ocorre um desvio da língua para o lado afetado quando a língua é protraída (o músculo genioglosso normal "empurra" o lado lesionado) e um desvio contralateral quando a língua é retraída para dentro da boca. Vale relembrar que os nervos hipoglosso (em parte da população) e facial (somente quadrante inferior da face) têm representação em somente um hemisfério cerebral (contralateral). A Tabela 10.8 faz um resumo sobre a anatomia e as principais funções de cada nervo craniano.

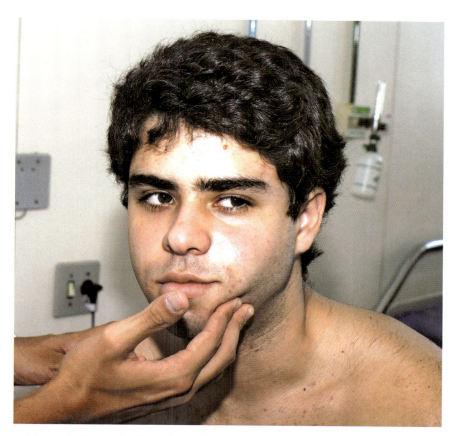

Figura 10.55 Avaliação da força do músculo esternocleidomastóideo direito.

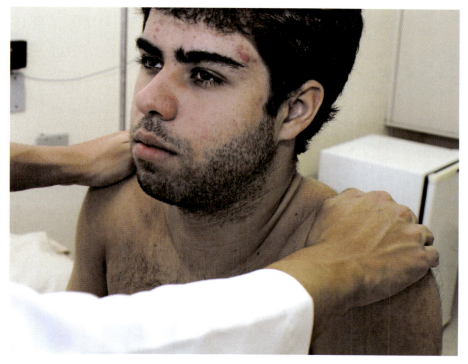

Figura 10.56 Avaliação da força dos músculos trapézios.

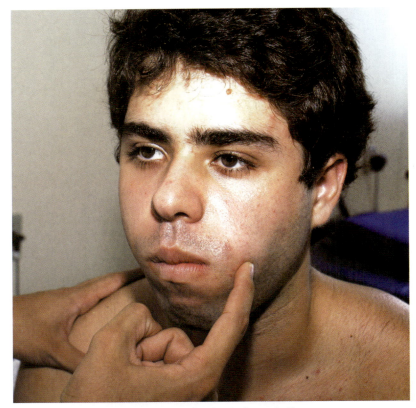

Figura 10.57 Avaliação da força da língua.

SINAIS MENINGORRADICULARES

São chamados de sinais meningorradiculares porque estão presentes nas meningites e radiculopatias. Nas meningites, a meninge inflamada irrita as raízes cervicais e lombares, causando dor e os sinais descritos a seguir. Nas radiculopatias, em geral compressivas, a irritação das raízes provoca dor e os sinais igualmente descritos adiante. Nas síndromes de irritação meníngea, os mais importantes são a rigidez da nuca e os sinais de Brudzinski, Kernig, Lasègue e Bikele. A rigidez da nuca é testada palpando-se o tônus da musculatura cervical posterior, mobilizando-se o pescoço do paciente para os lados (para excluir causas osteoarticulares de rigidez da nuca) e fletindo-se subitamente o pescoço do paciente em decúbito dorsal, com a mão do examinador em seu peito (Figura 10.58). A manutenção da máxima flexão do pescoço constitui-se a pesquisa do sinal de Brudzinski, que está presente quando ocorre flexão dos membros inferiores. O sinal de Kernig é pesquisado realizando-se a extensão da perna do paciente em decúbito dorsal com a coxa flexionada sobre o quadril e a perna em um ângulo de 90° com a coxa (Figura 10.59). Realiza-se a extensão forçada da perna nessa posição e, quando há irritação meníngea, a dor provoca grande resistência por parte do paciente, e a isso chamamos de sinal de Kernig. O sinal de Bikele é pesquisado nos membros superiores com o braço do paciente em rotação externa e o antebraço flexionado – o examinador faz uma extensão do antebraço do paciente e a resposta patológica é, também, uma resistência grande ao movimento e piora da dor meníngea (Figura 10.60).

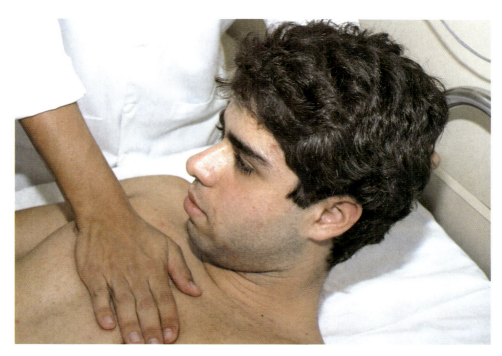

Figura 10.58 Pesquisa da rigidez da nuca.

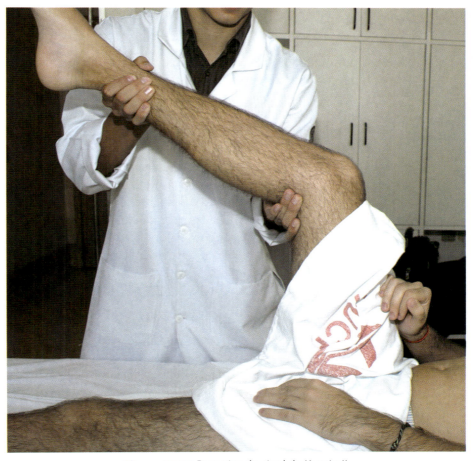

Figura 10.59 Pesquisa do sinal de Kernig II.

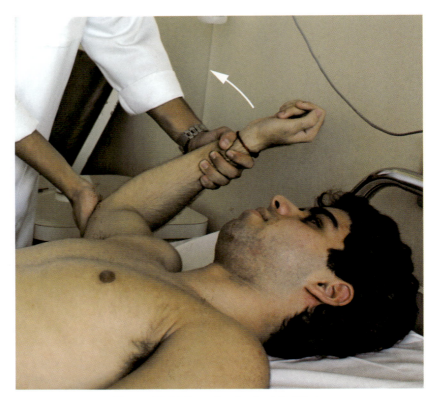

Figura 10.60 Pesquisa do sinal de Bikele.

Devemos sempre pesquisar os sinais de radiculopatias durante o exame neurológico. Os principais sinais de inflamação radicular são o de Lasègue, o de Lasègue invertido, o de Neri, o de Bragard e o de Lasègue cruzado (Betcherew). O sinal de Lasègue também pode estar presente nas meningites, e consiste em dor (na mesma região da dor ciática do paciente) desencadeada pela elevação da perna estendida com o paciente em decúbito dorsal (Figura 10.61). O sinal de Lasègue invertido está presente nas radiculopatias lombares proximais (L2, L3) e é pesquisado com o paciente em decúbito ventral, fazendo-se a extensão da coxa com a perna estendida. O sinal de Neri é a flexão do joelho da perna acometida quando se pede para o paciente, de pé, tocar os dedos no solo, sem flexionar a perna, flexionando apenas o tronco. O sinal de Bragard é pesquisado realizando-se a manobra do sinal de Lasègue com a dorsiflexão do pé como uma forma de sensibilizar o sinal de Lasègue (Figura 10.62). O sinal de Lasègue cruzado pode ocorrer nos pacientes com hérnias muito sintomáticas, em que a elevação da perna sadia causa dor na perna "doente".

MOVIMENTOS INVOLUNTÁRIOS

O exame é realizado basicamente pela inspeção, e os principais movimentos involuntários estão descritos a seguir.

▶ **Convulsões.** Crises epilépticas generalizadas motoras, bilaterais e sincrônicas, com perda da consciência e olhos abertos. Podem ser tônicas, clônicas ou, mais comumente, tônico-clônicas. Podem ser encontradas em diversas afecções: epilepsia essencial, febre,

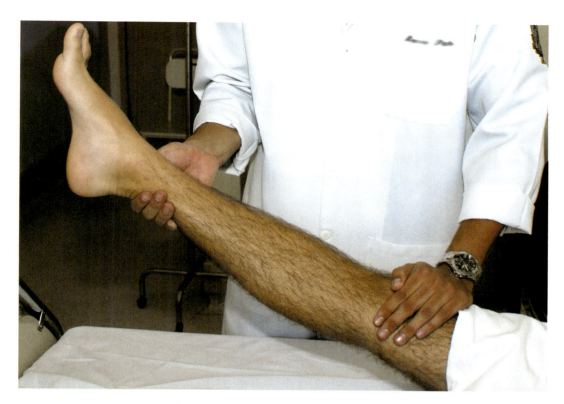

Figura 10.61 Pesquisa do sinal de Lasègue.

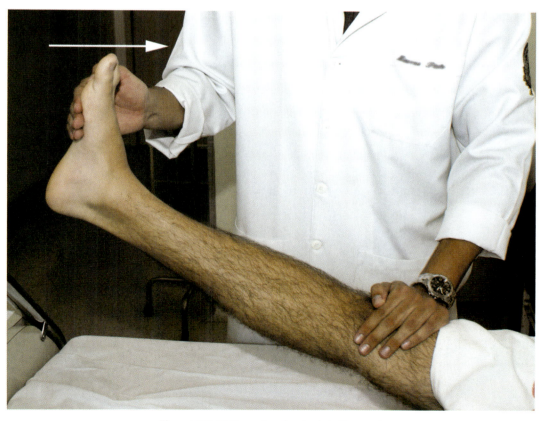

Figura 10.62 Pesquisa do sinal de Bragard.

tétano, meningite, raiva, hipoxemia cerebral, hipoglicemia, uremia, intoxicações (álcool, chumbo, estricnina etc.). Têm duração de 30 segundos a 2 minutos, e são seguidas por sonolência e confusão pós-ictal e liberação esfincteriana.

▶ **Tetania.** Contratura tônica, que acomete principalmente as mãos e os pés e, por isso, também recebe o nome de carpopodais. Sinal de Trousseau – a compressão do braço acima do cotovelo (sem causar o desaparecimento do pulso radial) durante 10 minutos provoca a "mão de parteiro", que é um sinal representativo da tetania. Sinal de Chvosteck – a percussão abaixo do lóbulo da orelha e da arcada zigomática provoca a contração da musculatura da mímica ipsilateral (do mesmo lado). São encontrados principalmente em pacientes com tétano e hipocalcemia.

▶ **Tremores.** Oscilações rítmicas de uma parte do corpo. Podem ser: de repouso (p. ex., doença de Parkinson); de intenção (doenças cerebelares); e posturais (tremor essencial). Utilizam-se três manobras para a pesquisa de tremores: 1) deixar a mão do paciente relaxada sobre a mesa do examinador em posição de semipronação; 2) solicitar ao paciente que faça abdução dos braços com os cotovelos semifletidos, com as palmas das mãos voltadas para baixo, e os dedos da mão a 2 cm dos dedos da outra mão; 3) solicitar que o paciente leve um copo, seguro por uma das mãos, da mesa para a boca. Essa manobra é eficiente para evidenciar tremores cinéticos.

▶ **Movimentos coreicos.** Movimentos arrítmicos, desordenados, rápidos e de grande amplitude, acometendo face ou membros. É importante lembrar que o paciente costuma tentar esconder os movimentos coreicos segurando os próprios membros. Os principais tipos são a coreia de Sydenham (secundária à febre reumática) e a coreia de Huntington (hereditária). O coreico, quando em marcha, assemelha-se a um palhaço.

▶ **Movimentos atetóticos.** Atetose consiste em movimentos mais lentos e fluidos, que lembram movimentos de um polvo. Podem acometer somente um ou os dois lados e são considerados por alguns autores como variantes da coreia. São causados por lesões do putame e *pallidum*.

▶ **Hemibalismo.** Movimento rápido e de grande amplitude, no qual o paciente parece arremessar os membros, geralmente limitado a um dimídio corporal. Surgem nas lesões do subnúcleo de Luys.

▶ **Mioclonias.** Contrações abruptas de média velocidade que acometem vários grupos musculares. Surgem em pacientes com lesões corticocerebrais dos núcleos da base (encefalites e doenças hereditárias) e lesões medulares.

▶ **Mioquimias.** Contrações de caráter ondulatório, surgidas em músculos íntegros e, em especial, no orbicular, deltoides, glúteos, gêmeos e quadríceps. Não têm significado patológico.

▶ **Tiques.** Movimentos estereotipados, acometendo sempre um mesmo grupamento muscular. São repetitivos e podem ser inibidos voluntariamente.

▶ **Fasciculação.** Contrações rápidas e irregulares de alguns fascículos do músculo, observadas no repouso, que não costumam provocar deslocamento dos segmentos musculares atingidos (à exceção de discretos movimentos dos dedos). São causadas por sofrimento do segundo neurônio motor e sua causa mais importante é a esclerose lateral amiotrófica.

► **Distonia.** Contrações lentas e intensas de grupos musculares, geralmente torsionais, que conferem aos indivíduos posturas grotescas e bizarras. Os movimentos atingem cabeça, pescoço, tronco e membros. É causada por etiologia hereditária, idiopática, após uso de alguns medicamentos, ou pode surgir decorrente de encefalites ou doença de Wilson.

Existem outros movimentos involuntários: síndrome das pernas inquietas, cãibra do escrivão, torcicolo espasmódico e outros de menor interesse. A maioria deles (tiques, tremores, mioclonias, movimentos coreicos, distonias) cessa durante o sono.

PALAVRA E LINGUAGEM

Por ser um tema de altíssima complexidade, iremos abordar apenas os aspectos mais importantes nesta seção. Palavra e linguagem começam a ser avaliadas assim que o paciente entra no consultório e cumprimenta o examinador. Durante a anamnese, é necessário avaliar se o paciente consegue se comunicar de maneira satisfatória, se articula bem a fala, se seu vocabulário se adéqua ao seu grau de instrução, se ele compreende o que lhe é dito e se as palavras são colocadas em um contexto inteligível.

As principais alterações da palavra e linguagem são: disartria, dislalia e afasias. Disartria consiste em dificuldade na articulação da fala por causas motoras, que podem estar relacionadas com os músculos da fala, aos nervos que participam da verbalização (IX, X, XI, XII), ao sistema cerebelar ou extrapiramidal. Dislalia refere-se à troca de consoantes das palavras (como a fala do personagem Cebolinha, da Turma da Mônica) e não tem relevância clínica. Afasias são distúrbios da linguagem, caracterizados por problemas na compreensão e/ou expressão da linguagem, sem nenhuma lesão nas estruturas responsáveis pela articulação da fala ou da captação dos sons. As afasias mais importantes são a afasia de Broca (motora) e de Wernicke (sensitiva). A primeira ocorre por lesão do giro frontal inferior do hemisfério dominante (áreas 44 e 45 de Brodmann), que, na maioria das vezes, é o esquerdo, e o paciente compreende o que o examinador fala, mas não consegue expressar a linguagem. Esses pacientes falam de forma telegráfica, utilizando somente os substantivos e verbos, de forma não fluente, e podem até ficar restritos a falar somente palavras simples, como sim ou não, nas formas graves. Os pacientes com afasia de Broca também não conseguem escrever e nem repetir. A afasia de Wernicke ocorre por lesão da região posterior do giro temporal superior dominante (área 22 de Brodmann), e o paciente não tem nenhum problema na expressão da fala, mas não compreende o que o examinador pergunta e também não consegue ler nem repetir. Esses pacientes falam fluentemente, mas não respondem o que o examinador pergunta, e podem usar palavras que não existem (neologismos), trocar letras de uma palavra (parafasia fonética) e usar palavras com sentido trocado (parafasias semânticas), o que torna seus discursos sem sentido e muitas vezes incompreensíveis. Quando os pacientes com afasia motora ou sensitiva têm a repetição preservada, chamamos de afasia transcortical motora ou sensitiva. Outro detalhe importante na avaliação da afasia é que todos os pacientes afásicos têm dificuldade na nomeação, o que se torna muito importante no diagnóstico diferencial das afasias com estados confusionais agudos e com a disartria.

282 Semiologia Médica

MINIEXAME DO ESTADO MENTAL

Paciente:_____

Examinador:_____ Data:_____

Máximo escore	Escore	
		ORIENTAÇÃO
5	( )	Qual é o (ano) (estação) (data) (dia da semana) (mês)?
5	( )	Onde você está (lugar) (país) (cidade) (bairro) (andar)?

MEMÓRIA DE FIXAÇÃO

3 ( ) Dê o nome de três objetos: 1 segundo para dizer cada um (cadeira-chapéu-maçã). Então peça ao paciente para lhe dizer todos os três. Dê um ponto para cada resposta correta. Então repita até ele aprender todos os três. Conte o número de tentativas e anote.

ATENÇÃO E CÁLCULO

5 ( ) Calcular 100 a 7 cinco vezes. 1 ponto para cada resposta correta. Parar após 5 tentativas. Alternativamente, falar a palavra *m u n d o* de trás para a frente (o-d-n-u-m).

MEMÓRIA DE EVOCAÇÃO

5 ( ) Pergunte sobre os três objetos repetidos acima. Dê um ponto para cada resposta correta.

LINGUAGEM

9 ( ) Dê o nome de uma caneta e relógio (2 pontos)
Repita o seguinte: "Nem aqui nem ali nem lá" (1 ponto)
Seguir um comando de três estágios: "pegue o papel com sua mão direita, dobre-o no meio e coloque-o no chão" (3 pontos)
Leia e obedeça ao seguinte: FECHE SEUS OLHOS (1 ponto)
Escreva uma sentença. Deverá conter sujeito, verbo e predicado (1 ponto)
Copie uma figura (1 ponto)

_____ Escore total

Nível de consciência durante o exame:_____

alerta   sonolento   estupor   coma

Instruções para a administração do exame "MINIEXAME DO ESTADO MENTAL"

ORIENTAÇÃO

(1) Pergunte sobre a data. Então pergunte partes específicas, por exemplo: "você pode me dizer em qual estação estamos?". 1 ponto para cada resposta correta.

(2) Perguntas alternativas: "você pode me dizer o nome deste hospital?" (país, cidade etc.). 1 ponto para cada resposta correta.

MEMÓRIA DE FIXAÇÃO

Pergunte ao paciente se você pode testar sua memória. Então diga o nome de três objetos não relacionados (sapato, tijolo, anel), clara e lentamente, demorando aproximadamente 1 segundo para cada. Depois de você dizer os três, peça para o paciente repeti-los. A primeira repetição determina o escore (0 a 3 pontos), mas continue dizendo até que o paciente possa ser capaz de repetir os três, até o máximo de 6 vezes. Se ele eventualmente não conseguir aprender os 3, o teste da memória de evocação pode ficar prejudicado.

ATENÇÃO E CÁLCULO

Diga ao paciente para começar com 100 e subtrair 7. Pare após 5 subtrações (93, 86, 79, 72, 65). Anote o número de respostas corretas. Se o paciente não pode ou não consegue realizar a tarefa, peça-lhe para soletrar a palavra **mundo** de trás para a frente. O escore é o número de letras na ordem correta, por exemplo, odnum = 5, odunm = 3.

MEMÓRIA DE EVOCAÇÃO

Pergunte ao paciente se ele se recorda das 3 palavras que você pediu para ele guardar. Escore 0 a 3

LINGUAGEM

Nomeação: mostre um relógio de pulso e pergunte a ele o que é. Repita com uma caneta. Escore 0 a 2

Repetição: peça ao paciente para repetir a sentença após você. É permitida apenas uma tentativa. Escore 0 a 1

Comando de três estágios: dê ao paciente um papel em branco e repita o comando. Escore de 1 ponto para cada parte executada corretamente.

Leitura: em um papel em branco escreva a seguinte sentença "FECHE SEUS OLHOS", em letras suficientemente grandes para que o paciente veja claramente. Diga-lhe para ler e executar o que ele disse. Escore de 1 ponto apenas se ele realmente fechar os olhos.

Escrita: dê ao paciente um papel em branco e diga-lhe para escrever uma sentença para você. Não dite uma sentença – deverá ser escrita espontaneamente. Deverá conter um sujeito e um verbo para ser sensível. Gramática correta e pontuação não são necessárias.

Cópia: em um papel em branco desenhe dois pentágonos com interseção de um lado e diga-lhe para copiá-los exatamente. Todos os 10 ângulos devem estar presentes e dois deles deverão fazer interseção para um escore de 1 ponto. Tremor e rotação são ignorados.

Estime o nível de sensório do paciente usando o *continuum*, de alerta a comatoso.

Máximo = 30; pontos de corte para demência < 24 em pacientes com instrução escolar e < 19 para não alfabetizados.

SÍNDROMES NEUROLÓGICAS

Síndrome piramidal

Qualquer lesão que comprometa o 1º neurônio da via motora. A causa mais comum é o AVE. Dentre os sintomas e sinais, destacamos: paralisia, espasticidade, hiper-reflexia profunda, reflexos patológicos (*Babinski, Chaddock*) e clônus. Nas síndromes piramidais unilaterais, a marcha será ceifante e, nas bilaterais, será paraparético-espástica.

Síndromes extrapiramidais

Na *síndrome de Parkinson,* os sinais e sintomas são fácies e podem ser vistos atitudes parkinsonianas, tremor de repouso característico (contar moedas), bradipsiquismo, acinesia, rigidez (em roda denteada), marcha em pequenos passos. Outras síndromes extrapiramidais incluem coreias, atetose, mioclonias, balismo e distonia.

Síndrome cerebelar

Causada por tumores ou abscessos cerebelares, cerebelites (sarampo, difteria etc.), AVE cerebelar e atrofia cerebelar primária. Os sinais e sintomas são: ataxia, marcha cerebelar, dismetria, hipotonia muscular, tremor de intenção, reflexos pendulares. As síndromes cerebelares são divididas em hemisférica, central e global (pancerebelar). Na hemisférica, o paciente apresenta ataxia apendicular somente no dimídio ipsilateral à lesão (hemiataxia ipsilateral), tendo como principais sinais decomposição do movimento, tremor de intenção, disdiadococinesia, dismetria, hipotonia e reflexos pendulares ipsilaterais, e lateropulsão na marcha para o lado da lesão. Na síndrome central, por lesão do verme e lóbulo floculonodular, o paciente apresenta ataxia da marcha e do tronco, nistagmo central, e disartria (fala escandida). Na síndrome global, o paciente apresenta ataxia apendicular bilateral, ataxia da marcha e do tronco, nistagmo central e disartria.

Síndrome de hipertensão intracraniana

Causada por tumores, meningite, hemorragias intracranianas ou traumatismos cranioencefálicos. Os sinais e sintomas incluem: cefaleia holocraniana intensa, que piora na posição supina, vômitos (sem náuseas prévias e por vezes em jato), diminuição do nível de consciência (sonolência, torpor e coma) e paralisia do VI nervo craniano uni ou bilateral. A hipertensão intracraniana em estágios avançados pode causar hipertensão arterial, bradicardia e respiração irregular, o que é chamado de tríade de Cushing. Nos pacientes em coma com hipertensão intracraniana grave podem surgir posturas anormais, de decorticação e descerebração, e anisocoria com perda do reflexo fotomotor (compressão do III NC) ou midríase bilateral por herniações encefálicas.

Síndrome meníngea

Causada por agentes infecciosos (bactérias, vírus, fungos) ou não infecciosos (hemorragia subaracnóidea, uremia, agentes químicos). Os sintomas e sinais são: confusão mental, cefaleia, fotofobia, convulsões, rigidez da nuca, vômitos, oftalmoplegia, disritmias respiratórias (*Cheyne-Stokes, Biot*), constipação intestinal, paralisias, hiper-reflexia profunda, hiperestesia cutânea, sinal de Kernig I, sinal de Kernig II e sinal de Brudzinski.

Síndromes medulares

Em geral, causam diminuição da sensibilidade e paresia abaixo do nível da lesão medular (nível sensitivo e motor). Caso o paciente tenha nível sensitivo, paresia/paralisia bilateral abaixo do nível da lesão e incontinência urinária e/ou fecal, chamamos de mielopatia transversa. Deve ser sempre excluída a possibilidade de lesões compressivas na medula (p. ex., hérnia de disco e tumores) com exames de imagem nesses casos.

Síndrome de polineuropatia

Caracterizada por parestesias distais nos quatro membros, principalmente nos pés, hipoestesia em luva e bota e reflexos profundos diminuídos, com os reflexos aquileus abolidos na maioria dos casos. Pode cursar também com paresia distal em membros inferiores e marcha escarvante. São, em geral, neuropatias axonais, comprimento-dependentes. A principal causa é a neuropatia diabética, e outras causas comuns são a alcoólica-carencial, distúrbios da tireoide, insuficiência renal crônica e vírus HIV.

Síndrome de polirradiculoneuropatia

Diferentemente das polineuropatias, é predominantemente motora, causando tetraparesia proximal e distal, de evolução ascendente, arreflexia e hipoestesia em bota e luva. São neuropatias não comprimento-dependentes e, na maioria das vezes, são desmielinizantes e inflamatórias. São representadas principalmente pela síndrome de Guillain-Barré e polirradiculoneuropatia crônica inflamatória desmielinizante (CIDP).

Síndrome de mononeuropatia múltipla

É definida pelo envolvimento de mais de um nervo periférico, de forma isolada, distante dos outros nervos afetados; por exemplo, neuropatia do nervo fibular comum à direita, do nervo ulnar esquerdo e do nervo tibial esquerdo. No Brasil, devemos sempre pensar em hanseníase nesses pacientes, mas doenças do colágeno, como lúpus eritematoso sistêmico, e vasculites sistêmicas também fazem parte do diagnóstico diferencial.

Síndrome miopática

É caracterizada por marcha miopática, levantar miopático de Gowers, tetraparesia proximal simétrica, com reflexos profundos e sensibilidade normais. As principais causas no adulto são distúrbios da tireoide, uso de estatinas, miopatias inflamatórias e distrofias musculares.

Síndrome miastênica

Ocorre geralmente em mulheres jovens, que podem ter história de outras doenças autoimunes, e cursa com ptose palpebral bilateral, diplopia, disfagia, disfonia, e tetraparesia proximal. Os marcos da síndrome miastênica são flutuação dos sinais e sintomas e assimetria. Essas pacientes apresentam sinais de fadigabilidade ao exame, que devem ser sempre pesquisadas.

Exame Osteomioarticular

Ana Beatriz Vargas dos Santos ■ *Geraldo da Rocha Castelar Pinheiro* ■ *Maria Isabel Dutra Souto*

Queixas musculoesqueléticas são muito prevalentes e, em geral, no início do quadro, são avaliadas e manejadas por médicos não especialistas no sistema locomotor. O exame do sistema osteomioarticular, portanto, é de grande importância dentro da medicina. A partir de uma anamnese e um exame físico benfeitos, as doenças musculoesqueléticas mais comuns podem ser diagnosticadas e tratadas, sem a necessidade de uma investigação complementar extensa ou de consulta com um especialista. Este capítulo foi desenvolvido com o objetivo de tornar o aprendizado do exame físico do sistema osteomioarticular mais fácil e a sua realização, mais rotineira.

Considerando a anamnese, devemos nos familiarizar com alguns termos frequentemente utilizados na reumatologia. **Artralgia** significa dor articular, enquanto **poliartralgia** representa a dor em várias articulações. **Artrite** é o termo usado para definir inflamação articular que gera, além de dor, outros sinais flogísticos, tais como calor local, eritema e/ou aumento de volume (por edema/derrame). Conforme o número de articulações acometidas, usaremos uma denominação específica: **monoartrite** (apenas uma articulação), **oligoartrite** (duas a quatro articulações) ou **poliartrite** (mais de quatro articulações). Outras condições como **tendinite** e **bursite** podem provocar aumentos localizados de volume, dor, calor e eritema local e devem ser diferenciadas da artrite. **Êntese** é o ponto de inserção tendinosa e ligamentar na estrutura óssea, e sua inflamação é denominada **entesite**. Outro conceito importante é a divisão didática entre **esqueleto axial** (coluna e articulações sacroilíacas) e **articulações periféricas**. Algumas doenças acometem preferencialmente uma segmentação, como as **espondiloartrites** (espondilo = coluna), um grupo de doenças que acometem preferencialmente o esqueleto axial, mas que também podem envolver articulações periféricas e ênteses.

Para diminuir o receio comum entre estudantes de medicina e médicos em relação ao exame físico osteoarticular, é importante lembrar-se de que a maioria das estruturas avaliadas é bastante conhecida por todos em termos de aspecto externo e possíveis movimentos, desde antes da vida profissional. Para a avaliação básica de uma articulação, por exemplo, não é necessário o conhecimento de detalhes anatômicos, epônimos de manobras semióticas ou arco de movimento medido em graus. Basta o raciocínio investigativo, procurando avaliar a presença de alterações estruturais e/ou funcionais, o uso de técnicas semióticas – em sua maioria, já utilizadas em outros sistemas (inspeção, palpação, percussão) – e a referência da normalidade. Para muitos segmentos, podemos e devemos usar o seu homólogo contralateral para efeito de comparação; se houver dúvida quanto à normalidade, especialmente em quadros poliarticulares ou axiais, na maioria das vezes, o examinador pode ainda tomar a si próprio como exemplo. Uma avaliação mais detalhista e precisa é fundamental quando parâmetros específicos serão usados para acompanhamento e decisões de ajustes terapêuticos, como na artrite reumatoide e em outras doenças reumáticas.

De modo a facilitar sua realização e memorização, o exame osteomioarticular pode ser dividido em quatro etapas, que devem ser executadas sequencialmente. O examinador também deve criar um roteiro de avaliação para que nenhum segmento seja esquecido, e esse roteiro deve ser o mais prático para o avaliador e confortável para o paciente.

ETAPAS DO EXAME OSTEOMIOARTICULAR

As etapas do exame osteomioarticular são: inspeção, palpação e movimentações ativa, passiva e contrarresistência.

Inspeção

Observar a presença de:

- **Aumento de volume articular ou periarticular**, que pode corresponder a derrame articular, proliferação sinovial, proliferação óssea (p. ex., nódulos de Heberden e Bouchard, na osteoartrite de mãos), edema subcutâneo ou bursite
- **Eritema ou vermelhidão,** sinal inflamatório muito frequente nas artrites e bursites infecciosas e microcristalinas. O eritema está presente também nas celulites, em outros acometimentos cutâneos, como o sinal de Gottron (ver adiante neste capítulo) da dermatomiosite (lesões eritematovioláceas sobre proeminências ósseas, particularmente as articulações metacarpofalangianas e interfalangianas proximais) e em alguns transtornos vasculares
- **Assimetrias e desalinhamentos**, que podem ser de segmentos amplos, como na escoliose, em que o desalinhamento da coluna se associa ao das escápulas e dos ombros, com hemitórax proeminente no lado da convexidade, ou de uma articulação específica, como joelho em valgo. Os desalinhamentos também podem ser estruturais, fixos (p. ex., deformidades articulares características da artrite reumatoide não tratada precocemente) ou funcionais, reversíveis, (como as deformidades redutíveis da **artropatia de Jaccoud**, comentada na seção de mão deste capítulo)
- **Nódulos subcutâneos**, como os da febre reumática e da artrite reumatoide, geralmente localizados na superfície extensora das articulações ou tendões, e os tofos gotosos – depósitos subcutâneos de cristais de ácido úrico, mais comumente localizados sobre superfícies articulares e hélices de orelhas.

Palpação

- Avaliar a **temperatura**: o examinador procura identificar se há aumento da temperatura sobre determinadas estruturas, sinal inflamatório frequente nas artrites e bursites superficiais. É esperado que uma articulação superficial seja mais fria ao toque do que a musculatura próxima a ela. Por outro lado, pode-se identificar uma redução da temperatura em uma determinada região, secundária a uma vasoconstrição temporária, como no **fenômeno de Raynaud,** ou a uma obstrução vascular persistente, como na aterosclerose, vasculite ou compressões externas

- Pesquisa de **derrame articular**: sua técnica varia de acordo com a articulação, mas, em geral, palpa-se sobre a topografia da interlinha articular em busca da sensação de distensão líquida da cápsula articular
- Pesquisa de **crepitação**: o examinador deve palpar a articulação do paciente durante a movimentação, atentando para a sensação tátil de crepitações que geralmente indicam irregularidades da cartilagem articular – muito comuns na osteoartrite
- Pesquisa de **estalido**: também avaliado pela palpação da articulação durante o movimento. Uma sensação de estalido pode ocorrer pela presença de corpo livre intra-articular ou pelo deslizamento dificultado de uma estrutura sobre a outra, como na movimentação de um ligamento espessado sobre uma proeminência óssea
- **Nodulações ou massas**: a avaliação da consistência dessas alterações e de sua adesão a outras estruturas pode indicar os diagnósticos mais prováveis
- **Pontos dolorosos**: pesquisados em locais específicos para cada segmento. Comumente, incluem interlinhas articulares, pontos de inserções tendinosas (ênteses), bursas e pontos definidos sobre alguns grupamentos musculares, como na pesquisa dos pontos dolorosos da fibromialgia ou pontos-gatilho das síndromes miofasciais.

Movimentações ativa, passiva e contrarresistência

Na movimentação ativa, o movimento articular é realizado pelo paciente sem a ajuda do examinador. Na movimentação passiva, o arco de movimento é conduzido pelo examinador, sem interferência do paciente. Durante essas ações, deve-se observar a ocorrência de dor ou desconforto e avaliar as amplitudes alcançadas. Confronta-se, então, o arco obtido de forma ativa com aquele realizado passivamente para diferenciar entre comprometimento articular e peri ou extra-articular. Quando a redução da amplitude do movimento é causada por uma alteração primária da articulação, pode haver dor mesmo em repouso, e o arco dos movimentos, ativo ou passivo, geralmente é semelhante. Na presença de comprometimento periarticular (tendões, ligamentos, ênteses), a dor é mais intensa durante a movimentação ativa e contrarresistência quando comparada à passiva. Nesses casos, um arco limitado à movimentação ativa pode atingir sua amplitude completa se realizado passivamente. Se houver dúvida quanto ao possível comprometimento periarticular ao final do movimento passivo, realiza-se a avaliação contrarresistência. Nesta, o examinador solicita ao paciente uma determinada ação enquanto exerce força contrária, impedindo o movimento. Por exemplo: o paciente tenta flexionar o cotovelo enquanto o examinador faz força no sentido da extensão articular, mas com intensidade suficiente apenas para resistir à flexão.

MANOBRAS SEMIÓTICAS ESPECÍFICAS

Para que cada segmento topográfico seja mais bem estudado, as principais manobras semióticas serão exemplificadas separadamente.

Coluna vertebral

Queixas álgicas relacionadas com a coluna vertebral são muito frequentes. Estima-se, por exemplo, que 65 a 90% dos adultos sofrem de algum episódio de lombalgia ao longo da vida. O exame desse segmento, portanto, ganha destaque na semiótica osteoarticular.

No início do exame da coluna vertebral, o paciente deve estar em posição ortostática, com tórax despido, pés descalços e juntos e braços ao longo do corpo. A presença de queixas ou alterações identificadas ao exame inicial demanda avaliações específicas em outras posições, como a **manobra de Lasègue**, em que o paciente é examinado em decúbito dorsal.

A inspeção deve ser iniciada com o examinador atrás do paciente, observando a postura do corpo de forma ampla – desde a posição da cabeça, passando pelo alinhamento da coluna até o posicionamento dos pés (Figura 11.1A). Observa-se o alinhamento horizontal dos ombros, das escápulas, da linha da cintura, das cristas ilíacas, do limite posterior da musculatura glútea e da altura das linhas poplíteas. Por fim, avaliam-se simetria das massas musculares e alterações de outros aspectos (hematomas, cicatrizes etc.). Alterações de alinhamento podem ser causadas por componentes anatômicos/estruturais – como diferença do comprimento dos membros inferiores, passado de fratura de colo de fêmur etc. – ou por mecanismos funcionais, como contraturas musculares e vícios posturais. Em seguida, com o paciente de perfil, o examinador deve observar as curvaturas fisiológicas (Figura 11.1B):

- Coluna cervical: pequena lordose (curvatura cuja concavidade é posterior)
- Coluna torácica: cifose (concavidade anterior)
- Coluna lombar: lordose.

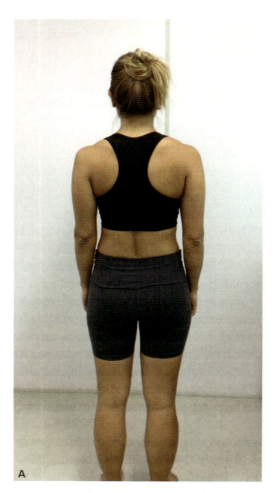
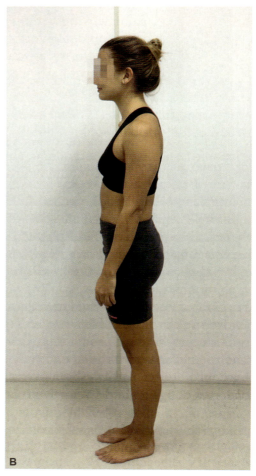

Figura 11.1 Inspeção da coluna vertebral: região posterior (**A**); perfil (**B**).

A acentuação da cifose torácica pode ser decorrente de uma postura incorreta ou de osteoporose com redução da altura do corpo vertebral, principalmente em sua porção anterior. Já a existência de uma curvatura angulada (giba) costuma ser resultado do colapso dos corpos vertebrais, como pode ocorrer por fratura osteoporótica ou traumática ou, ainda, por espondilodiscite, especialmente a tuberculosa (Figura 11.2).

A escoliose, por sua vez, é um desvio lateral da coluna, que pode ser estrutural e fixo, ou postural e reversível. Para diferenciar entre escoliose estrutural e postural, o paciente deve realizar a flexão anterior do tronco enquanto o examinador observa o alinhamento da coluna à inspeção posterior. Na escoliose estrutural, o desalinhamento lateral da coluna se mantém e ocorre elevação do hemitórax no lado convexo da curva. Na escoliose postural, a coluna recupera o alinhamento normal à flexão do tronco. Essa manobra recebe o nome de **teste de Adams**.

Seguindo o exame da coluna vertebral, realiza-se a palpação (Figura 11.3): o examinador deve pressionar cada processo espinhoso, observando se estão alinhados e se há dor. A musculatura paravertebral também deve ser palpada até a região lombar, verificando se há hiper/hipotonia ou espasmo muscular.

A etapa seguinte será a avaliação dos movimentos da coluna – flexão, extensão, rotação e lateralização, observando se há dor ou limitação da amplitude em algum desses movimentos (Figura 11.4).

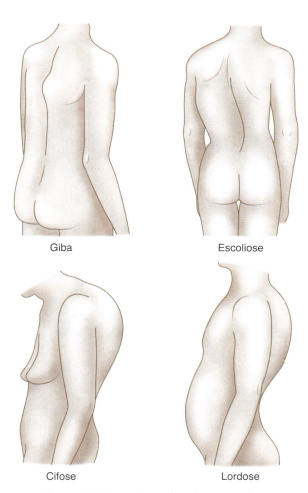

Figura 11.2 Curvaturas da coluna vertebral.

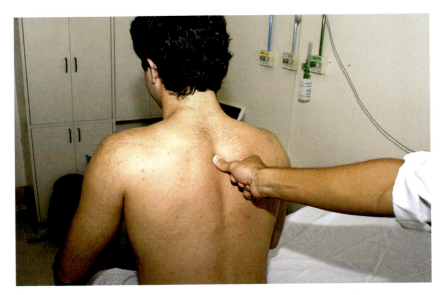

Figura 11.3 Palpação/digitopressão dos processos espinhosos.

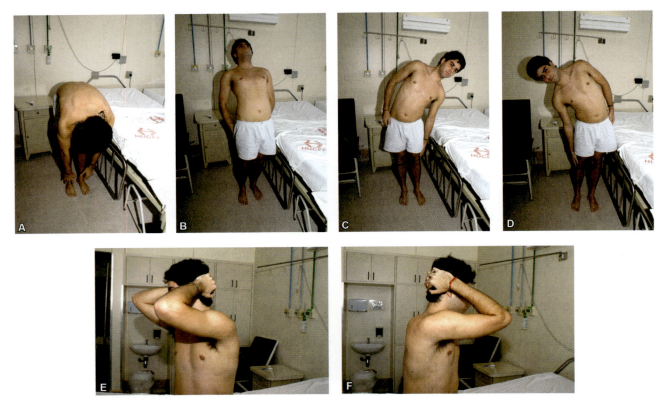

Figura 11.4 Movimentos da coluna vertebral: flexão (**A**); extensão (**B**); lateralização (**C** e **D**); rotação (**E** e **F**).

Coluna cervical

- Flexão: o paciente deve aproximar ao máximo o queixo do tórax
- Extensão: alinhar a fronte e o queixo paralelos ao solo
- Rotação: tentar alinhar o queixo aos ombros
- Lateralização: posicionar as orelhas em paralelo aos ombros.

Coluna torácica

Para um exame mais detalhado, todos os movimentos devem ser feitos mantendo a coluna lombar estável, geralmente com o paciente sentado ou deitado. Em um exame de rotina, não motivado por queixas nesse segmento, a avaliação da coluna torácica pode ser realizada junto ao exame da coluna lombar. Todos os planos de movimento têm amplitude pequena, muitas vezes sendo difícil a identificação de limitações discretas. Outra forma de avaliar a mobilização do segmento dorsal é através da expansibilidade torácica, avaliação de rotina para pacientes com espondiloartrite, por exemplo. Mede-se o perímetro torácico em expiração máxima e em inspiração máxima; a diferença considerada normal é de aproximadamente 3 cm.

Coluna lombar

- Flexão: solicitar ao paciente que tente encostar as mãos no chão sem fletir os joelhos. Observar a facilidade do movimento, a amplitude e os desvios. A concavidade lombar deve desaparecer
- Extensão: solicitar ao paciente que se incline levemente para trás, sendo a amplitude normal estimada em 25°
- Rotação: o examinador estabiliza a pelve do paciente enquanto este coloca as mãos atrás da cabeça e gira os ombros para um lado e para o outro, sem sair do eixo axial. O movimento normal é em torno de 45°
- Lateralização: pedir ao paciente que se incline para um lado e para o outro. A amplitude normal deste movimento é em torno de 30°.

Como exemplo de manobras específicas para a coluna, destacam-se as seguintes.

▶ **Teste de Spurling.** Utilizado na investigação de radiculopatia cervical. O paciente deve posicionar o pescoço em flexão, rotação e inclinação cervicais para o lado doloroso. Essa posição pode ser suficiente para desencadear cervicobraquialgia. Adicionalmente, o examinador pode aplicar carga axial pressionando o ápice da cabeça. Com os mesmos movimentos, apenas substituindo a flexão pela extensão cervical, realiza-se o teste de Spurling modificado. Ambos os testes são altamente específicos se houver reprodução dos sintomas além dos ombros, enquanto a dor cervical isolada é inespecífica. Essas manobras NÃO devem ser realizadas em pacientes com suspeita de fratura vertebral, luxação atlantoaxial ou outras lesões que possam ser agravadas pelos testes.

▶ **Teste de Schober (Figura 11.5).** Avalia se há restrição à flexão da coluna lombar. Este exame é realizado com o paciente de pé, com o auxílio de fita métrica e caneta. Marcam-se dois pontos: A – um ponto sobre uma linha imaginária que liga as espinhas ilíacas posterossuperiores, e B – um ponto 10 cm acima de A. Pede-se ao paciente que realize a flexão máxima da coluna vertebral (com os joelhos estendidos). Normalmente, a distância entre os pontos A e B, que era de 10 cm, aumenta em pelo menos 5 cm (totalizando 15 cm ou mais). No **teste de Schober modificado**, marca-se também um terceiro ponto (C), 5 cm abaixo do ponto A. Com a flexão anterior do tronco, a distância entre os pontos B e C deve aumentar de 15 cm para, ao menos, 20 cm. Esses testes são

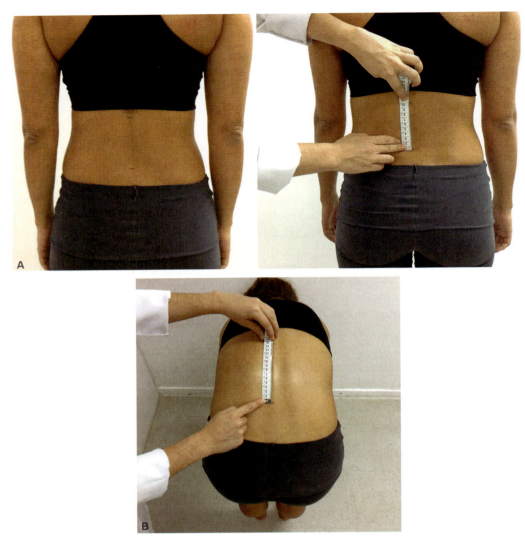

Figura 11.5 Teste de Schober: distância de 10 cm entre os pontos (**A**); aumento menor que 5 cm (**B**) na espondilite anquilosante.

comumente usados no acompanhamento dos pacientes com espondiloartrite. No entanto, pacientes com alterações mecânicas ou degenerativas, como contratura muscular lombar ou casos mais avançados de osteoartrite, também podem ter restrição à flexão anterior do tronco e, consequentemente, alterações nesses testes.

▶ **Manobra de Lasègue.** Utilizada para investigação de radiculopatias lombossacras (L4-S1), nas quais o paciente geralmente apresenta queixa de lombociatalgia – lombalgia unilateral com irradiação pelo trajeto do nervo ciático, na face posterior do membro inferior ipsilateral. A manobra de Lasègue consiste em elevar progressivamente a perna examinada, segurando-a pelo tornozelo, enquanto mantida em extensão. O teste é positivo se desencadear lombociatalgia ipsilateral, estendendo-se além do joelho, quando a perna se encontra elevada entre 30/45° e 70° (Figura 11.6A).

▶ **Manobra de Bragard.** Tem como função sensibilizar a manobra de Lasègue. Observa-se a altura do membro inferior examinado no momento em que houve dor. A partir de então, abaixa-se a perna aproximadamente 5° (o que deve aliviar os sintomas) e

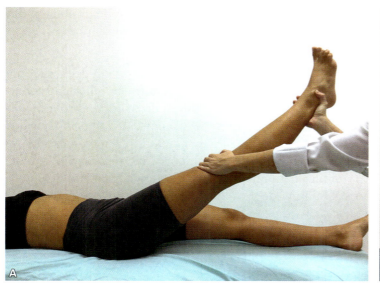 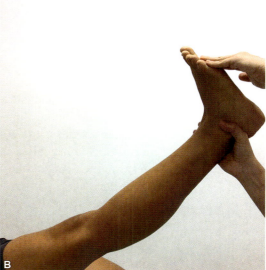

Figura 11.6 A. Manobra de Lasègue. **B.** Manobra de Bragard (ver Capítulo 10).

realiza-se a dorsiflexão do pé. Se houver radiculopatias, o paciente se queixa novamente de dor (Figura 11.6B).

▶ **Sinal de Lasègue cruzado.** É o desencadeamento de lombociatalgia contralateral à elevação progressiva de um membro inferior entre 30/45° e 70°. Este sinal é muito específico para herniação discal associada à compressão radicular, porém pouco sensível.

▶ **Manobra de Lasègue invertido.** Realizada para pesquisa de hérnias discais lombares mais altas (acima do nível L4-5). Com o paciente em decúbito ventral, o examinador realiza a elevação do membro inferior com o joelho fletido. Quando positiva, a manobra desencadeia dor lombar irradiada distalmente.

Articulações sacroilíacas

As sacroilíacas são articulações pouco móveis e queixas associadas a elas não são frequentes. Devido à sua posição anatômica e estabilidade, o exame físico costuma ser bastante simples. A identificação das articulações sacroilíacas é facilitada em indivíduos que apresentam discreta depressão anatômica sobre elas, conhecidas como "covas de Vênus". De qualquer forma, as informações de inspeção relevantes à avaliação de queixas nas sacroilíacas estão mais relacionadas com postura corporal, alinhamentos de estruturas próximas e contraturas musculares do que propriamente com a observação dessas articulações.

Após a inspeção, o examinador deve fazer a palpação dessas articulações à pesquisa de dor. Uma técnica comum consiste em apoiar as mãos sobre as cristas ilíacas do paciente, o que coloca os polegares próximos às interlinhas sacroilíacas. Em geral, basta deslizá-los um pouco medialmente à pesquisa das fendas articulares, as quais devem então ser pressionadas. Caso o paciente relate dor ou desconforto, o examinador deve palpar também a musculatura e as proeminências ósseas próximas, verificando se a queixa tem caráter difuso na região lombossacral ou se realmente sugere comprometimento articular. Para facilitar a palpação das articulações sacroilíacas, pode-se solicitar ao paciente que, em ortostase, incline seu tronco anteriormente, a fim de expor melhor as fendas articulares.

Como não é possível observar a mobilização das sacroilíacas, a próxima etapa do exame compreende a realização de manobras específicas, que imprimem tensão compressiva ou distensiva sobre as articulações, como as descritas a seguir.

▶ **Manobra de Patrick (FABERE) (Figura 11.7A).** O paciente apresenta-se em decúbito dorsal e apoia o tornozelo do membro examinado sobre o joelho contralateral. A partir dessa posição, deve realizar a *f*lexão + *ab*dução + *r*otação *e*xterna do quadril, aproximando ao máximo o joelho do membro examinado à superfície de apoio. As letras iniciais dos movimentos descritos compõem o acrônimo FABERE, facilitando a memorização da manobra. A sua realização pode provocar dor nas articulações sacroilíacas (uni ou bilateralmente), na coxofemoral mobilizada ou na região trocantérica ipsilateral. Quando usada para acompanhamento sistemático de pacientes com comprometimento dessas estruturas, especialmente do quadril, mede-se a distância do joelho fletido em relação à mesa para comparações posteriores.

▶ **Manobra de Volkmann (Figura 11.7B).** Com o paciente em decúbito dorsal, o examinador pressiona as cristas ilíacas como se tentasse afastá-las. Essa pressão é transferida às sacroilíacas, comprimindo-as.

▶ **Manobra de Erichsen.** Também com o paciente em decúbito dorsal, o examinador pressiona as cristas ilíacas como se tentasse aproximá-las. As sacroilíacas são, assim, distendidas.

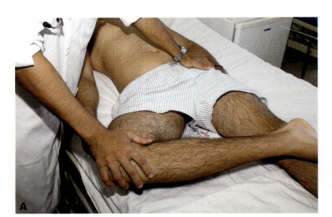
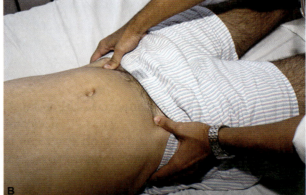
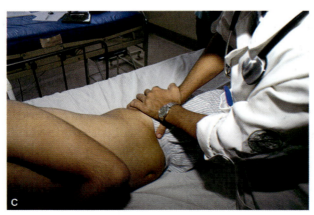

Figura 11.7 Avaliação das articulações sacroilíacas: teste de Patrick (**A**); manobra de Volkmann (**B**); manobra de Lewin (**C**).

▶ **Compressão lateral (manobra de Lewin) (Figura 11.7C).** Com o paciente em decúbito lateral, o examinador posiciona suas mãos sobre a crista ilíaca que se encontra para cima e exerce força compressiva em direção à mesa de exame.

▶ **Teste de Gaenslen (Figura 11.8).** O paciente é posicionado em decúbito dorsal à beira da maca, com um membro inferior pendente e o outro mantido em flexão sobre a superfície de apoio. O examinador imprime força adicional para a flexão do quadril sobre a maca e a extensão do quadril contralateral. Essa posição final confere estresse a ambas as sacroilíacas, podendo haver dor em caso de comprometimento de uma ou ambas, o que caracteriza o teste positivo.

Durante todas essas manobras, a articulação sofre tensão, ainda que não apresente movimento visível, e, em casos de sacroilíte, o paciente poderá referir dor local e sobre a região glútea.

O comprometimento inflamatório da articulação sacroilíaca não é comum, devendo alertar o examinador para a hipótese diagnóstica de espondiloartrite, especialmente a espondilite anquilosante.

Articulação temporomandibular

A articulação temporomandibular conecta o côndilo da mandíbula ao osso temporal do crânio. Queixas relacionadas com essa articulação são comuns, mas vale ressaltar que o termo frequentemente usado (disfunção temporomandibular) representa um grupo mais amplo de alterações, que podem originar-se também na musculatura mastigatória ou em outras estruturas associadas. Dor é a queixa mais comum, mas também podem ocorrer estalido, crepitação, desvio e bloqueio. Dentre as doenças reumáticas, a osteoartrite é a mais frequente. Já no subgrupo das doenças sistêmicas, o acometimento das articulações temporomandibulares é mais característico da artrite idiopática juvenil e da artrite reumatoide.

Para o exame da articulação temporomandibular, o paciente deve se colocar sentado enquanto o examinador realiza a inspeção anterior e em perfil. Solicita-se ao paciente que abra e feche a boca, movimente a mandíbula para ambos os lados (lateralização) e execute propulsão e retropulsão (movimentos para a frente e para trás). Deve-se observar a amplitude de abertura oral (mínima de 3 cm entre os incisivos) e a ocorrência de desvios. Para a palpação, o examinador deve colocar o dedo indicador adiante do trago

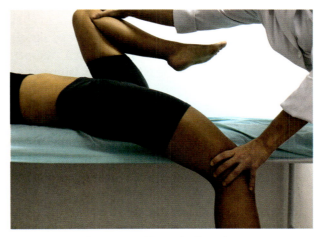

Figura 11.8 Teste de Gaenslen.

de cada orelha e pedir que o paciente abra a boca (Figura 11.9). A ponta dos dedos deverá entrar na depressão sobre os espaços articulares quando a boca é aberta. A identificação de dor, edema, crepitação, diminuição da amplitude do movimento ou desvios requer avaliação adicional.

Ombros

O ombro é composto por quatro articulações: glenoumeral (frequentemente referida como ombro, propriamente dito), acromioclavicular, esternoclavicular e escapulotorácica (ou escapulodorsal), além de um complexo de músculos e ligamentos. A articulação escapulotorácica é uma articulação funcional, sem a estrutura articular típica.

A inspeção do ombro deve contemplar seu aspecto anterior, lateral e posterior, sempre comparando os dois lados. Deve-se observar o contorno da musculatura, o alinhamento vertical de um ombro em relação ao outro e o seu posicionamento anteroposterior (comumente comprometido por erros posturais). A visualização de edema articular glenoumeral é incomum mesmo nos casos de artrite exuberante, devido ao aspecto profundo do limite inferior da cápsula articular. O derrame na bursa subacromial pode ser mais facilmente perceptível, pela localização mais superficial e extensão anterior em casos de maior volume.

Na etapa seguinte – observando se há dor, deformidades, aumento de volume ou de temperatura –, deve-se realizar a palpação das seguintes estruturas:

- Articulação esternoclavicular
- Articulação acromioclavicular
- Tendão da porção longa do bíceps braquial que percorre o sulco bicipital entre os tubérculos maior e menor do úmero
- Região subacromial, em que se localiza ponto doloroso na bursite subacromial
- Interlinhas anterior e posterior da articulação glenoumeral
- Ponto axilar.

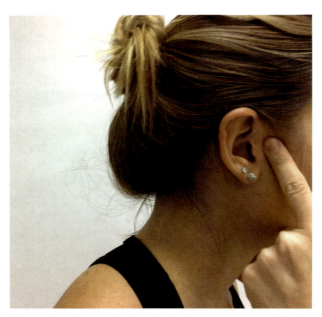

Figura 11.9 Palpação da articulação temporomandibular.

Segue-se, então, com a avaliação da mobilização ativa do ombro (Figura 11.10), observando o arco de movimento alcançado. Os movimentos e respectivas referências de amplitude esperada (aproximadamente) são:

- Flexão ou elevação anterior: 180°
- Extensão: 50°
- Abdução: 180°

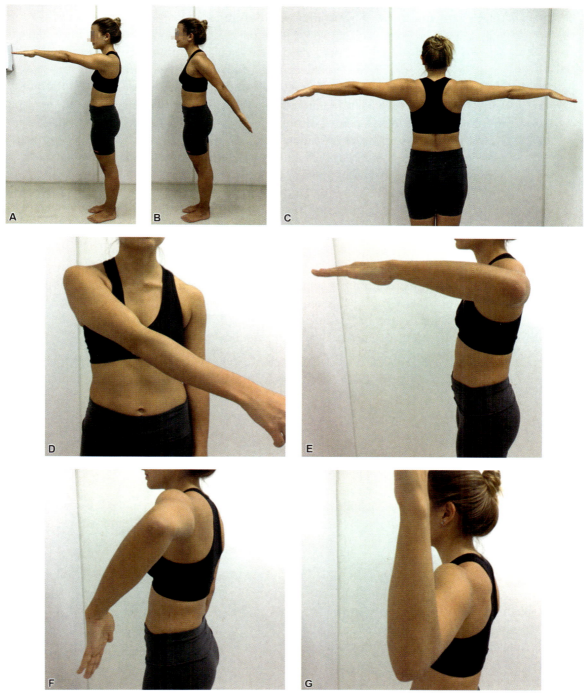

Figura 11.10 Movimentos do ombro.

- Adução: 50°
- Rotação externa: 90°
- Rotação interna: 70°.

A combinação desses movimentos primários gera o movimento de circundução do ombro, no qual a extremidade do membro descreve um círculo. Para observar se há crepitação, o examinador deve colocar a mão sobre o ombro do paciente durante os movimentos.

Entre as principais causas de dor no ombro está o comprometimento do manguito rotador, formado pelos músculos supraespinhoso, infraespinhoso, redondo menor e subescapular (Figura 11.11). A tendinopatia do manguito rotador pode decorrer de esforço excessivo ou repetitivo de um dos seus componentes ou compressões extrínsecas, e está frequentemente relacionada com a síndrome do impacto. Essa síndrome caracteriza-se pela compressão repetida de algumas estruturas (manguito rotador, bursa subacromial, lábrum e tendão bicipital) contra a superfície inferior do acrômio e o ligamento coracoacromial, principalmente à elevação do braço acima da linha dos ombros. A síndrome do impacto é considerada a causa mais comum de dor no ombro, sendo especialmente frequente em praticantes de esporte com arremesso ou natação, além de ser favorecida por variações anatômicas do acrômio (acrômios tipo II e, principalmente, tipo III ou ganchoso). O tendão supraespinhoso está envolvido na maioria dos casos, associado ou não ao comprometimento de outras estruturas.

A seguir, encontram-se descritas algumas manobras para a avaliação de queixas nos ombros.

▶ **Arco doloroso de Simmonds.** O paciente em ortostase realiza a abdução ativa do ombro, informando ao avaliador que segmento do arco se apresenta doloroso. Nos casos de bursite subacromiodeltóidea e de tendinopatia do manguito rotador, é comum a ocorrência de dor no arco entre 70° e 120°. A queixa de dor ao final da abdução pode ocorrer por comprometimento da articulação acromioclavicular.

▶ **Teste de Jobe (Figura 11.12A).** O paciente deve sustentar os braços em 90° de abdução, flexionados a 30° em relação ao plano frontal e internamente rodados, com os polegares

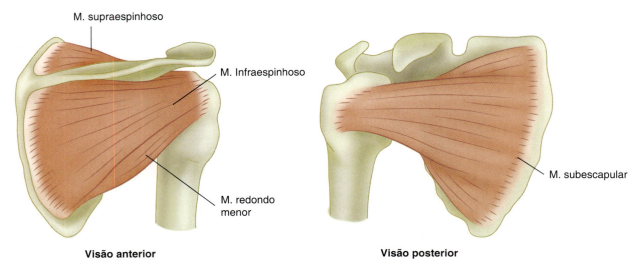

Figura 11.11 Manguito rotatório.

apontados para o chão e cotovelos estendidos, enquanto o examinador tenta abaixar ambos os membros superiores simultaneamente. Se houver dor, fraqueza ou incapacidade de sustentar o(s) braço(s), considera-se o teste como positivo, indicando a presença de tendinopatia do supraespinhoso.

▶ **Teste de Patte (Figura 11.12B).** O paciente deve manter o ombro abduzido a 90° e cotovelo fletido a 90°, enquanto o examinador, posicionado lateralmente, apoia a sua mão sobre o dorso da mão do paciente e exerce força em direção anterior. Para evitar a mobilização, o paciente mantém o esforço em rotação externa, utilizando principalmente o infraespinhoso. A ocorrência de dor ou resistência diminuída pode indicar comprometimento do infraespinhoso.

▶ **Teste de Gerber (Figura 11.12C).** O paciente posiciona o dorso da mão sobre a região lombar, realizando tanto para extensão quanto rotação interna do ombro, com flexão do

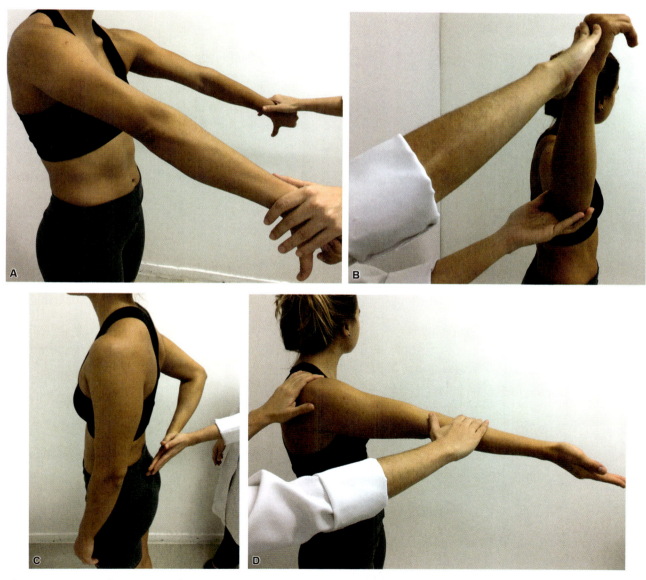

Figura 11.12 Manobras para avaliação de queixas nos ombros. Teste de Jobe (**A**); teste de Patte (**B**); teste de Gerber (**C**) e teste de Speed ou *palm-up test* (**D**).

cotovelo a 90°. Em seguida, deve distanciar a mão do dorso, movendo-a posteriormente. A incapacidade de realizar a manobra indica provável comprometimento do tendão subescapular.

▶ **Teste de Speed ou *palm-up test* (Figura 11.12D).** Mantendo o cotovelo em extensão e o antebraço supinado, o paciente deve elevar o braço anteriormente, enquanto o examinador exerce força oposta com uma das mãos, palpando a corredeira bicipital com a outra. Dor na topografia da corredeira bicipital indica tendinopatia bicipital.

Na tendinite bicipital, existe dor à palpação ao longo deste tendão, e a dor também é reproduzida quando se oferece resistência à flexão do cotovelo.

Cotovelos

O cotovelo é uma articulação complexa composta por três interações articulares: umeroulnar, articulação em dobradiça; umerorradial, que funciona como um pivô, permitindo a rotação do antebraço; e radioulnar proximal.

A inspeção do cotovelo deve focar principalmente no contorno articular posterior, avaliando sinais de distensão capsular, como a redução dos sulcos entre os epicôndilos e o olécrano e o aumento de volume na topografia da fossa olecraniana. Na presença de artrite exuberante, com derrame articular volumoso, é comum a manutenção do cotovelo em semiflexão para acomodar o líquido excessivo com menos dor. Ainda na inspeção, pesquisa-se também distensão da bursa olecraniana, presença de nódulos e lesões cutâneas.

A palpação deve ser iniciada pela identificação dos epicôndilos lateral e medial, seguindo com a avaliação das interlinhas articulares, dos sulcos entre os epicôndilos e o olécrano, e da fossa olecraniana. Investiga-se a presença de dor, distensões sinoviais (edema ou espessamento) e nódulos subcutâneos. Pode-se palpar o nervo ulnar entre o olécrano e o epicôndilo medial para pesquisa de espessamento neural.

Os movimentos a serem realizados pelos cotovelos são (Figura 11.13):

- Flexão
- Extensão
- Pronação (virar a palma da mão para baixo)
- Supinação (virar a palma da mão para cima).

A pronação e a supinação são realizadas em conjunto pelas articulações radioulnar proximal e radioulnar distal, tendo como pivô a articulação umerorradial.

O examinador deve testar a amplitude desses movimentos. A extensão do cotovelo a partir da posição anatômica é muito restrita, não passando de 10°. No entanto, a hipermobilidade dessa articulação não é rara, permitindo amplitudes superiores que, a longo prazo, podem evoluir com desgaste articular e dor.

A bursa olecraniana, localizada superficialmente ao olécrano, é sítio frequente de comprometimento traumático, inflamatório (como na gota) ou infeccioso. A inflamação da bursa olecraniana deve ser diferenciada da artrite de cotovelo, a qual compromete toda a circunferência da articulação. A bursite olecraniana secundária a atrito repetitivo geralmente se apresenta de forma lenta, com espessamento do tecido e dor à palpação, nem sempre associada a acúmulo evidente de líquido. Por outro lado, quando causada por infecção ou artrite microcristalina, a bursite olecraniana comumente tem apresentação súbita, com grande acúmulo de líquido, eritema e calor sobrejacentes, além de dor espontânea.

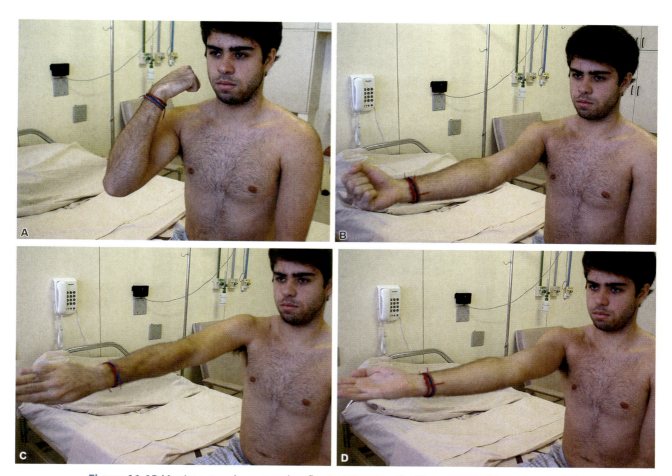

Figura 11.13 Movimentos dos cotovelos: flexão (**A**); extensão (**B**); pronação (**C**); supinação (**D**).

O cotovelo é frequentemente acometido na artrite reumatoide, artrite idiopática juvenil e febre reumática, mas geralmente poupado na osteoartrite primária.

Mais comuns do que o envolvimento articular são as epicondilites, caracterizadas pelo comprometimento inflamatório e/ou degenerativo dos tendões que se inserem no cotovelo, e podem ser:

- Epicondilite lateral – também conhecida como "cotovelo do tenista" ou apenas epicondilite: associa-se à extensão repetitiva do punho ou à pronossupinação do antebraço. Caracteriza-se por dor e hipersensibilidade sobre o epicôndilo lateral e a porção proximal dos músculos extensores do punho. A extensão resistida do punho agrava a dor.
- Epicondilite medial – também conhecida como "cotovelo do golfista" ou epitrocleíte: associa-se à pronação repetitiva do punho ou à pronossupinação do antebraço. É caracterizada por dor e hipersensibilidade sobre o epicôndilo medial e a porção proximal dos músculos flexores do punho. A dor pode ser mais bem evidenciada à flexão resistida do punho com o cotovelo em extensão completa.

O movimento de pronossupinação, principalmente contrarresistência, pode desencadear dor em ambos os epicôndilos.

Punho

O comprometimento dos punhos merece atenção especial no exame osteoarticular, pois a identificação de algumas possíveis características tem impacto significativo na conclusão diagnóstica. Por exemplo, o acometimento inflamatório simétrico dos punhos torna o diagnóstico de artrite reumatoide bastante provável. Por outro lado, a identificação de osteoartrite nessa articulação deve ser considerada como secundária, possivelmente à artrite microcristalina por depósito de cristais de pirofosfato de cálcio.

À inspeção, o examinador deve pesquisar, entre outras alterações, a presença de: 1) edema localizado sobre a articulação, podendo indicar artrite ou tenossinovite, sendo improvável tratar-se de edema subcutâneo; 2) hipotrofia muscular no dorso das mãos – comum nos processos de artrite do punho; 3) hipotrofia na eminência tenar na face palmar das mãos – podendo indicar comprometimento do nervo mediano de moderado a avançado. Apesar de o punho geralmente ser poupado na osteoartrite primária, o comprometimento da articulação trapézio-metacarpiana é bastante característico dessa enfermidade. Nos casos mais avançados, observa-se o sinal da quadratura: a articulação do primeiro metacarpo com o carpo torna-se bastante proeminente, parecendo formar um ângulo reto na base do polegar.

Em seguida, realiza-se a palpação. Com os dedos polegares sobre a face dorsal do punho, o examinador palpa as interlinhas articulares radiocárpica e ulnocárpica, além da região do carpo propriamente dito. Pela sobreposição de diversos tendões na face volar dos ossos do carpo, não se espera identificar as interlinhas individuais, mas sim pesquisar dor ou distensões sinoviais, indicando a provável presença de artrite. Deve-se, também, palpar a articulação trapézio-metacarpiana.

A próxima etapa é a realização dos movimentos ativos pelo paciente:

- Flexão (90°)
- Extensão (70°)
- Lateralização radial (20°)
- Lateralização ulnar (50°).

A combinação desses movimentos é denominada circundução do punho (movimento em torno do seu eixo, desenhando um cone).

Prosseguindo com o roteiro básico de exame do punho, realiza-se a movimentação passiva da articulação. Os movimentos são os mesmos descritos anteriormente (Figura 11.14).

Se houver queixa de dor, parestesia ou alterações vasculares nas mãos, o exame dos punhos deve ser complementado, principalmente com a investigação de síndrome do túnel do carpo. No entanto, também é importante lembrar que alterações nas mãos podem ser consequências de compressões mais proximais, como no plexo braquial ou na coluna cervical.

O túnel do carpo é uma passagem estreita localizada na face palmar do punho, envolta pelos ossos do carpo e ligamentos. Em seu interior, passam o nervo mediano e os nove tendões flexores dos dedos. A síndrome do túnel do carpo é caracterizada por alterações de sensibilidade e, em estágios mais avançados, fraqueza na mão, devido à compressão do nervo mediano. O paciente pode referir dor e/ou sensação de choque no punho e na mão, acompanhada de irradiação proximal no membro superior em alguns casos. Queixas de dormência e formigamento são comuns, respeitando o território do nervo mediano, que inclui: a face palmar dos três primeiros quirodáctilos (Figura 11.15) e da metade radial do quarto, além do terço distal da face dorsal dos mesmos dedos. Nos

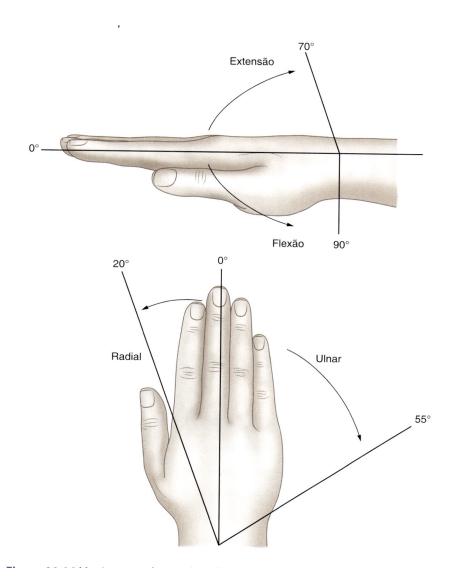

Figura 11.14 Movimentos dos punhos: flexão, extensão, lateralizações radial e ulnar.

estágios mais avançados ocorrem fraqueza e imprecisão dos movimentos mais finos dos dedos, podendo ser acompanhadas por atrofia da eminência tenar. A síndrome do túnel do carpo está associada a diversas condições, como artrite no punho, alguns padrões de uso das mãos, hipotireoidismo, gestação e acromegalia.

Duas manobras podem auxiliar no diagnóstico clínico da síndrome do túnel do carpo. Uma delas é a pesquisa do sinal de Tinel, que consiste em percutir levemente a borda radial do tendão palmar (Figura 11.16A). O teste é considerado positivo quando o paciente refere parestesia ou dor na distribuição do nervo mediano. A outra manobra é o **teste de Phalen** (Figura 11.16B). Neste, pede-se ao paciente que encoste a região dorsal de ambas as mãos, mantendo um ângulo reto (90°) das mãos com os antebraços. O paciente é orientado a manter a posição por 1 minuto. Se houver reprodução dos sintomas em território típico, o teste é considerado positivo para a síndrome do túnel do carpo.

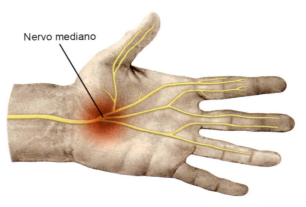

Figura 11.15 Território de inervação do nervo mediano.

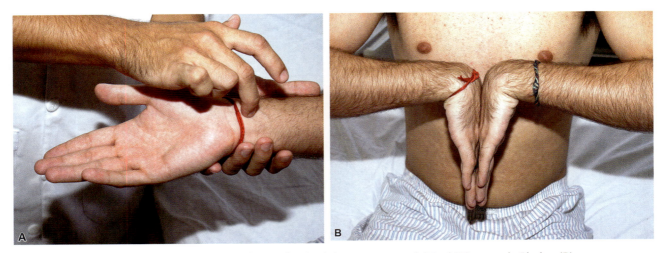

Figura 11.16 Pesquisa de síndrome do túnel do carpo: teste de Tinel (**A**); teste de Phalen (**B**).

Mão

A presença do polegar opositor é considerada um marco na evolução das espécies. Essa característica conferiu ao homem a capacidade de realizar novos e importantes movimentos, fundamentais em inúmeros contextos, incluindo utilização de instrumentos, execução de trabalhos e atividades de lazer (Figura 11.17).

Algumas doenças, como artrite reumatoide, em estágios mais avançados, podem apresentar deformidades bastante típicas nas mãos (Figuras 11.18 e 11.19). Para que essas alterações sejam prevenidas, é necessário que haja diagnóstico precoce e abordagem terapêutica visando ao controle rigoroso da atividade inflamatória dessa enfermidade.

À inspeção das mãos, o examinador deve estar atento especialmente à presença de edema articular – às vezes suspeitado pela redução das "pregas" ou "dobras" digitais sobre o dorso de uma articulação em comparação com a sua homóloga contralateral. A presença de atrofia da musculatura interóssea, eminência tenar ou hipotenar pode indicar redução do seu uso, seja por dor ou outra causa de restrição dos movimentos, ou comprometimento neurológico. A presença de deformidades articulares típicas, embora ajudem no diagnóstico diferencial, por exemplo, da osteoartrite, da artrite psoriásica ou da artrite reumatoide, geralmente sugere atraso no diagnóstico.

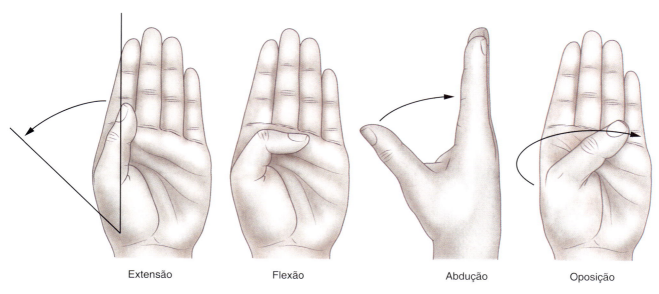

Figura 11.17 Movimentos do polegar (1º quirodáctilo).

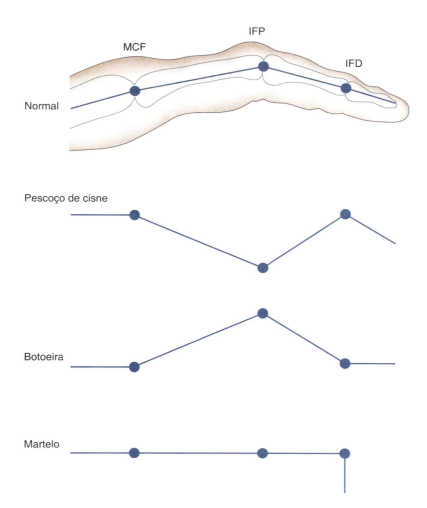

Figura 11.18 Esquema das deformidades dos dedos encontradas na artrite reumatoide. MCF: metacarpofalangianas; IFP: interfalangiana proximal; IFD: interfalangiana distal.

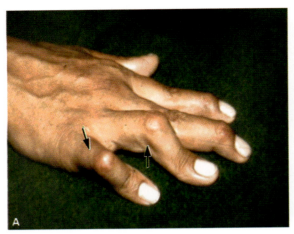 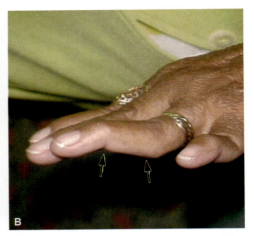

Figura 11.19 Deformidades dos dedos encontradas na artrite reumatoide: dedos em botoneira (**A**) e dedos em pescoço de cisne (**B**).

A palpação das mãos compreende o exame das interlinhas articulares das metacarpofalangianas, interfalangianas do primeiro dedo e interfalangianas proximais e distais do segundo ao quinto quirodáctilos, procurando edema, aumento ósseo ou dor. Para a avaliação das metacarpofalangianas, o examinador estabiliza a face palmar da articulação com os seus indicadores, enquanto palpa a interlinha dorsal medial e lateralmente ao tendão extensor com os seus polegares. Já na avaliação das interfalangianas, o examinador deve palpar as faces medial e lateral das articulações com o seu polegar e indicador (Figura 11.20). A presença de edema articular nas pequenas articulações das mãos não é facilmente perceptível, demandando atenção e treinamento.

Dando continuidade ao exame físico, o paciente é então instruído a realizar a movimentação ativa das mãos. Primeiro examinam-se as articulações metacarpofalangianas, com flexão a 90° e extensão a aproximadamente 30°, além de abdução e adução. Depois são avaliadas as articulações interfalangianas proximais, através de flexão entre 100 a 120° e pequena extensão. Prossegue-se com o exame das articulações interfalangianas distais, executando-se flexão e extensão. A avaliação das interfalangianas pode ser feita em conjunto, pedindo ao paciente que dobre seus dedos de modo a tocar a região palmar na topografia aproximada das metacarpofalangianas. Os polegares são observados

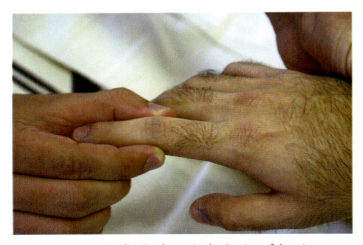

Figura 11.20 Avaliação das articulações interfalangianas.

por meio dos movimentos de flexão, extensão, abdução máxima, adução máxima (oposição) e movimento de pinça.

Para finalizar, o paciente deve abrir e fechar as mãos. Na presença de queixas ou identificação de outras alterações, todos os movimentos são repetidos passivamente. Nesta etapa, o examinador deve averiguar se uma deformidade previamente percebida é fixa ou redutível. As deformidades redutíveis são comumente decorrentes de lesões tendíneas ou sinovite de repetição com alargamento capsular e frouxidão ligamentar. A artropatia de Jaccoud (Figura 11.21), por exemplo, é caracterizada por deformidades articulares como desvio ulnar de dígitos e subluxação das metacarpofalangianas, que podem ser corrigidas ou realinhadas pelo examinador. Essa entidade resulta de sinovites de repetição, não erosivas, e pode ser observada na febre reumática, no lúpus eritematoso sistêmico e em outras artropatias.

Condições patológicas que acometem as mãos

A artrite reumatoide é uma artropatia inflamatória sistêmica, autoimune, que cursa com inflamação sinovial crônica, principalmente das pequenas articulações periféricas, com caráter simétrico. Se não for tratada precoce e adequadamente, pode evoluir com deformidades articulares e grande impacto funcional e estético. Punhos, metacarpofalangianas, interfalangianas proximais das mãos e os pés são frequentemente acometidos. Algumas deformidades são bastante características: **desvio ulnar dos dedos** (Figura 11.22);

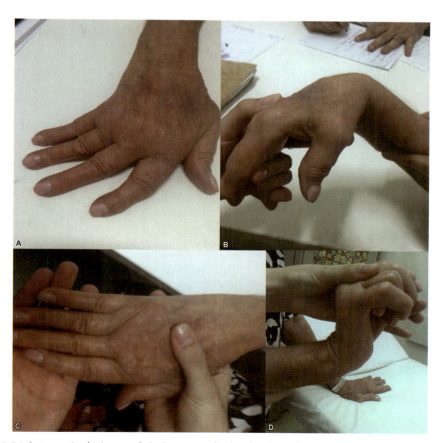

Figura 11.21 Artropatia de Jaccoud. **A.** Presença de desvio ulnar. **B.** Observa-se que não há resistência ou bloqueio à flexão e à extensão do punho, pois a paciente não tem artrite reumatoide. **C.** O examinador corrige o desvio facilmente (deformidade não fixa). **D.** Observa-se flexão adequada dos dedos.

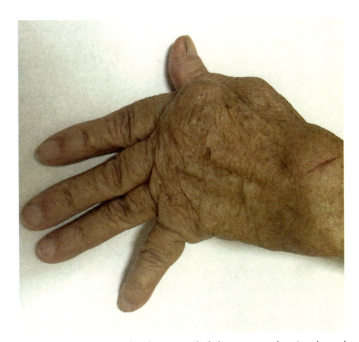

Figura 11.22 Artrite reumatoide, desvio radial do carpo e desvio ulnar dos dedos.

deformidade em **pescoço de cisne** – hiperextensão da articulação interfalangiana proximal com flexão da distal; e deformidade em **"casa de botão"**, em **botoneira** (ou *boutonnière*) (ver Figura 11.19) – flexão da articulação interfalangiana proximal com hiperextensão da distal. Outras deformidades típicas são o **punho em dorso de camelo** – edema sobre o punho e sobre as metacarpofalangianas e atrofia dos interósseos – e o **polegar em Z** – flexão da metacarpofalangiana e hiperextensão da interfalangiana. Outros achados incluem espessamento sinovial, edema articular, crepitação e, em fases mais avançadas, pode haver grave restrição aos movimentos ou até bloqueio completo.

Objetivando-se um diagnóstico precoce da artrite reumatoide, em oposição ao atraso comumente visto, tem-se recomendado o uso do **teste de compressão das metacarpofalangianas – *squeeze test*** (Figura 11.23) como avaliação de triagem. O examinador comprime a mão do paciente na topografia das metacarpofalangianas em sentido laterolateral. Se houver dor a esta manobra, o paciente deve ser avaliado quanto ao possível diagnóstico de artropatia inflamatória, especialmente a artrite reumatoide.

A osteoartrite, anteriormente conhecida como artrose, é uma artropatia inflamatória de baixo grau, geralmente de evolução lenta, ainda sem identificação de tratamentos farmacológicos realmente eficazes. Sua presença pode ser sugerida pela observação de proeminências ósseas nas articulações interfalangianas distais, denominadas **nódulos de Heberden**, ou interfalangianas proximais, chamados de **nódulos de Bouchard** (Figura 11.24). A essas nodulações podem-se associar deformidades em flexão e/ou desvios laterais das interfalangianas. Como já abordado, outra alteração característica de osteoartrite nas mãos é o sinal da quadratura na topografia da articulação entre o primeiro metacarpo e o trapézio. Essa articulação é geralmente poupada nas artropatias inflamatórias e frequentemente acometida na osteoartrite – quando recebe o nome de **rizartrose**.

Outra possível alteração que deve ser observada nas mãos é o fenômeno de Raynaud, caracterizado por vasospasmos de duração variável, podendo apresentar-se em três fases (branco, pela isquemia; arroxeado ou azulado, pela cianose; e vermelho, pela

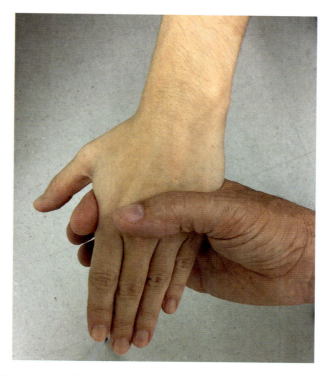

Figura 11.23 Teste de compressão das metacarpofalangianas.

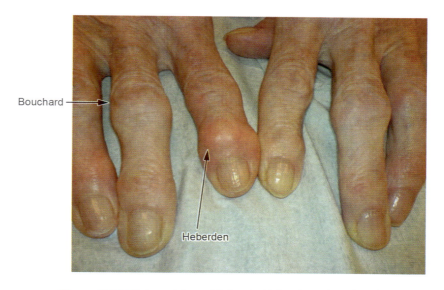

Figura 11.24 Osteoartrite: nódulos de Heberden e Bouchard.

reperfusão) ou bifásico. Os vasospasmos são desencadeados ou agravados pelo frio e aliviados pelo calor.

A esclerose sistêmica (esclerodermia) costuma cursar precocemente com fenômeno de Raynaud e espessamento cutâneo dos dedos (esclerodactilia) (Figura 11.25). Sequencialmente, pode haver extensão proximal da esclerose cutânea, ulcerações digitais e restrição dos movimentos das mãos pelo comprometimento da pele. Em fases mais avançadas, alguns pacientes podem apresentar acrosteólise (reabsorção das extremidades

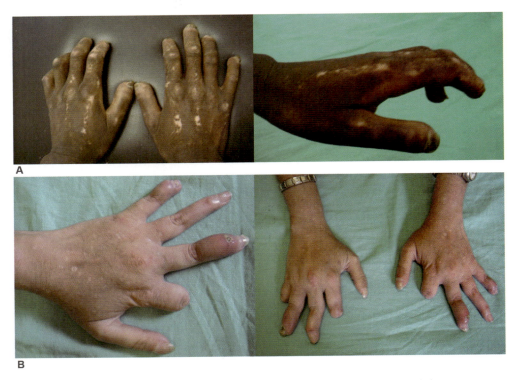

Figura 11.25 Esclerodermia: garra esclerodérmica (fase avançada da doença) (**A**) e espessamento cutâneo (esclerodactilia) (**B**).

ósseas) e amputações por comprometimento vascular. As mãos costumam ser o local de diagnóstico da esclerodermia.

Em especial nos pacientes com dermatomiosite, podemos encontrar o Gottron, que são lesões eritematovioláceas descamativas sobre proeminências ósseas, particularmente as articulações metacarpofalangianas e interfalangianas proximais (Figura 11.26).

A **tendinite de De Quervain** consiste no comprometimento do abdutor longo e extensor curto do polegar, resultando tipicamente de esforço repetitivo do polegar. Uma técnica de exame para o seu diagnóstico clínico é a **manobra de Finkelstein** (Figura 11.27). Esta consiste em pedir ao paciente que feche a mão aprisionando seu próprio polegar e então realize um desvio ulnar. Na presença de tendinite de De Quervain esta

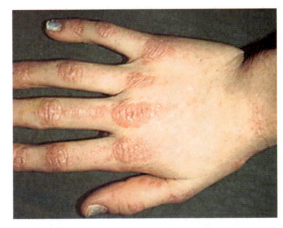

Figura 11.26 Gottron em paciente com dermatomiosite.

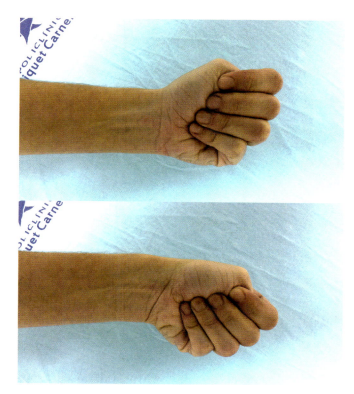

Figura 11.27 Pesquisa da tendinite de De Quervain: manobra de Finkelstein, parte 1 e parte 2.

manobra desencadeia dor intensa ao longo dos tendões acometidos, o que pode até impedir a execução do movimento.

Outras alterações facilmente identificáveis nas mãos incluem a **contratura de Dupuytren** e o dedo em gatilho (Figura 11.28). A primeira caracteriza-se por contratura em flexão da mão devido à fibromatose palmar – comumente associada a diabetes melito. Já o dedo em gatilho é consequência de uma tenossinovite estenosante na região metacarpofalangiana. Esse processo causa um nódulo no tendão que impede sua passagem através da polia, dificultando ou impossibilitando a extensão do dedo. Quando o examinador realiza a sua extensão passiva forçadamente, o nódulo do tendão pode conseguir ultrapassar o obstáculo, resultando em um movimento brusco de extensão, às vezes acompanhado de um som de estalido, simulando um gatilho. Sua causa mais comum é a lesão por esforço repetitivo, mas também pode estar associado a doenças sistêmicas, como hipotireoidismo, amiloidose e artrite reumatoide.

Articulação do quadril

A articulação do quadril ou coxofemoral está localizada profundamente, portanto, sua inspeção direta não é possível. Assim como para as sacroilíacas, a inspeção nessa etapa deve focar no alinhamento das referências próximas, na postura corporal e nas massas musculares. Havendo dúvida de alinhamento, deve-se realizar a medição dos membros inferiores, das espinhas ilíacas anterossuperiores até os maléolos mediais da tíbia. Diferenças mínimas podem ocorrer sem impacto percebido pelo paciente, ao passo que diferenças maiores podem ser causa de dor e outros comprometimentos posturais.

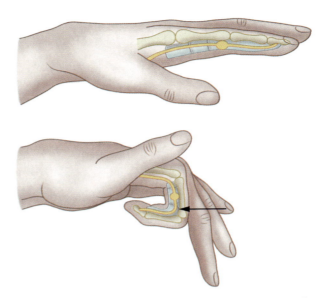

Figura 11.28 Lesão por esforço repetitivo: dedo em gatilho.

A dor consequente ao comprometimento da articulação coxofemoral frequentemente é informada como dor inguinal profunda ou com distribuição em "C" sobre o quadril – imaginando a mão com os dedos em posição de um "C", com o polegar à frente e os demais dedos voltados para a nádega. Ocasionalmente, o envolvimento da articulação coxofemoral pode apresentar-se como dor referida no joelho ipsilateral (Figura 11.29).

Na maioria das pessoas, a palpação direta da articulação coxofemoral não é possível, fazendo com que essa fase do exame da região do quadril fique voltada às estruturas próximas, tais como:

- Bursa iliopectínea: realiza-se a digitopressão vertical a 1 cm lateral ao pulso arterial femoral, à pesquisa de dor por possível bursite iliopectínea
- Grande trocânter: pode ser palpado com o paciente em decúbito dorsal decúbito lateral ou em ortostase. Uma leve flexão da coxofemoral pode facilitar a palpação do grande trocânter na face lateral do quadril. Dor nesta região é comum, frequentemente decorrente de bursite trocantérica, cuja causa mais comum é erro de marcha (Figura 11.30)
- Bursa isquiática: o examinador deve pressionar sobre a tuberosidade isquiática à procura de dor. Uma forma de superficializar esta região é solicitar que o paciente se posicione em decúbito lateral e mantenha a articulação coxofemoral fletida. A bursite isquiática pode acontecer em pessoas que ficam muito tempo sentadas, especialmente se tiverem emagrecido recentemente. O paciente pode se queixar de dor glútea; às vezes, o quadro simula ciatalgia.
- Nervo ciático: a palpação sobre o nervo ciático pode ser realizada com o paciente em decúbito lateral, no ponto médio entre o grande trocânter e a tuberosidade isquiática. O paciente pode relatar dor local, com irradiação distal no trajeto do nervo (ciatalgia).

A realização dos movimentos ativos e passivos da articulação do quadril, com as respectivas amplitudes esperadas são:

- Flexão: 135°
- Extensão: 30°
- Abdução: 40°

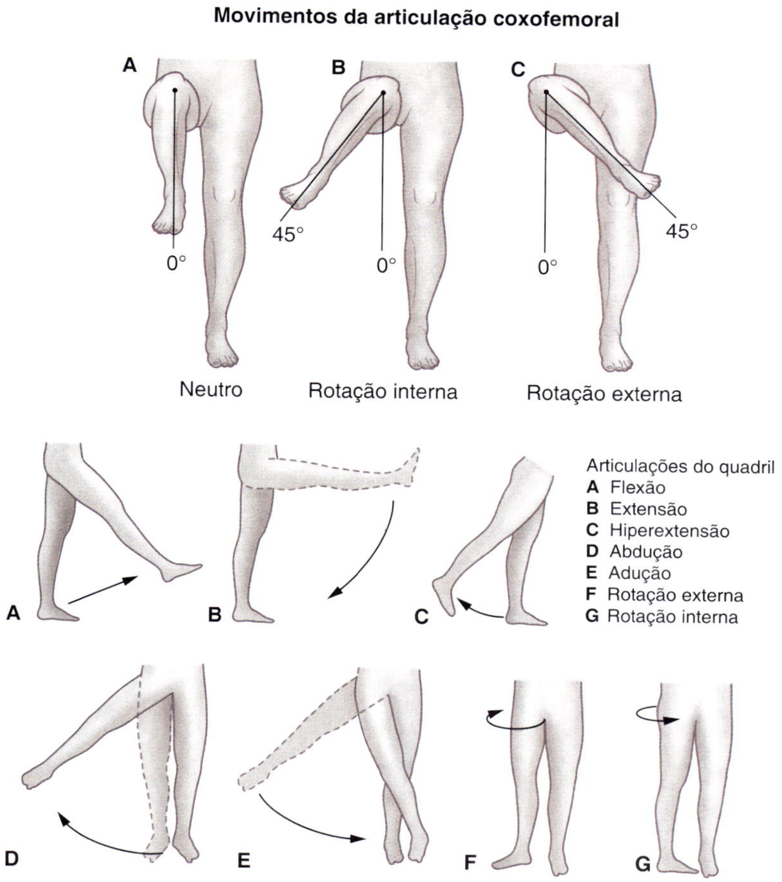

Movimentos da articulação coxofemoral

Figura 11.29 Movimentos da articulação do quadril.

- Adução: 30°
- Rotação interna: 40°
- Rotação externa: 60°.

A seguir, são descritas algumas manobras semióticas importantes para o quadril:

▶ **Manobra de Patrick (FABERE) (ver Figura 11.7A).** Descrita no exame das articulações sacroilíacas. O comprometimento da articulação coxofemoral frequentemente causa dor (mais comum na região inguinal) desde o início da manobra.

▶ **Teste de Trendelenburg.** Utilizado para pesquisar fraqueza da musculatura abdutora do quadril (principalmente o músculo glúteo médio). O paciente deve estar de pé e o examinador posicionado posteriormente, observando o alinhamento das cristas ilíacas. Solicita-se, então, que o paciente levante um pé do chão. Caso ocorra "queda" da pelve ipsilateral ao membro levantado, considera-se o teste positivo, indicando fraqueza da musculatura abdutora ipsilateral ao pé apoiado no chão (Figura 11.31). Pacientes com deficiência na marcha possivelmente por instabilidade do quadril ou suspeita de miopatias devem ser submetidos a este teste.

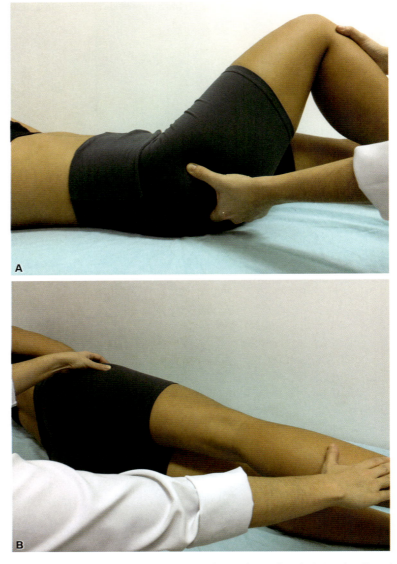

Figura 11.30 Palpação do trocânter maior: membro inferior fletido (**A**) e decúbito lateral (**B**).

Joelho

O joelho é a maior articulação do corpo humano, responsável por grande mobilidade e suporte de carga. Entretanto, sua estabilidade depende predominantemente das estruturas periarticulares, especialmente músculos e ligamentos, e não tanto do componente osteoarticular, o que compromete um pouco a sua resistência.

O exame é feito com o paciente inicialmente de pé e, sequencialmente, em decúbito dorsal. Com o paciente em ortostase e o examinador à sua frente, são avaliados o contorno articular e o alinhamento laterolateral. Quando o joelho apresenta desvio medial, é chamado **genuvalgo**; se o desvio for lateral, denomina-se **genuvaro**. À observação lateral, deve-se verificar se os joelhos se apresentam hiperestendidos – **geno recurvato**. Em seguida, realiza-se a inspeção posterior, observando o contorno da fossa poplítea e verificando a simetria do comprimento dos membros inferiores. Com o paciente em

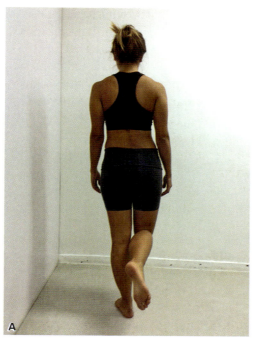 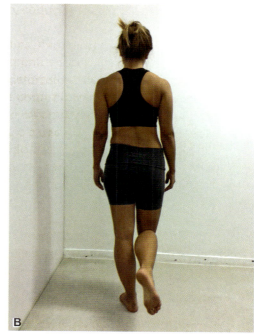

Figura 11.31 Teste de Trendelenburg. **A.** Normal. **B.** Alterado.

decúbito dorsal e a musculatura dos membros inferiores relaxada, observa-se novamente o contorno dos joelhos. A identificação de aumento de volume pode ser decorrente de líquido intra-articular (muitas vezes atenuando os contornos da patela), espessamento sinovial, derrame em uma das diversas bursas locais ou proliferação óssea (comum na osteoartrite). A presença de eritema é mais comum por afecções cutâneas e por condições infecciosas ou microcristalinas (gota ou depósitos de cálcio), articulares ou periarticulares. Vale lembrar que a suspeita de artrite séptica é uma emergência médica e deve ser manejada rápida e adequadamente.

Na palpação dos joelhos, deve-se pesquisar a presença de calor local, tentando identificar a estrutura acometida (pele, bursa, articulação). Palpam-se, então, as interlinhas articulares femorotibial e patelofemoral, à pesquisa de dor ou distensão capsular. As porções medial e lateral da interlinha femorotibial podem ser dolorosas em caso de lesão dos meniscos ou dos ligamentos colaterais. Em seguida, palpam-se os tendões principais: patelar, conectando a borda inferior da patela à tuberosidade anterior da tíbia; quadricipital, com palpação da sua inserção na borda superior da patela; "pata de ganso" – tendões dos músculos sartório, grácil e semitendinoso –, cuja inserção localiza-se na região anteromedial proximal da tíbia; e porção distal do trato iliotibial, que se insere na face lateral do joelho. A bursa anserina é palpada na mesma região da inserção da "pata de ganso". Em condições normais, a bursa não é identificável ao exame. Em casos de bursite anserina, o sinal mais comum é a dor, que pode ser espontânea ou desencadeada à digitopressão e/ou a alguns movimentos do joelho. À palpação da fossa poplítea, o examinador deve pesquisar abaulamento no local, que pode corresponder à presença de **cisto de Baker**. Quando tal cisto se rompe, podem ocorrer dor, edema distal e empastamento muscular, às vezes com algum grau de rubor na panturrilha. Essa apresentação pode simular um quadro de trombose venosa profunda, necessitando de exame de Doppler venoso para o diagnóstico diferencial. A rotura do cisto de Baker também pode cursar com equimose em formato de meia-lua na região perimaleolar, o que auxilia neste diagnóstico diferencial.

Os movimentos testados no exame dos joelhos são a flexão (135°) e a extensão (< 10°), os quais devem ser realizados de forma ativa e passiva. Existe um movimento mínimo de rotações medial e lateral do joelho quando fletido.

Para a pesquisa de derrame articular, as duas manobras semióticas principais estão descritas a seguir.

▶ **Pesquisa do sinal da tecla (Figura 11.32A).** O paciente deve estar em decúbito dorsal, com o joelho estendido e a musculatura relaxada. O examinador deve estabilizar o joelho com uma das mãos enquanto pressiona a patela com um dedo da mão oposta, verificando o movimento da patela e seu contato com os côndilos femorais. Em caso de derrame articular moderado ou volumoso, a patela move-se superoinferiormente, retornando à posição inicial, semelhante ao movimento de uma tecla de piano.

▶ **Manobra de ordenha.** Utilizada para a pesquisa de derrame articular de pequeno volume. O examinador procura mobilizar todo o líquido intracavitário para o centro da articulação, mantendo sua mão pressionando a região proximal à patela para impedir o retorno do líquido. Nessa posição, o examinador pressiona a face lateral da articulação patelofemoral e procura identificar alguma distensão capsular na face medial, ou mesmo

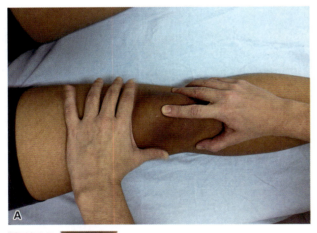

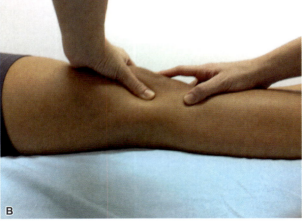

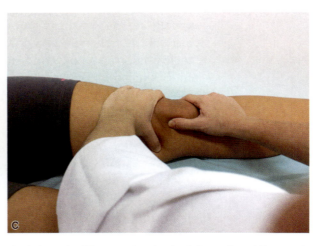

Figura 11.32 Avaliação de derrame articular: (**A**) pesquisa do sinal da tecla; (**B**) pesquisa do sinal da onda; e (**C**) manobra de ordenha.

a sensação de uma onda líquida tocando o seu dedo. Pode-se repetir a última etapa na direção contrária, tentando mobilizar o líquido da porção medial para que seja percebido à palpação lateral.

As lesões ligamentares são frequentes nos joelhos, principalmente em atletas que submetem a articulação a grandes cargas. Para a pesquisa de lesão dos ligamentos cruzados (Figura 11.33), coloca-se o paciente em decúbito dorsal, com o joelho fletido a 90°. Apoiam-se as mãos sobre a panturrilha, posicionando os polegares sobre a interlinha femorotibial anterior. Nessa posição, traciona-se a perna para a frente e, em seguida, para trás, observando a presença de dor ou desalinhamento tibiofemoral. Havendo deslocamento posterior da perna – **sinal da gaveta posterior** –, suspeita-se de lesão do ligamento cruzado posterior, ao passo que o deslocamento anterior – **sinal da gaveta anterior** – sugere lesão do cruzado anterior.

Para a pesquisa de lesão de menisco, pode-se realizar o **teste de compressão de Apley**. Neste, o paciente posiciona-se em decúbito ventral com o joelho fletido a 90°. O examinador realiza a compressão axial sobre o pé do paciente, associada a rotações interna e externa da perna. Se houver dor ou estalido na interlinha articular durante a rotação interna da perna, suspeita-se de lesão do menisco lateral. Se as alterações ocorrerem durante a rotação externa, entende-se como provável lesão do menisco medial.

Quando a suspeita é de lesão dos ligamentos colaterais do joelho, tenta-se forçar a lateralização da perna, fixando a coxa (Figura 11.34). Se houver movimento significativo da perna em direção medial, suspeita-se de lesão do ligamento colateral lateral. Se houver movimentação significativa em sentido lateral, a suspeita é de lesão do ligamento colateral medial. A presença de dor durante essas manobras também deve ser valorizada. Outra manobra para avaliar esses mesmos ligamentos é o **teste de tração de Apley**, geralmente realizado após o teste de compressão de Apley. Posiciona-se o paciente em decúbito ventral, com o joelho fletido a 90°. O examinador estabiliza a coxa contra a mesa de exame enquanto traciona verticalmente a perna. À tração, associam-se os movimentos de rotações interna e externa da perna. A ocorrência de dor à rotação externa da perna sugere lesões do ligamento colateral medial. Se a queixa ocorrer à rotação interna, suspeita-se de lesão do ligamento colateral lateral.

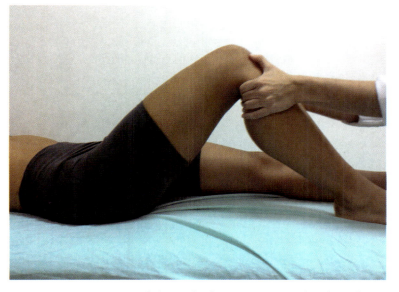

Figura 11.33 Pesquisa de lesão dos ligamentos cruzados do joelho.

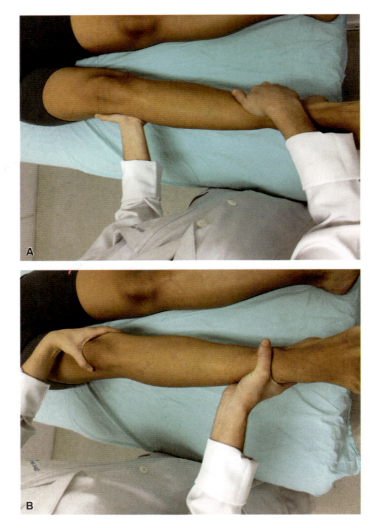

Figura 11.34 Pesquisa de lesões dos ligamentos colaterais do joelho: medial (**A**); lateral (**B**).

As bursas presentes no joelho também podem apresentar alterações. Na bursite pré-patelar, há edema flutuante superficial à metade inferior da patela e à metade superior do ligamento patelar. Já na bursite infrapatelar, o edema surge em ambos os lados do ligamento patelar, próximo à tuberosidade tibial.

Tornozelos e pés

Os tornozelos (articulações tibiotársicas) e os pés suportam grande carga e são sítios frequentes de pequenos traumas, muitas vezes em consequência a pisos irregulares e ao uso de sapatos inadequados (Figura 11.35). Dessa forma, os pés são locais frequentes de queixas de dor ou desconforto por sobrecarga mecânica, especialmente na presença de excesso de peso, alterações estruturais (como pé plano e hálux valgo/joanete) e erros de marcha. Já os tornozelos, apesar de toda a carga suportada, não costumam apresentar alterações degenerativas e são poupados pela osteoartrite primária. Além das condições mecânicas, as articulações dos pés também são frequentemente acometidas por artropatias inflamatórias, tais como gota e artrite reumatoide. Na gota, a artrite da articulação metatarsofalangiana do hálux recebe a denominação **podagra** (Figura 11.36). Além de bastante frequente, é uma manifestação característica dessa enfermidade.

Muitas vezes, a avaliação da sola de um sapato usado frequentemente acrescenta informações importantes ao exame osteoarticular, não apenas dos pés. Por exemplo, um desgaste heterogêneo da sola pode indicar um erro de marcha que seja, em última instância, a causa das queixas álgicas na coluna de um paciente.

O exame dos pés e tornozelos deve contemplar suas faces dorsal e ventral, sob visão anterior, lateral e posterior, em diferentes condições: com o paciente em decúbito ou com os pés pendentes (sem carga), em ortostase (com carga) e durante a marcha. Avaliações mais detalhadas dos pés costumam considerar três subdivisões: retropé (tálus e calcâneo), mediopé (navicular, cuboide e 3 cuneiformes) e antepé (metatarsos e falanges).

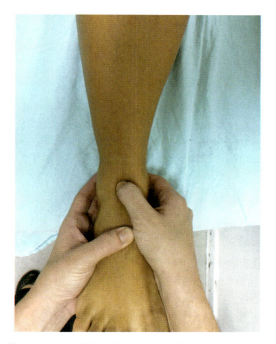

Figura 11.35 Palpação da articulação tibiotársica.

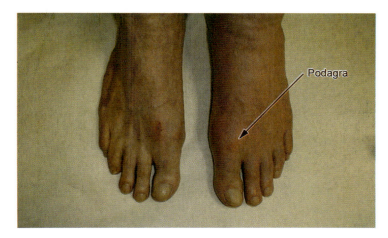

Figura 11.36 Artrite metatarsofalangiana do primeiro pododáctilo na gota: podagra.

À inspeção, algumas observações são fundamentais, como o desenho dos arcos fisiológicos do pé. A redução do arco longitudinal medial resulta no chamado "pé plano", variação bastante prevalente na população. Já a sua acentuação resulta no pé cavo. O arco transverso anterior é frequentemente esquecido no exame físico, mas sua atenuação aumenta a largura do antepé e modifica a distribuição da pressão nesta área. Também deve ser observada a existência de alteração do alinhamento dos pododáctilos, como valgismo do primeiro, varismo do quinto e deformidade em martelo. A presença de calosidades, mais comuns na face plantar, pode indicar problemas na distribuição da pressão sobre a área envolvida e seu entorno. Durante a marcha, deve-se avaliar o comportamento dos arcos do pé e do tornozelo, verificando se ocorre queda do arco longitudinal e pronação tibiotársica. Se for identificado edema, é fundamental diferenciar entre o derrame articular e o edema subcutâneo. Neste último, pode-se identificar a presença do sinal do cacifo.

A palpação do tornozelo deve ser realizada com o pé pendente, palpando-se a interlinha tibiotársica, principalmente nas suas porções anteromedial e anterolateral, durante pequena flexão plantar. A palpação do pé incluirá os seguintes pontos:

- Faces medial e lateral da interlinha subtalar durante inversão e eversão do pé, à pesquisa de dor e edema
- Face dorsal das metatarsofalangianas, também à pesquisa de dor e edema
- Fáscia plantar, especialmente sob o retropé, à pesquisa de dor
- Tendão de Aquiles: a palpação da sua inserção e/ou sua extensão pode ser dolorosa, caracterizando a tendinopatia do aquileu. Esta pode ter etiologia inflamatória, como nas espondiloartrites, ou mecânica, por sobrecarga. Nódulo reumatoide e tofo gotoso também podem se localizar sobre o tendão de Aquiles.

A avaliação dos movimentos ativo e passivo também deve ser realizada com os pés pendentes:

- Articulação tibiotársica: flexão ou flexão plantar (40 a 50°) e extensão ou dorsiflexão (15 a 25°)
- Articulação subtalar: inversão (30°) e eversão (20°)
- Articulações intertársicas: inversão e eversão – o examinador deve estabilizar o retropé com uma das mãos enquanto segura o mediopé com a outra, e realiza os movimentos
- Metatarsofalangianas: flexão, extensão, abdução e adução
- Interfalangiana do primeiro dedo e interfalangianas proximais: flexão e extensão
- Interfalangianas distais: flexão e extensão (avaliação passiva).

A seguir, são descritas algumas manobras importantes na avaliação dos pés.

▶ **Teste de compressão das metatarsofalangianas –** *squeeze test* **(Figura 11.37).** O examinador comprime o antepé do paciente na linha das metatarsofalangianas, em sentido laterolateral. Se houver queixa de dor, deve-se considerar possibilidade diagnóstica de uma artropatia inflamatória, especialmente a artrite reumatoide, procedendo-se avaliação mais detalhada. Em alguns casos, pode ocorrer dor por sobrecarga mecânica ou alterações degenerativas – o teste vem sendo recomendado como triagem, não devendo ser considerado como conclusivo.

▶ **Teste da ponta dos pés.** O paciente posiciona-se em ortostase enquanto o examinador o observa posteriormente. Solicita-se ao paciente que se apoie apenas sobre os antepés. Ao retirar os calcanhares do chão, deve ser observada discreta supinação dos tornozelos. A incapacidade de realizar o movimento ou a não supinação do retropé indica alteração

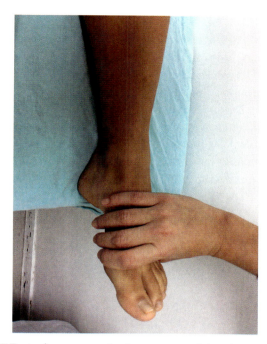

Figura 11.37 Teste de compressão das metatarsofalangianas – *squeeze test*.

de uma das seguintes estruturas: tendão de Aquiles, inervação do tibial posterior ou mobilidade subtalar.

▶ **Teste de Thompson-Doherty.** Com o intuito de examinar a integridade do tendão de Aquiles, posiciona-se o paciente em decúbito dorsal, com os pés pendentes para fora da maca. O examinador deve comprimir a panturrilha do paciente. Em condições normais, esta compressão é acompanhada de flexão plantar do pé ipsilateral. No entanto, se houver rotura do tendão de Aquiles, esse movimento não ocorre.

PONTOS-CHAVE DO EXAME FÍSICO DO APARELHO OSTEOARTICULAR

1. Qualquer etapa do exame físico deve ser vista como uma ferramenta diagnóstica ou de acompanhamento a favor do paciente; portanto, a favor da intenção médica de ajudar o paciente. O exame osteoarticular não deve causar desconforto ou insegurança a nenhuma das partes.
2. A sistematização do exame osteoarticular tem como objetivo a criação de um hábito, garantindo que todas as etapas sejam lembradas de forma quase inconsciente, automática.
3. O conhecimento dos movimentos de cada articulação é fundamental para a realização do exame osteoarticular. Para os que temem ou evitam essa etapa do exame, é importante lembrar que um conhecimento mínimo dos movimentos possíveis e suas respectivas referências de normalidade é praticamente natural a todos, médicos e pacientes, por experiência do dia a dia, desde a infância.
4. A comparação dos segmentos homólogos é muito importante, podendo ajudar na identificação de alterações sutis.

5. Em pacientes sem queixas musculoesqueléticas, em consultas de rotina, o exame osteoarticular básico pode ser bastante sucinto, acrescentando não mais do que alguns minutos ao exame físico geral (ver sugestão de roteiro adiante). Por exemplo, não havendo queixa ou limitação de amplitude à movimentação ativa de uma articulação, pode-se seguir para a avaliação da próxima articulação em sequência.

6. Em pacientes com queixas muito específicas de enfermidades localizadas, pode-se realizar um exame osteoarticular detalhado do segmento em questão e mais básico das demais regiões anatômicas.

7. Em casos de queixas inespecíficas, suspeita de artropatia inflamatória com potencial de acometimento poliarticular ou acompanhamento de doenças reumáticas, o exame deve ser tão detalhado quanto possível.

SUGESTÃO DE ROTEIRO PRÁTICO PARA EXAME OSTEOARTICULAR BÁSICO, COM MÍNIMA MOVIMENTAÇÃO DO PACIENTE

- Paciente sentado
  - Início do exame, avaliação de mucosas, cavidade oral → **articulações temporo-mandibulares**
  - Pescoço, ausculta pulmonar → **ombros, cotovelos e mãos**
- Paciente deitado:
  - Aparelho cardiovascular, abdome → **quadris, joelhos, tornozelos, pés e manobra de Lasègue**
- Paciente em pé:
  - **Coluna e marcha.**

12

Semiologia do Paciente Geriátrico

Rodrigo Serafim

INTRODUÇÃO

O mundo está em acelerado processo de envelhecimento. Em 2012, 810 milhões de pessoas tinham 60 anos de idade ou mais, constituindo 11,5% da população global. Provavelmente já alcançamos 1 bilhão de idosos e existe a perspectiva que este número duplique em 2050, alcançando 2 bilhões de pessoas ou 22% da população global.

A população idosa apresenta múltiplas comorbidades e alterações degenerativas crônicas que podem confundir ou mascarar condições agudas. Frequentemente, as patologias podem ser desapercebidas, e o diagnóstico correto pode ser um desafio. Discutiremos adiante as peculiaridades da semiologia do paciente idoso, com o objetivo de aprimorar a técnica diagnóstica nesta população.

AVALIAÇÃO GERIÁTRICA AMPLA

O objetivo da avaliação geriátrica ampla (AGA) é complementar o exame clínico tradicional e melhorar a precisão diagnóstica. É sempre multidimensional, frequentemente interdisciplinar, e tem por objetivo determinar não apenas os diagnósticos clínicos, mas também as deficiências e as incapacidades apresentadas pelo idoso. A AGA difere do exame clínico padrão por enfatizar a avaliação da capacidade funcional, da qualidade de vida e por se basear em escalas e testes quantitativos.

A estrutura e os componentes da AGA variam muito, dependendo da equipe e do local onde é realizada – se em hospital, instituição de longa permanência, pronto-socorro ou ambulatório. Recomenda-se que haja uma equipe interdisciplinar que possa ir além do foco médico, mas incluir avaliação funcional, social, psicológica, nutricional e farmacológica.

ANAMNESE

A anamnese do paciente idoso apresenta peculiaridades que a tornam complexa e, muitas vezes, confundem os diagnósticos. Inicialmente, é importante determinar potenciais barreiras à coleta de informações como, por exemplo, déficits cognitivos e educacionais, depressão, hipoacusia ou afasia. O médico deverá determinar a necessidade da permanência de acompanhantes para coleta da história.

A anamnese tradicional é focada nos sintomas, entretanto, os pacientes idosos frequentemente apresentam alterações funcionais em vez de sintomas específicos. A febre e a dor são substituídas por falta de apetite ou energia, confusão, quedas ou recusa para sair da cama. Uma alteração funcional pode ser o único sintoma de uma infecção ou fratura. Assim, a queixa principal do paciente pode não representar a real morbidade da condição clínica. Alterações súbitas na função nunca devem ser atribuídas somente à velhice e merecem investigações aprofundadas.

A realização da anamnese dirigida é de especial importância nos pacientes idosos. Como muitos são oligossintomáticos ou até mesmo podem não informar espontaneamente os sintomas, a revisão dos sinais e sintomas complementa a história da doença atual (HDA).

Embora seja de costume obter a HDA após a queixa principal, em alguns casos, esse procedimento pode ser ineficaz para obter a história do paciente geriátrico. Devido à grande complexidade médica, muitas vezes, só se consegue entender a HDA ou formular hipóteses diagnósticas após a coleta da história médica pregressa. Para entender uma queixa principal de uma queda, por exemplo, deve-se ter conhecimento de acidente vascular cerebral prévio, artrite e terapia com antidepressivos, a fim de obter uma história eficaz e centralizada das quedas. O médico precisa determinar qual é o melhor procedimento, a depender do paciente e da queixa em questão.

A história social é importante para determinar riscos ambientais, suporte familiar e seu nível de independência. O uso de escalas diagnósticas pode auxiliar na determinação do nível de incapacidade ou dependência de forma mais objetiva.

EXAME FÍSICO

O exame físico de pessoas idosas tende a apresentar muito mais achados anormais e requer uma busca minuciosa por alterações que podem ser oligossintomáticas. A própria aparência geral do paciente, o odor e as roupas podem fornecer pistas para a presença de problemas endócrinos, cognitivos e nutricionais (Quadro 12.1).

A seguir, cada sistema será abordado separadamente.

Pele

A pele deve ser inspecionada para que se detecte a presença de câncer, escaras, evidência de feridas e hematoma, sugerindo quedas ou abuso. Há atrofia da epiderme, dos

Quadro 12.1 Inspeção geral do paciente idoso.

Etapas	Observado
Observe aspecto pessoal e higiene	Observe se a roupa está adequada e limpa, se o cabelo está limpo e as unhas, aparadas
Apresente-se com um aperto de mão	Observe se a expressão facial do paciente e se ele estabelece contato visual
Coloque-se ao alcance da visão do paciente e explique o motivo de estar ali	O paciente escuta e parece entender
Observe pele e fâneros, movimentos e velocidade	Sulcos e rugas na fronte estão presentes e profundos, cabelos grisalhos, secos, quebradiços. O caminhar ocorre com redução da amplitude da marcha, corpo discretamente fletido para a frente, pés abduzidos e passos pequenos. Observe a entrada do paciente no consultório.
Confira desenvolvimento físico	Altura, peso e simetria

folículos pilosos e glândulas sudoríparas. Isso resulta em uma pele frágil e xerodérmica, com maior dificuldade para cicatrização de feridas. Além disso, existe perda gradual do tecido subcutâneo, com maior predisposição à hipotermia e ao surgimento de úlceras de pressão devido à perda do coxim lipídico.

É frequente o surgimento de máculas amarronzadas comumente encontradas em dorso, braços e face, e ocorre pela hiperplasia epidérmica com aumento da produção de melanócitos, chamadas de lentigos ou manchas senis (Figura 12.1). A queratose actínica é uma lesão também frequente, composta por uma pápula ou placa de hiperqueratose com coloração que pode variar de amarelo a marrom. É interessante manter acompanhamento, pois algumas podem evoluir com malignização (Figura 12.2).

Há degeneração das fibras elásticas e do colágeno, o que resulta em perda de elasticidade e fragilidade capilar, levando a pequenos sangramentos (púrpuras senis) (ver Figura 12.1).

Com o tempo, as unhas deixam de crescer rapidamente, perdem o brilho, se tornam mais grossas, mas se quebram com facilidade.

Com a diminuição dos folículos pilosos, pode haver perda de pelos nos locais habituais; no entanto, com a redução do estrogênio, é comum o surgimento de pelos mais proeminentes em queixo e região supralabial.

Face

Deve ser pesquisada a presença de assimetrias, cuja principal causa é a ausência de dentes, o que muitas vezes dificulta o diagnóstico diferencial com síndromes neurológicas. É necessário observar a presença de discinesias orofaciais ou bucolinguais, principalmente relacionadas com doença de Parkinson, uso de levodopa ou fármacos antidopaminérgicos. A artéria temporal deve ser palpada, sendo a ausência de pulso sugestiva de arterite temporal se houver história clínica compatível.

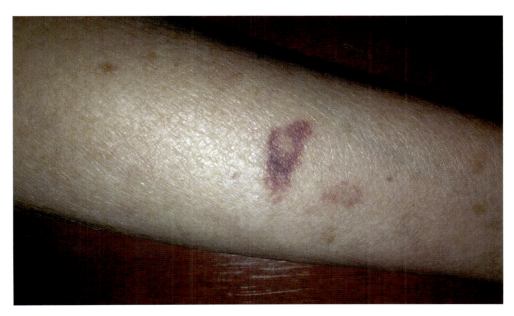

Figura 12.1 Lentigos e púrpuras senis. Observa-se a presença de púrpura senil no centro da foto e pequenas manchas amarronzadas (lentigos ou manchas senis) nas periferias.

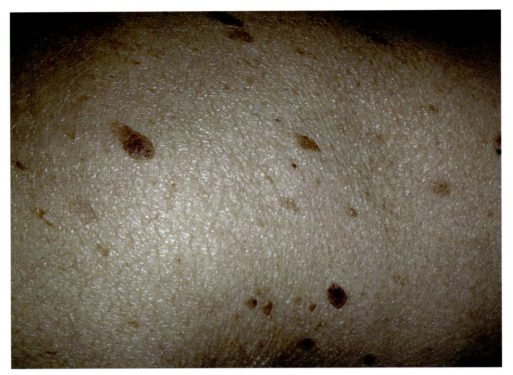

Figura 12.2 Queratose actínica.

Olhos

Pode haver ptose palpebral senil uni ou bilateral sem que haja maior significado clínico. Observa-se a presença de arco senil, um anel esbranquiçado no perímetro da córnea sem que haja significado patológico. A pupila pode ter pequenas diferenças de tamanho, e o tempo de relaxamento e acomodação pode ser um pouco maior, mas a reação à luz é preservada. O exame de fundo de olho pode ser prejudicado pela presença de catarata, mas, mesmo assim, deve ser realizado.

Cavidade oral

É muito importante a inspeção da cavidade oral, pois alterações são causas frequentes de hiporexia e desnutrição em idosos. Deve-se procurar por lesões relacionadas com prótese dentária, má adaptação desta e cáries. Solicita-se que a prótese dentária seja retirada para melhor inspeção.

As principais mudanças que ocorrem na boca são: atrofia gengival, deixando ao ar livre a raiz do dente; calcificação progressiva da dentina (tecido conjuntivo diferenciado, secretado pela polpa do dente) durante a vida, diminui a sensibilidade à dor nos dentes e mudanças na cor dos dentes por perda irreversível do esmalte (tornam-se amarelo).

Mudanças também ocorrem nas glândulas salivares. A secreção salivar diminui por degeneração do epitélio que reveste as glândulas, produzindo muco e saliva em menor quantidade e mais espessa (podendo levar a xerostomia).

As estruturas periodontais nas gengivas, osso alveolar, membrana periodontal e cimento ocasionam alterações fibróticas e isquêmicas. O trabalho dos osteoblastos e fibroblastos não é muito ativo, ocasionando maior tempo para reparar o desgaste diário.

Ouvidos

Com a degeneração do órgão de Corti, ocorre a presbiacusia ou perda de audição associada à idade, relacionada principalmente com menor sensibilidade aos sons de alta frequência e dificuldade de discriminação dos sons (ouve, mas não entende). O teste do sussurro pode ser realizado à cabeceira do leito e consiste em pronunciar palavras à distância de 60 cm de cada ouvido. Outros testes, como o de Rinne e Weber, têm papel limitado nessa faixa etária, pois sua confiabilidade depende da cognição e da cooperação dos pacientes.

Em aproximadamente uma a cada três pessoas entre 65 e 74 anos de idade, e em cerca de metade daquelas com 85 anos de idade ou mais, há ocorrência de perda auditiva capaz de interferir na vida diária, sendo frequentes os tampões de cera e a hipoacusia secundária.

A otoscopia é um exame simples e pode diagnosticar situações comuns como impactação de cerume. Uma prega oblíqua no lobo da orelha, frequentemente bilateral (sinal de Lichtenstein), costuma ser observada na idade avançada, sendo considerada possível marcador externo de aterosclerose (Figura 12.3).

Sistema cardiovascular

É comum que alterações degenerativas valvares levem ao surgimento de sopros (em 55% dos pacientes) e de arritmias ou distúrbios de condução. Pela perda de elasticidade da aorta ocorre maior prevalência de hipertensão sistólica.

Embora importante na avaliação de pacientes jovens, o *ictus cordis* é palpado em 35% dos idosos hospitalizados. Com o avançar dos anos, torna-se cada vez mais difícil a sua

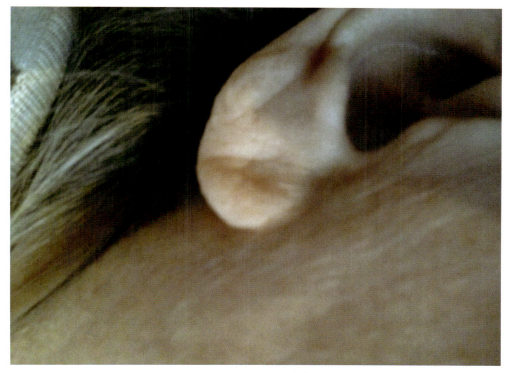

Figura 12.3 Linha oblíqua no lobo da orelha.

palpação, particularmente em indivíduos com 80 anos ou mais de idade. Os distúrbios musculoesqueléticos frequentes no idoso, como a cifoescoliose e o enfisema pulmonar, afetam a sua localização. Deste modo, na idade avançada, o *ictus cordis* não constitui marcador clínico confiável na avaliação da área cardíaca. Esses mesmos fatores referidos dificultam a palpação de bulhas e frêmitos nos idosos. Outra variação frequente é o desdobramento paradoxal da segunda bulha, cujas causas, em idosos, podem ser a sobrecarga de ventrículo esquerdo, a estenose aórtica grave, a miocardiopatia dilatada ou hipertrófica, a isquemia miocárdica aguda, o bloqueio de ramo esquerdo, o marca-passo artificial ou os ritmos ectópicos originados no ventrículo direito.

O edema sacral pode ser a única manifestação de IC congestiva em idosos restritos ao leito, sendo sinal frequentemente negligenciado.

Há maior tendência à hipotensão postural em virtude da menor sensibilidade dos barorreceptores e pressorreceptores aórticos e carotídeos, menor resposta ventricular e menor volume intravascular. É importante aferir a pressão arterial com o paciente deitado, sentado e em pé, com intervalo de até 3 minutos entre as aferições.

Abdome

Deve-se observar na palpação abdominal mais probabilidade de se encontrar massas pulsáteis causadas por aneurisma da aorta e fezes. O abdome agudo em idosos pode advir sem rigidez intensa da parede abdominal, sendo até mais comum o aparecimento de distensão abdominal. Essa alteração pode ser atribuída à fraqueza da parede abdominal e à distensão de alças intestinais verificadas na peritonite. O fígado em idosos pode ser palpável devido a anormalidades da caixa torácica e não ser indicativo de insuficiência cardíaca direita ou de hepatopatias.

Sistema respiratório

Há menor capacidade de tolerar exercício e aumento da incidência de fibrose e de doenças pulmonares crônicas. As cartilagens costais contêm calcificações e a coluna apresenta cifose dorsal com aumento do diâmetro anteroposterior do tórax, diminuindo a elasticidade da parede muscular. Essas mudanças afetam consideravelmente as atividades físicas que o idoso pode realizar.

Sistema renal e vias urinárias

Cerca de 50% dos néfrons desaparecem entre os 30 e os 70 anos de idade e a taxa de filtração glomerular decai 8 mℓ/min a cada 10 anos. É provável que a diminuição da função renal seja explicada por diminuição do fluxo renal em torno de 10% por década nos adultos, maior permeabilidade da membrana glomerular, menor superfície disponível de filtração e aumento do uso de nefrotóxicos em função da idade. As vias urinárias são afetadas por uma maior tendência à produção de cálculos. Nos homens, pode ocorrer obstrução prostática pelo crescimento da glândula e, nas mulheres, o surgimento de incontinência urinária.

Sistema digestivo

Ocorre diminuição da capacidade de perceber os sabores doces e salgados (principalmente este último). Além disso, a perda dentária dificulta o consumo de alguns alimentos, portanto, a OMS tem a meta de que os idosos possam conservar 20 a 22 dentes nessa etapa da vida. Cerca de 10% dos octogenários perdem a coordenação dos músculos esofágicos, e a debilidade do diafragma torna mais frequente a existência de hérnias hiatais. As alterações na mucosa gástrica e nas glândulas digestivas provocam diminuição da capacidade funcional digestiva e alentecimento do esvaziamento gástrico, levando à saciedade precoce. A diminuição da motilidade intestinal, a superfície intestinal útil para absorção, a capacidade de transporte de nutrientes e a redução do fluxo sanguíneo entre a célula mucosa e a veia porta alteram a capacidade global de digestão e absorção. É muito comum a presença de intolerância à lactose nesta faixa etária.

Sistema musculoesquelético

Com o envelhecimento, ocorre a diminuição da massa muscular esquelética, principalmente das fibras tipo II (de força), que pode decrescer de 45% aos 20 anos de idade para 27% aos 70 anos de idade. Essa perda gradativa é conhecida como sarcopenia, que indica a perda de massa, força e qualidade do músculo esquelético e que tem impacto significante na saúde pública pelas suas consequências funcionais. A perda de força muscular é a principal responsável pela deterioração na mobilidade e na capacidade funcional do indivíduo que está envelhecendo.

Há diminuição da massa óssea, e uma condição chamada de osteopenia e osteoporose é mais frequente. Essas alterações ocorrem principalmente devido a alterações no metabolismo ósseo, causas endócrinas, ingestão deficiente de cálcio e vitamina D. Essas alterações aparecem principalmente nas mulheres, cujos ossos perdem cerca de 40% do cálcio no decorrer de sua vida, sendo que a metade disso se perde nos 5 primeiros anos após a menopausa e o restante, após os 60 anos de idade. A osteoporose ocorre tipicamente no quadril, fêmures e vértebras e está associado a um maior risco de fratura e maior morbimortalidade.

Sistema nervoso

Entre os 45 e os 85 anos de idade, o peso do cérebro diminui cerca de 12%. Há também diminuição do número de neurônios, tornando mais difícil a aprendizagem, sobretudo nos lóbulos frontais e temporais. Há diminuição dos reflexos e menor capacidade de memória (principalmente as memórias de trabalho e a curto prazo). No cérebro, são observadas mudanças degenerativas que acarretam atrofia do córtex cerebral e dilatação ventricular. Também ocorre lentidão nas funções sensorimotoras. Há diminuição da síntese de catecolaminas, peptídeo intestinal vasoativo (VIP) e substância P; os receptores de catecolaminas, serotonina e opioides também têm redução. As mudanças nesses neurotransmissores e seus receptores não implicam, necessariamente, alterações intelectuais e comportamentais (Figura 12.4).

Alteração dos reflexos e do tônus muscular podem ser a única alteração de acidentes vasculares prévios, compressões medulares, doença de Parkinson ou parkinsonismos.

Membros inferiores

As extremidades devem ser examinadas para a presença de artrite, restrição de movimentos e deformidades ou calor, sugerindo a doença de Paget. O edema dependente é

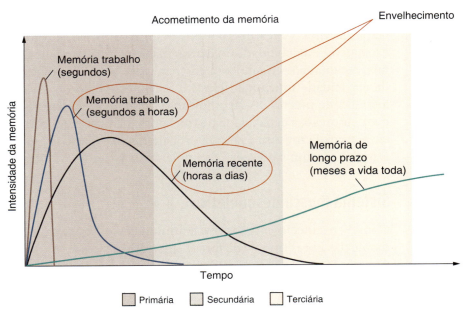

Figura 12.4 Descrição esquemática dos diferentes tipos de memória. O gráfico descreve esquematicamente os diferentes tipos de memória e sua relação com o tempo. Com o envelhecimento, a memória de trabalho e a memória recente tornam-se mais alentecidas, porém não interfere nas atividades de vida diária.

comum e mais frequentemente causado por insuficiência venosa crônica, mas é necessário ser diferenciado da insuficiência cardíaca congestiva.

Os pés devem ser inspecionados para observar se as unhas estão sendo cuidadas, se há presença de calos, deformidades e pulsos periféricos.

AVALIAÇÃO DAS PRINCIPAIS SÍNDROMES GERIÁTRICAS

É importante que seja incluído na avaliação geriátrica o rastreio das principais síndromes responsáveis por maior morbidade no idoso. Esta avaliação será pautada nos sintomas ou eventos a serem investigados e que necessitam ser pesquisados ativamente. Importante lembrar que, muitas vezes, o idoso não se queixa ou não consegue expressar espontaneamente sinais ou sintomas clássicos.

Depressão

Trata-se de uma condição frequente (presente em cerca de 10% dos idosos) e frequentemente subdiagnosticada. O idoso tem resistência a expressar os sintomas e, muitas vezes, o comportamento depressivo é interpretado erroneamente pela família e sociedade como parte do envelhecimento. Assim, é importante buscarmos os sintomas ativamente.

Os principais sintomas relacionados com a depressão são: humor deprimido; anedonia – interesse diminuído ou perda de prazer para realizar as atividades de rotina; sensação de inutilidade ou culpa excessiva; dificuldade de concentração: habilidade frequentemente diminuída para pensar e concentrar-se; fadiga ou perda de energia; distúrbios do sono: insônia ou hipersonia praticamente diárias; problemas psicomotores: agitação ou retardo psicomotor; perda ou ganho significativo de peso, sem dieta alimentar; ideias recorrentes de morte ou suicídio:

- Depressão menor: dois a quatro sintomas por 2 ou mais semanas, incluindo estado deprimido ou anedonia
- Distimia: três ou quatro sintomas, incluindo estado deprimido, durante 2 anos, no mínimo
- Depressão maior: cinco ou mais sintomas por 2 semanas ou mais, incluindo estado deprimido ou anedonia.

A ferramenta chamada de escala de depressão geriátrica de Yesavage (GDS) é útil para o rastreio, mas necessita sempre ser confirmada com uma avaliação clínica (Quadro 12.2).

Quedas

Trata-se de um problema frequente e que causa grande morbidade à população idosa. Entre os pacientes que caem, dois terços cairão novamente nos 6 meses subsequentes. Fraturas ocorrem a 24,3% das vezes e hospitalização, 6% das vezes.

Ainda serão necessárias ferramentas ideais para definir os pacientes que irão cair, mas algumas medidas indiretas são importantes e podem dar uma ideia de risco.

O exame neurológico e a pesquisa de hipotensão postural é fundamental, e algumas ferramentas de rastreio podem ajudar:

- **Teste *get up and go*:** o paciente é solicitado a levantar-se de uma cadeira, deambular 3 m, retornar e assentar-se novamente. Adultos independentes realizam este teste em 10 segundos ou menos e pacientes com independência em transferências básicas realizam em 20 segundos ou menos.

Quadro 12.2 Escala de depressão geriátrica (Yesavage).

PERGUNTE: DATA:

1- O(A) senhor(a) está basicamente satisfeito(a) com a sua vida?	S	**N**
2- O(A) senhor(a) deixou muitos de seus interesses e atividades?	**S**	N
3- O(A) senhor(a) sente que sua vida está vazia?	**S**	N
4- O(A) senhor(a) se aborrece com frequência?	**S**	N
5- O(A) senhor(a) se sente de bom humor a maior parte do tempo?	S	**N**
6- O(A) senhor(a) tem medo que algum mal lhe aconteça?	**S**	N
7- O(A) senhor(a) se sente feliz a maior parte do tempo?	S	**N**
8- O(A) senhor(a) sente que sua situação não tem saída?	**S**	N
9- O(A) senhor(a) prefere ficar em casa a sair e fazer novas atividades?	**S**	N
10- O(A) senhor(a) se sente com mais problemas de memória do que a maioria?	**S**	N
11- O(A) senhor(a) acha maravilhoso estar vivo(a)?	S	**N**
12- O(A) senhor(a) se sente inútil nas atuais circunstâncias?	**S**	N
13- O(A) senhor(a) se sente cheio(a) de energia?	S	**N**
14- O(A) senhor(a) acha que sua situação é sem esperança?	**S**	N
15- O(A) senhor(a) sente que a maioria das pessoas está melhor que o(a) senhor(a)?	**S**	N
TOTAL		

1 ponto para cada resposta em negrito (S = sim; N = não). Escores maiores que 5 sugerem depressão. Utilizar critérios clínicos para diagnóstico.

- **Teste de alcance funcional:** consiste em pedir para o paciente ficar em pé em paralelo com a parede e pedir para que ele alcance 15 cm com a mão esticada, mantendo os pés fixos no chão (Figura 12.5).

No caso de atendimentos domiciliares, esta é uma importante oportunidade para avaliar o ambiente que cerca o paciente e os riscos domiciliares. A maior parte das quedas acontece em casa, nos cômodos mais frequentados e durante os horários de maior movimento.

Nos domicílios, deve-se observar a presença de obstáculos (cômodas, tapetes soltos, fios, falta de iluminação etc.), o uso de calçados adequados e a utilização de suportes de parede quando necessário, e orientar sobre possíveis atitudes de risco.

Fragilidade e sarcopenia

A fragilidade é um estado de vulnerabilidade fisiológica relacionada com o envelhecimento, não associado, necessariamente, a doenças. No entanto, resulta em comprometimento da reserva homeostática do organismo e capacidade reduzida de suportar estresse.

Cerca de 10% dos idosos podem ser considerados frágeis. Tal condição aumenta a suscetibilidade a desfechos adversos, tais como morbidades, dependência, quedas, hospitalização e mortalidade. Apesar de o diagnóstico depender de uma avaliação clínica, existem critérios que podem auxiliar no diagnóstico (Quadro 12.3).

O principal componente relacionado com a fragilidade é a perda de massa muscular (sarcopenia) e deve ser sempre investigada (Figura 12.6).

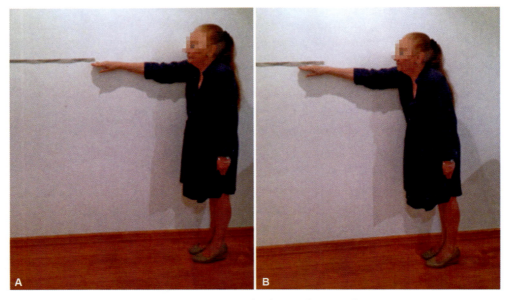

Figura 12.5 Teste de alcance funcional.

Quadro 12.3 Escala modificada para identificação de fragilidade.

Fadiga	Sensação de fadiga predominando na maior parte do tempo
Resistência	Habilidade para subir um lance de escada
Deambular	Habilidade para caminhar uma quadra
Comorbidade	Presença de cinco comorbidades ou mais
Perda de peso	Perda de peso corporal maior que 5%

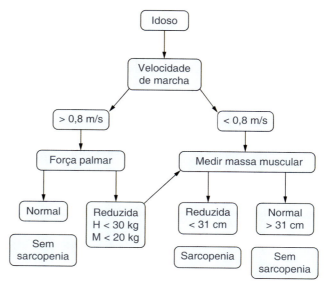

Figura 12.6 Avaliação de sarcopenia.

Incapacidade

O envelhecimento é um processo de perda gradual das funções orgânicas, o que pode resultar em morte ou incapacidade caso uma reserva orgânica adequada não tenha sido alcançada ou um evento agudo cause perda orgânica não recuperada (Figura 12.7).

A identificação precoce dos pacientes com declínio funcional é importante para pesquisa de fatores causadores e aplicação de intervenções para reabilitação.

A avaliação funcional pode ser realizada por meio de escalas apropriadas que permitem tanto o diagnóstico de incapacidade quanto a quantificação e o acompanhamento (Quadros 12.4 e 12.5).

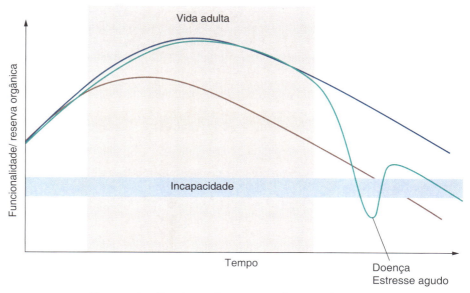

Figura 12.7 Simulação do processo de perda funcional.

334 Semiologia Médica

Quadro 12.4 Escala de atividades instrumentais de vida diária (Lawton).

1 – Você pode usar o telefone?	Sem ajuda	(3)
	Com alguma ajuda	(2)
	Você não consegue de maneira alguma usar o telefone	(1)
2 – Você pode ir a lugares distantes?	Sem ajuda	(3)
	Com alguma ajuda	(2)
	Você não consegue de maneira alguma viajar, a não ser se medidas especiais forem tomadas	(1)
3 – Você pode fazer compras no armazém ou mercado?	Sem ajuda	(3)
	Com alguma ajuda	(2)
	Você não consegue de maneira alguma sair para fazer qualquer compra	(1)
4 – Você pode preparar a sua própria refeição?	Sem ajuda	(3)
	Com alguma ajuda	(2)
	Você não consegue de maneira alguma preparar uma refeição	(1)
5 – Você pode fazer o trabalho doméstico?	Sem ajuda	(3)
	Com alguma ajuda	(2)
	Você não consegue de maneira alguma fazer qualquer trabalho doméstico	(1)
6 – Você pode fazer seus próprios trabalhos manuais?	Sem ajuda	(3)
	Com alguma ajuda	(2)
	Você não consegue de maneira alguma fazer qualquer trabalho manual	(1)
7 – Você pode lavar a sua própria roupa?	Sem ajuda	(3)
	Com alguma ajuda	(2)
	Você não consegue de maneira alguma lavar qualquer roupa	(1)
8 – Você pode ou poderia tomar seus remédios?	Sem ajuda (nas doses certas, no horário certo)	(3)
	Com alguma ajuda (se alguém lembrá-lo de tomar ou se alguém preparar)	(2)
	Você não consegue ou não conseguiria de maneira alguma tomar seus remédios	(1)
9 – Você administra o seu próprio dinheiro?	Sem ajuda	(3)
	Com alguma ajuda	(2)
	Você não consegue de maneira alguma administrar o seu próprio dinheiro	(1)
TOTAL		

O escore máximo é de 27, mas os escores têm valor evolutivo apenas para um paciente em particular.

Quadro 12.5 Escala de atividades instrumentais de vida diária (Katz).

Atividades Pontos (1 ou 0)	Independência (1 ponto) SEM supervisão, orientação ou assistência pessoal	Dependência (0 ponto) COM supervisão, orientação, ou assistência pessoal ou cuidado integral
Banhar-se Pontos: _____	(1 ponto) Banha-se completamente ou necessita de auxílio somente para lavar uma parte do corpo, como as costas, genitais ou uma extremidade incapacitada	(0 ponto) Necessita de ajuda para banhar-se em mais de uma parte do corpo, entrar e sair do chuveiro ou banheira ou requer assistência total no banho
Vestir-se Pontos: _____	(1 ponto) Pega as roupas do armário e veste as roupas íntimas, externas e cintos. Pode receber ajuda para amarrar os sapatos	(0 ponto) Necessita de ajuda para vestir-se ou necessita ser completamente vestido
Ir ao banheiro Pontos: _____	(1 ponto) Dirige-se ao banheiro, entra e sai deste, arruma suas próprias roupas, limpa a área genital sem ajuda	(0 ponto) Necessita de ajuda para ir ao banheiro, limpar-se ou usa urinol ou comadre
Transferência Pontos: _____	(1 ponto) Senta-se/deita-se e levanta-se da cama ou cadeira sem ajuda. Equipamentos mecânicos de ajuda são aceitáveis	(0 ponto) Necessita de ajuda para sentar-se/deitar-se e levantar-se da cama ou cadeira
Continência Pontos: _____	(1 ponto) Tem completo controle sobre suas eliminações (urinar e evacuar)	(0 ponto) É parcial ou totalmente incontinente do intestino ou da bexiga
Alimentação Pontos: _____	(1 ponto) Leva a comida do prato à boca sem ajuda. Preparação da comida pode ser feita por outra pessoa	(0 ponto) Necessita de ajuda parcial ou total com a alimentação ou requer alimentação parenteral

Avaliação cognitiva

Estima-se que 10 a 20% dos idosos apresentam perda cognitiva maior que a esperada para a idade, porém sem impacto significativo nas atividades de vida (comprometimento cognitivo leve). A prevalência de demência em maiores de 65 anos de idade é de 5%, aumentando para 35 a 40% aos 85 anos de idade.

No entanto, as queixas cognitivas podem não ser referidas pelos pacientes ou até mesmo não percebidas pelos familiares. Os idosos com demência podem ter percepção errada sobre si mesmo e não se incomodar com déficits cognitivos (anosognosia); é importante a realização de testes cognitivos para rastreio e auxílio diagnóstico.

Alguns testes cognitivos são simples e, apesar de necessitarem de treinamento, são fáceis de serem aplicados:

- **Teste do desenho do relógio:** pegue uma folha com um círculo grande desenhado e diga: "aqui temos o mostrador de um relógio. Gostaria que o(a) Sr.(ª) colocasse os números dentro dele". Aguarde o paciente terminar a tarefa e diga o seguinte: "Por favor, agora indique o horário 11:10". Certifique-se sempre de que o paciente compreendeu as instruções antes de dar início à tarefa
- **Teste de fluência verbal (categoria animais):** solicite que o paciente fale todos os nomes de animais que lembrar no período de 1 minuto. Pontuação: são contados todos os nomes de animais produzidos em 1 minuto, exceto as repetições, as oposições regulares de gênero e sexo (p. ex., gato/gata, conta-se 1 ponto; boi/vaca, contam-se 2 pontos). Quando o indivíduo fala uma categoria e depois as espécies (p. ex., pássaro – gaivota/sabiá), contam-se 2 pontos, excluindo o ponto da categoria pássaro
  - Pontos de corte
    - 09: para indivíduos com até 8 anos de escolaridade/incompletos
    - 13: para indivíduos com mais de 8 anos de escolaridade/incompletos
- **MINI-COG:** primeiro, diz-se o nome de três objetos e, em seguida, a pessoa que está sendo testada deve repeti-las de volta para o examinador (p. ex., cadeira, casa e maçã). Se a pessoa não puder repetir os três objetos depois de algumas tentativas, não é possível aprendê-los. Em seguida, aplique o teste do relógio (descrito anteriormente) – ele será um distraidor. Depois, peça ao paciente para repetir as palavras/objetos da primeira parte do teste
  - Pontos de corte
    - Lembrou das 3 palavras: negativo para déficit cognitivo
    - Lembrou-se de 1 a 2 palavras + teste do relógio normal: negativo para déficit cognitivo
    - Lembrou-se de 1 a 2 palavras + teste do relógio anormal: positivo para déficit cognitivo
    - Não se lembrou de nenhuma palavra: positivo para déficit cognitivo
- **Miniexame do estado mental (MEEM ou Minimental):** consiste na avaliação de diferentes itens da cognição, com avaliação de orientação temporoespacial, cálculo, memória de evocação, linguagem e função visual e executiva, com um total de 30 pontos
  - Pontos de corte
    - Analfabeto: 18
    - Um ou mais anos de estudo: 24
- ***Informant Questionnaire on Cognitive Decline in the Elderly* (IQCODE-BR):** versão para uso no Brasil: é uma ferramenta interessante, pois permite que seja feita avaliação cognitiva por meio de entrevista com o cuidador, caso não seja possível se comunicar com o paciente (Quadro 12.6).

Quadro 12.6 *Informant Questionnaire on Cognitive Decline in the Elderly* (IQCODE-BR).

"Gostaria que o(a) Senhor(a) recordasse o estado em que o(a) Senhor(a)se encontrava há dez anos, 19___, e o comparasse com seu estado atual. Descreveremos abaixo situações em que ele(a) tenha de usar a memória ou o raciocínio e eu gostaria que o(a) Senhor(a) dissesse se, nesse aspecto, ele(a) melhorou, piorou ou permaneceu na mesma condição nos últimos 10 anos. É muito importante comparar o desempenho atual do(a) Senhor(a) X com o de 10 anos atrás. Desse modo, se há 10 anos ele(a) sempre se esquecia onde havia deixado as coisas e isso ainda acontece, então isto será considerado como "POUCA MUDANÇA". Diga-me, a seguir, as mudanças que o(a) Senhor(a) observou, apontando no cartão a melhor resposta para cada item. Comparado com seu estado há 10 anos, como está o Senhor(a) X para...".

Itens	Muito melhor	Um pouco melhor	Pouca mudança	Um pouco pior	Muito pior
1. Lembrar-se de rostos de parentes e amigos	1	2	3	4	5
2. Lembrar-se dos nomes de parentes e amigos	1	2	3	4	5
3. Lembrar-se de fatos relacionados com parentes e amigos, por exemplo, suas profissões, seus aniversários e endereços	1	2	3	4	5
4. Lembrar-se de acontecimentos recentes	1	2	3	4	5
5. Lembrar-se de conversas depois de poucos dias	1	2	3	4	5
6. No meio de uma conversa, esquecer o que queria dizer	1	2	3	4	5
7. Lembrar-se do próprio endereço e telefone	1	2	3	4	5
8. Saber o dia, o mês em que estamos	1	2	3	4	5
9. Lembrar onde as coisas são geralmente guardadas	1	2	3	4	5
10. Lembrar onde encontrar coisas que foram guardadas em lugares diferentes daqueles em que costuma guardar	1	2	3	4	5
11. Adaptar-se a qualquer mudança no dia a dia	1	2	3	4	5
12. Saber utilizar aparelhos domésticos	1	2	3	4	5
13. Aprender a utilizar um novo aparelho existente na casa	1	2	3	4	5
14. Aprender coisas novas em geral	1	2	3	4	5
15. Lembrar-se das coisas que aconteceram na juventude	1	2	3	4	5
16. Lembrar-se de coisas que aprendeu na juventude	1	2	3	4	5
17. Entender o significado de palavras pouco utilizadas	1	2	3	4	5
18. Entender o que é escrito em revistas e jornais	1	2	3	4	5
19. Acompanhar histórias em livros ou em programas de televisão	1	2	3	4	5
20. Escrever uma carta para amigos ou com fins profissionais	1	2	3	4	5
21. Conhecer importantes fatos históricos	1	2	3	4	5
22. Tomar decisões no dia a dia	1	2	3	4	5
23. Lidar com dinheiro para as compras	1	2	3	4	5
24. Lidar com assuntos financeiros, por exemplo, aposentadoria e conta bancária	1	2	3	4	5
25. Lidar com outros cálculos do dia a dia, por exemplo, quantidade de comida a comprar, há quanto tempo não recebe visitas de parentes ou amigos	1	2	3	4	5
26. Usar sua inteligência para compreender e pensar sobre o que está acontecendo	1	2	3	4	5

Os números devem ser somados e divididos por 26 para se ter uma pontuação média.

13

Exame Ginecológico

Rafael Guimarães Barrozo ▪ *Juliana Sá de Araújo*

INTRODUÇÃO

Na graduação médica, o exame ginecológico representa uma das práticas aparentemente mais complexas e mais distantes da semiologia básica.

Tal fato pode ser explicado por diversos motivos, como os listados a seguir.

- A divisão didática do curso médico não proporciona ao aluno contato com a semiologia ginecológica nos estágios iniciais da formação, quando este vivencia apenas o aprendizado do exame clínico "geral", e o ensino do exame ginecológico completo fica a cargo das disciplinas de ginecologia e obstetrícia, que ocorre em estágio final da formação
- Existe um compreensível constrangimento por parte da paciente quando muitas pessoas assistem ao seu exame, aliado também ao nervosismo do examinador em treinamento ao tentar realizar um exame tecnicamente correto e preciso, porém sutil
- O uso de equipamentos específicos não habituais ao aluno, as vestimentas e os posicionamentos típicos do exame ginecológico, as questões técnicas de iluminação, a preparação de lâminas e o uso de corantes acabam por contribuir para a criação de um universo novo e inicialmente estranho para o médico em formação.

No entanto, o exame ginecológico é muito gratificante para o médico, uma vez que, sendo executado de forma correta e criteriosa e aliado a uma anamnese bem coletada, pode nos indicar os principais diagnósticos diferenciais, restringir o número de exames complementares solicitados desnecessariamente e, muitas vezes, permitir traçar uma conduta terapêutica. Sendo assim, o examinador deve ter em mente que, ao realizar anamnese e exame físico benfeitos, ele está concluindo a etapa mais importante no diagnóstico e a consequente resolução da patologia que aflige sua paciente.

Tendo em vista a nossa cultura, podemos notar que muitas mulheres têm por hábito frequentar o especialista em ginecologia. Por ter contato próximo e frequente junto a suas pacientes, esse profissional passa a desempenhar o papel de "clínico generalista". Assim, a abordagem não deve se restringir aos sistemas urogenital e mamário. Um exame físico completo a fim de detectar patologias de outros sistemas é a conduta mais adequada.

Para fins didáticos, neste capítulo, contemplaremos o exame das mamas, da pelve e da genitália feminina.

MAMAS

Anatomia

As mamas ficam na parede torácica anterior, têm formato cônico e podem ser assimétricas. São anteriores aos músculos grande peitoral e serrátil anterior, estendem-se da segunda costela até a sétima, desde a borda esternal até a linha axilar média. A "cauda" da mama (*processo de Spence*) insinua-se em direção à prega axilar anterior, apresenta densidade elevada de tecido mamário, constituindo sítio frequente de neoplasias. Projeções de tecido mamário podem ocorrer até o limite do rebordo costal.

Sua topografia é dividida em quatro quadrantes, e os achados clínicos são localizados em "horas" de um mostrador de relógio (Figura 13.1).

O tecido glandular é composto por 15 a 25 lobos septados, formados por lóbulos menores que contêm os alvéolos produtores de leite. Os lobos drenam para ductos excretores que avançam radialmente em direção ao mamilo. Ao se aproximarem, há uma dilatação ductal denominada seio lactífero, estando localizado profundamente à aréola. Esses seios desembocam em sua superfície.

A mama é fixada através de ligamentos formados por condensações fibrosas do estroma que se fixam na derme subjacente e progridem posteriormente até o espaço retromamário. São os ligamentos suspensores da mama (ou *ligamentos de Cooper*). O tecido adiposo circunda a mama, principalmente nas áreas superficiais e periféricas.

As aréolas contêm numerosas glândulas sebáceas e sudoríparas superficiais, que podem formar pequenos nódulos nessa região, os *tubérculos de Montgomery*. As papilas mamárias são proeminências cilíndricas no centro da aréola, constituídas principalmente por fibras musculares lisas. Estas comprimem os seios lactíferos durante a amamentação e erigem as papilas frente à estimulação.

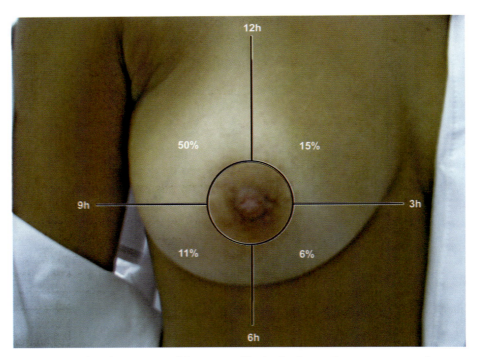

Figura 13.1 Quadrantes mamários e prevalência de câncer de mama por quadrante.

A vascularização ocorre através das artérias torácica interna, torácica lateral, toracoacromial e intercostal posterior. A drenagem venosa é feita pela veia axilar predominantemente.

O entendimento do sistema linfático tem importância clínica devido a sua relação com as metástases cancerígenas e com o método do linfonodo sentinela. A drenagem inicia-se no plexo linfático subareolar e segue para dois destinos. A maior parte (75%), principalmente das porções laterais da mama, drena para os linfonodos axilares passando pelos linfonodos peitorais anteriores. Os 25% restantes são drenados através de linfonodos paraesternais, frênicos inferiores (abdominais) ou pela mama contralateral.

A proporção dos tecidos mamários varia durante a vida da mulher devido a fatores hormonais, gravidez e estado nutricional. Mulheres jovens apresentam mamas mais glandulares, com aspecto heterogêneo. O tecido glandular atrofia com o avanço da idade e é substituído por tecido adiposo. A lipossubstituição confere à mama envelhecida um caráter flácido e homogêneo.

Papilas e mamas acessórias estão presentes em 2% das mulheres brancas. São formadas por resquícios embriológicos ao longo da crista mamária embriológica (*linha láctea*) que se estende da axila até a virilha. Papila acessória, mama supranumerária e ausência da formação de uma mama são denominadas, respectivamente, politelia, polimastia e amastia (Figura 13.2).

Exame físico

O exame da mama é composto por três etapas básicas: inspeção, avaliação das axilas e palpação. A primeira parte do exame é realizada com a paciente sentada e a segunda em decúbito dorsal. Este deve ser realizado em todas as consultas, independentemente da

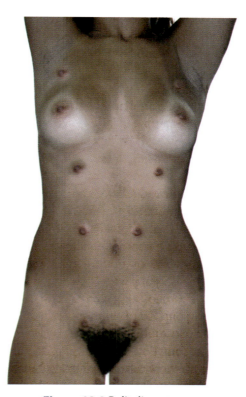

Figura 13.2 Politelia extensa.

queixa apresentada. Devido aos efeitos hormonais, a melhor época para se examinar as mamas é entre os 5º e 7º dias após a menstruação, período em que há menor congestão e sensibilidade.

Inspeção

A inspeção da mama deve ser realizada com a paciente sentada, com o avental abaixado até a cintura e com iluminação adequada. Primeiramente, uma inspeção estática é feita, seguida de uma inspeção dinâmica, na qual técnicas de movimentação auxiliam a identificação de alterações (Figura 13.3).

Inspeção estática

A paciente deve estar com os braços ao longo do corpo e com a coluna ereta. O examinador inicia a avaliação diante da paciente e pode modificar a incidência do seu ângulo de visão na busca por lesões.

A mama é avaliada com a finalidade de identificar sua forma, simetria, volume, contorno (abaulamentos ou retrações), presença de cicatrizes, malformações, lesões cutâneas e edema (edema em casca de laranja é comum em carcinomas avançados) (Figura 13.4).

No complexo areolopapilar, são pesquisadas as características do mamilo como tamanho, formato, eixo para onde aponta, erupções, ulcerações e secreções.

A pele pode mostrar eritema, como ocorre nas mastites, lesões eczematosas (comum da doença de Paget) (Figura 13.5), fístulas, erupções e *rash*.

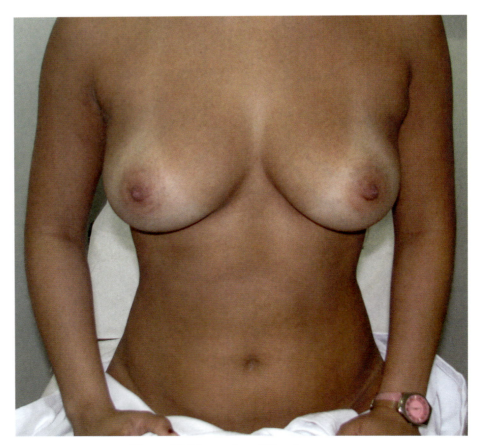

Figura 13.3 Inspeção estática das mamas.

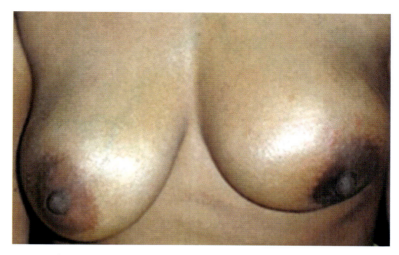

Figura 13.4 Assimetria e retração em mama esquerda.

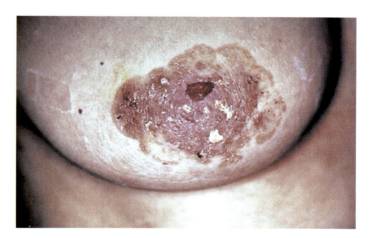

Figura 13.5 Doença de Paget da mama.

A classificação dos estágios de Tanner (Figura 13.6) deve ser realizada em pacientes púberes e pré-púberes. Vale ressaltar que a mama espelha o padrão hormonal da mulher, podendo, portanto, apresentar alterações em estados virilizantes ou de hipoestrogenismo, assim como em assimetrias fisiológicas durante a puberdade, decorrente do processo de amadurecimento hormonal.

Inspeção dinâmica

Depois da avaliação estática, algumas manobras são realizadas para salientar alterações não percebidas no exame estático (Figura 13.7). Três técnicas são preconizadas:

▶ **Mama pendente.** Instruir a paciente que flexione o tronco, apoiando as mãos em um aparador em sua frente ou com auxílio do examinador. As mamas são observadas frontal e lateralmente.

▶ **Contratura peitoral.** Solicitar à paciente que pressione seus braços contra a cintura ou que dê as mãos e realize força para afastá-las. A contração do músculo peitoral é obtida e novamente o contorno das mamas é verificado.

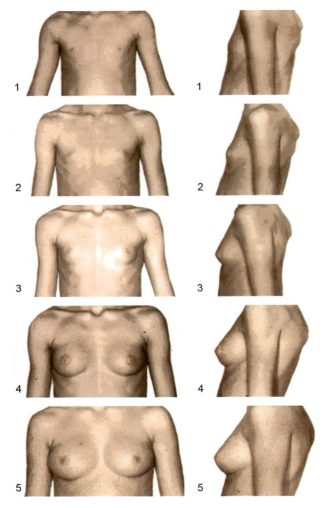

Figura 13.6 Estágios de Tanner no desenvolvimento mamário.

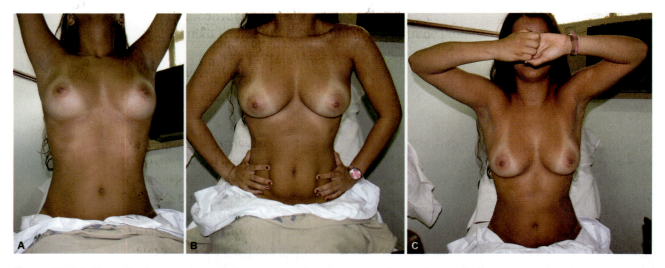

Figura 13.7 A. Elevação dos membros. **B.** Contratura peitoral com pressão na cintura. **C.** Contratura peitoral com compressão das palmas das mãos.

▶ **Elevação dos membros superiores.** Nesta manobra, os *ligamentos de Cooper* são estirados, podendo revelar tecidos aderidos e retraídos.

Exame axilar

Por ser geralmente o primeiro local de metástase das doenças malignas da mama, o exame das cadeias linfáticas axilares é realizado sistematicamente.

Ainda com a paciente sentada, o examinador sustenta o antebraço direito da paciente com sua mão direita, realizando a manobra de forma invertida no lado contralateral (antebraço esquerdo da paciente sustentado pela mão esquerda do examinador). Esta posição proporciona o relaxamento dos músculos peitorais. Com a mão livre, a axila é palpada, inicialmente nas porções mais inferiores, ascendendo posteriormente para dentro do oco axilar (Figura 13.8). As regiões subclaviculares e supraclaviculares também são examinadas. As alterações nas cadeias linfáticas devem ser descritas em relação a sua forma, tamanho, contorno, consistência, mobilidade e nível doloroso.

Palpação

Neste momento, a paciente deve ser posicionada em decúbito dorsal com as mãos na nuca, retificando a mama sobre a caixa torácica. O examinador permanece ao lado direito da paciente, mesmo para avaliar a mama esquerda. Em mamas muito volumosas, pode-se trocar o lado do exame, se necessário.

As mamas são palpadas com as polpas digitais (Figura 13.9), com ambas as mãos, em leve flexão. Toda a região compreendida entre o bordo esternal, linha axilar média, eixo clavicular e rebordo costal deve ser examinada.

O importante nesta etapa é a sistematização do exame. Assim, padrões de círculos concêntricos, padrão radial ou em faixas verticais podem ser utilizados para ordenar a busca.

O método em faixas verticais tem se mostrado superior (Figura 13.10). Neste, cada ponto deve ser avaliado em três diferentes níveis de compressão (suave, médio e intenso) e cada faixa deve ter a largura de um dedo. Assim, o examinador segue o padrão de lateral para medial, subindo e descendo nas faixas (como uma barra grega deitada).

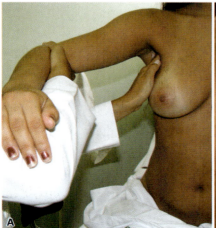 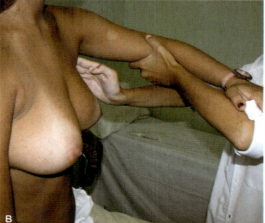 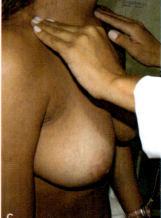

Figura 13.8 Exame axilar e dos gânglios linfáticos.

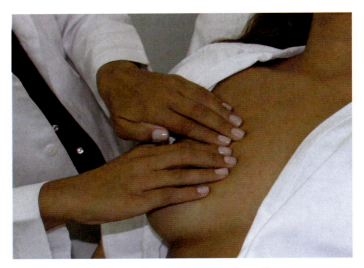

Figura 13.9 Palpação com as polpas digitais.

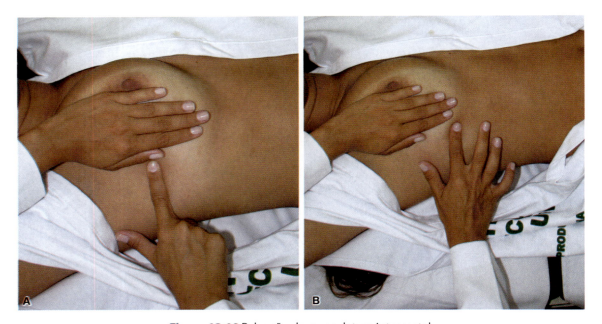

Figura 13.10 Palpação de musculatura intercostal.

A consistência dos tecidos varia entre glandular (mais firme) e adiposo (mais flácido). Nódulos são detectáveis clinicamente quando têm mais de 1 cm. Localização, tamanho, formato, consistência, delimitação, hipersensibilidade e mobilidade devem ser descritos. Nódulos irregulares, endurecidos, aderidos aos planos subjacentes são mais característicos de malignidade, enquanto nódulos bem delimitados, não aderidos, com contornos regulares são sugestivos de benignidade.

Quando há regiões hipersensíveis ou dolorosas, o examinador deve afastar a mama da parede torácica e palpar o gradil costal, musculatura intercostal, cartilagens costais e articulação com o esterno visando identificar se a origem da dor é osteoarticular, muscular ou mamária, propriamente dita.

A palpação termina com a avaliação da região areolopapilar. Esta apresenta tecido mamário menos denso, pode conter abscessos e é fisiologicamente mais sensível devido à intensa inervação.

Os mamilos não devem ser apertados. Em orientação radial, cada porção areolar deve ser comprimida para evidenciar se há descarga papilar. Dessa forma, se houver descarga (Figura 13.11), pode-se identificar a localização do ducto acometido. O conteúdo pode ser coletado para exame complementar posterior e seu aspecto macroscópico deve ser descrito (coloração, opacidade, se há sangue ou pus).

Caso o exame das mamas sugira doença maligna, a pesquisa por descarga papilar não deve ser realizada, pois pode levar à disseminação de células cancerosas.

PELVE E GENITÁLIA FEMININA

Anatomia

A genitália feminina externa é composta pelo monte púbico (*monte de Vênus*), grandes e pequenos lábios, vestíbulo e clitóris.

O monte púbico é uma proeminência composta por depósito de tecido gorduroso, recoberto por pelos pubianos, situado acima da sínfise púbica. Os grandes lábios são pregas de tecido gorduroso que delimitam lateralmente a vulva, contêm folículos pilosos e gordurosos e se encontram anteriormente no monte púbico. Medialmente aos grandes lábios, encontram-se os pequenos lábios, que são dobras cutâneas afiladas, de pigmentação hipercrômica, que se fundem anteriormente para formar o prepúcio que recobre o clitóris. O clitóris é composto por tecido erétil, análogo do pênis, ricamente vascularizado e inervado.

A fossa delimitada pelos pequenos lábios é denominada vestíbulo. Em seu vértice anterior, estão localizados o meato uretral e as glândulas parauretrais (*glândulas de*

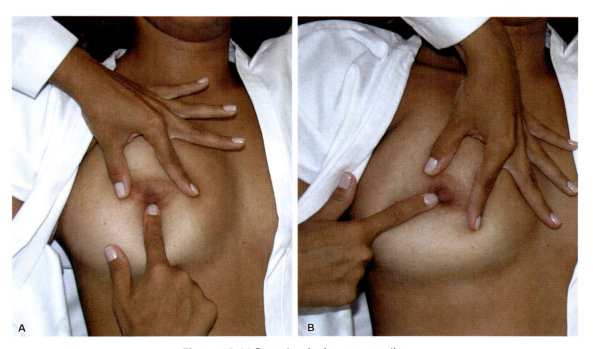

Figura 13.11 Pesquisa de descarga papilar.

Skene). Posteriormente, abre-se o introito vaginal, que pode estar recoberto por um tecido circular de formato variado denominado hímen. Vestígio do hímen pode ser encontrado nas mulheres com atividade sexual prévia, sendo denominado carúncula himenal. As principais glândulas vestibulares são as glândulas vulvovaginais (*glândulas de Bartholin*), que se localizam posterolateralmente ao orifício vaginal, têm tamanho aproximado de 5 mm, podendo estar aumentadas em processos infecciosos. O vértice posterior do vestíbulo é a fúrcula, sítio frequente de lesões obstétricas e lacerações. A região entre a fúrcula e o ânus é denominada períneo (Figura 13.12).

O suprimento sanguíneo é feito predominantemente pelas artérias pudendas internas e a drenagem linfática, pelos linfonodos inguinais.

O introito vaginal separa a genitália externa da interna. A vagina é um tubo muscular oco, anterior ao reto e posterior à bexiga. Apresenta formato tridimensional típico, podendo ser notadas três angulações em relação ao útero. Entretanto, predomina um vetor que inicia no introito e progride posterior e cranialmente até o encontro com o colo uterino. Nessa região do fundo da vagina, são delimitadas quatro importantes regiões: os fórnices uterinos. Estes são os espaços existentes entre o colo do útero que se insinua e as paredes vaginais que formam a cúpula vaginal. Denominam-se fórnice anterior, fórnice posterior (*fundo de saco de Douglas*) e fórnices laterais esquerdo e direito.

O colo uterino é facilmente visualizado no exame especular. Sua superfície pode apresentar dois tipos de revestimento, que são percebidos macroscopicamente, e uma depressão central, o orifício externo do colo uterino. Vemos um epitélio escamoso estratificado, róseo e brilhante na periferia e um epitélio colunar, glandular, avermelhado em sua posição central. A linha que delimita o encontro dos dois tipos epiteliais é denominada junção escamocolunar (JEC). A posição da JEC sofre influências de acordo com a idade da paciente, os níveis hormonais e a presença de infecção. Esta pode não ser visualizada (Figura 13.13).

O útero é um órgão piriforme, predominantemente muscular, com uma cavidade central. Apresenta um colo pérvio que se comunica com a vagina inferiormente. Superior ao colo, há uma região estreita de transição, o istmo, seguida por corpo e fundo uterinos, responsáveis pela formação da cavidade uterina. Seu tamanho normal é de aproximadamente 7,5 cm de comprimento, 5 cm de largura e 2 cm de espessura, sofrendo enorme aumento durante a gestação.

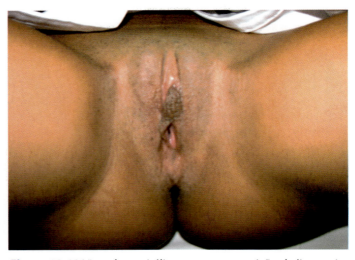

Figura 13.12 Vista da genitália externa em posição de litotomia.

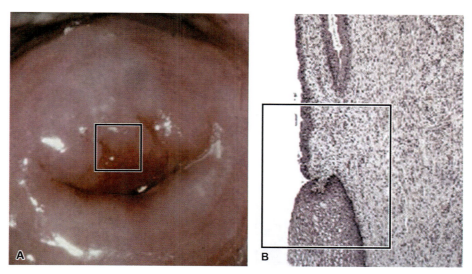

Figura 13.13 A. Visão macroscópica durante exame especular. **B.** Microscopia de grande aumento da junção escamocolunar (JEC). Observar JEC assinalada pelos quadriláteros.

As extremidades laterossuperiores da cavidade uterina contêm, cada uma, um óstio que se comunica com o interior das tubas uterinas (trompas de Falópio). As tubas uterinas consistem em pequenos tubos musculares alongados que se abrem na cavidade peritoneal na forma de fímbrias, sendo responsáveis pela captação dos óvulos.

Os ovários são as gônadas femininas; têm formato de amêndoas, 3 a 4 cm de comprimento e são os únicos órgãos abdominais não recobertos por peritônio. Esta característica torna possível que a ovulação lance o óvulo na cavidade abdominal para ser captado nas fímbrias das tubas uterinas. Tem papel fundamental na produção de hormônios esteroides (Figura 13.14).

O suprimento sanguíneo dos órgãos internos é feito pelas artérias uterinas, ovarianas e hemorroidárias médias. A drenagem linfática é feita principalmente para os linfonodos inguinais (terço inferior da vagina), linfonodos hipogástricos, sacrais e lombares.

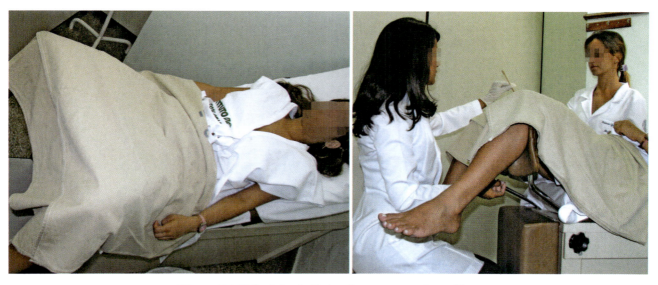

Figura 13.14 Posição de litotomia e presença de auxiliar.

O peritônio recobre os outros órgãos pélvicos, formando alguns recessos que são importantes marcos anatômicos – a escavação vesicouterina, anterior ao útero, e a escavação retouterina, posterior ao útero.

Há um complexo de suporte e sustentação da pelve formado por ligamentos, fáscias e músculos. Entre esses tecidos trafegam uma porção distal do ureter, as artérias uterinas, a face anterior do reto e a uretra feminina.

Exame físico

O exame ginecológico é comumente visto com apreensão pelas pacientes, o que pode torná-lo desconfortável. Assim, algumas considerações devem ser feitas antes de iniciá-lo:

1. Explicar para a paciente sucintamente no que consiste o exame ginecológico e solucionar suas dúvidas antes de conduzi-la à sala de exame.
2. Orientar a paciente a ir ao toalete e esvaziar sua bexiga e intestino.
3. Permitir tempo adequado para a troca de roupa e colocação do avental.
4. É conveniente considerar a presença de uma auxiliar do sexo feminino, especialmente se o examinador for homem, ou, na impossibilidade, a acompanhante da paciente, se esta concordar.
5. Posicionar a paciente na mesa ginecológica na posição clássica de litotomia: coxas em flexão, abdução e leve rotação externa em relação ao quadril, apoiadas no estribo. Solicitar que ela posicione as nádegas na borda da mesa. Cobri-la adequadamente até um pouco abaixo do nível dos joelhos, possibilitando contato visual (Figura 13.15). Existem outras posições para avaliação específica de patologias ginecológicas, como a genupeitoral ou "prece maometana", que expõe a parede vaginal anterior e a *posição de Sims*, que expõe a região anorretal.
6. Deixar o instrumental necessário separado e preparado. Posicionar os focos de luz.
7. Calçar as luvas.

Dar início ao exame propriamente dito seguindo as etapas: inspeção e palpação da genitália externa, inspeção e palpação da genitália interna (exame especular, toque vaginal e toque retal).

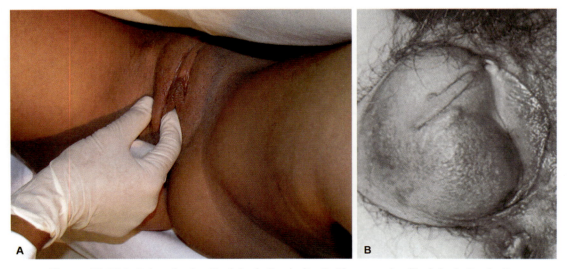

Figura 13.15 A. Palpação da glândula de Bartholin. **B.** Abscesso da glândula de Bartholin.

Genitália externa

Inspeção e palpação

A inspeção e a palpação da genitália externa fornecem importantes informações quanto ao *status* hormonal da paciente (p. ex., normal, hipoestrogênico, hiperandrogênico), sobre lesões dermatológicas e infecciosas comuns a esta região, continência urinária e distopias genitais. A abordagem será dividida por regiões anatômicas.

Monte de Vênus e pilificação

Há dois padrões de pilificação típicos: feminino (padrão linear hipogástrico) e masculino (padrão triangular com ápice em região umbilical). Neste caso, o examinador deve buscar outras áreas de pilificação tipicamente masculinas como no mento, região intermamária e periareolar. A presença de padrão masculino deve alertar para condições de hiperandrogenismo, como a síndrome dos ovários policísticos e os tumores ovarianos produtores de androgênios. Devem ser consideradas as variações entre as raças e entre extremos de idade. Se houver alterações presentes, buscar por outros sítios acometidos no corpo da paciente (Figura 13.16).

Atentar para a presença de piolhos ou lêndeas, característicos da pediculose pubiana, áreas hiperemiadas sugestivas de processos alérgicos e lesões traumáticas.

A maturidade sexual pode ser avaliada por meio da flassificação de Tanner: existem cinco estágios que vão do padrão infantil ao adulto.

Lábios

Há grande variação anatômica em relação ao tamanho e ao formato dos lábios, podendo ser assimétricos. Entretanto, formatos anômalos devem ser percebidos como nas genitálias ambíguas.

Inspecionar úlceras, cicatrizes, condilomas, edema, alterações atróficas, lesões traumáticas, lesões inflamatórias, massas e cistos.

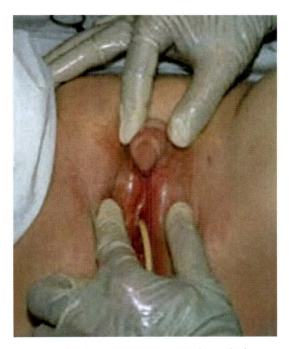

Figura 13.16 Hipertrofia de clitóris em usuária de anabolizantes esteroides.

Em mulheres no climatério, a presença de lesão branca-eritematosa, pele fina, atrófica, com reabsorção de lábios e clitóris, além da existência de plica posterior, associada à queixa de prurido, sugere líquen escleroso.

Vesículas pequenas, dolorosas, coalescentes, podendo formar crostas, são características de herpes genital. Entretanto, devem ser diferenciadas dos *pontos de Fordyce*, que são glândulas sebáceas ectópicas na face interna dos pequenos lábios, formando pápulas amareladas indolores.

Presença de tumefação com eritema em grandes lábios sugere *abscesso da glândula de Bartholin*. O exame das *glândulas de Bartholin* deve ser sistemático e consiste na palpação dos grandes lábios com o indicador através da face interna do lábio, por dentro da vagina, e com o polegar na face externa. Normalmente, as glândulas não são palpáveis. Quando palpadas, sugerem cistos ou abscessos, quando há sinais de inflamação (como *mácula de Sänger*, hiperemia do orifício de saída de glândulas de *Bartholin*).

Meato uretral e clitóris

A inspeção do clitóris deve ser cuidadosa devido à sensibilidade da região. Seu tamanho normal varia entre 3 e 5 mm, estando aumentado em estados virilizantes (ver Figura 11.16) e reduzido ou ausente em escleroses.

O meato uretral pode apresentar tumefação avermelhada, comum em mulheres pós-menopausa, correspondente à carúncula uretral. As glândulas parauretrais, ou *glândulas de Skene*, devem ser inspecionadas buscando sinais inflamatórios e ordenhas para identificar secreções purulentas. Quando presentes, devem ser coletadas para exame a fresco em lâmina.

Presença de perda de urina é um dado importante, assim como a busca por fístulas. A perda de urina será mais detalhada posteriormente.

Introito vaginal

O introito vaginal deve ser avaliado respeitando a idade da paciente. Nas crianças e adolescentes, devem ser buscados sinais de malformação, como agenesia de vagina na *síndrome de Rokitansky-Küster-Hauser* (Figura 13.17). Avaliar a integridade himenal, considerando os padrões existentes; sinais de lesão ou abuso sexual devem ser atentamente notados (Figura 13.18). Em pacientes idosas, realizar o exame com maior delicadeza devido às alterações atróficas.

Integridade epitelial, trofismo genital, presença de lesões inflamatórias, verrugas, corpos estranhos e corrimentos vaginais devem ser avaliados.

Períneo

Cicatrizes cirúrgicas, lacerações, massas e fístulas devem receber atenção na avaliação perineal. Neste momento, avalie também a região perianal, os linfonodos inguinais superficiais, descrevendo sua consistência, formato, bordos, tamanho e se há sinais de flogose.

É conveniente buscar a presença de *acantose nigricans*, uma mácula hipercrômica em áreas de dobras, que é relacionada com estados metabólicos de hiperinsulinismo.

As lacerações perineais são classificadas em três estágios de acordo com sua profundidade:

- Laceração de 1º grau: atinge somente a pele e mucosa
- Laceração de 2º grau: atinge a musculatura, sendo evidenciada pela diástase dos músculos perineais
- Laceração de 3º grau: estende-se até o esfíncter externo do ânus.

A inspeção dinâmica da genitália externa é uma etapa importante do exame e pode ser feita simultaneamente com a inspeção da região anatômica relacionada. É fundamental na avaliação das distopias genitais e na incontinência urinária.

Nas manobras que elevam a pressão intra-abdominal como *Valsalva*, ao solicitar que a paciente tussa ou simule um movimento de evacuação, podem surgir alterações das relações entre os órgãos pélvicos e/ou perda de urina involuntária.

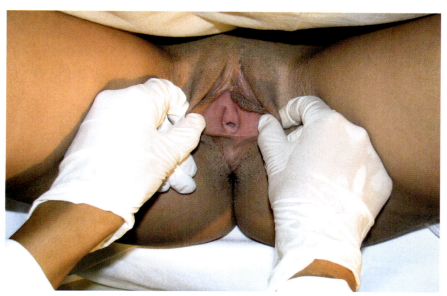
Figura 13.17 Introito vaginal.

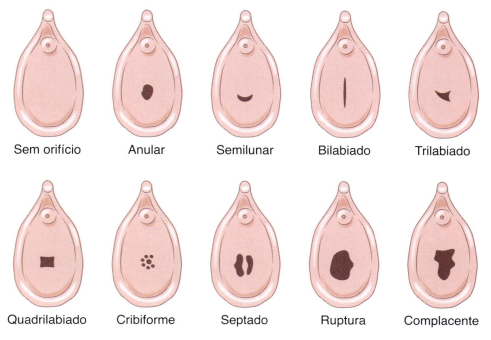
Figura 13.18 Tipos de hímen.

A distopia genital é nomeada de acordo com o órgão subjacente à parede prolapsada. Assim, por exemplo, um prolapso de parede vaginal posterior é denominado retocele; um prolapso de parede anterior, cistocele. A uretrocele é a herniação, a projeção da uretra, e pode cursar com cistocele e retocele.

Há duas classificações utilizadas para definir as distopias genitais. A atual é da International Continence Society, que determina pontos específicos na anatomia da região e mede as relações entre os pontos para determinar e quantificar a distopia.

A clássica, da FEBRASGO, quantifica o prolapso de acordo com sua posição em relação ao introito vaginal em três graus possíveis:

I. Órgão prolapsado não atinge introito vaginal.

II. Órgão prolapsado se exterioriza parcialmente através do introito vaginal.

III. Órgão prolapsado se exterioriza totalmente através do introito vaginal.

Genitália interna

Inspeção (exame especular)

O exame especular é um dos momentos de maior apreensão da paciente. Neste momento, vale ressaltar a necessidade de orientá-la sobre o que é e como será feito este exame.

O material deve ser preparado antes do início. Há diversos tipos de espéculo, mas o mais usado em nosso meio é o *espéculo de Collins*. Este é composto por duas valvas articuladas, uma presilha em formato de borboleta e está disponível, em geral, em três tamanhos. Deve-se selecionar o espéculo com tamanho adequado e testar as articulações e a borboleta antes do procedimento (Figura 13.19). Atenção especial deve ser dada às pacientes virgens, com a utilização de equipamentos específicos e avaliação da real necessidade do exame especular, bem como de outras manobras.

O exame especular é frequentemente acompanhado da coleta de material para estudo microscópico e do uso de corantes para avaliação do epitélio cervical. Arrumação organizada da mesa, preparação dos materiais e identificação correta dos recipientes e lâminas compõem os passos iniciais. Não se deve utilizar lubrificante para introdução

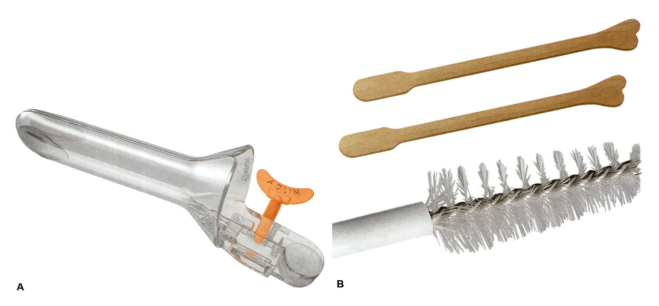

Figura 13.19 A. Espéculo de Collins. **B.** Espátulas de Ayres (superior e do meio) e escova de Campos da Paz (inferior).

especular quando da coleta de material para análise, pois este interage com as amostras, alterando os resultados.

O objetivo do exame é inspecionar o colo uterino (ectocérvice), a vagina, seu conteúdo e o colabamento das paredes durante a retirada do espéculo.

Após a etapa de preparo, inicie o exame avisando à paciente. Com a mão esquerda, gentilmente, afaste os lábios e exerça uma pressão leve no períneo posterior. A mão direita leva o espéculo ao introito vaginal, em ângulo de 45° com a vertical em sentido horário. O espéculo deve deslizar sobre os dedos da mão esquerda que afastam os lábios e ser inserido respeitando a anatomia vaginal. Ou seja, a vagina não é um órgão retificado e nem tubular, suas paredes encontram-se colabadas e, em sua extensão, há predomínio de uma inclinação posterior. Assim, a introdução do espéculo deve ser lenta e gradual, com o vetor de entrada apontado para a parede posterior da vagina. Com a introdução completa, gire-o mais 45° em sentido horário e o coloque na posição horizontal (Figura 13.20).

A abertura do espéculo permite a visualização do colo. Se este não for visível, pequenos ajustes e básculas devem ser feitos tentando localizá-lo. A maior causa de não visualização do colo é a introdução incompleta do espéculo.

Neste momento, há avaliação da presença de secreções, lesões, tumores, massas, malformações, erosões, eritema, hemorragias, cicatrizes e do formato do orifício externo. Se as secreções dificultarem a visualização, podem ser retiradas com haste com ponta de algodão ou com uma gaze montada. Este material deve ser examinado a fresco em lâmina. Em algumas mulheres, o tecido endocervical pode estar exteriorizado e a JEC pode estar visível (esta deve ser caracterizada).

Erosões e massas são comuns no câncer de colo uterino, secreções purulentas guiam a busca por doenças sexualmente transmissíveis. Pólipos podem se insinuar pelo orifício externo e são causas de sangramento vaginal relacionado com o coito, assim como as cervicites.

Após a inspeção, deve-se coletar material para exame colpocitológico (Papanicolau) respeitando as indicações da Organização Mundial da Saúde (OMS) para cada faixa etária. Realiza-se a coleta tríplice, contemplando parede vaginal posterior, ectocérvice e endocérvice.

Com a extremidade convexa, obtém-se o material da parede posterior. A outra extremidade é utilizada para a ectocérvice. Sua ponta mais longa é posicionada no orifício externo do colo e uma rotação de 360° é realizada. Em seguida, a escova de *Campos da Paz* é utilizada para introdução no orifício externo do colo, repetindo certo movimento rotacional. Esta etapa pode seguir com discreto sangramento cervical e, por isso, é feita por último. O exame só tem validade se a coleta apresentar células glandulares, garantindo que a endocérvice foi adequadamente avaliada.

As amostras são colocadas sobre lâminas de vidros separadas e identificadas (iniciais da paciente e local da coleta – ecto/endo/parede posterior), que logo devem ser emersas no frasco com solução fixadora.

Outros testes podem ser realizados com o material obtido no exame especular como apresentados a seguir.

▶ **Exame a fresco.** Utiliza-se solução de KOH a 10% para destruição dos elementos celulares e facilitar a visualização de microrganismos. Hifas, micélios e esporos são facilmente identificados nas infecções por Cândida. Células repletas de bactérias em sua superfície (devido ao elevado teor de glicogênio intracelular no epitélio descamado), as *clue-cells*, são típicas da vaginose bacteriana (Figura 13.21). Protozoários flagelados são vistos na tricomoníase.

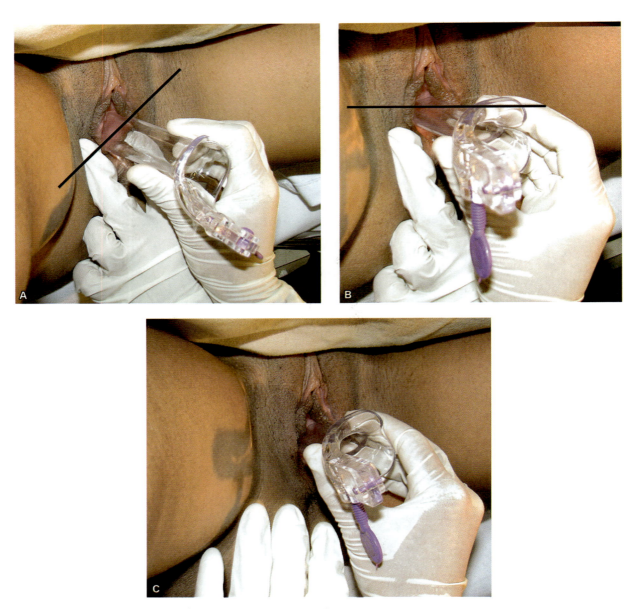

Figura 13.20 Exame especular. **A.** Ângulo de introdução. **B.** Ângulo que o espéculo deve apresentar após introdução e rotação completa. **C.** Introdução do espéculo.

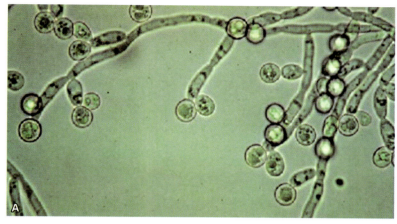
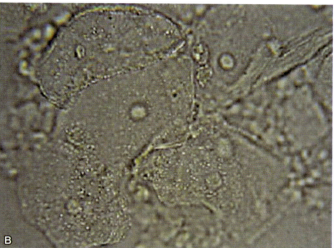

Figura 13.21 A. Cândida. **B.** *"Clue-cells."*

▶ ***Whiff test.*** Durante a colocação das gotas de KOH a 10%, a presença de um forte odor característico de peixe é comum na vaginose bacteriana. Entretanto, estudos mostram que este teste é observador dependente, mas moderadamente confiável.

▶ **Medida do pH vaginal.** pH vaginal > 4,5 sugere infecção ou desequilíbrio da flora.

▶ **Teste de Schiller.** Cora-se o colo uterino com solução de lugol à base de iodo. O lugol cora o glicogênio intracelular, assim, torna-se fácil entender o resultado deste teste. O epitélio escamoso cora-se intensamente (alto teor de glicogênio) e o epitélio glandular, moderadamente. Células que estão em replicação intensa não atingem valores de glicogênio intracelular normais, sendo coradas fracamente. Áreas não coradas tornam o resultado do teste positivo e sugerem lesões em que há replicação celular acelerada, característica de infecções por HPV e neoplasias. Essas pacientes devem ser encaminhadas para avaliação complementar.

▶ **Cristalização do muco cervical e filância.** Uma pequena amostra do muco cervical é deixada secar sobre a lâmina. A visualização microscópica de cristalização arboriforme típica, em formato de "folhas de samambaia", reflete a ação estrogênica sobre o muco. A filância é a capacidade do muco em formar fios quando distendido (*fenômeno de Spinnbarkeit*) (Figura 13.22).

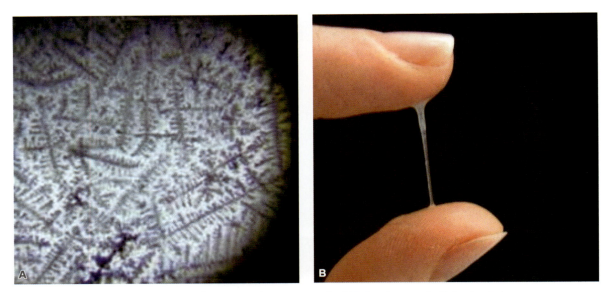

Figura 13.22 A. Arborização do muco cervical. **B.** Fenômeno de Spinnbarkeit.

Terminada a inspeção do colo, com coleta de amostras, segue-se com a avaliação das paredes vaginais e seu conteúdo durante a retirada do espéculo. Neste momento, são avaliadas as paredes vaginais, sua mucosa, o pregueamento e o conteúdo vaginal. Busque por lesões, leucoplasias, abaulamentos e observe as secreções. Muco incolor ou esbranquiçado geralmente está presente.

Palpação (toque vaginal e toque retal)

Os objetivos são a palpação da vagina, útero e anexos. Suas relações anatômicas, presença de massas e as reações da paciente devem ser notadas. Mais que nas outras etapas, esta é extremamente dependente de experiência e da sensibilidade do examinador.

O exame é bimanual e apresenta posicionamento característico. O médico posiciona-se entre as pernas da paciente (Figura 13.23). A mão direita deve ser posicionada na entrada vaginal e ficar apoiada sobre a coxa do examinador, evitando apoio excessivo no

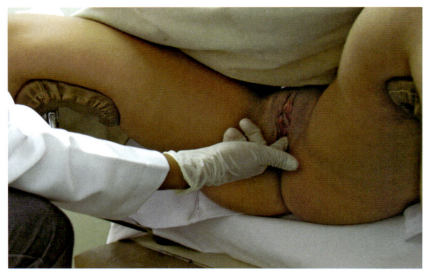

Figura 13.23 Posição do examinador durante o toque vaginal.

períneo; a mão esquerda situa-se no abdome. Nesta etapa, o uso de lubrificantes na mão que irá adentrar a vagina é permitido e aconselhável.

O toque vaginal pode ser uni ou bidigital, variando de acordo com as escolas semiológicas e com o padrão de cada serviço. Logicamente, em situações de atrofia genital ou em pacientes virgens, quando há real necessidade, o exame unidigital é preferido. A introdução dos dedos, análoga ao espéculo, é feita verticalmente seguida por rotação horizontal (palma da mão para cima) e com leve pressão no períneo posterior. A mão esquerda repousa sobre o abdome no terço distal entre a sínfise púbica e a cicatriz umbilical. Desse modo, a mão direita sustenta e estabiliza os órgãos avaliados, enquanto a mão esquerda realiza a palpação (Figuras 13.24 a 13.27).

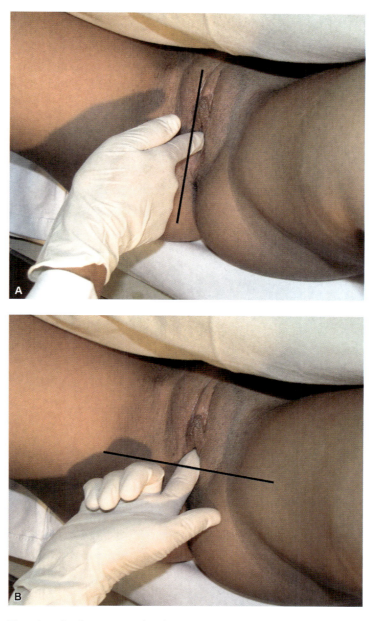

Figura 13.24 A. Eixo da mão do examinador durante a introdução unidigital. **B.** Eixo da mão do examinador após introdução e rotação.

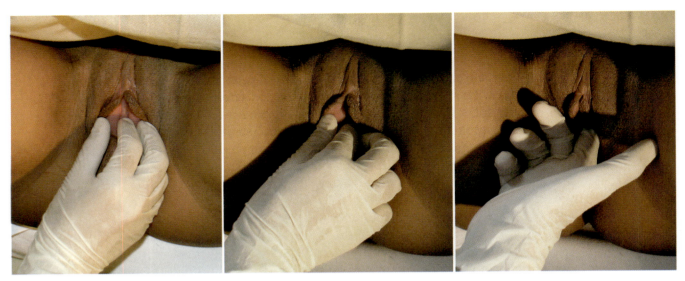

Figura 13.25 Sequência de toque unidigital. Notar afastamento dos lábios e rotação da mão do examinador.

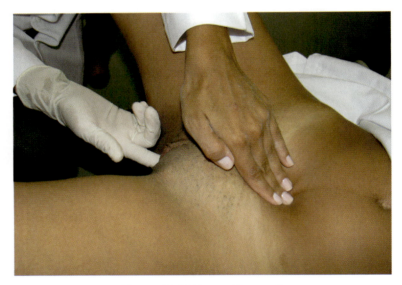

Figura 13.26 Exame bimanual.

A cérvice uterina deve ser manipulada. Em geral, um útero antevertido e antefletido, posição mais comum, tende-se a elevar com a cérvice empurrada superiormente. O corpo do útero é avaliado entre as duas mãos do examinador. Este deve descrever formato, superfície (lisa, lobulada, irregular), tamanho, posição (a flexão uterina é a relação do corpo com o colo, a versão é relação do órgão inteiro com a pelve), situação, consistência, mobilidade e sensibilidade dolorosa.

A cérvice é descrita em relação a formato, tamanho, orientação, consistência, superfície, mobilidade e sensibilidade dolorosa. O orifício externo é explorado, seu tamanho é descrito em relação à permeabilidade à polpa digital, fechado ou aberto.

Em sequência, os anexos são palpados. Se houver queixas de dor em um local, inicie esta etapa pelo lado contralateral. Os dedos da mão direita são colocados no fórnice lateral avaliado, elevando o anexo em direção à mão esquerda. Suas características devem

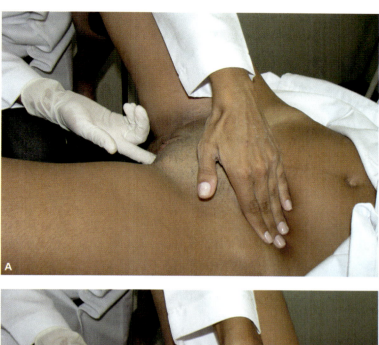
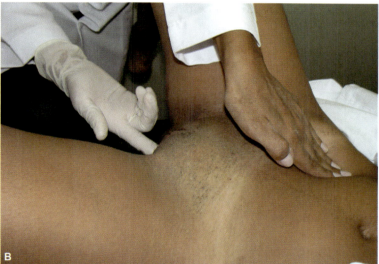

Figura 13.27 Exame bimanual com palpação de fossas ilíacas e anexos. **A.** Lado esquerdo. **B.** Lado direito.

ser descritas: formato, posição, consistência, mobilidade e sensibilidade dolorosa. Na presença de massas volumosas, manobras especiais podem elucidar a origem uterina ou anexial, a saber:

- *Manobra de Weibel*: mobiliza-se a massa pelo abdome observando o movimento do colo uterino. Se a origem for uterina o colo será afetado
- *Manobra de Hegar*: apreende-se o colo com uma *pinça Pozzi*, mobiliza-se a massa e observa-se o movimento da pinça.

Também são descritos o tônus da parede vaginal, a integridade da mucosa, da musculatura e as características dos paramétrios, que são parcialmente palpados no toque vaginal.

O toque retal é preconizado, por alguns, como etapa obrigatória em todos os exames e, por outros, como método complementar ao exame clínico em situações específicas. Entretanto, frente a situações que possam sugerir fístulas, endometriose, massas abdominais e câncer de colo, sua realização é imperativa. Em pacientes virgens, o toque retal é via alternativa para exploração dos órgãos pélvicos.

Esta técnica avalia com maior eficácia os parâmetrios (fundamental para o estadiamento do câncer de colo), o septo retovaginal, os ligamentos uterossacros (locais frequentemente acometidos pela endometriose), as fossas ováricas e penetra na pelve 1 a 2 cm além do toque vaginal.

O examinador deve explicar à sua paciente o modo como será conduzido e o motivo do toque retal. Explicita-se que um leve desejo de evacuar pode ser notado, mas que isso não ocorrerá. Inspecione novamente a região perianal.

Duas formas de toque retal são possíveis: o toque retal combinado e o toque retal simples.

No toque retal combinado, o dedo indicador é inserido profundamente na parede posterior da vagina e o dedo médio, no ânus. A palpação do septo retovaginal busca evidência de nódulos, alterações de consistência e pontos dolorosos. A presença de infiltração tumoral dos parâmetrios e ligamentos uterossacros deve sempre ser avaliada.

O toque retal simples assemelha-se com o toque vaginal unidigital. O dedo indicador é introduzido no ânus e de maneira análoga ao toque vaginal, sustenta e estabiliza os órgãos pélvicos para a mão abdominal palpá-los. A integridade da mucosa retal, o tônus da musculatura, as alterações no contorno ou a consistência da região retrocervical são analisadas. As fossas ováricas são alcançadas em maior extensão e são mais bem exploradas por esta técnica.

Próximo do fim, a paciente deve ser informada sobre o término do exame interno. Suas pernas são retiradas do apoio e o examinador deve auxiliá-la a sentar-se novamente. Este se retira da sala de exames, orienta a paciente a vestir-se e encontrá-lo no consultório.

14

Exame Obstétrico

Rafael Guimarães Barrozo ▪ *Juliana Sá de Araújo*

INTRODUÇÃO

A semiologia obstétrica é rica e abrangente. Envolvendo a maioria dos sistemas do organismo, a gestação traz repercussões que podem ser notadas precocemente em um exame físico completo e minucioso.

Assim, é importante avaliar sempre a possibilidade de uma gestação em curso em qualquer mulher em idade fértil que seja submetida a um exame clínico. Cabe ao médico o papel de zelar e impedir iatrogenias em relação à mãe e ao feto.

Muitas vezes, a gestação não desejada torna-se uma notícia inesperada para pacientes que buscam auxílio médico por motivos diversos, tanto nos ambulatórios como nas salas de emergência dos hospitais.

Como esta situação implica importantes mudanças na terapêutica e acompanhamento das pacientes, todo médico deve ter a habilidade de realizar um exame obstétrico competente, avaliando de maneira eficaz o bem-estar tanto materno quanto fetal, além de poder traçar as orientações de saúde iniciais.

Ao aluno em treinamento, o convívio no setor de obstetrícia traz novos conhecimentos e auxilia na compreensão do exame ginecológico, visto que as alterações do organismo materno possibilitam, em geral, um exame em tecidos mais afrouxados, lubrificados e amolecidos.

A semiologia obstétrica não segue um padrão fixo. Iniciada na primeira consulta com uma avaliação clínica geral, são adicionadas manobras especiais ao exame físico com a evolução da gestação, adequando-o às modificações fisiológicas esperadas.

As técnicas assemelham-se às descritas no Capítulo 13, *Exame Ginecológico*, e as principais alterações serão detalhadas neste capítulo.

MODIFICAÇÕES NO ORGANISMO MATERNO

Anatomia e fisiologia

Durante a gestação, ocorrem alterações hormonais, hemodinâmicas e posturais que causam reflexos nas relações anatômicas usuais.

Na região da cabeça e pescoço, dois aspectos são marcantes: a presença de uma hiperpigmentação nas áreas expostas à luz (fronte, nariz e região zigomática), denominada *cloasma* ou *máscara gravídica*, e o aumento da tireoide, decorrente de hipertrofia glandular e intensificação da vascularização (Figura 14.1).

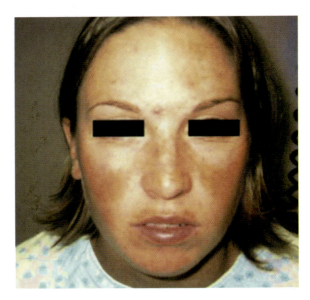

Figura 14.1 Cloasma gravídico.

As mamas tornam-se túrgidas e aumentam de volume. A aréola primitiva torna-se hiperpigmentada e circundada por uma aréola secundária de limites imprecisos. Os *tubérculos de Montgomery* são glândulas sebáceas hipertróficas localizadas na aréola primitiva. São identificados entre 12 e 15 tubérculos em cada mama. Os mamilos ficam maiores e mais eréteis. A vascularização aumentada forma um padrão reticular visível sob a pele, denominado *rede de Haller*. Até o terceiro mês, o parênquima assume um aspecto nodular e há aumento da sensibilidade.

A alteração mais evidente é o abdome, que se torna globoso e distendido em virtude da expansão uterina. No primeiro trimestre de gestação, o crescimento uterino ocorre em direção à região anterior, ocupada pela bexiga. A compressão vesical leva a um quadro comum de polaciúria. Em torno da 12ª semana de gestação, o útero extrapola a pelve e ganha a cavidade abdominal, comprimindo os órgãos adjacentes. A parede abdominal afina-se por causa da distensão, podendo ocorrer diástase dos músculos retos abdominais. A cicatriz umbilical torna-se plana ou evertida. É comum o aparecimento de estrias violáceas e hiperpigmentação da linha média, denominada *linea nigra* (Figura 14.2).

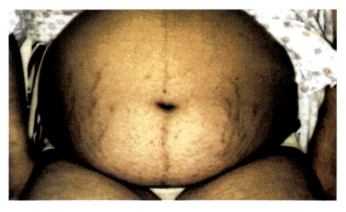

Figura 14.2 Estrias gravídicas e *linea nigra*.

Em virtude do mecanismo de parto, a compreensão das relações ósseas da pelve é fundamental. A bacia é constituída pelos ossos ilíacos, sacro e coccígeo e pelas articulações sínfise púbica, sacroilíacas e sacrococcígeas. Há quatro configurações pélvicas básicas: ginecoide, antropoide, androide e platipeloide. Esses padrões têm como base os diâmetros do estreito superior. A bacia ginecoide tem formato arredondado; a antropoide, elíptico; a androide, levemente triangular; e a platipeloide, ovalado com diâmetro anteroposterior reduzido.

Com o aumento da vascularização, todos os tecidos da vulva assumem uma coloração azulada e ficam congestos. As paredes vaginais ficam mais espessas e enrugadas, e há aumento do conteúdo vaginal resultante da intensa descamação celular e secreção glandular.

O útero é o órgão mais acometido. Seu peso passa de 60 g para 1 kg em 9 meses. No primeiro trimestre, seu crescimento é maior na área em que ocorreu a nidação, a matriz torna-se globosa e ocupa as regiões anterolaterais. O útero avança na cavidade abdominal, desloca as alças intestinais e realiza rotação para a direita, por causa da presença das estruturas retossigmóideas na lateral esquerda. O formato uterino deixa de ser globoso e passa a ser cilíndrico, incorporando as regiões ístmica e cervical ao corpo uterino.

O colo torna-se posterior, alojado no côncavo sacro. Sua textura apresenta-se amolecida, há um tampão mucoso no orifício interno e o orifício externo torna-se permeável nas multíparas. No início do parto, o colo se anterioriza, assumindo uma posição centralizada e alinhada ao eixo uterino.

Os membros inferiores ficam edemaciados e é comum apresentarem varizes. A postura da paciente muda com o deslocamento do seu ponto gravitacional, os pés se afastam e há lordose acentuada da coluna lombar. Assim, a paciente apresenta uma marcha típica, denominada marcha anserina.

EXAME INICIAL

Os instrumentos necessários para o exame da gestante são os mesmos do exame ginecológico, adicionando o fetoscópio e o aparelho de ultrassonografia com Doppler, empregados apenas em algumas situações. A paciente deve retirar suas vestimentas e colocar um avental com abertura anterior. Um auxiliar deve estar presente durante o exame, assim como no exame ginecológico.

Em virtude do aumento da pressão intra-abdominal, a posição preferencial no exame da gestante após o primeiro trimestre é semissentada, com a cabeceira elevada e joelhos fletidos sobre apoios. Essa posição evita compressão da veia cava inferior e redução do retorno venoso.

O exame físico da gestante é realizado do mesmo modo que um exame físico completo, como relatado nos capítulos específicos de cada sistema. Assim, somente as alterações mais marcantes e as manobras especiais serão descritas.

O exame tem como objetivo principal determinar o estado de saúde materno e fetal. Sendo realizado periodicamente em cada consulta, o médico pode acompanhar o desenvolvimento do feto e familiarizar-se ao organismo materno.

EXAME FÍSICO GERAL

Uma avaliação geral e abrangente inicia o exame durante o primeiro atendimento pré-natal à gestante, que geralmente ocorre entre a 6ª e a 10ª semana.

É importante determinar altura e peso da paciente, com registro preciso para posterior comparação. Nesta etapa, verificam-se os sinais vitais com atenção especial à pressão arterial. Nos primeiros trimestres, há queda da pressão arterial em comparação com a mulher não grávida. Entretanto, aumentos pressóricos a partir da 20ª semana podem revelar a presença de doença hipertensiva específica da gravidez (DHEG), que necessita de um acompanhamento especial pelo risco de complicações.

Cabeça e pescoço

A presença de cloasma deve ser descrita, assim como textura, distribuição e oleosidade dos cabelos. A coloração da conjuntiva deve ser notada. Episódios de epistaxe são mais frequentes na gravidez; por isso, a mucosa nasal deve ser explorada e sinais de congestão, descritos. A cavidade oral, os dentes e as gengivas são inspecionados – é comum a ocorrência de hipertrofia e sangramento gengival. Uma etapa importante é a realização do exame da tireoide completo (aumento da glândula é comum).

Aparelho respiratório

Um exame completo é realizado, atentando-se para a expansibilidade e o padrão respiratório. Qualquer sinal de dispneia deve ser valorizado. É comum nas últimas semanas de gestação um padrão taquipneico, dado o aumento abdominal.

Aparelho cardiovascular

O *ictus cordis* pode estar lateralizado em razão da dextrorrotação cardíaca, causada pela elevação do diafragma. Os sopros sistólicos são comuns por causa do estado hiperdinâmico ou podem evidenciar a presença de anemia. Sopros diastólicos devem ser valorizados, pois geralmente têm bases patológicas.

Mamas

As mamas apresentam alterações típicas, hiperpigmentação de aréola e mamilos, rede vascular evidente e estrias, tornando-se mais sensíveis e nodulares. Os passos de inspeção (estática e dinâmica) e a palpação devem ser respeitados, com atenção a simetria, lesões, lacerações do complexo areolopapilar e grau de inversão do mamilo (que pode trazer dificuldades para a amamentação). A partir da 16ª semana, uma secreção esbranquiçada pode estar presente na descarga papilar, correspondendo ao colostro.

Abdome

O abdome é inspecionado pesquisando cicatrizes, estrias e *linea nigra*. Os movimentos fetais só podem ser notados a partir da 16ª à 20ª semana. O examinador deve estar atento para a presença de contrações uterinas, palpação dos órgãos abdominais e massas. A mensuração da altura do fundo uterino e a ausculta dos batimentos cardíacos fetais são realizadas nesta etapa.

▶ **Fundo uterino.** Com o auxílio de uma fita métrica fixada na sínfise púbica, o examinador estende a outra extremidade até a porção posterior do útero (Figura 14.3). Um meio prático de se avaliar o comprimento de fundo de útero adequado é memorizar que, com 12 semanas, o útero atinge a sínfise; com 20 semanas, a cicatriz umbilical; e,

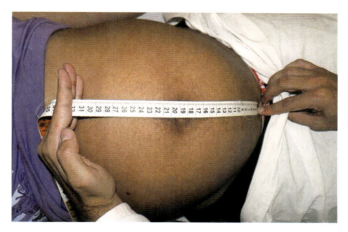

Figura 14.3 Medida do fundo uterino com fita métrica.

com 36 semanas, a margem costal. Outra regra prática que determina um crescimento adequado é que, entre 18 e 32 semanas, a medida da altura em centímetros corresponde ao número de semanas de gestação. Um fundo uterino 2 cm acima do esperado pode ser o primeiro sinal de uma gestação múltipla ou excesso de líquido amniótico, assim como 2 cm abaixo pode denotar crescimento intrauterino retardado. A circunferência abdominal também é medida no seu maior diâmetro.

▶ **Ausculta dos batimentos cardíacos fetais (BCFs).** A ausculta dos BCF (Figura 14.4) deve ser descrita com relação a frequência, ritmo e localização. Esses sons podem ser audíveis a partir da 12ª semana com o sonar de ultrassom com Doppler e, após 18 semanas, com o *estetoscópio de Pinard*. A frequência normal é de 110 a 160 bpm. São mais audíveis na linha hipogástrica (até 18 semanas) e na lateral na qual se encontra o dorso fetal, variando com a posição do feto. A ausência de BCF após uma busca minuciosa eleva a possibilidade de datação errada da gestação, morte fetal ou pseudociese. Dois ritmos distintos de BCF são encontrados na gestação múltipla.

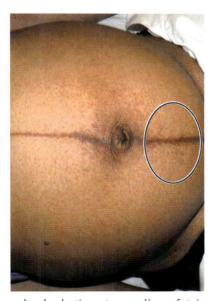

Figura 14.4 Ausculta dos batimentos cardíacos fetais em hipogástrio.

Genitália

A inspeção da vulva segue o modelo do exame ginecológico normal. A coloração violácea dos tecidos e a hipertrofia dos lábios e clitóris são esperadas. As hemorroidas são achados frequentes e devem ser buscados, descrevendo seu tamanho e localização. As cicatrizes de episiotomia ou lacerações perineais são anotadas. O exame bimanual e o exame especular adotam a mesma técnica já descrita para o exame ginecológico.

▶ **Exame especular.** O colo é inspecionado com relação a sua forma, posição, coloração, abertura do orifício externo, secreções e lesões. Uma coloração violácea é esperada e a presença de dilatação pode evidenciar as membranas fetais. Por causa do aumento de infecções durante a gravidez, material pode ser coletado para exames posteriores. Quando indicado, o exame colpocitológico pode ser realizado, porém de maneira cuidadosa. A cérvice torna-se mais friável e a coleta endocervical pode não ser realizada se oferecer risco à paciente. Com a retirada do espéculo, as paredes vaginais são inspecionadas, descrevendo-se a integridade e a rugosidade mucosa e o conteúdo vaginal. Uma secreção branca vaginal é normal.

▶ **Exame bimanual.** A palpação é importante para avaliação cervical e das alterações uterinas. A cérvice encontra-se mais amolecida e congesta. Sua localização, seu comprimento (medido desde a borda cervical até o fórnice lateral) e a dilatação do orifício externo variam ao longo da gravidez e devem ser descritos sempre. Em multíparas, o orifício externo pode ser permeável a uma polpa digital, o que não ocorre nas nulíparas. A palpação uterina revela seu tamanho, consistência, formato e posição. O amolecimento do istmo no início da gestação (*sinal de Hegar*) é característico, assim como o formato globoso, que ocupa os fórnices laterais (*sinal de Nobile-Budin*). A localização da espinha isquiática é importante, pois serve como marco anatômico de referência para a classificação da altura da apresentação fetal nos *planos de DeLee*, como descrito posteriormente. No início do trabalho de parto, a dilatação cervical permite identificar as características da estática fetal. Os anexos direitos e esquerdo são palpados e geralmente o corpo lúteo pode ser percebido como um nódulo superficial ovariano até a 12ª semana. Durante a retirada dos dedos, o tônus muscular e os tecidos da parede vaginal são avaliados.

Extremidades

É comum a presença de edema e varizes em membros inferiores. Estes devem ser quantificados e localizados. Sinais de insuficiência venosa e trombose devem ser descritos e valorizados.

DIAGNÓSTICO CLÍNICO DA GRAVIDEZ

Muitas vezes, o médico não sabe que está diante de uma paciente grávida. Dessa forma, toda mulher em idade fértil, com vida sexual ativa e atraso menstrual é uma gestante até prova do contrário. Assim, durante o exame clínico, alguns sinais elevam a possibilidade de gestação em curso. Esses achados foram organizados no Quadro 14.1, de acordo com probabilidade da gravidez: se esta é presumida, se é provável ou se é certa.

Quadro 14.1 Diagnóstico clínico da gravidez.

Sinais de presunção		Sinais de probabilidade		Sinais de certeza	
Semanas	**Sinais**	**Semanas**	**Sinais**	**Semanas**	**Sinais**
4	Atraso menstrual	6	Atraso menstrual	14	Rechaço fetal
	Náuseas		Aumento do útero		
	Congestão mamária	8	Alterações da consistência do útero	18	Palpação de:
			Alterações da forma do útero		• Movimentos fetais
			Alterações de coloração		• Segmentos fetais
6	Polaciúria	16	Aumento do abdome	20	Identificação de BCF

O sinal do rechaço fetal, ou *sinal de Puzos*, ocorre a partir da 14ª semana e consiste na percepção do rechaço do conteúdo uterino quando o fórnice anterior é impulsionado.

Alterações da consistência uterina
Sinal de Hegar: com 8 semanas, o útero adquire consistência cística, amolecida na região ístmica, que pode ser notada no exame bimanual. As mãos chegam a se tocar através do útero comprimido.

Alterações da forma uterina
Sinal de Piskacek: o útero, até a 12ª semana, cresce de forma desigual, o aumento de volume é acentuado na região que ocorreu a nidação. Assim, um útero de contorno abaulado, ou até com um sulco separando duas regiões, é percebido ao exame bimanual.
Sinal de Nobile-Budin: a inspeção dos fórnices laterais a partir da 8ª semana revela os bordos laterais de um útero globoso, aumentado de volume, o que não ocorre no exame bimanual normal da mulher não gravídica.
Sinal de Osiander: ocorre quando há percepção do pulso vaginal nos fórnices em razão do aumento da vascularização local.

Alterações de coloração
Sinal de Jaquemier ou *Chadwick*: coloração violácea da mucosa vulvar e do meato uretral.
Sinal de Kluge: coloração violácea da mucosa vaginal.

EXAMES SUBSEQUENTES

Nos exames que seguem a primeira consulta, exames pré-natais, a mesma atenção deve ser dada para o exame físico completo. Um acompanhamento bem realizado evidencia precocemente alterações do desenvolvimento e garante um desfecho de sucesso. Com a evolução da gestação, manobras especiais são adicionadas ao exame físico, em particular ao exame do abdome e da genitália. Essas técnicas especiais são descritas a seguir.

Manobras de Leopold

Estas manobras, divididas em quatro etapas, são fundamentais para a avaliação uterina e da estática fetal a partir da 28ª semana de gestação. São realizadas como parte do exame do abdome, e seus achados são descritos de acordo com atitude, situação, apresentação e posição fetal.

Primeira manobra (polo superior)

O examinador se posiciona ao lado da paciente e palpa delicadamente o polo superior do útero com as palmas e os dedos de ambas as mãos, tentando identificar qual estrutura está situada nessa região. As nádegas fetais são irregulares e firmes, a cabeça é regular, lisa e endurecida (Figura 14.5).

Segunda manobra (laterais)

Na mesma posição, o examinador desliza suas mãos, dispondo-as uma em cada extremidade lateral uterina. A palpação deve identificar o lado do dorso fetal, que é regular,

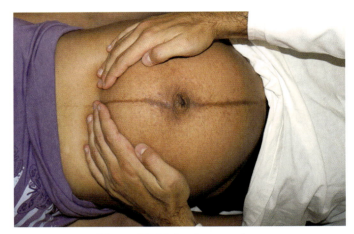

Figura 14.5 Primeira manobra.

liso e rígido. A extremidade que contém os membros apresenta-se irregular e seus movimentos podem ser notados (Figura 14.6).

Terceira manobra (polo inferior)

Com apenas uma das mãos, o polo inferior deve ser apreendido entre o polegar e os dedos da mão dominante, logo acima da sínfise púbica. Movimentos laterais são feitos para evidenciar o movimento passivo desta região. Um polo fixo indica insinuação do feto na pelve e proximidade do trabalho de parto (Figura 14.7).

Quarta manobra (apresentação)

O examinador vira-se de frente para os pés da paciente e, com as mãos afastadas cerca de 10 cm uma da outra, avança das fossas ilíacas em direção ao hipogástrio. Nesta etapa, tenta-se aprofundar as mãos na pelve para evidenciar qual região fetal está no polo inferior do útero (apresentação fetal), bem como seu grau de penetração na pelve. A porção fetal cefálica é menor, lisa, irredutível e endurecida quando comparada com a porção pélvica que se apresenta maior, irregular e amolecida. Se o feto estiver transversal, o polo encontra-se vazio. Na apresentação cefálica, os dedos em contato com a região occipital do feto avançam mais adentro na pelve que os dedos contralaterais (Figura 14.8).

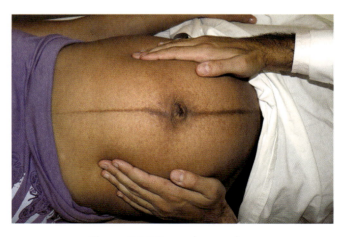

Figura 14.6 Segunda manobra.

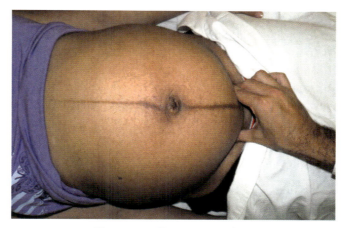

Figura 14.7 Terceira manobra.

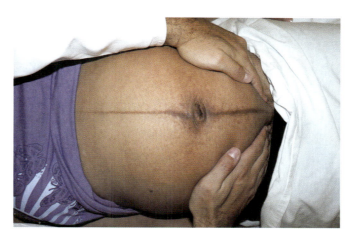

Figura 14.8 Quarta manobra.

Estática fetal

A estática fetal compreende as relações do posicionamento fetal com diversos pontos de referência.

▶ **Atitude.** Relaciona as partes fetais entre si de acordo com o período gestacional. Durante o curso da gestação, o feto encontra-se em flexão generalizada, formando um ovoide, delimitado por dois polos: um cefálico e um pélvico. No parto, as atitudes fetais se modificam para a expulsão do concepto.

▶ **Situação.** Relaciona o eixo longitudinal fetal e uterino. Se paralelos, a situação é longitudinal; se perpendiculares, a situação é transversa.

▶ **Apresentação.** Localiza a região fetal que se encontra no estreito superior da pelve. Nas situações longitudinais, a apresentação é cefálica (cabeça fetal) ou pélvica (pelve fetal). Na situação transversa, a apresentação é sempre denominada córmica.

▶ **Altura de apresentação.** Durante a gestação, o feto encontra-se afastado do estreito superior da pelve, descendo por este ao longo do trabalho de parto. Assim, antes do parto, a altura da apresentação é alta e móvel (que pode ser notada na *terceira manobra* *de Leopold*). Com o avançar do trabalho de parto, a altura torna-se insinuada quando a extremidade fetal apresentada está fixa na pelve. A medição desta altura pode ser feita pelo *esquema de DeLee* durante o toque vaginal. Relaciona-se a extremidade mais baixa do feto com a linha imaginária traçada entre as espinhas isquiáticas. São dados valores numéricos em centímetros para a distância entre esses pontos. Para as alturas superiores à linha isquiática, os valores recebem sinal de negativo e, para os planos inferiores, recebem sinal de positivo.

▶ **Posição.** É a relação do dorso fetal com o lado direito ou esquerdo da mãe. A primeira posição ou posição esquerda ocorre quando o feto está com o dorso no lado esquerdo materno. A segunda posição ou posição direita, quando o dorso se encontra no lado direito da mãe.

▶ **Variedade de posição.** Relaciona pontos de referência fetais com pontos de referência maternos dispostos circularmente na pelve, traduzindo a rotação no eixo longitudinal fetal. Assim, cada apresentação tem um ponto de referência fetal. Este será descrito de acordo com sua proximidade aos pontos de referência na pelve materna (sacro, púbis, pontos transversais direitos e esquerdos). Por exemplo, um feto com apresentação cefálica e situação longitudinal tem a variedade de posição occipitopúbica quando a região occipital fetal se encontra próxima à região púbica da mãe. Na apresentação pélvica, o ponto de referência fetal é o sacro (Figura 14.9).

Com o fim do exame físico, o examinador retorna à sala de consulta para permitir que a paciente se recomponha. Os achados são informados para a paciente, suas dúvidas são sanadas, e as orientações, realizadas.

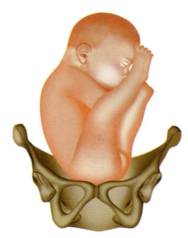

- Atitude: flexão
- Situação: longitudinal
- Apresentação: pélvica
- Altura de apresentação: alta
- Posição: direita
- Variedade de posição: sacro direita posterior

Figura 14.9 Imagem para estudo da estática fetal com descrições. (Adaptada de Montenegro CAB, Rezende Filho J. *Rezende Obstetrícia Fundamental*. 14. ed. [Reimpr.]. Rio de Janeiro: Guanabara Koogan, 2019.)

Questões e Respostas

QUESTÕES

Capítulo 2: História Médica Geral: Anamnese

1. Qual a importância da história da pessoa?
a) Melhorar a relação médico-paciente
b) Conhecer os hábitos do paciente
c) Saber as condições de vida do paciente
d) Todas as alternativas anteriores

2. A anamnese dirigida tem como objetivo:
a) Arguir quanto a itens da história da doença atual
b) Perguntar sobre itens que podem ter sido esquecidos
c) Rever as doenças anteriores do paciente
d) Perguntar sobre fumo e bebidas alcoólicas

3. Para que serve a história da pessoa?
a) Saber com quem vive o paciente
b) Saber os hábitos de vida do paciente
c) Conhecer as expectativas e aspirações do paciente
d) Todas as alternativas anteriores

4. Qual item não faz parte da identificação do paciente ?
a) Profissão e ocupação
b) Sexo
c) Religião
d) Estado civil

5. Paciente de 52 anos foi acordado à noite com forte dor abdominal contínua em barra, no andar superior do abdome. Fez uso de antiespasmódicos e calor local com pouca melhora. Qual a importância da dor abdominal que acorda o paciente à noite?
a) A dor geralmente é de origem orgânica
b) A dor geralmente é psicossomática
c) Não tem importância
d) Depende do tipo de dor

6. **Um paciente fumou 2 maços de cigarro por dia por 40 anos. Com relação à carga tabágica, as alternativas a seguir estão corretas, exceto:**
   a) O tabagismo do paciente é de 730 maços por ano
   b) O paciente fumou 80 maços/ano
   c) O tabagismo de mais de 30 maços/ano aumenta a probabilidade de câncer de pulmão
   d) O tabagismo de mais de 60 maços/ano aumenta a probabilidade de enfisema pulmonar

7. **Em relação à queixa principal, é possível afirmar que:**
   a) Devem ser usados os termos técnicos médicos
   b) Deve ser considerada apenas uma queixa do paciente
   c) Deve ser usada a linguagem do paciente
   d) Deve ser escolhida a doença mais importante

8. **Qual a diferença entre história familiar e história familial?**
   a) São sinônimos, não há diferença
   b) História familiar são os que vivem em casas separadas
   c) História familial são os que vivem na mesma residência
   d) História familiar são os laços consanguíneos

9. **Dentre as alternativas a seguir, todas se incluem na história patológica pregressa, exceto:**
   a) Tempo da doença atual
   b) Medicações
   c) Imunizações
   d) Cirurgias prévias

10. **Em relação ao psiquismo, como perguntar se o paciente apresenta alucinações?**
    a) Perguntar se o paciente já ouviu vozes que apenas ele escuta
    b) Perguntar se o paciente vê coisas que somente ele enxerga
    c) Perguntar se o paciente recebe ordens
    d) Todas as alternativas anteriores

Capítulo 3: Ectoscopia/Somatoscopia e Sinais Vitais

11. **Com relação à mensuração da pressão arterial, é possível afirmar que:**
    a) Na medida da pressão arterial pelo método palpatório de Riva-Gouche, é possível estabelecer as pressões diastólica e sistólica
    b) Na medida por aparelhos automáticos são consideradas hipertensão arterial as medidas domiciliares de mais de 140/90 mmHg
    c) A medida direta da pressão arterial é feita com um transdutor de pressão acoplado a um cateter arterial
    d) Para evitar o hiato auscultatório, deve-se elevar o esfigmomanômetro a pressões de pelo menos 180 mmHg

12. **Com relação à medida da pressão arterial, assinale a alternativa incorreta:**
    a) Quanto mais distal em relação ao coração, a pressão arterial tende a ser mais convergente
    b) Existem diversos métodos para mensurá-la
    c) A pressão arterial tende a se elevar com a idade
    d) Normalmente, existe diferença de até 10 mmHg entre os braços direito e esquerdo

13. **Na avaliação da desnutrição de um determinado paciente, quando se considera um emagrecimento significativo?**
    a) > 10% do peso corporal em até 6 meses
    b) < 10% do peso corporal em até 2 meses
    c) > 5% do peso corporal em 12 meses
    d) > 15% do peso corporal em 6 meses

14. **Com relação ao paciente com edema, as alternativas a seguir estão corretas, exceto:**
    a) Na anasarca do cirrótico, geralmente existe hiperaldosteronismo secundário
    b) O edema hipo-oncótico é secundário unicamente à hipoalbuminemia
    c) Um exemplo de edema hidrostático é a presença de varizes de membros inferiores
    d) Nictúria é comum em pacientes com edema de membros inferiores

15. **Com relação à presença de cianose, é correto afirmar:**
    a) A cianose periférica é fixa
    b) Pacientes com policitemia têm mais chances de apresentar cianose
    c) Na cianose central, apenas os lábios, a língua e o lóbulo da orelha ficam cianóticos
    d) Na cianose periférica, o distúrbio principal é a troca gasosa pulmonar

16. **Com relação à técnica da mensuração da pressão arterial do paciente, as alternativas a seguir estão corretas, exceto:**
    a) Se você fizer uma única medida, prefira o braço direito na posição sentada
    b) Existem 4 fases dos ruídos de Korotkoff
    c) A medida da pressão arterial sistólica através da técnica palpatória evita o buraco ou hiato auscultatório
    d) Os aparelhos automáticos utilizam o método oscilométrico

17. **Com relação à dispneia, assinale a alternativa correta.**
    a) A trepopneia é a dispneia que aparece em pacientes com extensas atelectasias por câncer
    b) A respiração paradoxal é aquela em que o paciente tem um tempo inspiratório maior que o expiratório
    c) A dispneia paroxística noturna pode ser sintoma de insuficiência ventricular esquerda ou doença pulmonar obstrutiva crônica
    d) A respiração de Kussmaul também é conhecida como respiração agônica

18. **Antigamente, as características da febre eram valiosas para determinar a etiologia de diversas doenças. Atualmente, com a disseminação do uso de antitérmicos, a curva térmica diária perdeu muito de sua importância. Entretanto, alguns tipos de febre valem a pena serem recordados. Assinale a alternativa incorreta:**
    a) Na febre remitente, o paciente fica sempre febril, com variações maiores que 1 grau
    b) Na febre contínua, o paciente apresenta hipertermia com variações menores que 1 grau
    c) Febre intermitente é aquela em que o paciente apresenta dias com febre e dias sem febre
    d) Febre periódica aparece em determinados dias e, após diversos dias ou semanas sem febre, o paciente volta a apresentá-la

Capítulo 4: Exame da Cabeça e do Pescoço

19. Quanto à linfonodomegalia supraclavicular esquerda isolada, está incorreto afirmar que:
a) Sugere neoplasia intra-abdominal
b) É conhecida como gânglio de Virchow
c) Sugere a presença de doença autoimune
d) Pode estar associada à neoplasia de mama ou pulmão

20. A lesão do nervo troclear pode causar:
a) Anisocoria
b) Diplopia vertical
c) Estrabismo divergente
d) Estrabismo convergente

21. Qual das doenças a seguir não causa alteração no exame da orelha?
a) Gota
b) Hanseníase
c) Arterite temporal
d) Policondrite recidivante

22. Na inspeção da face, a observação de aumento de volume lateral que apaga o ângulo da mandíbula, por tumefação anterior ao lobo da orelha e que causa elevação do mesmo, sugere:
a) Parotidite
b) Linfonodomegalia
c) Abscesso dentário
d) Artrite temporomandibular

23. A fácies caracterizada por diminuição da expressão facial, causando o aspecto de máscara, é característica de:
a) Mixedema
b) Paralisia facial periférica
c) Síndrome nefrótica
d) Doença de Parkinson

24. Lesão do III par craniano pode causar:
a) Miose
b) Enoftalmia
c) Lagoftalmo
d) Estrabismo divergente

25. A identificação de tumoração cística na linha média do pescoço, próxima ao osso hioide e que se desloca quando a língua é movida para fora da cavidade oral, sugere:
a) Cisto dermoide
b) Cisto branquial
c) Higroma cístico
d) Persistência do canal tireoglosso

26. Na perda auditiva unilateral por alteração na condução, é possível observar que:
a) Durante o teste de Weber, o som lateraliza para o ouvido comprometido
b) Durante o teste de Rinne, a condução aérea dura mais que a condução óssea

c) A própria voz do paciente tende a ser mais alta

d) O teste de Rinne é positivo

27. Qual dos achados a seguir sugere que o aumento de um linfonodo seja de origem inflamatória?

a) Ser indolor

b) Ter crescimento lento

c) Apresentar superfície lisa

d) Ter consistência endurecida

28. Quanto às tumorações congênitas do pescoço, está incorreto afirmar que:

a) O cisto do canal do tireoglosso se localiza na linha média do pescoço

b) O cisto branquial se desloca quando o paciente coloca a língua para fora da boca

c) O higroma geralmente tem grande volume e consistência mole

d) O higroma geralmente é notado logo após o nascimento da criança

29. Na doença de Graves, encontramos:

a) Fechamento palpebral retardado

b) Bócio multinodular

c) Pele seca e fria

d) Reflexo aquileu com prolongamento na fase de relaxamento

30. Qual das alternativas a seguir não faz parte do quadro clínico de hipotireoidismo?

a) Bócio difuso com frêmito e sopro

b) Aumento de peso

c) Reflexo aquileu alentecido

d) Síndrome do túnel do carpo

31. Com relação ao exame dos olhos, é incorreto afirmar:

a) A presença de ptose palpebral bilateral sugere *miastenia gravis*

b) Ptose palpebral unilateral com midríase sugere paralisia do terceiro par craniano

c) Ptose palpebral e enoftalmia sugerem tumor de ápice pulmonar homolateral

d) A paralisia da abdução do globo ocular representa sinal de localização neurológica

Capítulo 5: Semiologia Dermatológica

32. Ao exame dermatológico, a identificação de lesão elevada, palpável, sólida e pequena (< 0,5 cm de diâmetro) denomina-se:

a) Mácula

b) Pápula

c) Nódulo

d) Placa

33. Correlacione as colunas e assinale a alternativa com a sequência correta:

1. Psoríase   ( ) Pápulas purpúricas palpáveis

2. Eritema multiforme   ( ) Placas eritematosas "em alvo"

3. Vasculite necrosante   ( ) Lesões vesiculares agrupadas com base eritematosa

4. Herpes   ( ) Lesões papuloescamosas, com escamas prateadas aderidas

a) 2, 3, 4, 1

b) 1, 3, 4, 2

c) 3, 2, 4, 1
d) 2, 4, 1, 3

Capítulo 6: Exame do Aparelho Respiratório

34. **Paciente apresenta diminuição da expansibilidade em base D, FTV diminuído em base D, submaciço à percussão e o MV é diminuído; logo, ele apresenta:**
    a) Condensação na base D
    b) Pneumotórax na base D
    c) Atelectasia ou derrame pleural na base D
    d) Pneumonia na base D

35. **Com relação ao exame do aparelho respiratório, assinale a alternativa correta:**
    a) A pectoriloquia afônica aparece em casos de derrame pleural encistado
    b) O aumento do FTV sempre indica condensação pulmonar
    c) A presença de estertores bibasais sempre significa pneumonia ou edema pulmonar
    d) Apenas é necessário a percussão das paredes laterais de ambos hemitórax quando há suspeita de embolia pulmonar

36. **Paciente com quadro de dispneia intensa apresenta ao exame físico FTV abolido, hipertimpanismo à percussão e MV abolido em hemitórax direito. Qual o diagnóstico mais provável?**
    a) Embolia pulmonar
    b) Derrame pleural maciço
    c) Pneumotórax hipertensivo
    d) Doença pulmonar obstrutiva crônica

37. **Paciente refere que acorda no meio da noite com falta de ar. Há melhora quando ele se levanta e vai para a cozinha tomar um copo de água, ficando sentado por aproximadamente 30 minutos tomando ar com a janela aberta. Qual a classificação deste tipo de dispneia?**
    a) Taquipneia
    b) Trepopneia
    c) Taquidispneia
    d) Dispneia paroxística noturna

38. **Qual dos recursos a seguir é inadequado para delimitação das bases pulmonares (limite diafragmático) durante o exame do tórax?**
    a) Inspeção
    b) Percussão
    c) Palpação
    d) Ausculta

39. **A identificação de hiper-ressonância à percussão do tórax está relacionada com:**
    a) Atelectasia
    b) Pneumotórax
    c) Enfisema pulmonar
    d) Cavitação pulmonar

40. **Qual dos achados a seguir não é encontrado na síndrome de condensação pulmonar?**
    a) Macicez
    b) Pectoriloquia afônica

c) Murmúrio vesicular aumentado

d) Frêmito toracovocal aumentado

41. Qual o ritmo respiratório caracterizado por incursões atáxicas, com irregularidade imprevisível, que podem ser superficiais e/ou profundas e também podem ter períodos irregulares de apneia por tempo variado?

a) Respiração de Biot

b) Respiração suspirada

c) Respiração de Kussmaul

d) Respiração de Cheyne-Stokes

42. É causa de platipneia:

a) Insuficiência cardíaca congestiva

b) Valvulopatia mitral

c) Asma grave

d) Hipovolemia

43. Diminuição volumétrica do hemitórax esquerdo é frequentemente observada nas seguintes condições, exceto:

a) Atelectasia do pulmão esquerdo

b) Fibrose pleural esquerda

c) Consolidação do lobo inferior esquerdo

d) Paralisia diafragmática à esquerda

44. Durante a percussão torácica, você observou uma área de macicez. Todas as alternativas a seguir podem se correlacionar com o achado do exame do tórax, exceto:

a) Empiema

b) Pneumonia lobar

c) Tromboembolismo pulmonar

d) Pneumotórax

45. Com relação à percussão do tórax, é incorreto afirmar:

a) É uma manobra de grande utilidade para avaliação do volume cardíaco

b) Você deve percutir alternando direita e esquerda, a partir da região superior do tórax, direcionando-se para regiões inferiores, comparando sonoridade obtida em cada faixa examinada

c) Cruzar os braços do paciente, mantendo as mãos do mesmo sobre os ombros, é uma manobra útil para expor a região posterior do tórax e facilitar obtenção de sonoridade que corresponda a eventual anormalidade intratorácica

d) Pode determinar corretamente a extensão da incursão diafragmática

Capítulo 7: Exame do Aparelho Cardiovascular

46. Assinale a alternativa incorreta:

a) O pulso *parvus tardus* é encontrado na estenose aórtica grave

b) O pulso bigeminado é causado pela alternância entre um batimento normal e uma extrassístole

c) O pulso alternante indica insuficiência ventricular esquerda

d) O pulso *bisferiens* é encontrado na dupla lesão mitral

47. **Um paciente portador de hipertensão arterial sistêmica ou de angina de peito frequentemente apresenta quarta bulha ao exame cardiovascular. Assinale a alternativa correta:**
    a) É secundária à fibrose da parede do ventrículo esquerdo (VE)
    b) É secundária à vibração da cordoalha tendinosa e do aparelho de sustentação da válvula mitral devido à baixa complacência do VE
    c) É secundária à baixa complacência de VE no período de enchimento ventricular rápido
    d) É secundária ao ruído causado pela contração atrial no período de pré-sístole

48. **Como diagnosticar o aumento do ventrículo esquerdo? Marque a única alternativa incorreta:**
    a) Radiografias de tórax
    b) *Ictus* de VE desviado para baixo e para a esquerda
    c) Ausculta cardíaca com terceira bulha
    d) Ecocardiograma

49. **Homem de 38 anos apresenta ausculta cardíaca evidenciando sopro sistólico ejetivo, com epicentro em borda esternal esquerda que se acentua com a manobra de Valsalva, e pulso carotídeo *bisferiens*. O quadro clínico descrito é compatível com o diagnóstico de:**
    a) Dupla lesão aórtica com predomínio de insuficiência
    b) Estenose aórtica valvar grave
    c) Cardiomiopatia hipertrófica
    d) Estenose aórtica membranosa

50. **A identificação de onda pré-sistólica na palpação do *ictus cordis* representa:**
    a) Ventrículo esquerdo com complacência diminuída
    b) Sobrecarga de volume do ventrículo esquerdo
    c) Aceleração da fase de enchimento rápido ventricular
    d) Dificuldade de esvaziamento do ventrículo esquerdo

51. **A palpação de pulsação em região epigástrica que desloca a mão do examinador no sentido craniocaudal sugere:**
    a) Aneurisma de aorta abdominal
    b) Aumento do ventrículo direito
    c) Tumoração do lobo esquerdo do fígado
    d) Massa epigástrica com transmissão do batimento aórtico

52. **A manobra de Rivero Carvallo tem o objetivo de:**
    a) Intensificar sopro de insuficiência mitral
    b) Aumentar a resistência vascular periférica
    c) Intensificar sopros e bulhas extras do lado direito do coração
    d) Intensificar todos os sopros, exceto o da miocardiopatia hipertrófica

53. **Quanto à identificação de choque valvar pulmonar palpável, assinale a alternativa incorreta:**
    a) É observado na estenose valvar pulmonar
    b) Corresponde à sensação tátil da hiperfonese de P_2
    c) Frequentemente representa hipertensão arterial pulmonar
    d) Pode ser encontrado em indivíduos magros e sem aumento do diâmetro anteroposterior do tórax

54. O pulso alternante é característico de:
   a) Estenose aórtica
   b) Insuficiência aórtica
   c) Tamponamento cardíaco
   d) Insuficiência ventricular esquerda

55. A presença de som duplo de B_2 na expiração e som único na inspiração caracteriza:
   a) Desdobramento fixo
   b) Acentuação do fisiológico
   c) Desdobramento fisiológico
   d) Desdobramento paradoxal

56. Quais as características do sopro de Austin Flint?
   a) É um sopro mesossistólico aórtico
   b) É um sopro holossistólico mais bem audível no foco mitral
   c) É um ruflar mesodiastólico grave, mais bem audível no foco mitral
   d) É um sopro diastólico, aspirativo, agudo, decrescente e mais bem audível no foco aórtico

57. O ritmo de galope é caracterizado pela presença de:
   a) B_3
   b) B_4
   c) B_3 e B_4
   d) B_3 e B_4, em vigência de taquicardia

58. Na estenose aórtica, é correto afirmar que:
   a) A calcificação valvar leva à hiperfonese de A_2
   b) Geralmente não se ausculta B_4 no foco mitral
   c) O sopro é caracteristicamente sistólico e inicia junto com B_1
   d) O sopro sistólico é ocasionalmente transmitido para o ápice (fenômeno de Gallavardin)

59. Quanto ao pulso venoso jugular, qual das alternativas a seguir corresponde ao relaxamento atrial e ao deslocamento da válvula tricúspide para baixo durante a sístole ventricular?
   a) Onda a
   b) Descida x
   c) Onda v
   d) Descida y

60. Com relação às diferenças entre pulso venoso e pulso carotídeo, não é correto afirmar:
   a) O pulso venoso tem aspecto ondulante constituído de três ondas e duas depleções, e o pulso carotídeo é constituído por única onda de aspecto pulsátil.
   b) O pulso venoso é mais visível do que palpável, enquanto o pulso carotídeo é mais palpável do que visível.
   c) O pulso venoso torna-se mais evidente na posição sentada, enquanto o pulso carotídeo pode ser percebido na posição sentada ou deitada.
   d) O pulso venoso desaparece quando se comprime a base das veias jugulares, enquanto não há supressão do pulso carotídeo à compressão.

380 Semiologia Médica

61. Das alternativas a seguir, assinale a incorreta quanto ao pulso paradoxal arterial:
a) É uma acentuação do decréscimo fisiológico da pressão arterial durante a inspiração
b) Pode estar presente em ICC grave
c) Pode estar presente em asma grave
d) Pode estar presente em tamponamento pericárdico e pericardite constritiva

62. Assinale a única alternativa correta:
a) O sopro cardíaco sistólico pode ser inocente
b) A manobra do *hand-grip* causa exacerbação dos sopros do coração direito
c) A posição de Harvey é a preferencial para a palpação do *ictus cordis*
d) A síndrome de restrição diastólica causa hiperfonese na 1ª bulha

63. Assinale a alternativa correta, correlacionando o tipo de pulso com o diagnóstico provável:
a) *Alternans* – choque hipovolêmico
b) Bigeminado – BAV II tipo Wenckebach 3:2
c) *Bisferiens* – pericardite constritiva
d) Paradoxal – estenose aórtica

64. Quais dos sinais a seguir diagnosticam uma estenose pulmonar de maior gravidade?
I. Sopro protossistólico 3+/4+ em foco pulmonar
II. Presença de quarta bulha
III. Clique de ejeção com P_2 hiperfonética
a) Somente a alternativa II está correta
b) I e III estão corretas
c) II e III estão corretas
d) Todas as alternativas estão corretas

65. À ausculta cardíaca da síndrome de Eisenmenger, destaca-se a intensa segunda bulha. Qual o outro achado frequente?
a) Sopro diastólico (alta frequência) de regurgitação pulmonar
b) Sopro mesodiastólico tricúspide
c) Estalido de abertura da válvula tricúspide
d) Sopro sistólico no mesocárdio

66. Na insuficiência mitral grave:
a) A presença de B_3 é evidência precoce de insuficiência cardíaca
b) A intensidade do sopro varia com a gravidade da lesão
c) O *ictus* é desviado e hiperdinâmico
d) A angina é sinal de mau prognóstico

67. Na estenose mitral pura:
a) A primeira bulha hiperfonética é encontrada na fibrilação atrial
b) O sopro de Graham-Steell sugere calcificação valvar
c) A segunda bulha única caracteriza hipertensão pulmonar
d) A distância de B_2 ao estalido de abertura diminui inversamente à pressão do átrio esquerdo

68. Correlacione as colunas e assinale a sequência correta:

( ) Sinal de Quincke   1- Pulsações sistólicas da cabeça
( ) Sinal de Musset   2- Alternância de rubor e palidez no leito ungueal
( ) Sinal de Müller   3- Som auscultado nas artérias femorais
( ) *Pistol shot*   4- Pulsações da úvula

a) 4, 1, 2, 3
b) 2, 1, 4, 3
c) 1, 2, 4, 3
d) 3, 4, 1, 2

Capítulo 8: Semiologia do Sistema Vascular

69. Como você define claudicação intermitente?

a) Condição em que o paciente tem dificuldade de subir lances de escada
b) Condição em que o paciente não consegue andar no plano
c) Condição em que o paciente consegue deambular, mas tem que parar devido à dor no membro por isquemia
d) Condição intermitente em que o paciente apresenta hiperemia do membro, acompanhada de parestesias

70. Como diferenciar a flebotrombose da tromboflebite?

a) A estase e as alterações sanguíneas estão na etiologia da tromboflebite
b) A flebotrombose é mais frequente na perna e no pé
c) Raramente a flebotrombose causa embolia pulmonar
d) Apesar de rica em sintomas, a tromboflebite raramente deixa sequelas

71. Assinale a alternativa incorreta:

a) Na *phlegmasia cerulea dolens* ocorre comprometimento arterial
b) O teste de Allen verifica a patência das artérias radial e ulnar
c) A úlcera isquêmica é muito dolorosa, enquanto, na úlcera venosa, ela não é intensa
d) O edema de membros inferiores é quantificado em cruzes, na dependência de sua extensão e da profundidade do sinal do cacifo

72. Qual dos sinais a seguir não faz parte do quadro clínico de insuficiência arterial crônica?

a) Sinal de Homans
b) Redução de pulsos arteriais
c) Atrofia da pele (pele delgada, brilhante, lisa) e queda de pelos
d) Alterações ungueais: atrofia, unhas quebradiças e hiperqueratósicas

73. Assinale a alternativa incorreta sobre as características do linfedema:

a) Quando compromete os membros, costuma preservar os dedos
b) Pode apresentar o aspecto semelhante à "casca de laranja"
c) Na fase inicial de sua formação, o linfedema é amolecido e pode formar cacifo
d) O membro com linfedema adquire caracteristicamente uma textura lenhosa e endurecida

74. Considerando a prova de isquemia plantar provocada, assinale a alternativa incorreta:

a) Neste teste, elevam-se os membros inferiores até o ângulo de 90° e observa-se a coloração das plantas dos pés após 1 minuto nesta posição
b) Fornece o diagnóstico anatômico do nível da obstrução arterial

c) Quando os membros estão elevados, caso haja isquemia, surge palidez na região plantar do membro comprometido

d) Após retornar à posição horizontal, hiperemia reativa pode ocorrer no membro que está isquêmico

75. **Realiza-se manobra de elevação do membro inferior a 90°, seguida da colocação de torniquete abaixo da crossa da safena. Depois, coloca-se o paciente de pé, sem retirar o torniquete, e nota-se enchimento rápido das varizes no sentido cranio-caudal. Este achado durante a manobra de Brodie-Trendelenburg significa:**

a) Insuficiência de veias perfurantes

b) Competência da circulação venosa superficial

c) Insuficiência da válvula ostial da safena interna

d) Um achado normal durante o exame da circulação venosa

76. **Qual o evento inicial na fisiopatogenia da *phlegmasia cerulea dolens*?**

a) Trombose venosa profunda extensa com grande obstrução ao retorno venoso

b) Trombose arterial com comprometimento da viabilidade do membro

c) Vasoconstrição arterial reflexa

d) Síndrome compartimental por grande edema do membro

77. **Quanto ao fenômeno de Raynaud, assinale a alternativa incorreta:**

a) A dilatação de arteríolas e capilares aumenta o fluxo e acarreta a fase de hiperemia

b) A cianose surge com a dilatação de capilares e vênulas e resulta da desoxigenação do sangue retido nesses vasos

c) A sensação de frio ou parestesia frequentemente acompanha as fases de cianose e/ou palidez

d) O fenômeno de Raynaud se caracteriza pela sequência de cianose, palidez e hiperemia dos dedos, nesta ordem

78. **Quanto ao fenômeno de Raynaud, é possível afirmar que:**

a) Consiste na sequência de rubor, cianose e palidez, nesta ordem

b) Pode ser acompanhado de parestesias na área acometida

c) O estágio hiperêmico corresponde à fase de espasmo arterial

d) Confirma o diagnóstico de esclerodermia

79. **Qual dos sinais a seguir não faz parte do quadro clínico de insuficiência arterial crônica?**

a) Dor a dorsoflexão forçada do pé

b) Redução de pulsos arteriais

c) Atrofia da pele (pele delgada, brilhante, lisa) e queda de pelos

d) Alterações ungueais: atrofia, unhas quebradiças e hiperqueratósicas

Capítulo 9: Exame do Abdome

80. **A eliminação apenas de sangue vivo e a eliminação de sangue digerido pelo vômito denominam-se, respectivamente:**

a) Hematêmese e melena

b) Hematoquesia e melena

c) Enterorragia e hematoquesia

d) Hematêmese e melenêmese

81. **As seguintes características clínicas podem ser identificadas nos pacientes com insuficiência renal, exceto:**
    a) Edema periorbitário
    b) Polaciúria
    c) Nictúria
    d) Descamação furfurácea da pele

82. **As seguintes características podem ser encontradas em pacientes portadores de cirrose hepática, exceto:**
    a) Perda da lúnula das unhas
    b) Aranhas vasculares no território da veia cava superior
    c) Hiperemia das regiões tenar e hipotenar
    d) Hálito urêmico

83. **A síndrome nefrótica é caracterizada por:**
    a) Edema, hematúria e hipertensão arterial
    b) Edema, proteinúria e hipoalbuminemia
    c) Edema, hematúria e lipidúria
    d) Hipertensão arterial, urina espumosa e diminuição do volume urinário

84. **Com relação à propedêutica renal, é possível afirmar que:**
    a) O ponto ureteral médio é uma constrição fisiológica do ureter quando este cruza os vasos epigástricos
    b) A punho-percussão lombar denomina-se sinal de Guyon, sendo dolorosa na pielonefrite
    c) Polaciúria é a micção frequente e escassa
    d) O ureter pode ser palpável em decúbito lateral pela técnica do rebote

85. **Com relação ao baço, assinale a única alternativa incorreta:**
    a) Para ser palpado, ele deverá estar aumentado pelo menos duas vezes
    b) A linha de Piorry divide o espaço de Traube em duas porções
    c) Nos tumores do baço não é possível a depressão da região lombar esquerda
    d) Pode-se palpar o baço em decúbito dorsal e em posição de Schuster

86. **Com relação à propedêutica da ascite, assinale a alternativa falsa:**
    a) O melhor método clínico é a pesquisa da macicez móvel de decúbito
    b) O ultrassom consegue detectar pequenas quantidades de líquido ascítico
    c) Os semicírculos de Skoda conseguem diferenciar ascite de tumor de ovário
    d) A punção do líquido ascítico deverá sempre ser feita no ponto de McBurney (terço médio da linha que liga o umbigo à espinha ilíaca anterossuperior)

87. **A presença de refluxo hepatojugular associado à dor à palpação de hipocôndrio direito é sugestiva de:**
    a) Doença pulmonar obstrutiva crônica
    b) Insuficiência ventricular direita
    c) Abscesso hepático
    d) Trombose de veia porta

88. **Jovem de 8 anos foi levado ao pediatra, que diagnosticou glomerulonefrite difusa aguda (GNDA) pós-estreptocócica com síndrome nefrítica. Como caracterizar essa síndrome?**
    a) Edema, proteinúria e hipertensão arterial
    b) Edema, hipoalbuminemia e hipercolesterolemia

c) Edema, hematúria e proteinúria
d) Edema, hematúria e hipertensão arterial

89. **Que volume *mínimo* de líquido peritoneal deve estar presente para ser possível a identificação da ascite através da macicez móvel de decúbito e do sinal do piparote?**
    a) 500 mℓ
    b) 1.500 mℓ
    c) 2.500 mℓ
    d) 3.500 mℓ

90. **Em paciente com sinais de insuficiência hepática e hipertensão portal características de cirrose, qual dos achados a seguir pode sugerir a etiologia alcoólica?**
    a) *Caput medusae*
    b) Telangiectasias
    c) Eritema palmar
    d) Contratura de Dupuytren

91. **Em vigência de inflamação peritoneal, a pesquisa da descompressão brusca dolorosa através da palpação pode ser substituída por qual recurso de exame físico do abdome?**
    a) Inspeção
    b) Ausculta
    c) Percussão suave
    d) Palpação superficial

92. **Assinale a alternativa incorreta quanto à icterícia:**
    a) Discretos graus de icterícia são mais bem observados no exame da esclera, pois sua concentração elevada de elastina garante alta afinidade pela bilirrubina
    b) Detecção de icterícia no exame da esclera indica níveis de bilirrubina $\geq$ 1,5 mg/dℓ
    c) Quando o examinador suspeita de icterícia, o próximo local a examinar é embaixo da língua
    d) Icterícias de longa duração adquirem a tonalidade amarelo-esverdeada graças à oxidação da bilirrubina em biliverdina

93. **A presença de zumbido venoso *(venous hum)* epigástrico e umbilical:**
    a) Indica aumento da circulação colateral do sistema porta
    b) Indica inflamação da superfície peritoneal de um órgão
    c) Trata-se de ruído sistólico observado na neoplasia hepática
    d) É frequente no exame físico do hepatopata

94. **Qual a denominação do sinal que consiste em dor localizada na fossa ilíaca direita com a manobra de rotação interna passiva da coxa flexionada na vigência de apendicite aguda?**
    a) Sinal de Rovsing
    b) Sinal do obturador
    c) Sinal de Blumberg
    d) Sinal do psoas

95. **No diagnóstico diferencial entre tumoração renal esquerda palpável e presença de esplenomegalia, é correto afirmar que:**
    a) O rim esquerdo tem boa mobilidade com a respiração
    b) O rim não tem borda afilada como o baço
    c) A palpação da chanfradura esplênica não auxilia neste diagnóstico diferencial
    d) A superfície do baço é irregular, ao contrário do rim aumentado

96. Qual dos achados a seguir não é sinal de insuficiência hepática?
a) Presença de ascite
b) Presença da cabeça de medusa
c) Presença de eritema palmar
d) Presença de telangiectasias

97. Diante de paciente com febre, calafrios e icterícia, o diagnóstico mais provável é:
a) Colangite
b) Hepatite viral aguda
c) Colelitíase
d) Pancreatite

98. No pós-operatório imediato de cirurgia extra-abdominal, a paciente apresenta intensa agitação psicomotora. Ao exame físico, identifica-se aumento do volume abdominal e macicez dolorosa que se estende do púbis até a cicatriz umbilical. O achado semiológico indica:
a) Pneumoperitônio
b) Ascite
c) Cisto ovariano
d) Globo vesical

99. São causas de espaço de Traube maciço, exceto:
a) Massa em cauda de pâncreas
b) Câncer de fundo gástrico
c) Ascite
d) Alimentação recente

100. Com relação aos pontos renoureterais, é possível afirmar as alternativas a seguir, exceto:
a) O ponto ureteral superior localiza-se na altura do umbigo na borda do músculo reto abdominal
b) O ponto renal costomuscular fica à altura da borda inferior da 12ª costela com a musculatura paravertebral
c) O ponto intraespinhoso localiza-se na borda superior da crista ilíaca na linha axilar posterior
d) O ponto ureteral inferior somente pode ser alcançado pelo toque retal (no homem) e vaginal (na mulher)

101. Assinale a alternativa incorreta:
a) A melhor maneira de se diagnosticar a ascite clinicamente é por meio da pesquisa da macicez móvel de decúbito
b) Condensação pulmonar pode ocasionar aumento do frêmito toracovocal no local da alteração
c) O melhor local para se sentir a 4ª bulha são nos focos da base
d) Um bom pulso da artéria dorsal do pé significa um bom débito cardíaco

Capítulo 10: Exame Neurológico

102. Quais são as características que diferenciam a afasia motora da afasia sensitiva?
a) Na afasia motora de Broca, existe perda do componente motor da palavra
b) Na afasia sensorial de Wernicke, há perda do componente verbal da palavra

c) Na afasia motora, o paciente consegue ler em voz alta

d) Na afasia sensorial, o paciente compreende o que lhe é dito

103. O que significa paralisia *alternans*?

a) Paralisia que alterna um dimídio com outro dimídio

b) Paralisia de um braço de um lado e da perna do outro lado

c) Paralisia de um nervo craniano de um lado e hemiplegia do lado oposto

d) Paralisia alternando um nervo craniano de um lado para o outro

104. A seguir, são citados os elementos clínicos (sinais e sintomas) que se pode observar em um paciente com síndrome cerebelar, exceto:

a) Ataxia e marcha cerebelar

b) Dismetria e assinergia

c) Hipertonia muscular generalizada e reflexos pendulares

d) Na síndrome vermicular, tem-se ataxia de tronco

105. O nervo facial é responsável por todos os movimentos a seguir, exceto:

a) Mímica da face

b) Gustação do 1/3 posterior da língua

c) Orbicular das pálpebras

d) Movimentação do platisma

106. Assinale a única alternativa correta:

a) Anosmia pode ser o primeiro sinal de doença de Alzheimer ou Parkinson

b) Na paralisia facial total, o local lesado é o nervo facial contralateral

c) Diplegia mastigatória é típica da lesão do nervo facial bilateral

d) Os acúfenos são comuns nas lesões unilaterais do VI par craniano

107. Homem, 60 anos, hipertenso e obeso apresenta início súbito de alteração da consciência, não responsivo aos comandos verbais e dolorosos, além de perda da força muscular em dimídio esquerdo (face, braço e perna). Quais os termos semiológicos para a alteração do nível de consciência e da perda da força muscular?

a) Coma e hemiparesia

b) Coma e hemiplegia

c) Torpor e hemiplegia

d) Coma e hemianestesia

108. No exame neurológico de um homem, identifica-se alteração de sensibilidade tátil, que é observada no nível da linha dos mamilos e se estende para baixo. Este achado sugere lesão em nível de:

a) T2

b) T6

c) T8

d) T10

109. Qual a diferença cardinal entre síncope e pré-síncope?

a) Perda da consciência

b) Presença de diaforese

c) Queixa de borramento visual

d) Sensação de tontura

110. O tremor característico da doença de Parkinson é:

a) Cinético

b) Postural

c) Estático

d) Intencional

111. **O reflexo aquileu é um reflexo tendinoso profundo, do qual participa o músculo tríceps sural. A sua inervação provém predominantemente dos nervos correspondentes ao nível medular:**
    a) L3
    b) L4
    c) L5
    d) S1

112. **Assinale a afirmativa incorreta. A compressão radicular provoca:**
    a) Exaltação do reflexo profundo correspondente
    b) Parestesias no dermátomo correspondente
    c) Hipoestesia no dermátomo correspondente
    d) Hipotonia dos músculos inervados pela raiz comprimida

113. **Paciente, sexo masculino, 27 anos, sofreu acidente de moto com fratura de 1/3 proximal de fíbula esquerda e lesão do nervo fibular superficial. Apresenta marcha patológica decorrente da lesão sofrida. Sua marcha é definida como:**
    a) Marcha ceifante
    b) Marcha anserina
    c) Marcha antálgica
    d) Marcha escarvante

114. **Na síndrome de transecção da metade da medula espinal (síndrome de *Brown-Sequard*), pode-se observar:**
    a) Perda de propriocepção e sensibilidade vibratória abaixo do nível da lesão do lado afetado
    b) Perda da sensibilidade térmica e álgica abaixo do nível da lesão e do mesmo lado afetado
    c) Perda da sensibilidade tátil dois dermátomos abaixo do nível da lesão e do mesmo lado afetado
    d) Perda da sensibilidade térmica do mesmo nível da lesão e no mesmo lado oposto

115. **Fácies sem expressão, bradicinesia e hipertonia plástica com sinal de roda dentada estão presentes na síndrome:**
    a) Piramidal
    b) Extrapiramidal
    c) Cerebelar
    d) Talâmica

116. **Mulher de 37 anos apresenta dor ao longo do primeiro, segundo e terceiro quirodáctilos na face palmar da mão esquerda e parestesia nessa região. Há dor à percussão da face anterior do punho esquerdo. O quadro é sugestivo de comprometimento do nervo:**
    a) Radial
    b) Mediano
    c) Ulnar
    d) Circunflexo

117. **Das alternativas a seguir, qual está incorreta? A presença de paralisia *alternans*, hemiplegia associada à paralisia facial contralateral sugere:**
    a) Lesão da cápsula interna do lado da hemiplegia
    b) Lesão em núcleos da base contralateral à hemiplegia

c) Lesão em tronco cerebral

d) Lesão cortical frontoparietal homolateral à hemiplegia

118. **A constatação de paralisia espástica dos membros inferiores e a diminuição da sensibilidade até o nível da cicatriz umbilical representam:**

a) Lesão medular em nível de T2

b) Lesão medular em nível de T4

c) Lesão medular em nível de T6

d) Lesão medular em nível de T10

119. **Com relação ao exame neurológico, é possível afirmar as alternativas a seguir, exceto:**

a) O sinal de Neri também indica ciática

b) O sinal da trípode é encontrado na meningite

c) O sinal de Chaddock é mais sensível que o de Babinski

d) O sinal de Barré é encontrado na síndrome extrapiramidal

Capítulo 11: Exame Osteomioarticular

120. **Mulher de 40 anos com queixa de dor no cotovelo direito há 4 meses, que piora quando realiza a flexão da mão contra a resistência do examinador. Qual a hipótese diagnóstica?**

a) Epicondilite lateral

b) Epicondilite medial

c) Tendinite de tríceps braquial

d) Tendinite de bíceps braquial

121. **Homem de 52 anos com dor na região anterior do ombro há 8 meses que piora quando realiza a flexão do antebraço, estando o mesmo supinado. Tal achado é indicativo do comprometimento de que estrutura?**

a) Músculo deltoide

b) Músculo supraespinal

c) Longa porção do bíceps

d) Redondo manual

122. **Homem de 54 anos com dor na região proximal e lateral da coxa direita, que piora quando realiza abdução da coxa contra a resistência do examinador. Qual a hipótese diagnóstica?**

a) Tendinite de glúteo médio

b) Tendinite do sartório

c) Tendinite de vasto lateral do quadríceps

d) Tendinite do tensor da fáscia lata

123. **Mulher de 44 anos com poliartralgia com sinais inflamatórios. Início há 8 anos nos músculos distais de membros inferiores e superiores. Apresenta limitação da mobilidade do antebraço, mão e pés. Presença de desvio ulnar da mão, dedos e pescoço de cisne. Qual a hipótese diagnóstica?**

a) Febre reumatoide

b) Osteoartrose

c) Artrite reumatoide

d) Espondilite anquilosante

124. **Homem de 60 anos com lombalgia há 6 meses que se irradia pela região posterior da coxa e perna esquerda. Dor a palpação do pescoço espinhoso de L5. Sinal de Lasègue presente. Deve-se esperar encontrar no exame físico:**
    a) Exaltação do reflexo patelar
    b) Exaltação do reflexo aquileu
    c) Diminuição do reflexo patelar
    d) Diminuição do reflexo aquileu

125. **Na lesão da porção longa do bíceps braquial, espera-se encontrar acentuação da sintomatologia álgica quando se solicita ao paciente que realize contra a resistência do examinador à:**
    a) Flexão do antebraço junto com a supinação do antebraço
    b) Flexão do antebraço junto com a pronação do antebraço
    c) Adução do braço junto com a pronação do antebraço
    d) Adução do braço junto com a flexão da mão

126. **Na síndrome de De Quervain, a sintomatologia é exacerbada quando:**
    a) O examinador aduz a mão do paciente, estando o primeiro quirodáctilo fletido e aduzido e os demais dedos em flexão
    b) O examinador abduz a mão do paciente, estando o primeiro quirodáctilo fletido e aduzido e os demais dedos em flexão
    c) O examinador realiza a digitopercussão na região posterior do punho
    d) O examinador realiza a digitopercussão na região anterior do punho

127. **A queda do quadril do lado esquerdo quando o paciente retira o membro inferior esquerdo do contato com o solo e a marcha com o deslocamento do tronco para o lado direito na fase de apoio no solo do membro inferior direito são indicativos de:**
    a) Lesão do músculo reto anterior da coxa do membro inferior direito
    b) Lesão do músculo reto anterior da coxa do membro inferior esquerdo
    c) Lesão do músculo glúteo médio do lado direito
    d) Lesão do músculo glúteo médio do lado esquerdo

128. **Ao exame, o paciente apresenta desnível de ombros, estando o do lado esquerdo mais elevado. As cristas ilíacas estão niveladas. O desvio postural esperado na coluna vertebral é:**
    a) Escoliose lombar com convexidade do lado esquerdo
    b) Escoliose lombar com convexidade do lado direito
    c) Escoliose torácica com convexidade do lado esquerdo
    d) Escoliose torácica com convexidade do lado direito

129. **O vício postural do joelho comumente associado ao pé plano-evertido é:**
    a) Genuvalgo
    b) Geno recurvato
    c) Geno flexo
    d) Genuvaro

130. **Assinale a afirmativa correta:**
    a) Dedo em pescoço de cisne, desvio ulnar de mãos e dedos e limitação da mobilidade do punho são achados frequentes na osteoartrose
    b) Sobrepeso e obesidade não são fatores agravantes da osteoartrose do joelho

c) A digitopalpação dolorosa dos processos espinhosos cervicais é habitualmente presente na osteoartrose cervical

d) A cervicalgia tende a ser aliviada quando o examinador mobiliza passivamente a cabeça do paciente

131. Na epicondilite lateral do cotovelo, espera-se encontrar:

a) Piora da dor quando o paciente realiza a extensão da mão contra a resistência do examinador

b) Alívio da dor na manobra descrita na alternativa "a"

c) Piora da dor quando o paciente realiza a flexão do antebraço contra a resistência do examinador

d) Alívio da dor na manobra descrita na alternativa "c"

132. Quando o paciente consegue realizar a extensão completa do antebraço, somente quando se retira a ação da gravidade, qual o grau da força correspondente no teste manual de Lovett?

a) Força grau 1

b) Força grau 2

c) Força grau 3

d) Força grau 4

133. Dor no ombro que piora com a abdução do braço contra a resistência do examinador é sugestiva do comprometimento:

a) Do tendão da porção curta do bíceps

b) Do músculo trapézio

c) Do músculo romboide maior

d) Do tendão do músculo supraespinal

134. Na espondilite anquilosante, frequentemente encontram-se os achados a seguir, exceto:

a) Sacroileíte

b) Limitação da mobilidade da coluna cervical

c) Nódulos endurecidos nas articulações interfalangianas distais das mãos

d) Postura do esquiador

135. Dor no ombro esquerdo que piora quando o examinador solicita que o paciente execute contra a resistência à flexão do antebraço esquerdo, estando o antebraço em supinação, é indicativo do comprometimento do músculo:

a) Longa porção do bíceps braquial

b) Redondo menor

c) Supraespinal

d) Subescapular

136. Com relação à osteoartrose, é possível afirmar que:

a) É uma doença autoimune que leva a grandes deformidades articulares e desvio ulnar de mãos e dedos.

b) É uma doença autoimune que agride as articulações e compromete serosas

c) É uma doença degenerativa relacionada com alterações posturais e obesidade

d) É uma poliartrite que evolui sem deixar sequelas articulares, porém pode determinar lesões orovalvulares

137. **O exame de um paciente com diminuição de força no membro superior direito mostra que ele consegue executar a extensão completa do antebraço direito, mas não consegue se o examinador opuser alguma resistência. A força muscular do tríceps direito, de acordo com a escala manual de Lovett, é:**
a) Zero
b) 1
c) 2
d) 3

138. **Em um quadro de lombociatalgia, apresentando Lasègue à direita e diminuição da sensibilidade e força distalmente no membro inferior direito, espera-se encontrar ao exame:**
a) Exaltação do reflexo aquileu
b) Diminuição do reflexo aquileu
c) Exaltação do reflexo patelar
d) Diminuição do reflexo patelar

139. **Homem de 30 anos de idade, com história de entorse de joelho esquerdo há 2 meses, apresenta movimento anormal da perna no sentido lateral quando o examinador, estabilizando a coxa esquerda, traciona a perna esquerda para fora, estando o paciente em decúbito dorsal, com coxa e perna esquerdas ligeiramente fletidas. Tal achado no exame evidencia lesão de qual estrutura do joelho?**
a) Menisco medial
b) Ligamento cruzado anterior
c) Ligamento colateral lateral
d) Ligamento colateral medial

140. **Assinale a afirmativa correta:**
a) Na tendinite do tríceps sural, a dor piora quando o paciente executa a flexão dorsal do pé contra a resistência do examinador
b) Na tendinite do supraespinal, a dor piora quando o paciente inicia a abdução do braço contra a resistência do examinador
c) Na tendinite do tríceps braquial, a dor piora quando o paciente realiza a flexão do antebraço contra a resistência do examinador
d) Na tendinite do glúteo médio, a dor piora quando o paciente executa a adução da coxa contra a resistência do examinador

141. **Assinale a afirmativa correta:**
a) O desvio postural da coluna vertebral relacionado com a projeção anterior dos ombros é a cifose lombar
b) No ombro doloroso, a piora da dor quando o paciente realiza a flexão do antebraço junto com a supinação deste, contra a resistência do examinador, é indicativa do comprometimento do redondo menor
c) Dor no ombro que não piora com os movimentos do braço é indicativa de irradiação por compressão radicular cervical ou dor referida de origem visceral
d) A febre reumática é uma poliartrite cumulativa que evolui para grandes deformidades, principalmente nas mãos

142. **Assinale a afirmativa correta:**
a) Na epicondilite lateral do cotovelo, há piora da dor quando o paciente executa a flexão da mão do lado comprometido contra a resistência do examinador

b) Na tendinite do tríceps sural, há piora da dor quando o paciente executa a flexão plantar do pé do lado comprometido contra a resistência do examinador

c) Na tendinite do tríceps braquial, há piora da dor quando o paciente executa a flexão do antebraço do lado comprometido contra a resistência do examinador

d) Na epicondilite medial do cotovelo, há piora da dor quando o paciente executa a extensão da mão do lado comprometido contra a resistência do examinador

143. Mulher de 42 anos, professora, queixando-se de dor no ombro direito há 3 semanas. Ao exame, não apresenta sinais inflamatórios no local. Não há piora da dor aos movimentos do braço direito. Também não há limitação desses movimentos. A paciente não relata dor à palpação das estruturas do ombro direito. Qual a hipótese diagnóstica?

a) Lesão do manguito rotador

b) Lesão do deltoide

c) Artrite infecciosa da articulação escapuloumeral

d) Dor irradiada ou referida no ombro

144. Mulher de 35 anos com história de entorse de joelho direito há 2 meses apresentando movimento anormal da perna direita no sentido anterior quando o examinador, estabilizando o pé direito da paciente, traciona a perna direita desta para a frente, estando a paciente em decúbito dorsal, com a coxa e perna direitas fletidas. Tal achado no exame evidencia lesão de que estrutura do joelho?

a) Menisco medial

b) Ligamento cruzado anterior

c) Ligamento colateral lateral

d) Ligamento cruzado posterior

145. A piora da dor no ombro quando o paciente realiza a flexão do antebraço, estando o mesmo em posição de supinação, contra a resistência do examinador, é indicativo do comprometimento do tendão do músculo:

a) Supraespinhoso

b) Subescapular

c) Longa porção do bíceps braquial

d) Redondo menor

146. Homem de 47 anos, caminhoneiro, com sobrepeso, queixando-se de dor lombar baixa que se irradia para o membro inferior direito, pela região posterior. Refere diminuição da sensibilidade e da força distalmente no membro inferior direito. Há suspeita de comprometimento do nervo ciático à direita, decorrente de hérnia de disco intervertebral. O que se espera encontrar no exame físico caso esta hipótese seja verdadeira?

a) Melhora da dor irradiada quando o examinador, estando o paciente em decúbito dorsal, executa a flexão da coxa direita estando a perna direita deste estendida, assim como diminuição do reflexo patelar

b) Melhora da dor irradiada quando o examinador executa a manobra descrita no item "a", assim como exaltação do reflexo patelar

c) Piora da dor irradiada quando o examinador executa a manobra descrita no item "a", assim como a diminuição do reflexo aquileu

d) Piora da dor irradiada quando o examinador executa a manobra descrita no item "a", assim como a exaltação do reflexo aquileu

147. **Em um quadro de lombociatalgia, apresentando Lasègue à direita e diminuição da sensibilidade e força distalmente no membro inferior direito, espera-se encontrar ao exame:**
   a) Exaltação do reflexo aquileu
   b) Diminuição do reflexo aquileu
   c) Exaltação do reflexo patelar
   d) Diminuição do reflexo patelar

148. **Dor em nível do epicôndilo durante a extensão do punho contra a resistência caracteriza o chamado cotovelo:**
   a) Do tenista
   b) Do golfista
   c) Do estudante
   d) Do lançador de beisebol

149. **São deformidades características da artrite reumatoide:**
   a) Desvio ulnar das falanges distais
   b) Subluxação palmar das falanges proximais
   c) Hiperflexão da primeira articulação interfalangiana
   d) Desvio radial do punho

150. **Quanto à tendinite do extensor longo do polegar, a afirmação incorreta é:**
   a) Cursa com dor na face radial do punho
   b) Também é chamada de tendinite de De Quervain
   c) É identificada através da manobra de Finkelstein
   d) Causa dor principalmente durante o movimento de lateralização externa da articulação do punho

151. **Quanto às alterações da coluna vertebral ao exame físico, assinale a alternativa incorreta:**
   a) A gibosidade é deformidade angular que pode ser provocada por colapso vertebral
   b) A retificação da curvatura lombar sugere a possibilidade de espondilite anquilosante
   c) Quando o paciente se inclina para a frente, a parede torácica do lado da concavidade da escoliose estrutural fica mais elevada
   d) Acentuação da lordose lombar pode ocorrer em associação ao abdome volumoso do obeso

152. **Qual dos achados não é característico do exame físico de um paciente com dermatomiosite?**
   a) Mão de mecânico
   b) Lesão na concha do pavilhão auricular
   c) Sinal de Gottron
   d) *Rash* malar que não poupa o sulco nasogeniano

153. **Dentre as manobras para pesquisar a tendinite de De Quervain, destaca-se:**
   a) Phalen
   b) Filkenstein
   c) Adams
   d) Shoeber

154. O "sinal da gota de orvalho" está presente em:
a) Artrite reumatoide
b) Artrite reativa
c) Artrite psoriásica
d) Esclerodermia

155. A deformidade em pescoço de cisne observada na artrite reumatoide se caracteriza por:
a) Desvio lateral da interfalangiana distal
b) Flexão da interfalangiana proximal e hiperextensão da interfalangiana distal
c) Hiperextensão da interfalangiana proximal e flexão da interfalangiana distal
d) Desvio ulnar da metacarpofalangiana

156. Assinale a afirmativa correta:
a) A dor na região posterior do antebraço decorrente de uma tendinite do tríceps braquial piora quando o paciente inicia a flexão do antebraço contra a resistência do examinador
b) Na tendinite do supraespinhoso ocorre acentuação da dor no ombro, quando o paciente inicia a adução do braço contra a resistência do examinador
c) Ocorre piora da dor na região posterior do calcanhar em um caso de tendinite do tríceps sural, quando o paciente inicia a flexão plantar do pé contra a resistência do examinador
d) Há piora da dor na região lateral da coxa em um caso de tendinite do músculo médio glúteo, quando o paciente inicia a adução da coxa contra a resistência do examinador

RESPOSTAS

1. D	22. A	43. C
2. B	23. D	44. D
3. D	24. D	45. A
4. C	25. D	46. D
5. A	26. A	47. B
6. A	27. C	48. C
7. C	28. B	49. C
8. D	29. A	50. A
9. A	30. A	51. B
10. D	31. D	52. C
11. C	32. B	53. A
12. A	33. C	54. D
13. A	34. C	55. D
14. B	35. B	56. C
15. B	36. C	57. D
16. B	37. D	58. D
17. C	38. A	59. B
18. C	39. C	60. C
19. C	40. C	61. B
20. B	41. A	62. A
21. C	42. D	63. B

64. A	95. B	126. A
65. A	96. B	127. C
66. C	97. A	128. C
67. D	98. D	129. A
68. B	99. A	130. C
69. C	100. C	131. A
70. B	101. C	132. B
71. D	102. A	133. D
72. A	103. C	134. C
73. A	104. C	135. A
74. B	105. B	136. C
75. A	106. A	137. D
76. A	107. B	138. B
77. D	108. A	139. D
78. B	109. A	140. B
79. A	110. C	141. C
80. D	111. D	142. B
81. B	112. A	143. D
82. D	113. D	144. B
83. B	114. A	145. C
84. C	115. B	146. C
85. C	116. B	147. B
86. D	117. C	148. A
87. B	118. D	149. C
88. D	119. D	150. D
89. B	120. B	151. C
90. D	121. C	152. B
91. C	122. A	153. B
92. B	123. C	154. C
93. A	124. D	155. C
94. B	125. A	156. C

Leitura Recomendada

Barach P. Pulsus paradoxus. Hosp Physician. 2000:49-50.

Boyars MC, Karnath BM, Mercado AC. Acute dyspnea: a sign of underlying disease. Hosp Physician. 2004;40(7):23-27.

Charles JC, Heilman RL. Metabolic acidosis. Hosp Physician. 2005;1:37-42.

Eisenberg ME, Nguyen BY, Karnath BM. Clinical features of systemic sclerosis. Hosp Physician. 2008:33-38.

Gopal M, Karnath B. Clinical diagnosis of heart failure. Hosp Physician. 2009;45(7):9-15.

Gunderson CA, Karnath B. Retinal manifestations of diabetes mellitus and hypertension. Hosp Physician. 2003;39:15-18.

Howman SF. Mechanical ventilation: a review and update for clinicians. Hosp Physician. 1999:26-36.

Karnath B. Anemia in the adult patient. Hosp Physician. 2004;40(10):32-36.

Karnath B. Approach to the patient with lymphadenopathy. Hosp Physician. 2005:29-33.

Karnath B. Common musculoskeletal problems of the upper extremity. Hosp Physician. 2003:48-52.

Karnath B. Manifestations of syphilis. Hosp Physician. 2009;45:43-48.

Karnath B. Pruritus: a sign of underlying disease. Hosp Physician. 2005:25-29.

Karnath B. Sources of error in blood pressure measurement. Hosp Physician. 2002:33-37.

Karnath B, Boyars MC. Pulmonary auscultation. Hosp Physician. 2002:22-26.

Karnath BM. Clinical signs of low back pain. Hosp Physician. 2003:39-44.

Karnath BM. Digital clubbing: a sign of underlying disease. Hosp Physician. 2003:25-27.

Karnath BM. Easy bruising and bleeding in the adult patient: a sign of underlying disease. Hosp Physician. 2005:35-8.

Karnath BM. Gynecomastia. Hosp Physician. 2008:45-51.

Karnath BM. Manifestations of gonorrhea and chlamydial infection. Hosp Physician. 2009;45(4):44-48.

Karnath BM. Stigmata of chronic liver disease. Hosp Physician. 2003:14-16.

Karnath BM, Breitkopf DM. Acute and chronic pelvic pain in women. Hosp Physician. 2007:41-48.

Karnath BM, Holden MD, Hussain N. Chest pain: differentiating cardiac from noncardiac causes. Hosp Physician. 2004:24-27.

Karnath BM, Hussain N. Signs and symptoms of thyroid dysfunction. Hosp Physician. 2006:43-48.

Karnath BM, Ojo OB. Cushing's syndrome. Hosp Physician. 2008:25-29.

Karnath BM, Rodriguez G, Narat R. Evaluation of hematuria. Hosp Physician. 2007;62:20-26.

Karnath B, Mileski W. Acute abdominal pain. Hosp Physician. 2002;38(11):45-50.

Karnath B, Sunkureddi P, Nguyen-Oghalia TU. Extraintestinal manifestations of hepatogastrointestinal diseases. Hosp Physician. 2006:61-66.

Karnath B, Thornton W, Beach R. Inspection of neck veins. Hosp Physician. 2002:43-47.

Karnath B, Thornton W. Precordial and carotid pulse palpation. Hosp Physician. 2002:20-24.

Karnath B, Thornton W. Auscultation of the heart. Hosp Physician. 2002:39-43.

Keddis MT, Karnath BM. The nephrotic syndrome. Hosp Physician. 2007;43:25-30.

Kira CM, Martins M de A. O ensino e o aprendizado das habilidades clínicas e competências médicas. Medicina (Ribeirão Preto). 1996;29:407-413.

Leaf DA. Hypertriglyceridemia: a guide to assessment and treatment. Hosp Physician. 2008:17-23.

Maciel LMZ. O exame físico da tireoide. Medicina (Ribeirão Preto). 2007;40(1):72-77.

Maranhão-Filho P, Dib E, Ribeiro RG. Sinais de Babinski e Chaddock sem disfunção piramidal aparente. Arq Neuropsiquiatr. 2005;63(2-B):484-487.

Marinella MA. Cullen's sign. Hosp Physician. 1999;35:35-36.

Marinella MA. Woltman's sign of hypothyroidism. Hosp Physician. 2004;40(1):31-32.

Marson F, Pereira Jr. GA, Pazin Filho A, Basile-Filho A. A síndrome do choque circulatório. Medicina (Ribeirão Preto) [periódicos na internet]. 1998 [acesso em 29 nov 2021];31(3):369-7. Disponível em: https://www.revistas.usp.br/rmrp/article/view/7686.

Martinelli ALC. Hipertensão portal. Medicina (Ribeirão Preto) [periódicos na internet]. 2004 [acesso em 29 nov 2021];37(3/4):253-61. Disponível em: https://www.revistas.usp.br/rmrp/article/view/505.

Meneghelli UG, Martinelli ALC. Princípios de semiotécnica e de interpretação do exame clínico do abdômen. Medicina (Ribeirão Preto) [periódicos na internet]. 2004 [acesso em 29 nov 2021];37(3/4):267-85. Disponível em: https://www.revistas.usp.br/rmrp/article/view/508.

Narat R & Karnath BM. Clinical signs of acute pericarditis and its complications. Hosp Physician. 2007:45-50.

Orak M, Üstündağ M, Sayhan MB, Gökhan Ş. Turner's sign. Hosp Physician. 2008;44(10):16.

Pádua AI, Alvares F, Martinez JAB. Insuficiência respiratória. Medicina (Ribeirão Preto) [periódicos na internet]. 2003 [acesso em 29 nov 2021];36(2/4):205-13. Disponível em: https://www.revistas.usp.br/rmrp/article/view/549.

Pazin Filho A, Schmidt A, Maciel BC. Ausculta cardíaca: bases fisiológicas – fisiopatológicas. Medicina (Ribeirão Preto) [periódicos na internet]. 2004 [acesso em 29 nov 2021];37(3/4):208-26. Disponível em: https://www.revistas.usp.br/rmrp/article/view/499.

Pazin Filho A, Schmidt A, Maciel BC. Semiologia cardiovascular: inspeção, palpação e percussão. Medicina (Ribeirão Preto) [periódicos na internet]. 2004 [acesso em 29 nov 2021];37(3/4):227-39. Disponível em: https://www.revistas.usp.br/rmrp/article/view/500.

Rangasetty UC, Karnath BM. Clinical signs of Marfan syndrome. Hosp Physician. 2006;42(4):33-38.

Rudolph EH, Pendergraft WF, Lerma EV. Common electrolyte disorders: hyponatremia. Hosp Physician. 2009:23-32.

Saberi A, Syed SA. Corrigan's sign. Hosp Physician. 1999;35:29-30.

Saberi A, Syed SA. Meningeal signs: Kernig's sign and Brudzinski's sign. Hosp Physician. 1999;35:23-24.

Schmidt A, Pazin Filho A, Maciel BC. Medida indireta da pressão arterial sistêmica. Medicina (Ribeirão Preto) [periódicos na internet]. 2004 [acesso em 29 nov 2021];37(3/4):240-5. Disponível em: https://www.revistas.usp.br/rmrp/article/view/501.

Siqueira BG, Schmidt A. Choque circulatório: definição, classificação, diagnóstico e tratamento. Medicina (Ribeirão Preto) [periódicos na internet]. 2003 [acesso em 29 nov 2021];36(2/4):145-50. Disponível em: https://www.revistas.usp.br/rmrp/article/view/540.

Sunkureddi P, Nguyen-Oghalai TU, Jarvis JL, Karnath BM. Signs of dermatomyositis. Hosp Physician. 2005:41-44.

Sunkureddi P, Nguyen-Oghalai TU, Karnath BM. Clinical signs of gout. Hosp Physician. 2006;42:39-42.

Syed AS, Saberi A. Argyll Robertson pupil. Hosp Physician. 1999;1:21-22.

Syed AS, Saberi A. Dupuytren's contracture. Hosp Physician. 1999:25-26.

Tzou WS, Mohler ER. Peripheral arterial disease: diagnosis and medical management. Hosp Physician. 2006;42:17-25.

Urbano FL, Carroll M. Murphy's sign of cholecystitis. Hosp Physician. 2000:51-52.

Urbano FL, Fedorowski JJ. Medical percussion. Hosp Physician. 2000:31-36.

Urbano FL. Heberden's nodes. Hosp Physician. 2001:29-31.

Urbano FL. Homans' sign in the diagnosis of deep venous thrombosis. Hosp Physician. 2001:22-24.

Urbano FL. Nikolsky's sign in autoimmune skin disorders. Hosp Physician. 2001:23-24.

Urbano FL. Raynaud's phenomenon. Hosp Physician. 2001:27-30.

Urbano FL. Sister Joseph's nodule. Hosp Physician. 2001:33-35.

Urbano FL. Ocular signs of hyperlipidemia. Hosp Physician. 2001;37(11):51-53.

Urbano FL. Peripheral signs of endocarditis. Hosp Physician. 2000;36:41-46.

Urbano FL. Signs of hypocalcemia: Chvostek's and Trousseau's signs. Hosp Physician. 2000;36(3):43-45.

Urbano FL. Tinel's sign and Phalen's maneuver: physical signs of carpal tunnel syndrome. Hosp Physician. 2000;36(7):39-44.

Índice Alfabético

A

Abaixador de língua descartável, 32
Abaulamentos, 100
- localizados, 186
Abdome
- agudo, 221
- da gestante, 364
- do paciente idoso, 328
- em avental, 183
- em batráquio, 183
- escavado, 183
- globoso, 182
- normal ou atípico, 182
- pendular ou ptótico, 183
Abscesso, 88
- da glândula de Bartholin, 350
Acentuação do fisiológico, 138
Achados na vesícula biliar, 200
Aderência a planos profundos dos
  gânglios, 68
Afasia
- de Broca, 281
- de Wernicke, 281
Alergias, 11
Alterações na pele, 184
Altura de apresentação, 369
Amplitude do pulso, 130
Anamnese, 2, 5
- dirigida, 9
- do paciente idoso, 323
Anatomia
- da genitália feminina, 345
- das mamas, 338
- do abdome, 179
- durante a gestação, 361
Aneurisma aórtico abdominal, 210
Anforofonia, 115
Angioma, 80
- rubi, 80
Anisocoria, 261
Anormalidades da caixa torácica, 124
Aorta abdominal, 164
Aparelho
- cardiovascular da gestante, 364
- genital

- - feminino, 10
- - masculino, 10
- respiratório da gestante, 364
- urinário, 10
Apendicite, 199
Ápices pulmonares, 102
Apneia, 101
Apresentação, 369
Aranhas vasculares, 184
Arco doloroso de Simmonds, 298
Arranjo das lesões, 92
Artéria(s), 153
- braquial, 160
- carótida, 163
- dorsal do pé, 162
- femoral, 161
- poplítea, 162
- radial, 160
- tibial posterior, 163
- ulnar, 161
Articulação(ões)
- do quadril, 311
- periféricas, 285
- sacroilíacas, 293
- temporomandibular, 295
Artralgia, 285
Artrite, 285
Artropatia de Jaccoud, 286, 307
Artrose, 308
Ascite, 217
Asma brônquica, 118
Aspectos
- hematológicos, 9
- psiquiátricos, 9
Assimetrias, 286
- da face, 44
Atelectasia no lobo superior direito, 116
Atitude, 369
- antálgica, 20
- de Blechmann, 20
- do esquiador, 21
- e posição, 20
- em cócoras (*squatting*), 20
- em emprostótono, 21
- em opistótono, 21
- em ortótono, 21

- em pleurotótono, 21
- genupeitoral, 20
- meningítica, 20
- miopática, 21
- ortopneica, 20
- pseudo-ortopneica, 20
Atividade sexual e/ou relacionamentos, 13
Atrito
- pericárdico, 142
- pleural, 115
Atrofia, 89
Ausculta
- cardíaca, 136
- da tireoide, 73
- da voz
- - baixa, 115
- - normal, 115
- de sons vasculares, 189
- do abdome, 188
- do sistema
- - arterial, 166
- do sistema venoso, 171
- do tórax, 112
- dos batimentos cardíacos fetais, 365
Avaliação
- cognitiva, 335
- das principais síndromes geriátricas, 330
- geriátrica ampla, 323

B

Bacilo de Koch, 64
Balança clínica, 36
Bases pulmonares, 105
Biotipo, 18
Boca, 10, 59
Bócio multinodular, 73
Bolha, 86
Borborigmo, 188
Bordos da tireoide, 72
Bradipneia, 101
Broncofonia, 115
Bronquiectasias no pulmão direito, 117
Bulhas
- acessórias, 121, 140
- extras, 133

402 Semiologia Médica

- palpáveis, 135
- - B₁, 135

- - B_1, 135
- - B_2, 135
Bursa
- iliopectínea, 312
- isquiática, 312
Bursite, 285

C

Cabeça da gestante, 364
Cabelo, 39
Calázio, 47
Campimetria por confrontação, 54
Cardiopatia hipertrófica, 146
Cava-cava, 184
Cavidade oral, 60
- do paciente idoso, 326
Células de Langerhans, 77
Choque valvar, 135
Cianose, 80
Cicatrizes, 88, 92, 186
- cirúrgicas, 100
Ciclo cardíaco, 120
Circulação
- colateral, 183
- - tipo cava superior ou braquiocefálico, 100
- em esclavina ou pelerine, 100
Cirrose hepática, 217
Cisto(s), 88
- branquiais, 63
- de Baker, 315
- dermoides, 63
Clique, 141
Clitóris, 350
Cloasma, 361
Clônus, 248
Colo uterino, 346
Coluna
- cervical, 291
- lombar, 291
- torácica, 291
- vertebral, 287
Componentes da história médica, 6
Compressão lateral, 295
Condensação no lobo inferior direito, 116
Condições patológicas que acometem as
   mãos, 307
Consistência
- da tireoide, 71
- dos linfonodos, 68
Conteúdo sólido, 81
Contração isovolumétrica, 120
Contrarresistência, 287
Contratura
- de Dupuytren, 311
- peitoral, 341
Convulsões, 278
Coordenação, 237
- do tronco, 238
Cor de pele, 7
Cornagem, 114
Cotovelo(s), 300

- do golfista, 301
- do tenista, 301
Crânio, 37
- assimétrico, 38
- curto, 38
- em formato de torre, 37
- oval, 37
- raquítico, 38
Crepitação, 287
Cristalização do muco cervical e
   filância, 355
Crostas, 88
Curetagem metódica de Brocq, 78

D

Déficit
- de pulso, 137
- motor sutil, 229
Deformidade
- em "casa de botão", em botoneira, 308
- em pescoço de cisne, 308
Dengue, 94
Dentes, 10
Depressão, 330
Dermatite
- de estase, 168
- ocre, 168
Dermatologia, 77
Derme, 77
Derrame
- articular, 287
- pleural no pulmão esquerdo, 116
Desalinhamentos, 286
Descamação, 88
Desdobramento
- de B_2, 138
- fisiológico, 138
- fixo, 139
- paradoxal, 139
Desvio ulnar dos dedos, 307
Diagnóstico clínico da gravidez, 366
Diapasão, 33
Diarreia, 218
Diástase do reto abdominal, 201
Disartria, 281
Dislalia, 281
Dismorfias, 44
Dispneia, 101
- paroxística noturna, 101
Distonia, 281
- genital, 352
Distribuição corporal, 94
Distrofia miotônica de Steinert, 224
Doença(s)
- comuns da infância, 12
- de Basedow-Graves, 41, 50
- de Chagas, 48
- de Parkinson, 223, 224, 257
- de Wilson, 50
- médicas passadas remotas, 11
Dorso, 104
Duplo sopro de Duroziez, 151

E

Ectoscopia, 17
Edema
- de papila, 263
- em esclavinia, 170
- palpebral, 47
- pulmonar cardiogênico, 117
Egofonia, 115
Elasticidade do tórax, 102
Elevação dos membros superiores, 343
Enantema, 79
Endocardite infecciosa, 124
Enfisema pulmonar, 118
Êntese, 285
Entesite, 285
Entrevista médica, 5
Epicondilite
- lateral, 301
- medial, 301
Epiderme, 77
Equimose, 185
Eritema, 286
Erosão, 92
Erro na mensuração da pressão arterial, 28
Erupções cutâneas, 100
Escafocefalia, 38
Escala
- de atividades instrumentais de vida diária
- - Katz, 334
- - Lawton, 334
- de depressão geriátrica (Yesavage), 331
- de força, 232
- de Snellen, 36
Escamas, 88
Escara, 92
Esclerose, 91
- sistêmica, 309
Escoriação, 92
Esfigmomanômetro, 31
Espaço
- de Traube, 190, 192
- semilunar de Traube, 190
Espéculo de Collins, 352
Espondiloartrites, 285
Esqueleto axial, 285
Esquema de Delee, 370
Estado
- civil, 7
- da pele e tecido celular subcutâneo, 62
- geral, 17
- mental ou de consciência, 17
- nutricional, 18
Estalido, 141, 287
Estática, 226
- fetal, 369
Estenose, 138
- aórtica, 146, 148
- mitral, 146
- subaórtica, 146
- tricúspide, 151
Estertores
- finos, 114

- grossos, 114
Estetoscópio, 30, 188
Estrato de Malpighi, 77
Estrias, 90, 185
Estridor, 114
Exame(s)
- a fresco, 353
- axilar, 343
- bimanual da gestante, 366
- complementares, 2
- da cabeça e do pescoço, 37
- da movimentação ocular, 266
- das glândulas salivares, 64
- de traqueia e tireoide, 69
- do abdome, 179
- do aparelho
- - cardiovascular, 119
- - respiratório, 95, 118
- do fundo do olho, 262
- dos gânglios linfáticos, 65
- dos vasos do pescoço, 73
- especular, 352
- - da gestante, 366
- físico, 77
- - das mamas, 339
- - de pessoas idosas, 324
- - do aparelho osteoarticular, 321
- - do sistema
- - - arterial, 155
- - - venoso, 168
- geral da gestante, 363
- ginecológico, 348
- geral
- - da cabeça, 37
- - do pescoço, 62
- ginecológico, 337
- inicial da gestante, 363
- neurológico, 223
- obstétrico, 361
- osteoarticular básico, 322
- osteomioarticular, 285, 286
- subsequentes da gestante, 367
Expansibilidade do tórax, 102
Expectativas e aspirações, 13
Extensão, 291
Extremidades da gestante, 366
Exulceração, 92

F

Face, 40
- do paciente idoso, 325
Fácie(s), 20
- acromegálica, 40
- adenoidiana, 40
- basedowiana, 41
- cushingoide, 42
- esclerodérmica, 44
- heredoluética, 43
- hipocrática, 40
- leonina, 42
- mitral, 44
- mixedematosa, 41

- mongoloide, 43
- parkinsoniana, 43
- pseudobulbar, 40
- renal, 42
- tetânica, 43
Faringe, 59
Fasciculação, 280
Fascículo longitudinal medial, 266
Fatores
- agravantes, 8
- atenuantes, 8
Febre
- contínua, 29
- de Paul-Ebstein, 29
- intermitente, 29
- remitente, 29
Fenômeno
- de Raynaud, 286
- de Spinnbarkeit, 355
- isomórfico de Köebner, 93
Fisiologia durante a gestação, 361
Fissuras, 92
Fístulas, 92, 186
Fistulização, 68
Fita métrica, 34
Flexão, 291
Flutuação, 68
Foco(s)
- aórtico, 119
- - acessório, 119
- cardíacos, 119
- mitral, 119
- pulmonar, 119
- tricúspide, 119
Foliculite, 87
Força, 228
- contra a gravidade dos membros
- - inferiores, 231
- - superiores, 228
- contra a resistência, 231
Fórceps nasal, 34
Forma do tórax, 99
Formato do abdome, 182
Fragilidade, 332
Frêmito(s), 136
- toracovocal, 105
- vascular, 73
Frequência respiratória, 29, 101
Fundo
- de saco de Douglas, 346
- uterino, 364
Furunculose, 87

G

Galope de soma, 140
Gânglio(s), 107
- axilares, 100
- de Virchow, 100
- hipertrofiados, 100
- linfáticos, 65, 155
Garganta, 10
Gargarejo, 188
Genitália

- da gestante, 366
- externa, 349
- feminina, 345
- interna, 352
Ginecomastia, 100
Glândulas
- de Bartholin, 346, 350
- de Skene, 345, 350
- salivares, 64
Gonococcemia disseminada, 94
Grande(s)
- síndromes, 174
- trocânter, 312
Guia para uma entrevista médica, 6

H

Hábitos de saúde, 13
Hand grip, 143
Head thrust test (HTT), 271
Hemibalismo, 280
Hemorragia digestiva, 220
Hepatimetria, 195
Hérnia(s), 201
- encarcerada, 202
- estrangulada, 202
- redutível, 202
Herniações, 186
Higromas, 63
Hiperalgesia, 253
Hipertensão portal, 219
Hipertermia, 29
Hipertireoidismo, 41
Hipertonia(s), 235
- extrapiramidal, 235
- piramidal, 237
Hipertrofia septal assimétrica, 146
Hipoalgesia, 253
Hipoderme, 77
Hipoestesia, 253
Hiporreflexia, 248
Hipotermia, 29
História
- da doença atual, 8
- da pessoa, 13
- de empregos, 13
- de gravidez e parto, 12
- familiar, 12
- fisiológica, 12
- médica geral, 5
- patológica pregressa, 11
Hordéolo, 47
Hospitalizações, 11

I

Icterícia, 218
Ictus cordis, 126
Idade, 7
Identificação, 7
- de B_1 e B_2, 137
Impulsos visíveis, 125
Imunizações, 12
Incapacidade, 333

Informant Questionnaire on Cognitive Decline in The Elderly (IQCODE-BR), 335, 336
Inspeção
- cardíaca, 122
- da genitália
- - externa, 349
- - interna, 352
- da tireoide, 70
- da traqueia, 70
- das mamas, 340
- - dinâmica, 341
- - estática, 340
- do sistema
- - arterial, 155
- - venoso, 168
- do tórax, 97
- - dinâmica, 101
- - estática, 97
- estática e dinâmica do abdome, 182
- geral do paciente idoso, 324
- neurológica, 223
- osteomioarticular, 286
Insuficiência
- aórtica, 148
- hepática, 219
- mitral, 146
- tricúspide, 151
- venosa crônica, 177
Introito vaginal, 350
Íris, 51
Isquemia arterial
- aguda, 174
- crônica, 176

J

Joelho, 314
- geno recurvato, 314
- genuvalgo, 314
- genuvaro, 314

K

Kink carotídeo, 165

L

Lábios, 59, 349
Lacerações perineais, 350
Lanterna, 32
Lateralização, 291
Lavagem das mãos, 3
Lente de aumento, 35
Lesão(ões)
- agrupadas, 93
- anulares, 93
- arciformes, 93
- circinada, 93
- deprimidas, 89
- discoides, 93
- do mesencéfalo dorsal, 262
- elevadas, 81
- lineares, 92
- no córtex frontal, 265

- numulares, 93
- orovalvares, 146
- planas, 79
- reticulares, 93
- serpiginosas, 93
- unilaterais do nervo
- - oculomotor, 261
- - óptico, 261
Ligamentos de Cooper, 343
Linea nigra, 362
Linfonodos
- axilares, 110
- de Irish, 107
- de Virchow, 107
- epitrocleares, 110
Língua, 60
Linguagem, 281
Linha
- axilar
- - anterior, 96
- - média, 96
- - posterior, 96
- de Piorry, 192
- hemiclavicular, 96
- interescapular, 96
- medioesternal, 96
- paraespondileia, 96
- paraesternal, 96
- paravertebral, 96
- vertebral, 96
Liquenificação, 84
Lobo de Riedel, 195

M

Macicez
- móvel de decúbito, 192
- no espaço de Traube, 192
Macrocefalia, 37
Mácula, 79
- de Sänger, 350
Mama(s), 10, 338
- da gestante, 364
- pendente, 341
Manchas de Janeway, 124
Manobra, 143
- calcanhar-nádega, 234
- costoclavicular, 166
- de Adson, 166, 167
- de Allen, 166
- de Barré, 231
- de Bragard, 292
- de Brodie-Trendelenburg modificada, 171
- de Debakey, 210
- de Denecke-Payr, 174
- de Erichsen, 294
- de Finkelstein, 310
- de hand grip, 143, 147
- de Hegar, 359
- de hiperabdução, 168
- de Homans, 174
- de isquemia provocada, 168
- de Israel, 211

- de Jendrassik, 249
- de Lásegue, 105, 288, 292
- - invertido, 293
- de Leopold, 367
- de Lewin, 295
- de Mingazzini, 229, 231
- de Moser, 168
- de Müller, 144
- de Olow, 174
- de ordenha, 316
- de Patrick (Fabere), 294, 313
- de Perthes, 173
- de Pons, 200
- de Rivero Carvallo, 127, 144, 151
- de Ruault, 104
- de Valsalva, 144, 145
- de Volkmann, 294
- de Weibel, 359
- do balanceio do segmento distal, 234
- do rebote ou de Stewart-Holmes, 239
- punho-ombro, 234
- semióticas específicas, 287
Mão, 304
Marcha, 19, 224
- anserina, 226
- apráxica, 226
- atáxica cerebelar, 225
- ceifante, 225
- cerebelosa, 225
- de miopática, 226
- de Todd, 225
- de Trendelenburg, 226
- ebriosa, 225
- em pequenos passos, 226
- em tesoura, 226
- escarvante, 225
- hemiplégica, 225
- paraparética espástica, 226
- parkinsoniana, 226
- polineurítica, 225
- tabética, 225
- talonante, 225
Martelo de reflexos, 32
Máscara gravídica, 361
Massas, 287
Material utilizado para o exame físico, 30
Meato uretral, 350
Medicações, 11
Medida do pH vaginal, 355
Melanócitos, 77
Membros inferiores do paciente idoso, 329
Método
- de Goelet, 211
- de Guyon, 211
- de Lemos Torres, Chauffard ou bimanual, 204
- de Mathieu-Cardarelli, 206, 207
- de Middleton, 207
- em garra, 206, 207
Miastenia gravis, 224
Microcefalia, 37
Midríase, 51

Mini-Cog, 335
Miniexame do estado mental, 282, 335
Miocardiopatia hipertrófica, 145
Mioclonias, 280
Mioquimias, 280
Miose, 51
Mobilidade da tireoide, 71
Modificações no organismo materno, 361
Monoartrite, 285
Monte de Vênus, 345, 349
Monte púbico, 345
Movimentação
- ativa, 287
- passiva, 287
Movimentos
- atetóticos, 280
- coreicos, 280
- do abdome, 187
- involuntários, 21, 278
- peristálticos visíveis, 187
- respiratórios, 101, 187
Mucosas, 22

N

Nacionalidade, 7
Nariz, 10, 55
Naturalidade, 7
Nervo(s)
- abducente, 263
- acessório, 274
- ciático, 312
- cranianos, 256
- facial, 268
- glossofaríngeo, 274
- hipoglosso, 274
- oculomotor, 263, 264
- olfatório, 257
- óptico, 258
- trigêmeo, 267
- troclear, 263
- vago, 274
- vestibulococlear, 270
Nistagmo
- central, 267
- de causa periférica, 267
Nodulações, 287
Nódulos, 84
- da tireoide, 72
- de Bouchard, 308
- de Heberden, 308
- de Osler, 124
- subcutâneos, 286
Nome, 7
Núcleos motores dos nervos cranianos, 269
Número de linfonodos, 67

O

Obstrução intestinal, 217
Oclusão intestinal, 221
Oftalmoscopia, 262
Oftalmoscópio, 34
Olhos, 10, 47, 50

- do paciente idoso, 326
Oligoartrite, 285
Ombros, 296
Onda
- a, 129
- - em canhão, 130, 151
- - gigante, 129
- de enchimento rápido, 133
- de Kussmaul, 187
- pré-sistólica, 133
- v, 129
- x, 130
- y, 129
Orelhas, 57
Orofaringe, 61
Ortopercussão de von Plesch, 111
Ortopneia, 101
Osteoartrite, 308
Otoscópio, 34
Ouvidos do paciente idoso, 327
Ovários, 347
Oxímetro de pulso, 35

P

Padrão(ões)
- das lesões, 78
- evolutivo das lesões, 94
Palavra, 281
Palpação
- cardíaca, 131
- da cabeça, 62
- da genitália
- - externa, 349
- - interna, 356
- das mamas, 343
- de massas pulsáteis, 209
- de tireoide, 70
- do abdome, 197
- - profunda, 198
- - superficial, 197
- do baço, 207
- do fígado, 204
- do sistema
- - arterial, 157
- - venoso, 170
- do tórax, 102
- dos gânglios, 66
- golpeada e profunda, 206
- osteomioarticular, 286
- renal, 211
Pápula, 81
Parvus tardus, 130
Patinhação, 188
Pectorilóquia, 115
Pele, 9, 21, 46, 77
- do paciente idoso, 324
Pelve, 345
Percussão
- cardíaca, 136
- do abdome, 190
- do tórax, 111
- - direta, 111

- - indireta, 111
Pericardite, 123
Períneo, 350
Persistência do canal tireoglosso, 63
Pés, 318
Pescoço, 10
- da gestante, 364
- forma, posição e mobilidade do, 62
Pesquisa
- de irritação peritoneal, 198
- do frêmito toracovocal, 105
- do sinal da tecla, 316
Phlegmasia
- alba dolens, 177
- cerulea dolens, 177
Pilificação, 349
Pinguécula, 50, 51
Placas, 82
- da urticária, 84
Platipneia, 101
Pneumotórax à esquerda, 117
Podagra, 319
Polegar em z, 308
Poliartralgia, 285
Poliartrite, 285
Ponto
- costomuscular, 214
- costovertebral, 214
- de Erb, 119
- de Fordyce, 350
- de McBurney, 199
- dolorosos, 287
- inguinal, 214
- paraumbilical, 214
- renoureterais, 213
- suprailíaco lateral, 214
- supraintraespinhoso, 214
- ureteral
- - inferior, 214
- - médio, 214
Porto-cava, 183
Posição, 370
- de Blechmann, 123
- de cócoras, 145
- de Harvey, 135
- de Schuster, 207
- de Schuster-Rocco, 207
Posicionamento do paciente, 95
Pressão arterial sistêmica, 23
Primeira manobra (polo superior), 367
Procedimentos cirúrgicos, 11
Profissão e ocupação, 7
Prova de Schwartz, 174
Pterígio, 50, 51
Pulsações, 187
Pulso, 22, 23
- alternante, 23, 131
- anacrótico, 130
- arterial, 130
- axilar, 165
- bigeminal, 23
- bisferiens, 23, 130

- de Corrigan, 23
- de Kussmaul, 23
- dicrótico, 130
- em martelo d'água, 23, 130
- ilíaco, 165
- jugular, 126
- paradoxal, 23, 131
- pedioso, 162
- subclávio, 165
- temporal superficial, 165
Punho, 302
- em dorso de camelo, 308
Pupilas, 260
- de Argyll Robertson, 262
Púrpuras, 81
Pústula, 87

Q

Qualidade do sintoma, 8
Quantificação do sintoma, 8
Quarta manobra (apresentação), 368
Quedas, 331
Queixa principal, 8
Queratinócitos, 77

R

Rede de Haller, 362
Reflexo(s), 240
- bicipital, 241
- braquiorradial, 242
- cremastérico, 250
- cutaneoabdominais, 250
- cutaneoplantar, 250
- de acomodação-convergência, 51, 261
- flexor dos dedos, 242
- fotomotor(es), 261
- - direto, 51
- - indireto ou consensual, 51
- patelar, 244
- patológicos, 251
- profundos, 241, 246
- tricipital, 242
Região
- anterior do abdome, 179
- orbitária, 47
- posterior do abdome, 180
Regra de Courvoisier-Terrier, 200
Regularidade dos batimentos cardíacos, 137
Residência e procedência, 7
Respiração
- de Biot, 101
- de Cheyne-Stokes, 101
- de Kussmaul, 101
Ritmo(s)
- de galope, 140
- respiratórios, 101
Rizartrose, 308
Ronco, 114
Rotação, 291
Rubéola, 94
Ruptura de vísceras ocas, 221

S

Sarcopenia, 332
Segunda manobra (laterais), 367
Seios da face, 10, 54
Semicírculos de Skoda, 194
Semiologia
- dermatológica, 77
- do paciente geriátrico, 323
- do sistema vascular, 153
- médica, 1
- obstétrica, 361
Semiotécnica, 77
Sensibilidade
- à palpação dos gânglios, 68
- da tireoide, 72
- do tórax, 111
- neurológica, 252
- tátil, 253
- térmica, 253
- vibratória, 253
Sequência
- do exame do abdome, 181
- temporal, 8
Sexo, 7
Sialadenoses, 64
Sibilo, 114
Simetria, 101
Sinal(is)
- da gaveta
- - anterior, 317
- - posterior, 317
- da irmã Maria José, 186
- da poça (*poodle sign*), 194
- de Aaron, 200
- de Argyll-Robertson, 52
- de Auspitz, 78
- de Babinski, 251
- de Batlle, 57
- de Bell, 49, 269
- de Bikele, 276
- de Blumberg, 198, 199
- de Bragard, 278
- de Brudzinski, 276
- de Chaddock, 251
- de Chvosteck, 280
- de Courvoisier-Terrier, 200
- de Craven, 111
- de Cullen, 185
- de Ducuing, 176
- de Dunphy, 200
- de Duque, 176
- de Feletti, 75
- de Gottron, 286
- de Grey-Turner, 185
- de Hirtz, 75
- de Hoffman, 247
- de Homans, 176
- de Joubert, 195, 198
- de Kernig, 276
- de Kussmaul, 128
- de Lapinski, 199
- de Lasègue

- - cruzado, 293
- - invertido, 278
- de Lenander, 215
- de Levine, 122
- de Löwemberg, 176
- de Mcburney, 199
- de Müller, 151
- de Murphy, 200
- de Musset, 75, 151
- de Neuhoff, 176
- de Nikolsky, 78
- de Oliver-Cardarelli, 75
- de Olow, 176
- de Pratt, 176
- de Quincke, 150
- de Romaña, 48
- de Romberg, 226, 227
- de Rovsing, 199
- de Ruault, 104
- de Sister Mary-Joseph, 186
- de Stemmer, 174
- de Torres Homem, 195
- de Traube, 150
- de Troisier, 100, 107
- de Tromner, 248
- de Trousseau, 280
- de Williams, 126
- do obturador, 199
- do piparote, 192
- do platisma de Babinski, 269
- do psoas, 199
- do travesseiro, 123
- meningorradiculares, 276
- vitais, 17, 22
Síndrome(s)
- abdominodigestivas, 217
- cerebelar, 283
- de Chilaiditi, 195
- de Claude-Bernard-Horner, 50, 261
- de Cruveilhier-Baumgarten, 184, 189
- de Cushing, 186
- de Down, 49
- de hipertensão intracraniana, 283
- de Leriche, 157
- de mononeuropatia múltipla, 284
- de Paget-Schrötter, 170
- de Parinaud, 262
- de Parkinson, 283
- de polineuropatia, 284
- de polirradiculoneuropatia, 284
- de Rendu-Osler-Weber, 56
- de Rokitansky-Küster-Hauser, 350
- do aparelho respiratório, 116
- extrapiramidais, 283
- geriátricas, 330
- medulares, 284
- meníngea, 283
- miastênica, 284
- miopática, 284
- neurológicas, 283
- piramidal, 283
- pós-trombótica, 177

Sintomas associados, 8
Sistema
- cardiorrespiratório, 10
- cardiovascular do paciente idoso, 327
- digestivo do paciente idoso, 328
- endócrino, 9
- gastrintestinal, 10
- linfático, 155
- musculoesquelético, 10
- - do paciente idoso, 329
- nervoso do paciente idoso, 329
- neurológico, 11
- renal e vias urinárias do paciente idoso, 328
- respiratório do paciente idoso, 328
Situação, 369
Situs inversus totalis, 132
Som(ns)
- atimpânico, 112
- da respiração brônquica, 114
- de Korotkoff, 24
- hiper-ressonante, 112
- maciço, 112
- pulmonar normal, 114
- submaciço, 112
- timpânico, 112
- traqueal normal, 112
Somatização, 1
Somatoscopia, 17
Sopro(s), 75, 141
- anfórico, 115
- cavitário, 115
- de Austin Flint, 150
- de Carey-Coombs, 147
- de Graham-Steel, 151
- de Means-Lerman, 151
- funcional e orgânico, 142
- pleural, 115
- tubário, 115
Sucedâneos de Babinski, 251
Superfície
- do crânio e do couro cabeludo, 38
- dos linfonodos, 68

T

Tabes dorsalis, 225
Tamanho
- da tireoide, 71
- dos gânglios, 67

Tandem gait, 225
Taquipneia, 101
Telangiectasias, 79, 184
Temperatura, 29
- da tireoide, 73
- local dos gânglios, 68
Tendinite, 285
- de De Quervain, 310
Terceira manobra (polo inferior), 368
Termômetro clínico, 31
Teste(s)
- calcanhar-joelho-canela, 239
- da hipersensibilidade renal, 211
- da ponta dos pés, 320
- de Adams, 289
- de alcance funcional, 332
- de compressão
- - das metacarpofalangianas, 308
- - das metatarsofalangianas, 320
- - de Apley, 317
- de fluência verbal (categoria animais), 335
- de Gaenslen, 295
- de Gerber, 299
- de Jobe, 298
- de Patte, 299
- de Phalen, 303
- de Rinne, 272
- de Schiller, 355
- de Schober, 291
- de Schober modificado, 291
- de Schwabach, 274
- de *speed* ou *palm-up test*, 300
- de Spurling, 291
- de Thompson-Doherty, 321
- de tração de Apley, 317
- de Trendelenburg, 313
- de Weber, 272, 273
- dedo-nariz-dedo, 238
- do desenho do relógio, 335
- *get up and go*, 331
- hálux-dedo, 239
Tetania, 280
Tipo respiratório de Duchenne, 101
Tiques, 280
Tônus, 232
Topografia torácica, 96
Toque
- retal, 215, 356, 360
- vaginal, 356

Tornozelos, 318
Traumas graves não mencionados previamente, 11
Tremores, 280
Trepopneia, 101
Tríade
- de Cushing, 283
- de Virchow, 176
Trombose venosa profunda, 176
Tubérculo(s), 85
- de Montgomery, 362
Tumor, 84
- de Pancoast, 100
Tumorações
- congênitas, 63
- de origem
- - inflamatória, 63
- - neoplásica, 64
- do pescoço, 63

U

Úlcera, 91
- de Martorell, 157, 176
Unhas em vidro de relógio, 100
Útero, 346, 363

V

Varicela, 94
Variedade de posição, 370
Vasculejo, 188
Vasos
- linfáticos, 174
- sanguíneos, 10
Vegetação, 84
Veia(s), 155
- comunicantes ou perfurantes, 155
- safena
- - externa, 155
- - interna, 155
Vermelhidão, 286
Vesículas, 85
Volume articular ou periarticular, 286
Voz anfórica, 115

W

Whiff test, 355

X

Xantelasmas, 48